附数字资源增值服务

"十四五"职业教育河南省规划教材

供康复治疗学、护理学、医学检验技术等专业使用

药理学

主编◎王世广　王　鹏

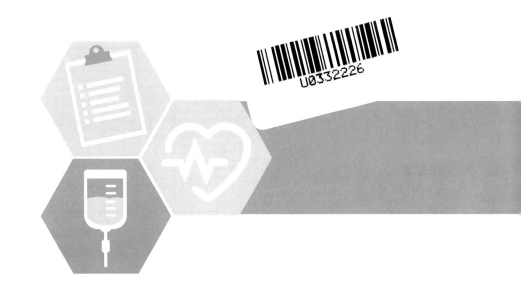

郑州大学出版社

图书在版编目(CIP)数据

药理学／王世广,王鹏主编. -- 郑州：郑州大学出版社,2023.12
ISBN 978-7-5773-0084-9

Ⅰ. ①药… Ⅱ. ①王…②王… Ⅲ. ①药理学 Ⅳ. ①R96

中国国家版本馆 CIP 数据核字(2023)第 240693 号

药理学
YAOLIXUE

策划编辑	薛 晗	封面设计	苏永生
责任编辑	张彦勤	版式设计	苏永生
责任校对	薛 晗	责任监制	李瑞卿

出版发行	郑州大学出版社	地 址	郑州市大学路 40 号(450052)
出 版 人	孙保营	网 址	http://www.zzup.cn
经 销	全国新华书店	发行电话	0371-66966070
印 刷	新乡市豫北印务有限公司		
开 本	850 mm×1 168 mm 1/16		
印 张	27.25	字 数	753 千字
版 次	2023 年 12 月第 1 版	印 次	2023 年 12 月第 1 次印刷

书 号	ISBN 978-7-5773-0084-9	定 价	69.00 元

作者名单

主　　编　王世广　王　鹏
副主编　李晓婷　李登云　司旭艳　马　霄
编　　者　（以姓氏笔画为序）
　　　　　丁　林　丁书明　马　霄　王　鹏
　　　　　王世广　王彦阁　仝　雷　司旭艳
　　　　　刘艳菊　李阳杰　李晓婷　李登云
　　　　　张华锴

前　言

本教材紧密结合康复治疗学专业人才的培养目标,以现代药理学理论为基础,依据康复治疗学专业《普通高等学校本科专业类教学质量国家标准》和《康复治疗专业技术人才准入标准》,力求突出针对性与实用性,强调职业需要,充分体现康复专业特色,尽可能做到贴近专业、贴近岗位、贴近学生。在编写内容上,本教材牢牢把握医学教育改革发展新形势和新要求,坚持与时俱进、力求创新。

本教材分理论和实验两部分。第一部分为理论知识,共46章,系统地介绍了药理学基本理论、基本知识和基本技能,重点介绍临床常用药物的体内过程、药理作用、作用机制、临床应用及不良反应等。在每个章节前列出学习目标;章节中增加"知识拓展"版块,以增加新理论、新知识,拓展学生的知识领域;章节后增加"思考题"模块,设置"问题分析与能力提升"版块,利用临床用药案例加强学生对药理学基础知识点的掌握和巩固,有目的地提高学生的基础理论知识水平和临床应用能力,深化学生对临床用药的科学认识,树立其科学的用药素养。同时,教材编写中充分利用网络资源:教材中附有相应教学内容的二维码,通过扫描这些二维码,可以实现线上教学的目的,为实现以学生为中心的教学新模式起到引领示范作用。第二部分为实验知识,共25个实验项目,每个实验包括实验目的、实验原理、实验对象、实验材料、实验步骤、注意事项、思考题等,以提高学生的动手能力及观察、分析处理问题的能力。

本教材药品名称以《中华人民共和国药典》(2015版)、《中国药品通用名称命名原则》为准,专业名词术语以全国科学技术名词审定委员会公布的名词术语为准。在编写过程中参考了国内最新药理学教材中的有关内容,在此,向各位药理学前辈表示崇高的敬意和衷心的感谢。

本教材适用于康复治疗学、康复治疗技术等专业师生使用,也可供护理、医学检验技术及医学相关专业人员参考使用。

由于编者的水平有限,本教材在内容和编排上难免存在疏漏之处,恳请各位专家、同行给予批评指正,我们希望能在广大读者的关心和帮助下,不断完善、不断进步。

编　者
2023年9月

目 录

第一章 绪 论

学习目标

1. 掌握药物、药理学、药物代谢动力学、药物效应动力学的概念。
2. 熟悉药理学研究内容及学科任务;药品剂型、制剂、处方等药物的基础知识。
3. 了解药理学的发展简史;新药研发的基本过程。

第一节 药理学的研究内容和任务

药物(drug)是指用于治疗、预防或诊断人的疾病,有目的地调节人的生理功能,并规定有适应证、用法及用量的一类物质,也包括避孕药及保健药。根据其来源和性质不同,药物包括天然植物、动物和矿物产品,以及天然产物的有效成分、人工合成的化学品或通过生物技术合成的产品。

药理学(pharmacology)是研究药物与机体(包括病原体)之间相互作用及作用规律的一门学科,是一门为临床合理用药、防治疾病提供基本理论的医学基础学科。药理学的研究分为两个方面,一方面是研究药物对机体的作用及作用机制,称为药物效应动力学(pharmacodynamics),简称药效学;另一方面是研究机体对药物的处置过程,包括药物在体内的吸收、分布、代谢和排泄等过程及血药浓度随时间的变化规律,称为药物代谢动力学(pharmacokinetic),简称药动学。二者之间存在着密切的相互联系。

药理学是一门以生理学、生物化学、病理学、病理生理学、病原生物学等学科为基础,是基础医学和临床医学之间,医学和药学之间的桥梁学科。药理学的学科任务是为阐明药物对机体的作用及作用机制、研究机体对药物作用的规律性,同时为开发新药、发现新药新途径、改善药物质量、提高药物疗效并为探索细胞生理、生化及病理过程提供实验资料。药理学是一门实验型的学科,以科学实验为手段,将理论与实践相结合,在严格控制的条件下研究药物与机体在整体、系统、器官、组织、细胞或分子水平的相互作用和作用机制,研究药物的有效性和安全性。常用的药理学实验方法包括整体与离体功能检测法、行为学实验方法、形态学方法、生物鉴定法、电生理学方法、生物化学和分子生物学方法、免疫学方法及化学分析法等。药理学的实验方法还可分为实验药理学方法、实验治疗学方法和临床药理学方法等。

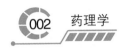

知识拓展

临床药理学

　　临床药理学是20世纪60年代崛起的新学科,是药理学的分支。临床药理学是研究药物与人体相互作用规律的一门学科。它以药理学和临床医学为基础,阐述药动学、药效学、毒副作用的性质和机制及药物相互作用规律等,以促进医药结合、基础与临床结合、指导临床合理用药,提高临床治疗水平,推动医学和药理学的发展。

第二节　药理学的发展简史

　　人类使用药物至少有5 000年的历史。古人在生产、生活以及和疾病斗争的过程中发现了某些天然药物可以治疗疾病与伤痛,并积累了大量的经验,这些实践经验有不少流传至今,例如饮酒止痛、大黄导泻、柳皮退热、青蒿截疟等。但对药物治疗疾病尚缺乏科学的认识。药理学的发展与药物的发展、与社会和科学技术进步密切相关,大致可分为本草学时期、近代药理学时期和现代药理学时期。

一、本草学时期

　　古时用药以植物来源为主,所以古代的药物学著作称为本草学。本草学在我国及埃及、希腊、印度等几大文化古国均有记载,例如埃及的《埃伯斯医药籍》、印度的《寿命吠陀》、巴比伦和亚述的碑文等。我国在古代就对世界医药做出了重大贡献,如早在公元1世纪前后我国的第一部药物学著作《神农本草经》,收载药物365种,其中不少药物沿用至今,如大黄导泻、麻黄止喘等。唐代编写的《新修本草》(公元659年)是世界上第一部由政府颁布的药典,全书收载药物884种。明代李时珍的《本草纲目》(1596年)是我国传统医学的经典著作,全书190万字,共52卷,收载药物1 892种,药方11 000余条,插图1 160幅,提出了科学的药物分类法。《本草纲目》不仅促进了祖国医药的发展,也是世界医药文化的瑰宝,在国际上有英、德、日、法、俄、朝及拉丁等7种译本流传,至今仍是中医药学研究的重要文献。

二、近代药理学时期

　　以实验研究为基础的近代药理学始于19世纪初,当时药物学、化学、解剖学和生理学的进展都为药理学的兴起奠定了基础。意大利生理学家F. Fontana(1720—1805年)通过动物实验对千余种药物进行了毒性测试,得出了天然药物都有其活性成分,选择作用于机体某个部位而引起药理作用的客观结论。德国药师W. Serturner于1803年从罂粟中提取吗啡,随后人们不断地从植物药中提取活性成分,得到纯度较高的药物,如依米丁、奎宁、士的宁、可卡因等,并开始了人工合成新药的开发,例如德国微生物学家P. Ehrlich从近千种有机砷化合物中筛选出治疗梅毒有效的砷凡纳明。

药理学作为独立的学科始于德国人 R. Buchheim(1820—1879 年),他建立了世界上第一个药理实验室,写出了第一本药理教科书,也是世界上第一位药理学教授。其学生 O. Schmiedeberg(1838—1921 年)继续发展了实验药理学,开始研究药物的作用部位,被称为器官药理学,并培养了许多学生,这些学生中的不少人后来成为知名的药理学家。1878 年英国生理学家 J. N. Langley(1852—1925 年)提出药物作用的受体(receptor)概念,为受体学说的建立奠定基础。

三、现代药理学时期

现代药理学时期大约从 20 世纪初开始。1935 年德国的 Domagk 发现磺胺类药物可以治疗细菌感染。1940 年英国的 H. W. Florey 在 A. Fleming 研究的基础上,从青霉菌培养液中分离出青霉素。1942 年青霉素被用于临床,随后人们对细菌感染疾病的治疗进入了一个崭新的时代,各种抗生素不断发现并投入使用,发展成药理学的一个重要分支,即化学治疗学。20 世纪 30 年代到 50 年代是新药发展的鼎盛时期,现在临床常用药物中大部分都是那一时期研制问世的,如抗生素、抗癌药、抗精神病药、抗高血压药、抗组胺药等。它们中的许多药物目前仍是临床治疗的基本药物。

随着现代科学技术、基础医学及化学相关学科的发展,尤其单克隆抗体、基因克隆、通道电流测定、磁共振、X 射线衍射等技术的发展,药理学从原来的系统药理学、器官药理学发展为今天的生化药理学、免疫药理学、遗传药理学、分子药理学、时辰药理学、临床药理学等。药理学研究已经从系统器官水平达到了受体、受体亚基、分子水平甚至基因水平。可以预见,在不远的将来,随着现代先进科学技术的不断发展,药理学将进一步为新药的研究开发、评价药物的有效性和安全性、研究药物的作用机制及发掘祖国宝贵的中医药遗产、为人类的健康做出更大的贡献。

第三节　新药研发过程

《中华人民共和国药品管理法》中规定新药系指未曾在中国境内上市销售的药品,已生产过的药品改变剂型、改变给药途径、增加新的适应证或制成新的复方制剂,亦属新药范围。新药来源包括天然产物,半合成、全合成的化学物质及生物技术产品。

新药研究过程大致可分三步,即临床前研究、临床研究和上市后药物检测 3 个阶段。药物临床前研究包括新药设计、制备工艺、质量控制、药理学及毒理学研究等。药理学研究是临床前研究的一个重要组成部分,包括用动物及生物技术方法进行系统药理试验及毒性观察等,从而对试验样品的药效、毒理作用做出准确的评价,以供临床研究参考,保证用药安全。

新药临床研究的目的在于观察新药对人体疾病的治疗作用、不良反应及其对药物的耐受性。临床研究一般分为 4 期,Ⅰ 期为人体安全性评价试验,是新药临床试验的起始阶段。在 20 ~ 30 例正常成年志愿者中观察新药耐受性,找出安全剂量,测出健康人药动学参数,为制定给药方案提供依据。Ⅱ 期为随机、盲法、对照临床试验,是治疗作用初步评价阶段,试验对象为患者。其目的是初步评价药物对目标适应证患者的治疗作用和安全性,并推荐临床给药剂量。Ⅲ 期临床试验是新药批准上市前,试生产期间扩大的多中心临床试验,目的是对新药的安全性和有效性进行社会性考察。新药通过临床试验后,方能被批准生产和上市。Ⅳ 期临床试验是上市后在社会人群中大范围内继续进行的新药安全性和有效性评价,是在广泛长期使用的条件下考察疗效和不良反应,也叫售后调

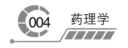

研,进一步肯定或淘汰上市的新药。此期即上市后药物监测期。新药的监测期自批准该新药生产之日计算,不超过 5 年。对于不同新药,根据其现有的安全性研究资料、境内外研究状况,确定不同的监测期限。

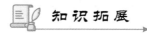

知识拓展

0 期临床试验

目前药物研发领域提出 0 期临床试验的概念,是一种先于传统的 I 期临床试验开展的研究,旨在评价受试药物的药效学和药动学特征,特点是剂量小,周期短,受试者少,不以评价药物疗效为目的,而是对作用于靶点指标和(或)生物标记的抗肿瘤候选药物的药效学和药动学进行评价。

第四节　康复用药基础知识

一、药品与管理

1. **处方药与非处方药**　处方药指有处方权的执业医师或执业助理医师所开具的处方,并由此从药房购买的药物。这种药通常都具有一定的毒性及其他潜在的影响,用药方法和时间都有特殊要求,必须在医生指导下使用。

非处方药(over-the-counter drug,OTC)指国家食品药品监督管理部门公布的,患者自己根据药品说明书,不需要凭借处方,可以自行判断、购买和使用的药品。这类药毒副作用较少或较轻,不会引起耐药性、成瘾性。

2. **药品批准文号**　药品批准文号是药品监督管理部门对特定生产企业按法定标准、生产工艺和生产条件对某一药品的法律认可凭证,每 1 个生产企业的每 1 个品种都有 1 个批准文号。文号格式:国药准字+1 位字母+4 位年号+4 位顺序号。其中化学药品使用的字母为"H",中药使用的字母为"Z",生物制品使用的字母为"S",进口分包装药品使用的字母为"J"等。只有获得批准文号的药品才可以生产、销售。

3. **药品有效期**　药品有效期是指该药品被批准的使用期限,表示该药品在规定的贮存条件下能够保证质量的期限。药品的有效期应以药品包装说明上标明的有效期限为准。对规定有有效期的药品,应严格按照规定的贮藏条件加以保管,尽可能在有效期内使用完。还要随时注意检查它们的性状,一旦发现有不正常现象,即使在有效期内,也要停止使用。

4. **特殊药品**　麻醉药品、精神药品、医疗用毒性药品、放射性药品等属于特殊管理药品,在管理和使用过程,应严格执行国家有关管理规定。另外,根据国务院的有关规定,对易制毒化学品和兴奋剂药品类也实行特殊管理。以上药品如果合理使用可以解除患者病痛是医疗必需品,使用不当或滥用会影响公众的身心健康。

二、处方的基本知识

处方是指由注册的执业医师和执业助理医师在诊疗活动中为患者开具的,由取得药学专业技术职务任职资格的药学专业技术人员审核、调配、核对,并作为患者用药凭证的医疗文书。处方作为发给患者药剂的依据,直接关系到患者的医疗效果,它具有法律、技术和经济上的意义。由开写处方或调配处方差错而造成的医疗事故,医师或药剂人员应负法律责任。

2007 年 5 月 1 日,卫生部和国家中医药管理局公布的《处方管理办法》正式实施,医院医师在使用处方时必须符合管理办法的要求。

完整的医师处方可分为四部分,依次排列如下。①处方前记:包括医院(或预防、保健)机构名称、处方编号、患者姓名、性别、年龄、门诊或住院病历号、临床诊断、处方日期等。②处方头:处方以"R"或"Rp"起头,来源于拉丁文 Recipe,意为取下列药品。③处方正文:是处方的主要部分,包括药品的名称、剂型、规格、数量、用法等。④处方后记:包括医师、药剂人员、计价员签名以示负责,签名必须签全名。

开处方禁止写"天书"。医师在开具处方时,必须用规范的中文或英文名称书写,书写药品名称、剂量、规格、用法。用量要准确规范,药品剂量与数量一律用阿拉伯数字书写,而且西药、中成药、中药饮片处方要分别开具,其中西药和中成药处方每张一般不得超过 5 种药品。

药品用量单位:凡固体或半固体药物以 g(克)为单位,液体药物一般以 mL(毫升)为单位,片剂以片为单位,丸剂、胶囊剂以粒为单位(但必须注明规格)。抗生素类以 g(克)或国际单位计算,血清和抗毒素类按规定单位计算。

三、药物制剂基本知识

药物制剂指药品的具体形式,是按照药物生产的各种法律法规,将药物按照临床医疗的需要,经过加工而形成的各种剂型。常用的剂型很多,可按照药品的给药途径、物理形态、分散系统、释放快慢或作用时间进行分型。

1. 按照给药途径分型　可分为口服给药剂型(如溶液剂、糖浆剂、颗粒剂、胶囊剂、散剂、丸剂、片剂)、口腔给药剂型(如漱口剂、含片、舌下片剂、膜剂)、皮肤给药(如外用溶液剂、洗剂、软膏剂、贴剂、凝胶剂)、鼻腔给药(如滴鼻剂、喷雾剂、粉雾剂)、眼部给药(如滴眼剂、眼膏剂、眼用凝胶)、直肠给药(如灌肠剂、栓剂)、注射剂等。

2. 按照物理形态分型　分为固体剂型(如散剂、丸剂、颗粒剂、胶囊剂、片剂等)、半固体剂型(如软膏剂、糊剂等)、液体剂型(如溶液剂、芳香水剂、注射剂等)和气体剂型(如气雾剂、吸入剂等)等4 类,每种剂型又包括许多制剂。

3. 根据分散相和分散介质的直径及状态特征分型　可分为分子型(如溶液型)、胶体溶液型(如溶胶剂、胶浆剂、涂膜剂)、乳状液型(如乳剂、静脉乳剂、部分滴剂、微乳)、混悬液型(如洗剂、混悬剂)、气体分散型(如气雾剂、喷雾剂)、固体分散型(散剂、丸剂、胶囊剂)、微粒型(如微囊、微球、脂质体、乳剂、纳米囊、纳米粒、纳米脂质体)等。

4. 按照释放快慢或作用时间进行分型　可分为普通、速释、缓释、控释制剂等。

第五节　康复程序与药物治疗

药物治疗是临床医师与药师利用可支配的药物资源对机体的异常生理、病理或病理生理状态进行矫治的过程。药物治疗过程中的一般思维过程:首先需要明确患者的问题,即对疾病的明确诊断,接着拟定治疗目标并选择适当的药物、剂型、剂量与疗程,最后开具处方并指导患者用药,开始药物治疗。康复程序贯穿于整个药物治疗过程中。

一、明确疾病诊断

正确诊断是开始正确治疗的关键性步骤之一。正确的诊断是在综合分析各种临床信息的基础上做出的,包括患者主诉、详细的病史、体格检查、实验室检查和其他特殊检查。正确的诊断意味着对疾病的致病因素、病理改变与病理生理学过程有较清楚的认识。在此基础上,治疗措施准确地针对疾病发生和发展的关键环节起效,促使病情向好的方向转归。

实际工作中,有时确立诊断的依据可能并不充分,而治疗又是必需的。此时仍需拟定一个初步诊断,以便进入下一步的治疗。例如:一位中年妇女有对称性的关节僵硬、疼痛和肿胀,晨起加重,无感染病史,可初步诊断为类风湿关节炎。在无其他禁忌证的情况下可以开始使用阿司匹林治疗,如症状很快明显改善则有助于确定上述诊断,即临床上所谓的诊断性治疗。但是完全不明确的情况下即盲目地开始对症治疗,有时会造成严重后果。

二、确定治疗目标

治疗目标是在对疾病和患者自身情况充分了解的基础上,确立的希望达到的疾病治疗最终结果。目标的确立是一个决策过程,不仅要从治疗疾病本身出发,更应从患者综合结果去考虑,因此,需要充分考虑并尊重患者的个体意愿。

治疗目标越明确,治疗方案越简单,选择药物就越容易。例如:将高血压患者的舒张压降至某一水平,控制糖尿病患者的血糖至正常范围,镇咳或抑制焦虑等均为明确的治疗目标。但是,治疗目标往往需要既能改善患者目前的病理生理状态,又能改善患者的远期生活质量。这导致了药物治疗方案的复杂性,也影响着患者可能获得的最大疗效。例如:控制高血压是高血压治疗的首要目标,但是治疗高血压需要终生用药,治疗目标不仅是严格控制血压,更应是降低心脑血管并发症的风险。

三、选择治疗方案

一个治疗目标往往有多种治疗方案,多种治疗药物。需要综合考虑疾病、患者各方面的情况和药物的药理学特征,按照安全、有效、经济、方便的原则,确定治疗药物、剂型、剂量、给药时间、给药方式、时间间隔、疗程和注意事项等,选择最佳的治疗方案。例如,对类风湿关节炎患者,有必要了解她过去是否对阿司匹林发生过不良反应,有无溃疡病史,经济承受能力如何,家族中是否有其他遗传相关性疾病患者等。基于这些信息,可从非甾体抗炎药中选择一个合适的药物。如果患者不能耐受阿司匹林,没有溃疡病史,则可考虑选用布洛芬。

四、实施药物治疗

开具一张书写清楚、格式规范的处方,表面看来标志着医师一次接诊的结束。但对于药物治疗,这恰恰是开始。再好的药物治疗方案,如果患者不依从治疗或错误地用药,仍然不能获得预期的疗效。因此,临床医药工作者应向患者提供必要的信息,指导其用药,使患者成为知情的治疗合作者。例如:告诉患者药物可能的起效时间和预期效应或者可能出现的不良反应,以及某些药物不良反应的预防或治疗措施。如某些药物需空腹口服以增加生物利用度,某些药物则需要饭后用以减少胃肠道刺激;某些药物需舌下含化,而肠溶片、缓释片或胶囊必须吞服而不能嚼碎;有些药物用药后立即起效,则另外一些药物需几小时、几天甚至几周才起效。

五、评价药物疗效

药物疗效评价的任务是在药物治疗过程中全面评价药物疗效、药物不良反应以及患者用药的依从性。

1. 评价药物疗效 重点是观察用药后治疗效果,如糖尿病患者使用降糖药后血糖是否能够得到控制、使用抗生素后感染患者症状是否减轻等。如果经过评价发现未达到预期目标,建议调整治疗计划。

2. 观察不良反应 有些不良反应是可以预料的,如视力模糊、心慌、嗜睡、肝肾损伤等副作用或毒性反应。该类不良反应有些在采取措施后是可以减轻或避免的;有些不良反应的发生则不能预测,如皮疹、过敏性休克等变态反应。在用药过程中随时观察患者反应,及早发现不良反应,及时调整用药方案。

3. 依从性的影响 由于用药知识缺乏、不良反应的发生、生活习惯改变、经济方面或用药方案过于复杂等,患者不能坚持服药,必然会影响药物的治疗效果。要针对患者的实际,做出正确的选择,及时调整方案,提高患者用药的依从性。

思考题

1. 药物、药理学、药物代谢动力学、药物效应动力学的概念分别是什么?
2. 如何理解药物代谢动力学和药物效应动力学为临床合理用药提供了理论依据?

(王世广)

第二章 ▶ 药物效应动力学

课件

░░░░░░░ 学习目标 ░░░░░░░

1. 掌握药物的基本作用、治疗作用、药物不良反应、量效关系、效能、效价强度、治疗指数、安全范围、激动药、拮抗药、受体的调节。
2. 熟悉药物作用的选择性,竞争性拮抗药、非竞争性拮抗药、部分激动药对激动药的影响规律。
3. 了解药物的作用机制。

第一节 药物的基本作用

一、药物作用与药理效应

药物作用(drug action)指药物与机体细胞间的初始作用。药理效应(pharmacological effect)是指细胞受药物作用后功能发生改变,导致组织器官产生某些效应。如去甲肾上腺素激动血管平滑肌细胞膜上的 α 受体使血管收缩为作用,激动 α 受体后所致的血压升高为效应。

药物产生作用或效应主要是通过调节细胞的生理功能和生化过程,造成组织器官原有功能水平的改变。用药后使机体组织器官原有功能水平提高称为兴奋,组织器官原有功能水平降低称为抑制。兴奋和抑制是药物作用的基本表现。例如,尼可刹米可使呼吸加深加快属兴奋作用;地西泮具有抗焦虑、镇静催眠、抗惊厥等作用属抑制作用。

药物的兴奋作用和抑制作用不是绝对的,在一定条件下可相互转化。例如,中枢兴奋药过量可导致惊厥,持续惊厥可发生衰竭性抑制,甚至死亡。此外,同一药物对机体的不同组织器官也可产生不同的作用,甚至对同类组织的影响也不尽相同。例如,阿托品能使心率加快,表现为兴奋,使腺体分泌减少,表现为抑制。

二、局部作用和全身作用

根据药物是否吸收入血可把药物的作用分为局部作用和全身作用。前者是指药物未被吸收入血,在用药部位产生的作用,如氯霉素滴眼液治疗结膜炎,口服硫酸镁在肠道不易吸收而产生导泻作用,局部麻醉(简称局麻)药注射于神经末梢或神经干阻断神经冲动传导产生的局麻作用;后者是指药物从用药部位吸收入血后,分布到机体各组织器官所产生的作用,又称吸收作用,如阿托品吸收后产生的抑制腺体分泌和松弛平滑肌等作用。

三、直接作用和间接作用

根据药物作用方式,可把药物作用分为直接作用和间接作用。直接作用又称原发作用,是指药物与组织器官直接接触后所产生的作用,如强心苷类药物选择性作用于心脏,加强心肌收缩力,增加慢性心功能不全患者心排出量,改善全身循环,纠正缺血、缺氧的现象;间接作用是由直接作用所引起的继发作用,是由于机体的整体性而产生的神经反射或生理调节等效应,如强心苷类药物增加心排出量,反射性减慢心率的作用。有的药物既可产生直接作用,又可产生间接作用,如尼可刹米能直接兴奋呼吸中枢,又可通过刺激颈动脉体和主动脉体化学感受器,反射性地兴奋呼吸中枢。

四、药物作用的选择性

药物不是对机体所有的器官或组织都产生同等强度的影响。药物对某些组织器官有明显作用,而对其他组织器官无作用或无明显作用,这种现象称为药物作用的选择性。选择性高的药物,针对性强,副作用较少,但应用范围小;选择性低的药物,针对性不强,副作用较多,但作用范围广。药物作用选择性的形成,与下列因素有关。

1. 用药剂量　药物作用的选择性是相对的,与用药剂量有关,随着剂量的加大选择性下降。例如,苯巴比妥小剂量时呈镇静作用,中剂量时具有镇静催眠作用,大剂量时可出现呼吸抑制作用,因此临床用药应注意控制药物剂量。

2. 药物与组织器官的亲和力　大多数情况下一种组织对药物的亲和力大,药物在该组织中分布得多,作用强,如强心苷类药物在心肌组织浓度高,对心脏作用强。

3. 组织对药物的敏感度　有些药物作用于某些组织,但药物在该组织浓度并不高,如吗啡的镇痛作用在中枢,但吗啡在脑组织或脑脊液的浓度很低,而在肝组织的浓度相当高,原因是吗啡作用的阿片受体主要在中枢。

4. 细胞结构的差异　机体组织细胞结构不同,对药物反应也不同,如抑制细胞壁合成的青霉素能选择性杀灭革兰氏阳性菌,而对人体细胞和动物细胞的分裂增殖无明显影响。

第二节　药物作用的临床效果

用药的目的是防病、治病。用药后能够达到防治疾病目的的作用称为治疗作用。反之,用药后达不到防治疾病的目的,甚至为患者带来不适或痛苦的反应称为不良反应,二者常同时存在。药物作用于机体,既可产生防治作用,也可产生不良反应,这种现象称为药物作用的两重性。因此,在临床用药时应充分发挥药物的防治作用,同时尽量避免或减少药物不良反应的发生。

一、治疗作用

根据治疗目的不同分为对因治疗和对症治疗。前者在于消除原发致病因子,彻底治疗疾病,也称治本,如抗菌药物治疗细菌感染性疾病;后者是指能够缓解疾病的临床症状,减轻患者痛苦的治疗作用,也称治标,如阿司匹林治疗感冒时的发热、头痛;阿托品解除内脏平滑肌的痉挛,治疗胃肠绞痛等。对因治疗有利于使疾病得到根治,是理想的治疗效果;但在某些情况下,对症治疗更为重要,如昏迷、休克、剧烈疼痛、大出血、高热等严重威胁患者生命时,必须先对症治疗,然后再寻找发病原因而根除,即急则治其标、缓则治其本。补充疗法也称替代疗法,主要是用小量的激素或维生素以补充体内相应物质的不足。替代疗法有时是暂时的,大多数需终身用药。如用胰岛素治疗胰岛素依赖性糖尿病,除非胰腺移植成功,否则该患者需终身使用胰岛素。

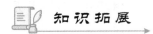

知识拓展

标本兼治

在某些情况下,如昏迷、休克、剧烈疼痛、大出血、高热等严重威胁患者生命时,对症治疗往往比对因治疗更为迫切,此时应先对症治疗,防止患者病情恶化,为进一步对因治疗赢得时间。因此,在临床用药时要掌握对因治疗和对症治疗的辩证关系,根据患者病情、经济状况和所处的医疗条件等因素灵活运用。中医学的辨证施治理论提出了"急则治其标,缓则治其本",最终达到"标本兼治"的原则,妥善处理好对症治疗和对因治疗的关系。在实际工作中,这两种治疗相辅相成,不可偏废。

二、不良反应

不良反应的发生与药物的作用、剂量、个体差异、连续用药等因素有关,主要包括副作用、毒性反应、后遗效应、停药反应、变态反应、特异质反应、继发反应、耐受性和耐药性等。

1.副作用　药物在治疗剂量时出现的与治疗目的无关的作用称为副作用,也称副反应。副作用为药物固有的作用,是由于药物选择性低所致。副作用是在治疗剂量下出现,一般较轻微,多是可以恢复的功能性变化,停药后可恢复。如阿托品可抑制腺体分泌,解除平滑肌痉挛等,在全身麻醉时利用它抑制腺体分泌的作用,防止全身麻醉意外,而松弛平滑肌引起腹胀或尿潴留就成了副作用;在利用其解痉时,口干就成了副作用。副作用是在治疗剂量时出现,所以常难以避免。可事先告诉患者,以免误认为病情加重。副作用有时是可以预防的,如肼屈嗪治疗高血压时有心率增快及水钠潴留作用,同时使用普萘洛尔、利尿药可纠正这些副作用。

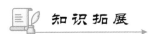

知识拓展

是药三分毒

"是药三分毒",一般情况下,此"毒"指的是药物的副作用。副作用是在治疗剂量下出现,难以避免,但是一般反应较轻微,患者多可耐受,且可预知,并可设法减轻。因此,不可因药物的副作用而抵制药品,药物治疗是临床疾病治疗措施的重要组成部分。

由于用药不当造成的新疾病统称为药源性疾病。药源性疾病与副作用和急性毒性不同,一般是指具有较大损害性且不易恢复的慢性毒性反应。如庆大霉素引起神经性耳聋。

2.毒性反应　药物在剂量过大或用药时间过长时发生的对机体的危害性反应称为毒性反应。

有时用量不大,但由于个体差异等原因致血液或组织浓度过高或机体对药物过于敏感也能出现毒性反应。根据毒性反应产生的速度可分为急性毒性反应和慢性毒性反应。短期内发生的毒性反应,称为急性毒性反应,多损害循环、呼吸及神经系统功能;因长期用药蓄积后逐渐发生的毒性反应,称为慢性毒性反应,多损害肝、肾、造血器官、内分泌等功能。致畸胎、致癌、致突变作用即所谓的"三致"属于特殊毒性反应。

3.后遗效应 停药后血浆药物浓度已降至最小有效浓度(阈浓度)以下时残存的生物效应称为后遗效应。后遗效应有时存留时间比较短暂,如服用巴比妥类药物后,次日晨引起短暂的头晕、困倦、思睡、乏力等"宿醉"现象;有时持续时间较长,如长期大剂量使用肾上腺皮质激素后引起的肾上腺皮质萎缩,停药后需半年至1年时间才能完全恢复;有些后遗效应是永久性的,如氨基糖苷类抗生素所致儿童的耳聋。

4.停药反应 长期使用某种药物突然停药后,原有疾病复发或加剧的现象称为停药反应,又称回跃反应。停药反应可表现为症状反跳或戒断症状,例如长期应用可乐定治疗高血压,突然停药后会出现血压骤然升高。因此,在长期使用此类药物后如需停药,应逐步递减剂量,以免产生停药反应。

5.变态反应 药物作为抗原或半抗原与机体蛋白结合为抗原后所引发的病理性免疫反应称为变态反应,又称过敏反应。变态反应的发生与用药剂量无关,是不可预知的反应,并且与药物原有效应无关,用药理拮抗药解救无效。变态反应的临床表现差异很大,主要表现为发热、皮疹、血管神经性水肿、哮喘、皮炎、多形红斑或血清病样反应,甚至出现过敏性休克。因此,对可能引起变态反应的药物,临床用药前应询问患者过敏史,甚至需做皮肤过敏试验。凡有过敏史或过敏试验阳性者,禁用相关药物。

6.特异质反应 少数特异体质患者对某些药物反应特别敏感,反应性质也可能与正常人不同,但与药物固有药理作用基本一致,反应严重程度与剂量呈比例,这种现象成为特异质反应。药理拮抗剂救治可能有效。这种反应不是免疫反应,故无须预先做过敏试验。目前认为这是一类先天遗传异常所致的反应,例如,对骨骼肌松弛药琥珀胆碱特异质反应是由于先天性血浆胆碱酯酶缺乏,葡萄糖-6-磷酸脱氢酶(G-6-PD)缺乏者使用具有氧化性药物(磺胺类药、维生素K等)引起溶血性贫血。

7.继发反应 指继发于药物治疗作用之后的不良反应,是治疗剂量下治疗作用本身带来的间接结果。继发反应不是药物本身的效应,而是其作用诱发的反应,又称为治疗矛盾。如长期应用广谱抗生素,敏感菌被杀灭或抑制,而耐药菌或真菌乘机大量繁殖,造成二重感染。

8.耐受性和耐药性 机体对药物的反应性降低,需增加剂量才能达到原来应有的效应称为耐受性。后天获得的耐受性是由于连续多次用药发生的,如镇静催眠药地西泮和苯巴比妥等均可发生耐受性。若在短时间内反复用药后很快产生耐受性,称快速耐受性,停药一段时间后可以恢复。例如,麻黄碱在静脉注射三四次后升压反应逐渐消失,连续用药两三天后对支气管哮喘就不再有效。耐药性又称为抗药性,指病原体或肿瘤细胞对化学治疗药物的敏感性降低,在滥用抗菌药物或抗寄生虫药物时易发生。

第三节 药物量效关系

量效关系(dose-effect relationship)指在一定剂量范围内,药物效应随着剂量的改变呈现规律性变化的关系。如以药物剂量或浓度为横坐标,药物效应为纵坐标作图,即为量-效曲线(dose-effect curve)。

一、量效曲线

药理效应按性质可分为量反应和质反应两种。

1. **量反应曲线** 药理效应可以用连续增减的数量来表示的称为量反应,如血压的高低、心率的快慢、尿量的多少、血糖的增减等,其研究对象为单一的生物单位。以药物的剂量(整体动物实验)或浓度(体外实验)为横坐标,以效应强度为纵坐标作图,可获得直方双曲线;若将横坐标改为对数剂量(或浓度),则呈典型的对称"S"形曲线(图2-1)。量-效曲线中段斜率较陡提示药物较剧烈,较平坦则提示药物较温和。

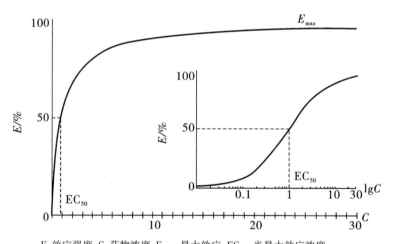

E.效应强度;C.药物浓度;E_max.最大效应;EC_50.半最大效应浓度。

图2-1 量反应的量效曲线

2. **质反应曲线** 药理效应不能用数量表示,只能以全或无、阳性或阴性表示的则称为质反应,如存在或死亡、有效或无效等,其研究对象为一个群体。若以对数剂量为横坐标,以阳性率的频数来表示的药理效应为纵坐标时,质反应量效曲线为对称的钟形曲线,即正态分布曲线;当纵坐标为累积阳性反应率时,可得到对称"S"形量-效曲线(图2-2)。

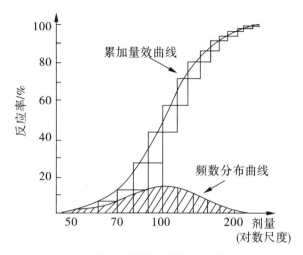

图2-2　质反应的量效曲线

二、量效关系参数

1. **无效量**　药物剂量太小,不能引起药理效应的剂量。

2. **最小有效量**　开始引起效应的药物剂量,称为最小有效量或阈剂量。低于阈剂量,药物不会引起机体效应。

3. **最小中毒量**　出现中毒的最小剂量称为最小中毒量。

4. **极量**　极量指药物治疗剂量的最大限度。极量(maximum permissible dose,MPD)是药典中对活性较强药物规定的一般临床情况下不能超过的量。超过极量,极有可能中毒。极量分1次剂量、1日极量和总量极量。

5. **治疗量**　介于最小有效量和极量之间的用药量即治疗量。一般用药不得超过极量,以保证用药的可靠性和安全性。

6. **半数有效量**(median effective dose,ED_{50})　能引起50%阳性反应(质反应)或50%最大效应(量反应)的剂量。

7. **半数致死量**(median lethal dose,LD_{50})　能引起一半实验动物死亡的剂量。

三、药物作用强度比较与安全性评价

1. **效价强度与效能**　当药物的剂量或浓度增加到某一程度时,药物的效应不再随剂量或浓度的增加而增加,即为药物的最大效应(maximum efficacy,E_{max}),也称为效能。效能反映了药物内在活性的大小。效价强度简称效价,是指引起等效反应(一般采用50%效应量)所需的相对浓度或剂量,所需剂量愈小,效价强度愈大。效价强度反映了药物与受体亲和力的大小。

药物的效能与效价强度含义完全不同,反映了同一药物的不同性质。比较两药作用强弱时,需要通过效价强度和效能两方面进行分析比较。例如,利尿药以每日排钠量为效应指标进行比较,如氢氯噻嗪的效应强度大于呋塞米,但呋塞米的效能远远大于氢氯噻嗪(图2-3)。

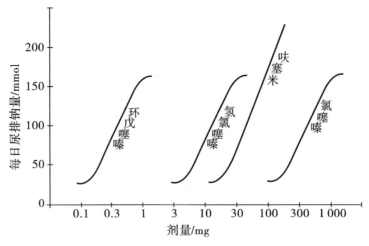

图2-3　几种利尿药的效价强度及最大效应对比

2. 安全性评价　药物安全性用治疗指数和安全范围综合衡量。

治疗指数(therapeutic index,TI)指半数致死量与半数有效量的比值,即 $TI = LD_{50}/ED_{50}$。在量效曲线上,治疗指数为有效量曲线与致死量曲线的距离。TI 是评价药物安全性的重要指标。一般来讲,TI 越大越安全。但对于量效曲线中段斜率较平坦的药物来说,尽管 TI 较大,但是量效曲线与毒性剂量曲线的首尾可能重叠,在未获得充分疗效的剂量下可能就会出现毒性反应,因此治疗指数大的药物不一定安全。较好的药物安全性指标是安全范围,其值越大越安全。

安全范围指 LD_5 与 ED_{95} 之间的距离。当 $LD_5 > ED_{95}$ 时,两者距离越远越安全。

可靠安全系数(certain-safety factor,CSF)、$CSF = LD_1/ED_{99}$,即 1% 致死量与 99% 有效量的比值,也是评价药物安全性的指标。若 CSF>1,说明药物安全系数较大;若 CSF<1,说明该药的安全系数小。

第四节　药物作用机制

药物作用机制是研究药物为什么起作用、如何起作用和在何处起作用的问题,是药效学研究的重要内容。药物作用机制有助于阐明药物治疗作用和不良反应发生的规律,为指导临床合理用药、开发设计新药和深入认识机体内在的生理、生化或病理过程提供有益的帮助。

药物药理作用或效应取决于药物的化学反应,化学反应取决于化学结构。药物化学结构包括药物的基本骨架、活性基团、侧链长短及立体构型等因素。药物化学结构一旦发生改变,其药理效应也随之发生变化,这种药物结构与效应之间的关系称为构效关系(structure-activity relationship)。因此,根据药物的作用机制是否与其化学结构有关,可分为非特异性药物作用机制和特异性药物作用机制两大类。

一、非特异性药物作用机制

非特异性药物作用机制主要与细胞周围的理化性质有关,通过改变药物的解离度、脂溶性、溶解度等发挥作用,与药物化学结构关系不大,作用机制相对比较简单。例如,渗透性泻药硫酸镁通过升高肠道渗透压产生导泻利胆的作用;抗酸药氢氧化铝通过中和胃酸治疗消化性溃疡;枸橼酸钠与血液中游离 Ca^{2+} 形成络合物产生体外抗凝作用;吸入性全身麻醉药乙醚影响细胞膜脂质结构,发挥全身麻醉作用等。

二、特异性药物作用机制

特异性药物的作用机制主要与化学结构有关,其作用机制主要包括以下几种。

1. 参与或干扰代谢过程　某些药物可补充机体生化代谢过程中的必需物质治疗相应缺乏症,如用铁盐治疗缺铁性贫血、胰岛素治疗糖尿病、补碘预防地方性甲状腺肿等。有些药物化学结构与正常代谢物非常相似,参与代谢过程却往往不能引起正常代谢的生理效果,实际上导致抑制或阻断代谢的后果,称为抗代谢药。例如,5-氟尿嘧啶结构与尿嘧啶相似,影响正常 DNA、RNA 合成,从而导致蛋白质合成障碍而发挥抗癌作用。

2. 影响激素或递质的分泌　许多药物可影响激素、递质的合成、贮存或释放,加强或削弱激素或递质的作用,而呈现药理作用。如硫脲类抗甲状腺药抑制甲状腺激素合成,利血平抑制去甲肾上腺素的贮存等。

3. 影响酶的活性　机体的许多功能和代谢过程都是在酶的催化下进行的,药物可通过影响酶的活性,干扰或阻断正常代谢过程产生相应的药理作用。如新斯的明抑制胆碱酯酶,使突触间隙内乙酰胆碱蓄积而产生拟胆碱作用;阿司匹林通过抑制环氧合酶活性,减少前列腺素的合成和释放,产生解热、镇痛和抗炎作用等。

4. 影响细胞膜离子通道　细胞膜上离子通道控制 Na^+、K^+、Cl^- 等离子跨膜转运,药物可以直接对其作用,从而影响细胞功能,如奎尼丁抑制 Na^+ 内流、利多卡因促进 K^+ 外流、硝苯地平抑制 Ca^{2+} 内流等。

5. 影响核酸代谢　DNA 及 RNA 是控制蛋白质合成及细胞分裂的生命物质。许多抗癌药是通过干扰癌细胞 DNA 或 RNA 代谢过程而发挥疗效的。许多抗菌药也作用于细菌核酸代谢而发挥抑菌或杀菌作用。如喹诺酮类抗菌药通过作用于细菌核酸代谢而发挥抑菌或杀菌作用。

6. 影响免疫机制　除免疫血清及疫苗外,免疫增强药(如左旋咪唑)及免疫抑制药(如环孢素)均可通过影响免疫机制发挥疗效。例如,糖皮质激素类药物抑制免疫功能,可用于治疗自身免疫性疾病及器官移植的排斥反应。

7. 作用于受体　见本章第五节相关内容。

第五节　药物与受体

受体是一类存在于细胞膜、胞浆或细胞核内介导细胞信号转导的功能蛋白质,能识别生物活性分子并与之结合,将识别和接收的信号正确无误地放大并传递到细胞内部,进而引起生物学效应。被受体识别的生物活性分子为配体,包括神经递质、激素、自体活性物质等内源性配体和药物、毒物等外源性配体。自从 Langley 提出受体学说 100 多年后,受体已被证实为客观存在的实体,且受体的类型繁多,其作用机制多已被阐明。根据受体蛋白结构、信号转导过程、效应性质和受体位置等特

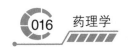

点,可将受体分为 G 蛋白偶联受体、配体操控离子通道型受体、酪氨酸激酶受体、细胞内受体其他酶类等 5 类。

一、受体的特性

1. 灵敏性 大多数配体在浓度极低的情况下就可以与受体产生较强的药理效应,细胞内第二信使的放大、分化及整合功能是其主要原因。

2. 特异性 一种特定受体只与它的特定配体结合,产生特定的生理效应,而不被其他生理信号干扰。

3. 饱和性 细胞或组织内,受体的数量有限,当配体达到某浓度时,最大结合值不再随配体浓度增加而加大。

4. 多样性 许多分布于不同细胞的同一受体可有多种亚型。因此,使用对受体及受体亚型选择性不同的药物可以产生不同的药理作用。

5. 可逆性 配体与受体的结合是可逆的,两者既可以特异性地结合,也可以解离,解离出的配体仍为原来的形式,且配体与受体的结合可被其他特异性配体置换。

6. 可调节性 受体的反应性和数量可受机体生理变化和配体的影响。因此,受体的数量可以向上调节或向下调节。

二、作用于受体的药物分类

药物能否与受体结合,结合后如何产生效应,主要决定于两方面的因素:药物与受体的亲和力和药物本身的内在活性。亲和力是指药物与受体的结合能力。内在活性(α)是指药物产生效应的能力,其值介于 0 ~ 100%。根据亲和力和内在活性的不同,可将作用于受体的药物分为受体激动药和受体拮抗药两大类。

1. 受体激动药 能与受体结合并能激动受体引起效应的药物为激动药。按内在活性的高低,激动药又可分为完全激动药和部分激动药。完全激动药是指与受体既有较强的亲和力,又有较强内在活性的药物,α 值为 100%。部分激动药是指与受体有较强的亲和力,但内在活性较弱的药物,0<α<100%。部分激动药具有激动药与拮抗药两重特性,与激动药合用时甚至还能拮抗激动药的部分效应。

2. 受体拮抗药 拮抗药又称受体阻断药,与受体有较强的亲和力,但无内在活性(α=0)。拮抗药与受体结合后本身不能引起激动效应,但由于其占据了受体,能阻碍激动药或内源性配体与受体结合,产生拮抗作用。拮抗药可分为竞争性拮抗药和非竞争性拮抗药。

(1)竞争性拮抗药:能与激动药相互竞争同一受体的相同部位。两者与受体结合均为可逆的,拮抗药与激动药合用时,相应增加激动药浓度可使激动药的最大效应保持不变,量效曲线平行右移(图 2-4A)。

(2)非竞争性拮抗药:不与激动药竞争相同受体或同一受体的不同部位或与受体以共价键结合,既影响激动药的强度也影响效能,增加激动药的浓度也不能达到原来的最大效应,量效曲线向右向下移动(图 2-4B)。

部分激动药在小剂量与激动药的小剂量有相加作用,但对激动药的大剂量有拮抗作用(图 2-4C)。

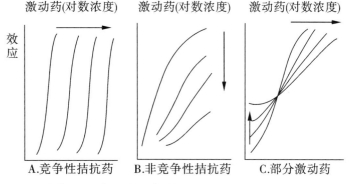

A.竞争性拮抗药　　B.非竞争性拮抗药　　C.部分激动药

图中曲线示没有拮抗药时激动药量效曲线;箭头示拮抗药浓度增加后量效曲线移动的方向。

图2-4　竞争性拮抗药、非竞争性拮抗药和部分激动药对激动药量效曲线的影响

三、受体的调节

受体是存在于细胞膜、细胞质或细胞核中的大分子蛋白质,其数量、亲和力及效应经常受到各种生理、病理及药理因素的影响,因而经常通过代谢转换处于动态平衡状态,并非一成不变,这种现象称为受体的调节。受体的调节是维持机体内环境稳定的重要因素。长期使用受体激动药后,组织或细胞对受体的敏感性和反应性下降的现象称为受体脱敏,是耐受性产生的原因之一。与此相反,长期应用受体拮抗药而造成受体的数目、敏感性和反应性升高的现象称为受体增敏,是导致药物发生停药反跳现象的原因之一,例如,长期应用β受体阻滞剂,可使β受体增敏,一旦突然停药可致"反跳"现象,引起心动过速、心律失常甚至心肌梗死等。若受体脱敏和增敏只涉及受体密度的变化,又可分别称为受体的向下调节和向上调节。

问题分析与能力提升

1."急则治其标,缓则治其本"、"标本兼治"和"是药三分毒"都是老百姓耳熟能详的俗语。
请分析:这些俗语到底有无科学依据?

2.张某,男,40岁,因严重抑郁发作,需要服用抗抑郁药盐酸帕罗西汀,但有报道称该药可能增加出血的风险。
请分析:针对这种情况,是否应该中断治疗或者换药?

思考题

1.药物作用与药物效应的区别是什么?
2.从药物的量-效曲线上可以获得哪些与临床用药有关的信息?
3.从药物的治疗作用与不良反应上思考临床上如何合理用药。

（王世广）

第三章 药物代谢动力学

学习目标

1. 掌握药物转运,吸收、分布、代谢、排泄过程的基本规律;首过效应、肠肝循环、肝药酶诱导剂和肝药酶抑制剂的概念;一级消除动力学和零级消除动力学的特点。
2. 熟悉影响药动学的因素、血药浓度的动态变化及主要药动学参数。
3. 了解多次用药的药时曲线。

药物代谢动力学(pharmacokinetics,PK)是药理学的分支学科,简称药动学,主要研究药物进入机体后,机体对药物的处置,包括药物的吸收、分布、代谢和排泄4个过程以及体内药物浓度随时间而变化的科学规律。研究药物在体内的代谢变化,对广大医药工作者在临床中遇到的给药剂量、给药时间间隔和最佳给药方案等问题可提供重要的指导价值。

第一节 药物的体内过程

药物的体内过程是指药物经各种途径进入机体到最终排出体外的过程。药物的体内过程包括药物的吸收、分布、代谢和排泄4个过程(图3-1)。药物对机体的作用取决于药物的吸收和药物在体内的分布,而药物在体内作用的消除则取决于药物的代谢和排泄。药物在体内的吸收、分布、代谢和排泄以及药物在体内没有经过化学结构变化的跨膜转运过程,称为转运,药物代谢发生了化学结构和性质上的变化,称为转化,药物在体内的代谢和排泄称为消除。

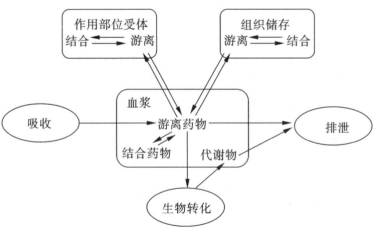

图3-1 药物的体内过程

一、药物的跨膜转运

药物在体内的跨膜转运均需要通过各种细胞膜到达相应的作用部位。细胞膜(包括细胞膜和各种细胞器的亚细胞膜)是镶嵌在蛋白质的脂质双分子层结构。脂质分子中主要是磷脂,可使细胞膜具有一定的流动性和通透性,有利于脂溶性药物通过。蛋白质分子是生物膜的重要组成部分,参与构成酶、受体、物质载体和离子通道。药物的跨膜转运实际上就是药物在体内通过各种细胞膜的过程。药物的跨膜转运方式主要有被动转运和主动转运两大类。

(一)被动转运

被动转运又称"下山运动",是指药物从高浓度的一侧转运到低浓度的一侧,其转运的方向和动力来源于细胞膜两侧的浓度差。浓度梯度愈大,转运速度就愈快。大多数药物是以被动方式进行转运的,包括简单扩散、滤过和易化扩散。被动转运的特点:①药物从浓度高的一侧向浓度低的一侧扩散渗透,当药物分子在细胞膜两侧的浓度相等时即达到动态平衡;②不消耗能量;③不需要载体,无饱和现象和竞争抑制作用;④分子量小的、脂溶性较高的、极性较小的、非解离型药物(原形药物)容易转运,反之则不容易发生转运。

1. 简单扩散　是脂溶性药物溶解于细胞膜的脂质层,顺浓度梯度通过细胞膜的跨膜转运过程,又称被动扩散或脂溶性扩散,是药物最重要、最常见的转运形式。绝大多数药物按照此种方式通过生物膜。药物的扩散速度除取决于膜两侧的浓度差外,还与药物的脂溶性和解离度有关。一般来说,脂溶性高(油水分配系数越大)、解离度小的药物容易通过细胞膜,反之则很难通过细胞膜。脂溶性越大、浓度梯度越高,扩散就越快。大多数药物属于弱酸性或弱碱性物质,药物的解离度主要受其 pKa 和体液 pH 的影响。用 Handerson-Hasselbalch 公式可反映药物在体内的解离度和体液 pH 之间的关系。

弱酸性药物:

$$HA \rightleftharpoons H^+ + A^-$$

$$K_a = \frac{[H^+][A^-]}{[HA]}$$

$$pK_a = pH - \log \frac{[A^-]}{[HA]}$$

$$pH - pK_a = \log \frac{[A^-]}{[HA]}$$

$$\frac{[离子型]}{[非离子型]} = \frac{[A^-]}{[HA]} = 10^{pH-pK_a}$$

弱碱性药物:

$$BH^+ \rightleftharpoons H^+ + B$$

$$K_a = \frac{[H^+][B]}{[BH^+]}$$

$$pK_a = pH - \log \frac{[B]}{[BH^+]}$$

$$pK_a - pH = \log \frac{[BH^+]}{[B]}$$

$$\frac{[离子型]}{[非离子型]} = \frac{[BH^+]}{[B]} = 10^{pK_a-pH}$$

药物解离常数的负对数值为 pK_a，表示药物的解离度。由上述公式可见，当 $pH=pK_a$ 时，则 $[HA]=[A^-]$，$[B]=[BH^+]$，即 pK_a 是弱酸性或弱碱性药物解离 50% 时所在体液的 pH。每种药物都有固定的 pK_a。弱酸性药物在碱性环境下，解离多，非解离型药物/解离型药物的比值小，药物不容易扩散；反之，弱酸性药物在酸性环境下，非解离型药物多，容易扩散。与弱酸性药物正好相反，弱碱性药物在碱性环境比在酸性环境容易跨膜扩散。例如，阿司匹林的 pK_a 为 3.5，为弱酸性药物，在胃液（pH 为 1.4）酸性环境中解离度约为 0.8%，容易通过胃黏膜吸收进入血液，而在小肠（pH 为 7.5）中阿司匹林约 99% 解离，不易被吸收。

2. 滤过　小分子、水溶性的极性或非极性药物在流体静压或渗透压作用下通过细胞膜水性通道进行的跨膜转运方式，又称膜孔转运。生物膜上存在水通道或蛋白质分子孔，称为膜孔，是水溶性药物的跨膜途径，如锂离子、尿素、甲醇等通过滤过转运。毛细血管上皮细胞间的孔隙一般较大，故多数药物可通过毛细血管上皮细胞间的孔隙滤过。但在脑内除了松果体、垂体、正中隆起、极后区、脉络丛外，大部分毛细血管壁无孔隙，药物不能以滤过转运方式通过这些毛细血管而进入脑组织内。

3. 易化扩散　易化扩散是指体内某些物质如葡萄糖、K^+、Ca^{2+} 等不能直接跨膜转运，需要借助细胞膜上的特异性载体从高浓度侧向低浓度侧扩散转运，转运过程中不消耗能量。载体转运有特异性，当药物浓度高时，载体可出现饱和现象；两种药物需同一种载体转运时，可出现竞争性抑制现象。某些不易溶于脂质又不能通过膜孔的药物，如维生素 B_{12} 经胃肠道吸收、葡萄糖进入红细胞内等均以易化扩散的方式转运。

（二）主动转运

主动转运又称"上山运动"，是指药物从细胞膜浓度低的一侧向浓度高的一侧转运，使药物在机体的某些部位形成高浓度聚集。少部分在体内跨膜转运的药物属于主动转运，如肾小管分泌的青霉素就属于主动转运。此外体内一些重要的离子如 Na^+、K^+、Ca^{2+} 等也是通过主动转运的方式维持人体正常的生理功能的。

主动转运的特点：①药物从浓度低的一侧向浓度高的另一侧转运，当细胞膜一侧的药物转运完毕后转运即停止。②需要消耗能量。③需要载体：有特异性和选择性。④具有饱和性和竞争性：当两个或者两个以上的药物同时需要同一转运载体，存在竞争性抑制现象。

（三）膜动转运

膜动转运是大分子物质通过细胞膜的运动进行的转运，包括胞饮和胞吐。胞饮又称吞饮或入胞，是液态蛋白质或大分子物质通过细胞膜内陷进入细胞内的过程。胞吐又称胞裂外排或出胞，是细胞膜包裹某些大分子物质形成外泌囊泡排出细胞的过程。

二、吸收

药物的吸收是指药物从给药部位进入血液循环的过程。除静脉给药外，其他给药方式都有吸收过程。不同的给药途径有不同的吸收过程和特点。一般情况下，常用给药途径药物吸收的速度依次为：气雾吸入>舌下含服>肌内注射>皮下注射>口服给药>皮肤给药。

1. 口服给药　口服给药是临床最安全、最简便和最常用的给药途径。小肠内 pH 接近 7，黏膜吸收面广，是主要的吸收部位。影响药物胃肠道吸收的因素较多，如药物的剂型、制剂的崩解速度、胃的排空速率、胃肠道 pH 和胃肠道的食物等。

首过效应是影响药物吸收的重要因素。从胃肠道吸收入门静脉系统的药物在到达血液循环之前,部分药物通过肠黏膜和肝时可被代谢灭活,从而使进入血液循环的有效药量减少,也称首过代谢或首过消除。首过消除高的药物进入机体的有效药量减少,要达到治疗浓度,需加大用药剂量,同时毒性反应也会增加。为了避免首过效应,可改变其他给药途径如舌下和直肠下给药等。

2. 舌下给药　舌下给药可经舌下静脉迅速吸收直接进入体循环,无首过消除现象,起效快,可用于危重患者的抢救,但吸收面积有限,只适用于少数用药量小、脂溶性高且首过消除明显的药物。如心绞痛急性发作,舌下含服硝酸甘油可迅速控制症状。

3. 直肠给药　直肠给药是指将药物放在距肛门口约 2 cm 处,经直肠黏膜吸收,在一定程度上可避免首过消除。由于直肠给药吸收面积小,主要适用于少数刺激性强的药物或不能口服用药的患者,如幼儿、严重呕吐或昏迷患者。

4. 注射给药　常见有皮下注射、肌内注射、静脉注射和静脉滴注等。静脉注射和静脉滴注可使药物迅速完全入血,无吸收过程,血药浓度可立即达到较高水平,疗效迅速。但因以很高的浓度、极快的速度到达靶器官,故也最危险。皮下注射和肌内注射的药物通过周围组织的毛细血管壁吸收,然后再进入体循环,药物吸收的快慢与注射部位的血流量密切相关,肌肉组织毛细血管丰富,血流量大,药物吸收速度快于皮下注射。动脉内注射和鞘内注射均为特殊给药途径,用以在特定的靶器官产生较高的浓度。注射给药要求较高,需要专业医护人员实施进行,患者使用不方便。

5. 吸入给药　主要适用于气体和挥发性的药物,可直接经肺上皮细胞或呼吸道黏膜吸收后进入血液循环。此种给药方式可避免首过消除,特别适合肺部疾病的患者。吸入给药时,应注意气雾剂颗粒粒径大小。粒径过大将停留在气管或细支气管内。药物直径达 10 μm 以上主要在上呼吸道,2~10 μm 可达细支气管,小于 2 μm 的药物可进入肺泡。粒径 0.5 μm 以下吸入后可随呼气排出。

6. 局部给药　局部给药的目的是在皮肤、眼、耳、鼻、咽喉及阴道等部位产生局部作用,如滴鼻剂、滴眼剂、烧伤软膏及气雾剂、阴道栓剂等。有些局部给药的目的在于全身性用药,如硝酸甘油贴剂贴于前臂内侧或胸前区可预防心绞痛发作。阿片类药物芬太尼和丁丙诺啡的透皮贴剂则用于治疗中度和重度慢性疼痛及癌症疼痛,可减少阿片类药物的使用。

三、分布

药物的分布是指药物吸收进入全身循环后随血液到达各个器官和组织的过程。药物分布具有明显的规律性,大多数药物在体内的分布呈现不均匀性和动态性,即药物分布到各组织的速度快慢、各组织浓度高低不同,且同一组织的浓度随时间发生动态变化。影响药物分布的因素包括药物的血浆蛋白结合率、体液 pH、器官血流量、组织对药物的亲和力和体内生理屏障等。

1. 血浆蛋白结合率　进入血液循环的药物常按一定的比率与血浆蛋白可逆性地结合。与血浆蛋白结合的药物称为结合型药物,没有与血浆蛋白结合的药物称为游离型药物。结合型药物与游离型药物在体内处于动态平衡状态。结合型药物因与血浆蛋白结合,分子量变大,难以跨膜转运,暂时失去药理活性,但可暂时储存在血液中;游离型药物分子量小,易发生跨膜转运,产生药效。当游离型药物经体内代谢或排泄后,浓度降低,结合型药物会转化成游离型药物,保持两者的平衡状态。血浆蛋白结合率高的药物起效缓慢,作用温和,维持时间长。

血浆蛋白的结合位点是有限的,故药物与血浆蛋白的结合具有饱和性。与血浆蛋白结合率高的药物与其结合蛋白相同的药物同服时,就会发生相互的竞争性置换,导致游离型药物的浓度升高,出现药效增强或毒性反应。如抗凝血药华法林的血浆蛋白结合率约99%,与保泰松合用时,结合型华法林被置换出来后,游离型药物浓度增加,抗凝作用增强,可造成严重的出血。

2. **体液 pH 和药物解离度**　体液的 pH 和药物的解离度可影响药物的分布。生理情况下,细胞内液 pH 为 7.0,细胞外液 pH 为 7.4。因此,弱酸性药物在细胞外液解离度高,不易从细胞外液扩散到细胞内液,在细胞外液浓度高;而弱碱性药物正好相反,在细胞内液浓度高。药物在体内的分布可随体液 pH 的改变而出现变化,降低血液 pH 能使弱酸性药物向细胞内转移,升高血液 pH 可使弱酸性药物由细胞内向细胞外转运。当巴比妥类药物中毒时,给予碳酸氢钠碱化血液,可使巴比妥类药物由脑细胞向血浆转运;而碱化尿液,可减少巴比妥类药物在肾小管的重吸收,促进其从尿中排出。

3. **器官血流量**　药物从血液向组织脏器的分布快慢主要取决于组织器官的血流量,药物进入血液循环后首先向血流量大的组织器官分布,然后向血流量小的组织器官转移,这种现象称为药物的再分布。如肝、肾、脑、肺等血流量丰富的器官,药物分布快且含量较多,而血液灌注少的皮肤、脂肪、肌肉等组织,药物分布慢且含量少。如静脉注射硫喷妥钠作为全身麻醉药,其首先分布到血流丰富的脑组织,迅速产生麻醉作用,而脂肪组织摄取硫喷妥钠的能力很大,药物很快向脂肪组织转移,以致麻醉作用迅速消失,患者立即苏醒。

4. **组织亲和力**　药物对机体某些组织细胞成分具有特殊的亲和力,使药物的分布不均匀,具有一定的选择性。例如,碘在甲状腺组织中的浓度高出其他组织 1 万多倍,故放射性碘适用于甲状腺功能的检测和甲状腺功能亢进症的治疗;氯喹在肝中的浓度高出血浆浓度 700 倍,因此,其适用于阿米巴肝脓肿的治疗;氨基糖苷类抗生素与内耳淋巴液有高度亲和力,可导致内耳药物蓄积,引起耳毒性;有的药物与组织可发生不可逆结合,如四环素与钙形成络合物长期储于骨及牙齿,导致儿童生长抑制及牙齿黄染或畸形。

5. **体内屏障**　血液中药物在转运到器官组织时受到的阻碍称为屏障,主要包括血脑屏障、胎盘屏障和血眼屏障。

(1)血脑屏障:脑组织的毛细血管壁与神经胶质细胞包绕所形成的血浆与脑细胞之间和有脉络丛形成的血浆与脑脊液之间的屏障称为血脑屏障。大多数药物很难通过血脑屏障进入脑脊液,只有脂溶性较高,分子量较小,非解离型和血浆蛋白结合率低的药物才能以简单扩散的方式透过血脑屏障,故脑脊液中药物浓度相对低于血药浓度。这种大脑自我保护的生理屏障,有利于维持中枢神经系统内环境的相对稳定,具有重要的临床意义。婴幼儿的大脑组织发育不完善,容易受到某些药物的影响。血脑屏障的通透性也并非一成不变,如在正常情况下,青霉素很难通过血脑屏障,但是对于脑膜炎患者,血脑屏障的通透性增高,使青霉素在脑脊液中达到有效治疗浓度。

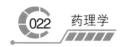 **知识拓展**

　　当期望产生中枢神经系统药理作用时,应选择小分子、高脂溶性、血浆蛋白结合率低、易透过血脑屏障的药物。如全身麻醉药脂溶性越高,越容易透过血脑屏障,发生作用越快,反之,为了减少中枢神经的不良反应,对于生物碱可将之季铵化以增加极性。例如,将阿托品季铵化变为甲基阿托品后不能通过血脑屏障,可减轻中枢兴奋不良反应的发生。

(2)胎盘屏障:胎盘绒毛与子宫血窦之间的屏障称为胎盘屏障。由于胎盘对药物的通透性与一般毛细血管无明显差别,故胎盘屏障对药物的转运并无影响,几乎所有的药物都能通过胎盘进入胎儿体内。胎儿血液和组织内的药物浓度通常和其母亲的血浆药物浓度相似,孕妇用药时应尽可能选择对胎儿无毒性或毒性低的药物,禁用或慎用对胎儿有致畸作用或毒性的药物。妊娠第三周至第三个月末是药物致畸的高度危险期,孕妇用药应十分审慎。

(3)血眼屏障:血液与房水、玻璃体、视网膜之间的屏障称为血眼屏障。吸收入血的药物很难通过血眼屏障到达房水、晶状体、玻璃体等组织。故作用于眼科疾病的药物多采用局部给药。采用结膜囊给药、结膜下注射或球后注射给药,可提高眼内药物浓度,减少全身不良反应。

四、代谢

药物代谢指药物进入机体后在酶参与下发生的一系列化学结构上的改变,也称为生物转化。肝是体内最主要的药物代谢器官,此外,胃肠道、肾、脑、肺、皮肤等都能不同程度地参与某些药物的代谢。大多数药物在体内经代谢后由高活性转化为低活性或无活性的代谢产物,称为灭活。少数药物本身无活性,经体内代谢后产生有活性的代谢产物,称为活化。

1. **药物代谢方式与过程** 药物的代谢是在体内酶的参与下完成的,有氧化、还原、水解和结合4种方式,可分为两个时相进行。Ⅰ相反应包括氧化、还原和水解反应。该过程是在药物的化学结构中引入或脱去某些基团如—OH、—COOH、—NH$_2$或—SH等,生成极性较大的代谢物,如普鲁卡因在体内经酶水解而失活,巴比妥类药物通过氧化反应而灭活。Ⅱ相反应为结合反应。药物经Ⅰ相反应后产生的代谢物与内源性物质(葡萄糖醛酸、硫酸、乙酸、甘氨酸等)发生结合,生成具有极性和水溶性更高的结合物,易于经尿液排出体外。

2. **药物代谢酶** 药物代谢必须在相应酶的作用下才能完成。根据代谢酶存在部位的不同可分为微粒体酶和非微粒体酶。

(1)微粒体酶:主要存在于肝细胞微粒体内,属于混合功能氧化酶系,简称肝药酶或药酶。该系统中主要的酶是细胞色素 P450 单加氧酶(cytochrome P450 monooxygenases 或 CYP450,简称 CYP)。肝药酶的特点是:①选择性低,能催化多种药物;②酶变异性大,个体差异明显,易受多种因素影响,如年龄、性别、遗传、病理状态等都可导致 CYP 活性发生变化;③酶活性易变,可受外界因素如药物的影响而出现增强或减弱的现象。

(2)非微粒体酶:主要存在于肝、肾细胞的线粒体、血浆和胞质中,具有专一性。如线粒体内的单胺氧化酶(MAO)、血浆中的胆碱酯酶等分别转化单胺类药物和乙酰胆碱。特点是只针对特定的化学结构基团进行代谢,专一性强,故亦称专一性酶。

📖 **知识拓展**

肝药酶

肝微粒体细胞色素 P450 酶系统是促进药物生物转化的主要酶系统,故又简称为"肝药酶",现已分离出 70 余种。此酶系统的基本作用是从辅酶Ⅱ及细胞色素 b5 获得两个 H$^+$,另外接受一个氧分子,其中一个氧原子使药物羟化,另一个氧原子与两个 H$^+$结合成水,没有相应的还原产物,故又名单加氧酶。其能对数百种药物起反应。此酶系统活性有限,个体差异大,除先天性差异外,年龄、营养状态、疾病等均可影响其活性,而且易受药物的诱导或抑制。

3. **药物代谢酶的诱导和抑制** 许多药物长期应用时对肝药酶具有诱导或抑制作用,从而改变药物作用的持续时间和强度。

(1)肝药酶诱导剂:凡能增强肝药酶活性或增加肝药酶合成的药物称为肝药酶诱导剂。常见的肝药酶诱导剂有苯巴比妥、苯妥英钠、卡马西平、利福平等。例如,巴比妥类药物有肝药酶诱导作用,若与抗凝血药双香豆素合用,可加速双香豆素的代谢,降低其血药浓度,药效减弱。此外,巴比妥类药物作为肝药酶诱导剂,还可加速自身的代谢,长期用药出现耐受现象,长期用药时应适当增加剂量。

(2)肝药酶抑制剂:凡能抑制肝药酶活性或减少肝药酶合成的药物称为肝药酶抑制剂。常见的肝药酶抑制剂有氯霉素、异烟肼和别嘌醇等。肝药酶抑制剂能减慢药物在肝脏代谢的速度,使其血药浓度升高,药效增强,甚至出现毒性反应。若与华法林合用,可使华法林的抗凝血作用增强,严重者可导致自发性出血。

五、排 泄

药物排泄是指药物以原形或代谢物的形式经体内排泄器官或分泌器官排出体外的过程。排泄和代谢统称为药物消除。排泄是药物在体内的最后过程。药物及其代谢产物主要经肾从尿液排泄,其次经胆汁从粪便排泄,也可通过乳汁、汗液、唾液等排泄。气体及挥发性药物主要经肺随呼气排出。

1. 肾排泄 肾对药物及其代谢物的排泄有 3 种方式,包括肾小球滤过、肾小管分泌和肾小管重吸收。

(1)肾小球滤过:肾小球的血流量大,滤过压高,同时毛细血管膜孔较大,游离型药物或药物代谢物都可经肾小球滤过,但与血浆蛋白结合的药物因分子量太大,不易滤过。病理状态如肾病及老年人可使药物的滤过减少,排泄减慢。

(2)肾小管分泌:只有少数的药物可经肾小管主动分泌排泄。肾小管上皮包括有机酸转运载体和有机碱转运载体两类分泌系统。若同时服用经同一载体转运的两种药物,会出现竞争性抑制分泌现象。例如:青霉素与丙磺舒合用,丙磺舒竞争性地抑制了青霉素自肾小管的分泌,导致青霉素的排泄速度减慢,抗菌作用增强,作用时间延长。当肾功能不全时,药物经肾排泄的速度减慢,易造成药物在体内蓄积,应调整给药剂量或给药时间。

(3)肾小管重吸收:肾主要在远曲小管以被动转运的方式对肾小管内药物进行重吸收。药物重吸收程度与药物的脂溶性、极性、解离度和尿液 pH 有关。分子量小、脂溶性高、非解离型的药物和代谢产物易经肾小管上皮细胞重吸收入血。同时,机体生理状态如尿量和尿液的 pH 也影响药物的重吸收。尿量多可稀释药物的浓度,减少重吸收,增加药物排出。尿液 pH 决定弱酸性和弱碱性药物的解离度,影响药物的重吸收。pKa 在 3.0 ~ 8.0 的弱酸性药物和 pKa 在 6.0 ~ 11.0 的弱碱性药物的排泄速度易受尿液 pH 改变的影响。临床常通过对弱酸性药物碱化尿液、弱碱性药物酸化尿液来增加药物的解离度,促进药物的排泄。如水杨酸类和巴比妥类弱酸性药物中毒时通过碳酸氢钠碱化尿液,可减少药物在肾小管的重吸收,为药物中毒的解救措施之一。

2. 胆汁排泄 某些药物经肝转化为极性较强的水溶性代谢产物,可被分泌到胆汁内经胆道和胆总管排入十二指肠,随粪便排出体外。自肝经胆汁排入肠腔的药物部分可再经小肠上皮细胞吸收,并经肝重新进入血液循环,这种肝、胆汁、小肠间的循环称为肠肝循环。具有肠肝循环的药物一般排泄比较慢,药效持久,易引起药物中毒,如洋地黄类中毒后可用消胆胺(考来烯胺)阻断药物的肠肝循环。有些药物主要经胆道排泄,在胆道内可形成高浓度药物,常用于胆道疾病的治疗,如红霉素、利福平等。

3. 乳汁排泄 弱碱性药物(如吗啡、阿托品)在偏酸性乳汁中解离度大,重吸收少,可随乳汁一起排出。同时乳汁中富含脂质,脂溶性高的药物也可随乳汁排泄。故哺乳期妇女应避免使用易通过乳汁消除的药物,以免对乳儿产生中毒反应。

4.肺排泄　挥发性药物和吸入麻醉药可通过肺排出体外,如酒后驾车司机的乙醇量检测利用了乙醇经肺排泄的特点。

5.其他途径排泄　许多药物可经唾液、汗液、泪液等途径排出。药物在唾液中的浓度与血药浓度有一定的相关性,如茶碱、安替比林等,可通过测定唾液中药物浓度代替检测血药浓度。少数药物可随汗液排泄,如磺胺类药、乳酸等。

第二节　药物的速率过程

药物在体内的转运及转化使药物在不同器官、组织、体液间的浓度随时间不断变化。该动态过程称为药物动力学过程或药物速率过程。为了更好地描述这种动态变化,可绘制曲线图,建立数学模型,计算药物学参数。这些参数是临床制定和调整给药方案的重要依据。

一、血药浓度-时间曲线

给药后机体的血药浓度随时间的改变而发生变化的动态过程称为血药浓度-时间关系,也称时量关系。以时间为横坐标,血药浓度为纵坐标所绘制的曲线,称为血药浓度-时间曲线图,简称时量曲线或药时曲线。

1.单次血管外给药的药时曲线　单次血管外给药形成的曲线呈山峰状。当体内药物的吸收速率大于消除速率时曲线上升,坡度越陡,吸收速率越快。曲线最高点为药峰浓度,此点反映药物的吸收速率等于消除速率,用 C_{max} 表示。从用药到出现药峰浓度所需要的时间称达峰时间,用 T_{max} 表示。曲线降段反映药物消除速率大于吸收速率,曲线下降越快,药物消除越快。横轴与药时曲线围成的面积称为曲线下面积(area under the curve,AUC),反映药物进入体循环的相对积累量,与进入体内药物总量的多少呈正比,也反映出机体吸收药物的程度。AUC值越大,说明药物被吸收的程度越高(图3-2)。

2.单次静脉注射给药的药时曲线静脉注射给药体内无吸收过程,故该药时曲线无潜伏期,只有维持期和残留期(图3-3)。

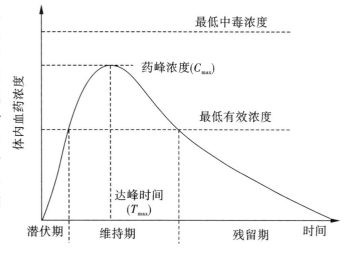

图3-2　单次血管外给药的药时曲线

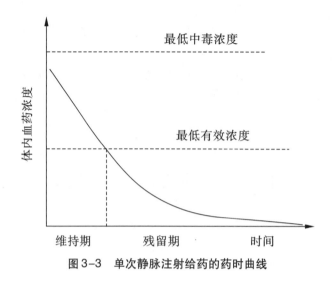

图 3-3 单次静脉注射给药的药时曲线

二、药物动力学模型

药物在体内的动态变化直接影响药物疗效的发挥。为了揭示这一变化规律,人们运用动力学原理和数学方法模拟药物的体内过程而建立起来的数学模型,称为药物动力学模型。运用这一模型可以描述体内药量的动态变化规律,对临床合理用药有一定的指导意义。房室模型是目前最常用的药动学模型,目的是方便处理各药物代谢参数。房室模型是一个假定的空间,它的划分与解剖学的生理功能无关,通常将体内有相似的药物分布或代谢速率的组织器官,视为同一房室。根据药物在体内分布速度和分布部位的不同,分为一室模型、二室模型等。

1. 一室模型 一室模型又称单室模型,是最简单的房室模型。该模型假定机体为一同质单元系统,当静脉给药后,进入机体的药物瞬时分布到全身体液和组织器官中,并很快在各转运系统间达到动态平衡。此后,血浆药物浓度呈单相性消除(代谢和排泄)而下降,血药浓度水平可反映各组织、器官相应浓度的变化状况。

2. 二室模型 由于药物在体内分布速度不同,可把机体视为药物分布速度不同的两个房室组成,即中央室和周边室。血流丰富并能迅速与血液中药物达到平衡的组织器官为中央室,如心、肝、肺、肾、脑等。血管稀少、血流缓慢的组织为周边室,如皮肤、脂肪、骨骼及静止状态下的肌肉等组织。大多数药物进入血液循环,首先分布到中央室,由中央室缓慢地分布到周边室,中央室和周边室的药物分布是可逆性的,最终药物分布达到动态平衡。二室模型较好地反映了体内药物浓度的动态变化。大多数药物属二室模型药物。

三、药物消除动力学

药物在体内消除过程中,血药浓度随时间的推移不断衰减,根据其衰减的规律,可分为一级消除动力学和零级消除动力学两种。可用下列基本通式表达:$dC/dt = -kC_n$。式中 C 为血药浓度,k 为速率常数,t 为时间,n 为该过程的级数,负号表示血药浓度随时间降低。当 $n=0$ 时,表示药物在体内按零级消除动力学消除;$n=1$ 时,表示药物按一级消除动力学消除。

1. 一级消除动力学 也称恒比消除,是指单位时间内体内药物按恒定比例消除,其消除速率与血浆药物浓度呈正比,即血药浓度越高,单位时间内消除的药量越多。当体内药量在机体允许的最大消除能力范围内时,大多数治疗量的药物按一级消除动力学消除,可用公式 $dC/dt = -kC$ 表示,药物半衰期是恒定的。积分后取对数得到直线方程 $\log C_t = -kt/2.303 + \log C_0$,其中 C_t 为 t 时刻的血药浓度, C_0 为药物初始浓度, k 为该药物的一级消除速率常数。

2. 零级消除动力学　也称恒量消除,是指单位时间内药物以恒定的量从体内消除,其消除速率恒定,与血药浓度无关。当体内药量过大超过机体最大负荷能力时,药物在体内按零级消除动力学消除,可用公式 $dC/dt = -k_0 C^0 = -k_0$ 表示,药物半衰期随血药浓度变化而变化。公式经积分、移项得 $C_t = C_0 - k_0 t$,其中 C_t 为 t 时刻的血药浓度, C_0 为零时刻血药浓度, k 为该药物的零级消除速率常数。按照零级动力学过程消除的药物,在临床上增加剂量时,可使血药浓度突然升高而引起药物中毒。

3. 混合消除动力学　某些药物(如阿司匹林、氨茶碱、苯妥英钠、保泰松、乙醇等)在体内可表现为混合消除动力学,即达到一定高浓度或高剂量时,体内药量超过机体最大消除能力时则按照零级动力学消除;当体内药量降低到一定程度时,则按照一级动力学消除。

四、药物代谢动力学重要参数

1. 消除半衰期　药物消除半衰期是指血浆中药物浓度下降一半所需要的时间,反映药物在体内消除速度的快慢,用 $t_{1/2}$ 表示。通常治疗量的药物在体内按一级动力学消除,其消除 $t_{1/2}$ 为恒定值,不受血药浓度的高低和给药途径的影响,为药物本身的固有属性。其与消除速度常数的关系如下: $t_{1/2} = 0.693/k$, k 为一级动力学消除速度常数。 $t_{1/2}$ 长的药物,在体内消除慢,易蓄积中毒; $t_{1/2}$ 短的药物,在体内消除快。研究药物 $t_{1/2}$ 对临床有重要意义:①确定给药间隔, $t_{1/2}$ 短的药物,缩短给药间隔, $t_{1/2}$ 长的药物,延长给药间隔;②计算达到稳态血药浓度所需的时间,当固定剂量、固定给药间隔后,一般经过 $4 \sim 5$ 个 $t_{1/2}$ 可达到稳态血药浓度;③计算体内药物基本消除的时间,一次给药后经 5 个 $t_{1/2}$,药物从体内消除 95% 以上,认为药物从体内基本清除(图 3-4)。

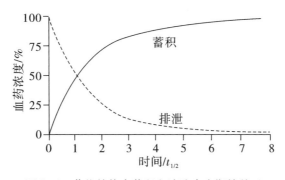

图 3-4　药物的体内蓄积和消除半衰期的关系

按零级动力学消除的药物,其 $t_{1/2}$ 与给药剂量有关,剂量越大, $t_{1/2}$ 越长。其计算公式为: $t_{1/2} = 0.5 C_0/k_0$,其中 C_0 为药物初始浓度, k_0 为零级动力学消除速率常数。

2. 血浆清除率　血浆清除率是指单位时间内机体能将多少容积血浆中的药物全部消除干净,用 CL 表示。药物在体内的总清除率为肝、肾以及其他消除途径清除率的总和。清除率以单位时间的容积(mL/min 或 L/h)表示,其计算公式:$CL = kV_d$。CL 作为药物消除的一个重要指标,CL 的大小反映出机体清除药物的能力。其值越大,表明药物从体内清除得越快。在肝、肾功能不全时 CL 下降,药物易在体内蓄积,应适当调整剂量或延长用药间隔,以免蓄积中毒。脂溶性药物的清除主

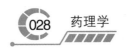

要受肝功能的影响,水溶性药物的清除主要受肾功能的影响。

3. 表观分布容积 表观分布容积是指静脉注射一定量药物进入体内达到动态平衡后,按测得的血浆药物浓度计算体内的药物总量应该占有体液的容积量,用 V_d 表示。其计算公式为:$V_d = A/C_0$,V_d 的单位用 L 或 mL 表示,也可用分布系数 L/kg 或 mL/kg 表示。A 为体内已知药物总量,C_0 为药物在体内达到平衡时测得的药物浓度。表观分布容积是一个假想的容积,不代表具体的生理容积空间,只是假定药物在体内按血浆药物浓度均匀分布时所需的容积。

一般来说,亲脂性药物与脂肪组织的亲和性大,分布广泛,V 值较大,常超过体液总体积,如洋地黄、氨茶碱、奎尼丁、三环类抗抑郁药、抗组胺药等。可将药物的 V_d 值与体液的数值进行比较,以推测药物在体内分布的情况。如 V_d 约为 5 L,与血容量基本相当,表示药物基本分布在血液;V_d 为 10 ~ 20 L,表明药物分布在血浆和细胞外液,提示药物不易通过细胞膜进入细胞内;若 V_d 为 40 L,表示药物分布于全身体液中,包括血浆、细胞外液和细胞内液;V_d 大于 100 L,表示药物大量贮存在某一器官或组织,或与组织蛋白大量结合。通过有效血药浓度和 V_d 值可以计算给药剂量,也可以通过血药浓度的测量计算出体内的药量。V_d 值过大,则表明药物可能在某些器官或组织中蓄积。

4. 生物利用度 是指药物经血管外途径进入体循环的速度和程度,用 F 表示。常用进入体循环的实际药量(A)占总给药量(D)的百分率得出,计算公式:$F = A/D \times 100\%$。可分为绝对生物利用度和相对生物利用度。生物利用度可通过测定给药后的药时曲线下面积(AUC)进行估算,反映进入体循环的药量。吸收量越大,则 AUC 越大,二者呈正比关系。

绝对生物利用度是指经血管外途径进入体循环药量的 AUC 与静脉注射体内相同药量 AUC 的比值。绝对生物利用度(F) = AUC(血管外)/AUC(静脉注射)×100%。

相对生物利用度是指同一药物的被测制剂和标准制剂均以相同给药途径进入体内实际药量的比值,通常用被测制剂 AUC 与标准制剂 AUC 的比值表示。相对生物利用度(F) = AUC(被测制剂)/AUC(标准制剂)×100%。

生物利用度是反映药物制剂吸收的重要药动学参数,是评价药物制剂质量或生物等效性的一个重要指标,也是排查药物中毒的原因,指导临床合理用药的重要依据。同一药物的不同制剂 AUC 相等时,而其在体内吸收速率不同,则药物疗效就会出现差别。吸收太快,血药浓度有可能超过最小中毒浓度,药物疗效不稳定且维持时间短。吸收太慢,有可能无法达到有效血药浓度,无治疗价值。

五、连续多次给药的血药浓度变化

临床上,为使有效血药浓度维持在一定的范围内,常需要连续给药,其中以多次口服给药常用。按照一级动力学消除的药物,如果固定给药间隔和药物剂量,体内总药量逐渐增加,血药浓度不断升高,大约 5 个 $t_{1/2}$ 后,体内消除的药量和进入体内的药量相等,从而达到平衡,血药浓度达到一定水平并在一定范围内上下波动,此时的血药浓度称为稳态血药浓度,也称坪水平或靶浓度,用 C_{SS} 表示。波动范围的最大值称为稳态血药浓度峰值,用 $C_{SS\,max}$ 表示。最小值为稳态血药浓度谷浓度值,用 $C_{SS\,min}$ 表示。达到稳态时,峰浓度与谷浓度之间的距离称为波动度。C_{SS} 的高低取决于单位时间内的给药总量,若单位时间内给药剂量增加,则 C_{SS} 上升;若单位时间内给药剂量减少,则 C_{SS} 下降。若给药总量不变,单位时间内增加或减少给药次数,只能改变 C_{SS} 的波动幅度,不会改变 C_{SS} 的高低和达到 C_{SS} 的时间。若每日给药总量不变,减少给药次数,增加给药剂量,极易造成 $C_{SS\,max}$ 过高,波动幅度加大,机体易出现中毒症状。对那些治疗指数比较窄的药物,在每日总剂量不变的情况下,可增加每日的给药次数,从而减少血药浓度的波动幅度(图 3-5)。

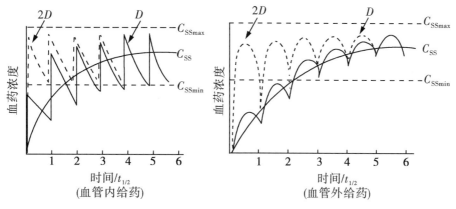

D. 每个 $t_{1/2}$ 的给药量；2D. 首次剂量加倍。

图 3-5　连续多次恒定剂量恒定间隔给药的药时曲线图

　　临床常见到一些危重患者急需达到稳态血药浓度以迅速控制病情时，可采用负荷剂量给药法。负荷剂量是首次剂量加大，然后再给予维持剂量，可以提前产生稳态血药浓度。如果口服间歇给药采用每隔 1 个 $t_{1/2}$ 给药 1 次，负荷剂量可采用首剂加倍；持续静脉滴注时，负荷剂量可采用 1.44 倍第 1 个 $t_{1/2}$ 的静脉滴注量静脉注射，可使血药浓度迅速达到稳态水平。

问题分析与能力提升

　　"缓者，丸也；速者，散也"，药物的不同剂型和给药途径是决定药效发挥的重要因素，药物进入人体后，机体对药物吸收、分布、代谢和排泄的处置过程及血药浓度随时间的变化规律是药物代谢动力学的主要研究内容，是药理学研究的一个重要方面，也是临床安全、有效及合理用药的有力保证。对于维持有效血药浓度、评价监测治疗效果、减少不良反应、提高药物的疗效和安全性，最终达到临床最佳治疗效果具有重要意义。

　　请分析：根据本章所学知识，如何利用药物代谢动力学科学地计算临床用药剂量，设计合理的给药方案？

思考题

　　1. 影响药物在体内过程的主要因素有哪些？

　　2. 简述血液和尿液 pH 的变化对药物解离度的影响。

　　3. 简述肝药酶的主要特点。

　　4. 简述药物代谢动力学参数在指导临床用药中的意义。

（王世广）

第四章 影响药物效应的因素

课件

　　药物在机体内产生的效应是药物与机体相互作用的结果,受药物和机体等多种因素影响。药物因素主要有药物的化学结构、药物剂型、剂量和给药途径、合并用药与药物相互作用等。机体因素主要有年龄、性别、种族、遗传变异、心理、生理和病理因素。药物与机体的相互作用会直接影响机体在药动学和药效学上的表现,进而影响治疗效果。因此,临床用药时除了要根据药物的药理作用选择药物,还应熟悉各种因素对药物作用的影响。根据个体的情况,选择合适的剂量和给药方案,尽量做到给药个体化,达到最佳疗效。

第一节　药物方面的因素

一、药物的化学结构

　　药物的化学结构与药物的作用密切相关。一般来讲,化学结构相似的药物具有相似的药理作用,因此常以化学结构对药物进行分类,如β-内酰胺类抗生素、喹诺酮类抗菌药等。但有些药物的化学结构相似而作用相反,产生竞争性拮抗作用,如维生素K与华法林的化学结构相似,分别具有促凝血和抗凝血作用。

二、药物剂型

　　制剂是指根据药典或部颁标准等要求将药物制成具有一定规格、一定形态的各种制品。药物的剂型可直接影响药物的体内过程,主要表现在药物吸收速度和程度的差异,即生物利用度不同,从而导致药物作用快慢和强弱的差异。同一药物的不同剂型,生物利用度往往不同。

　　一般来说,注射剂比口服制剂的起效快、作用强,而维持时间较短。肌内注射时水溶液注射剂的吸收速度较混悬剂和油剂注射剂快。口服制剂中,液体制剂比固体制剂吸收快,即使都是固体制剂,吸收速度依次为散剂>胶囊剂>片剂>包衣片剂。一些新的制剂如控释制剂和缓释制剂,可长时间保持血药浓度在治疗范围内且波动幅度小,疗效稳定且不良反应少。$t_{1/2}$短的药物可制成这两种制剂,给药次数明显减少,尤其适用于需要长期服药的患者。

三、药物剂量

药物剂量是指药物的药量,剂量的大小直接影响药物作用的强弱。一般来讲,在一定的剂量范围内,剂量越大,效应越强。当药物到达最大效应后,继续增加剂量不仅无法使药效增强反而会增加不良反应,引发中毒,甚至死亡现象。因此,药物剂量的恰当与否直接关系到用药的安全与疗效,临床用药时要根据患者的病情和药物特点严格掌握用药剂量,做到安全、有效、合理地使用药品。

四、给药途径

药物给药途径可直接影响药物作用的强度和速度。不同给药途径的吸收速度由快到慢依次为静脉注射>吸入>舌下给药>肌内注射>皮下注射>口服>直肠>贴皮。一般来讲,口服给药作用缓慢、温和,简便安全,适用于大多数药物和患者;静脉给药起效快,作用强,适用于危重患者。此外,同一药物采用不同给药途径时可产生不同的作用。如利多卡因局部注射可产生局部麻醉样作用,静脉注射时则具有抗心律失常作用。硫酸镁口服可以导泻和利胆,注射可解痉、镇静和降压。因此,临床用药应根据病情需要和制剂的特点选择适当的给药途径,以期达到较好的治疗效果。

五、给药时间和给药间隔

1. 给药时间 用药的时间可影响药物疗效的发挥,何时用药应根据药物特点及病情需要而定。一般来说,饭前服药吸收较好,起效较快;饭后服药吸收较差,显效也较慢,易受胃酸和食物影响的药物宜饭前服。对胃肠有刺激性的药物宜饭后服用,大部分降血糖药应在饭前服用以控制饮食对血糖的影响,助消化药应在饭前或饭时服用,驱肠虫药宜空腹或半空腹服用,催眠药宜在临睡前服用等。由于机体对药物的敏感性呈现昼夜节律性变化,受生物节律影响的药物应顺应其节律变化择时用药,以期获得较好的药效,减少不良反应。如哮喘患者通气功能的昼夜节律性非常明显,气道阻力白天最小,夜间尤其是凌晨 0 ~ 2 时最大。因此,平喘药如茶碱缓释片等应每 8 h 给药 1 次,且保证睡前服药 1 次。人体内肾上腺皮质激素分泌在每日上午 8 ~ 10 时为分泌高峰期,因此,肾上腺皮质激素 1 日量于清晨 1 次服用,可减轻对腺垂体的抑制作用。

2. 给药间隔 给药间隔时间对于维持稳定的血药浓度甚为重要,应根据药物的消除速率、半衰期、病情需要及患者的具体情况而定,防止血药浓度过高产生毒性反应或过低不能产生疗效。一般来讲,多数药物根据药物消除半期($t_{1/2}$)给药。$t_{1/2}$越长,给药间隔时间应相应延长,每日给药次数减少;$t_{1/2}$越短,给药间隔应相应缩短,每日给药次数应相应增加,以保证血药浓度维持在有效范围内。肝、肾功能不全时,可适当减少用量或延长给药间隔;毒性大的药物,应规定每日用量和疗程,长期用药应避免蓄积中毒。

知识拓展

时辰药理学

人体的各种生理活动具有某些节律性。这些生物节律是由人体生物钟调控的。随着对人体生

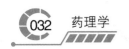

物钟研究的不断深入,人们发现许多药物对人体的作用、毒性及代谢等也具有时辰节律性,形成了一门新兴学科——时辰药理学。时辰药理学是研究药物与生物节律性相互作用的一门科学,即研究机体的昼夜节律对药物作用和体内过程的影响以及药物对机体昼夜节律的效应。在临床用药时,要考虑时辰因素的影响,使之发挥更大的作用,呈现最小的不良反应。

六、联合用药及药物相互作用

临床上常需要联合应用两种或两种以上药物,同时达到多种治疗目的及杀灭病原体、根治疾病或防止耐药性发生。药物联合使用时不可避免地会出现药物间的相互作用,使药物在体外产生物理或化学变化,或在体内产生药效学或药动学方面的改变,作用较单用时增强或减弱。因此,药物之间的相互作用大致可分为体外的药物相互作用和体内的药物相互作用,而体内的药物相互作用又包括药动学相互作用和药效学相互作用。药物相互作用对机体可以产生有益的作用,也可以产生有害的作用。

(一)体外药物相互作用

体外的药物相互作用也称配伍禁忌,是指药物在未进入体内前,在配制药物的过程中,药物与药物、药物与辅料、药物与溶剂之间发生物理性的或化学性的相互作用,可出现混浊、沉淀、变色等,药效或毒性发生改变的现象。药物出现配伍禁忌多见于液体制剂。例如,酸性药物盐酸氯丙嗪注射液与碱性药物异戊巴比妥钠注射液混合时就会出现沉淀;碳酸盐与盐酸、水杨酸等酸性药物配伍时则会产生气体。

(二)体内药物相互作用

体内的药物相互作用不仅表现在药动学方面的相互影响,也表现在药效学方面的相互影响。前者是指药物的体内过程发生改变,血药浓度随之变化,药物的效应增强或减弱,后者是指药物效应之间的相互影响。

1. 药动学方面　药物间的相互作用可发生在吸收、分布、代谢和排泄的任何时相,导致作用部位药物浓度的变化。

(1)吸收:主要包括3种。①改变 pH,大多数药物是弱酸性或弱碱性的有机化合物,胃肠道 pH 的改变将直接影响药物的解离度,进而影响药物的吸收。例如,水杨酸类药物在酸性环境中的吸收好,若同时服用碳酸氢钠,将减少此类药物的吸收。抗胆碱药、H_2 受体拮抗剂及奥美拉唑等均可减少胃酸的分泌,也会影响酸性药物的吸收。②加速或延缓胃肠排空,胃排空速度可影响药物到达小肠的时间和在小肠内的停留时间,从而影响药物在肠道内的吸收。例如,促进胃排空的药物如甲氧氯普胺能加速药物吸收;吗啡、阿托品能减弱肠蠕动和延长药物在肠道中停留时间而增加吸收;口服硫酸镁的导泻作用可降低其他药物的吸收。③药物间的吸附和络合作用,药物之间产生物理性吸附或化学络合也会影响药物的吸收。例如,含 2 价或 3 价金属离子(如钙、镁、铁、铝等)的药物与四环素类抗生素形成络合物而减少吸收。

(2)分布:多数药物进入血液后可不同程度地与血浆蛋白结合,联合用药时可出现药物与血浆蛋白竞争性结合。血浆蛋白结合率高的药物可被同时应用的另一血浆蛋白结合率高的药物置换,导致被置换药物的游离型浓度增加,药效或毒性加强。如阿司匹林、对乙酰氨基酚或保泰松与血浆蛋白结合率高,可将双香豆素类药物如华法林从血浆蛋白的结合部位置换下来,增强后者的抗凝血作用而导致出血。

（3）代谢：肝是药物代谢的重要器官，肝药酶是代谢药物的主要酶系。肝药酶诱导作用和肝药酶抑制可通过改变肝药酶的活性对药物的代谢产生影响，从而使药物效应产生相应的变化。肝药酶诱导剂可使肝药酶活性增强，使自身和其他药物的代谢加速，如苯巴比妥、利福平、苯妥英钠及乙醇等。肝药酶抑制剂可使肝药酶活性减弱，使自身和其他药物代谢减慢，如氯霉素、异烟肼、西咪替丁等。

（4）排泄：药物的排泄过程常受尿液的 pH、肾小管的分泌及肾脏血流量的影响。大多数药物及其代谢物为弱酸性或弱碱性的有机化合物，因此，尿液 pH 的改变可引起药物解离度的改变，进而影响药物的排泄。例如，碳酸氢钠碱化尿液可加速酸性药物的排泄，可用于水杨酸类、巴比妥类或磺胺类等酸性药物的中毒解救。此外药物在肾小管的分泌是主动转运。当两种或两种以上通过相同机制分泌的药物合用时，就会发生竞争性抑制。例如丙磺舒和青霉素合用时，丙磺舒会竞争占据酸性转运系统，妨碍青霉素的分泌，使其血药浓度增高，抗菌活性增强，维持时间延长。

2. 药效学方面　药效学方面的相互作用是指一种药物能增强或减弱另一种药物的药理作用，但对血药浓度和药动学方面影响不大。

（1）作用于同一部位或受体的相互作用：作用于同一部位或受体的药物，既可以产生协同作用，也可以产生拮抗作用。协同作用可以表现为疗效增强，也可以表现为不良反应的增加。如氯丙嗪能延长催眠药的作用，也能增强镇痛药的镇痛效果；具有耳毒性的氨基糖苷类药物与强效利尿药联用后，可使耳毒性发生率明显提高。作用于同一部位或受体的拮抗作用也称作竞争性拮抗。通常利用拮抗作用来解救药物的中毒。如纳洛酮属于阿片受体拮抗剂，常用来抢救阿片受体激动剂吗啡的中毒症状；H_1 受体拮抗剂苯海拉明可拮抗 H_1 受体激动剂的作用。

（2）作用于不同部位的相互作用：作用于不同部位的药物也可以产生协同作用和拮抗作用。协同作用常发生于生化系统的不同环节。如磺胺类药物可抑制二氢叶酸合成酶，而甲氧苄啶可抑制二氢叶酸还原酶。两者联合使用可阻断四氢叶酸生成，抗菌效果增强。作用于不同部位或受体的拮抗作用称为非竞争性拮抗，这种拮抗作用常使药物的疗效降低。左旋多巴治疗帕金森病时，不宜服用维生素 B_6。原因是维生素 B_6 能增强外周多巴脱羧酶的活性，使外周的左旋多巴加速转变为多巴胺，进入中枢的左旋多巴量减少，疗效降低。

（3）相互作用导致的增敏化：一种药物可使其他药物对机体组织或受体的敏感性和亲和力增强，称为增敏作用。如氟烷使 β 肾上腺素受体敏感性增强，手术时用氟烷静脉麻醉容易引起心律失常；排钾利尿药可增加心脏对地高辛的敏感性，易出现心律失常。

第二节　机体方面的因素

一、年龄

机体在生长发育和衰老的过程中，对药物反应能力和清除能力都会有一定的改变，尤其是儿童和老年人比较明显，所以这两类人群用药一定要谨慎。

1. 儿童　尤其是早产儿和新生儿，其生理结构和生化功能发育尚不完善，对药物的代谢和排泄能力较差，对药物的反应与成人差异很大，易发生不良反应和蓄积中毒。如胆红素与白蛋白结合的位点被药物置换后引起的核黄疸;氯霉素在肝中蓄积引起的"灰婴综合征",甚至诱发循环衰竭。血脑屏障的功能不完善,药物容易通过屏障,因此对中枢神经系统药物较敏感,如2岁以下婴幼儿对吗啡比较敏感,可引起呼吸中枢抑制等中毒症状;庆大霉素易引起婴幼儿听力神经损害;中枢抑制药可影响智力发育。此外,而儿童处于生长发育阶段,如长期应用某些药物可能影响其生长发育。例如,儿童服用四环素类药物可使其牙齿黄染,并抑制骨骼的发育。因此,儿童用药必须考虑其生理特点。药典对儿童用药剂量及计算方法有明确规定,应严格遵守。

2. 老年人 随着年龄的增加,老年人的体内环境发生较大的改变,脏器功能明显衰退,对药物的代谢、排泄能力较差,对药物的反应性也与成人不同。老年人随着年龄的增加,体内水分比重减少,脂肪组织增加,因而脂溶性药物易分布到全身脂肪组织,V_d变大,血药浓度降低,如普萘洛尔、地西泮等脂溶性强的药物随年龄增加分布容积增大,药峰浓度则相应降低。老年人体内血浆蛋白含量减少,导致游离型药物浓度增大,药效增强。肝肾功能减退可影响药物在体内的清除,使药物$t_{1/2}$延长,血药浓度增加。如在肝脏灭活的地西泮,老年人$t_{1/2}$可比成人的$20 \sim 24\,h$延长4倍。同时,老年人对药物的敏感性与一般成年人也有所不同,受体数目以及药物与受体的亲和力等均发生改变,对中枢抑制药、心血管系统药、利尿药、非甾体抗炎药等敏感性较高,更易发生不良反应,应当慎用。因此,老年人的用药剂量应低于成年人用量,一般应从小剂量开始,逐渐增加剂量以获得满意的疗效,通常为成年人剂量的3/4左右为宜。

二、性别

一般来说,女性体重比男性较轻,脂肪所占比例较大,药物作用的强弱也会有差别。在生理功能方面,女性有月经、妊娠、分娩、哺乳期等特点,用药应特别注意。月经期和妊娠期避免使用泻药、抗凝血药和肠道刺激性药物,以免引起盆腔充血、月经过多、流产、早产或出血等。胎儿的组织分化和器官发育在$3 \sim 12$周非常明显,在此期间用药不当极易使胎儿发育不良,甚至导致胎儿畸形,如性激素、抗甲状腺药、抗癫痫药、抗肿瘤药等。哺乳期妇女尽量避免服用经乳汁排泄量较大且对婴儿有影响的药物,如弱碱性药物和脂溶性高的药物。临产前应禁用吗啡、阿司匹林及抑制子宫收缩的药物。

三、遗传因素

患者有先天性遗传异常,对于某些药物反应特别敏感,出现反应性质可能与常人不同的反应称为特异质反应。其是产生药物效应个体差异的主要原因。遗传变异在药动学上表现为药物在体内的转化异常。如异烟肼需要经乙酰化代谢,其代谢速率在两种类型人群中相差数倍。服用等剂量的异烟肼后,药物在快代谢型机体内代谢速度加快,血药浓度较低,$t_{1/2}$较短,外周神经炎的发生率也较少,对肝脏的损害较大;反之,异烟肼在慢反应型机体代谢速度减慢,$t_{1/2}$较长,易出现不良反应如外周神经炎。遗传变异在药效学上表现为机体对药物的异常反应,如先天性缺乏高铁血红蛋白还原酶的患者,应尽量避免使用硝酸酯类药物、亚硝酸盐及磺胺类药物,易出现高铁血红蛋白血症;葡萄糖-6-磷酸脱氢酶(G-6-PD)遗传缺陷者,在服用伯氨喹、磺胺和砜类等药物后易发生溶血反应。

四、病理因素

病理因素包括疾病的严重程度或伴发其他疾病,可通过药效学和药动学过程影响药效。肝功能明显受损的患者,体内肝药酶的活性降低且含量减少,药物经肝的灭活量减少,易蓄积中毒,如经肝代谢的普萘洛尔、拉贝洛尔等可获得较高的生物利用度。严重肝功能不全者如用甲苯磺丁脲、氯霉素等,由于肝的生物转化速率减慢,导致其作用加强,持续时间延长;可的松、泼尼松等需在肝经生物转化后才有效的药物,则药效减弱。肾功能不全时,其清除药物的能力下降,$t_{1/2}$延长,血药浓度升高,作用增强。为避免蓄积中毒,应适当延长给药间隔时间或减少剂量,如抗高血压药卡托普利正常人$t_{1/2}$为2 h,而严重肾功能不全患者延长至25 h,因此,必须延长给药间隔,避免发生蓄积中毒。故临床上应用时应考虑其适应证和禁忌证,对于肝、肾功能不全的患者,应根据受损程度及时调整药物治疗方案和用药剂量。

五、心理因素

药物疗效的发挥常受患者心理状态的影响,尤其在慢性病、功能性疾病及症状较轻的疾病中更为典型。心理因素包括患者的情绪、患者对药物的信赖及医护人员的情感等。良好的心理状态,能使患者正确面对疾病,积极配合医生的治疗,对疾病恢复有很大的帮助。反之则会降低药物的治疗效果,病情不易控制,如高血压患者情绪激动可引起血压升高,抑郁症患者情绪低下可加重病情。对药物的信赖程度亦可影响药物的疗效。

安慰剂是指不含有任何药物成分,但外形与药品相同,主要由乳糖、淀粉或盐水制成的空白制剂,对心理因素控制的自主神经系统功能影响较大。临床研究发现,安慰剂对某些慢性疾病,如神经症、高血压、冠心病等可获得30%~50%的疗效。此外,患者对药物的信赖程度亦可影响药物的疗效。因此,患者应以乐观的态度对待疾病。良好的心理状态能使患者正确面对疾病,减轻对疾病痛苦的主观感受,增强对疾病的抵抗能力,积极地配合临床治疗,更有利于疾病的治疗和康复,同时医护人员应对患者充分解释用药过程中可能出现的副作用,并采取有效措施,尽量降低药物的不良反应,提高药物应用的依从性。医护人员应主动地关心、爱护患者,帮助患者消除紧张的情绪,为患者提供优质服务,建立良好的医患关系,增强患者战胜疾病的信心,鼓励患者乐观地接受药物治疗,最大限度地发挥药物治疗效果。总之,医护人员的言行举止都可影响到患者的心态和药物的疗效。

六、长期用药引起的机体反应性变化

长期反复用药后可引起生物体(包括病原体)对药物反应发生变化,主要表现为耐受性、耐药性和依赖性。还可因长期用药后突然停药而发生停药综合征。

1. **耐受性**　耐受性为机体在连续多次用药后对药物的反应性降低,药物的药效减弱,需增加剂量才能发挥疗效,停药后耐受性可消失。易引起耐受性的药物有巴比妥类、亚硝酸类、麻黄碱、肼屈嗪等。有的药物仅在应用很少剂量后就可迅速产生耐受性,这种现象称急性耐受性,如麻黄碱静脉注射数次后升压反应逐渐消失。交叉耐受性是对一种药物产生耐受性后,在应用同一类药物(即使是第一次使用)时也会产生耐受性。

2. **耐药性**　耐药性是指病原体或肿瘤细胞对反复应用的化学治疗药物的敏感性降低,也称抗药性。是因为长期反复应用抗菌药,特别是剂量不足时,病原体产生了抗菌药物失活酶,改变了膜的通透性而阻止抗菌药物的进入,改变了膜结构和代谢过程等。滥用抗菌药物是病原体产生耐药性的重要原因。

3. **依赖性**　依赖性指长期应用某种药物后,机体对这种药物产生生理性或精神性的依赖和需求的现象。依赖性可分为精神依赖性和生理依赖性两种类型。

(1)精神依赖性:是指应用药物一段时间后停药,患者精神上发生主观的不适感觉而没有发生

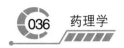

其他生理功能的紊乱和危害,要求反复连续用药,也称习惯性。

（2）生理依赖性：指具有成瘾性的患者不仅主观需要连续用药的特点,而且停药后出现严重生理功能紊乱,也称躯体依赖性、成瘾性。停药后可出现强烈的戒断症状,使人非常痛苦,甚至有生命危险。能使机体产生依赖性的药物主要包括麻醉药品、精神药品、乙醇、烟草等。与医疗目的无关的反复大量使用有依赖性的药物,导致发生生理依赖性或精神依赖性,造成精神错乱和产生一些异常行为,称为药物滥用。麻醉药品的滥用不仅会对用药者本人造成损害,对社会的危害也极大。因此,对麻醉药品和精神药品要严格管理,尤其是有机会接触麻醉药品的护理人员,必须了解有关麻醉药品的各项法规,合理使用麻醉药品。

问题分析与能力提升

患者,女,50 岁。因治疗甲状腺功能亢进症出现白细胞减低、胆红素异常。医生给予泼尼松10 mg,口服,2 次/d,用药 1 个月再减量。临床药师认为,根据时辰药理学,应选择泼尼松 30 mg,口服,1 次/d,早 8 点左右服用。

请分析：

1. 设计给药方案时为什么要考虑时间因素？

2. 泼尼松给药方案中为什么在上午 8 点 1 次给予 1 日量？

思考题

1. 影响药物作用的因素有哪些？试从机体和药物两方面分别加以说明。

2. 制定给药方案时需要从哪些方面考虑药物的给药途径、用药剂量和间隔时间？

3. 老年人联用多种药物治疗时,如何进行合理用药？

（王世广）

第五章 传出神经系统药理概论

课件

神经系统通常可分为中枢神经系统和外周神经系统,前者包括脑和脊髓,后者包括脑和脊髓以外的神经和神经节。按功能,外周神经系统分为传入神经系统和传出神经系统。用于传出神经系统的药物通过影响其递质的合成、贮存、释放、失活以及与受体的结合,从而改变效应器官功能活动的药物。

第一节 传出神经系统的分类

一、传出神经系统的解剖学分类

传出神经系统包括自主神经系统和运动神经系统2类。自主神经系统包括交感神经系统和副交感神经系统。

1. 自主神经 自主神经主要支配心脏、平滑肌、眼和腺体等效应器官,肠神经系统也属于自主神经系统。自主神经自中枢发出后,先经神经节更换神经元,然后到达所支配的效应器。因此,自主神经有节前纤维和节后纤维之分。交感神经经交感神经节更换神经元后,再到达效应器,其节前纤维短而节后纤维较长。副交感神经在效应器附近更换神经元后,再支配效应器,它们的节前纤维长而节后纤维较短。

2. 运动神经 运动神经主要支配骨骼肌运动。通常为随意活动,如肌肉的运动和呼吸等。运动神经自中枢发出后,中途不更换神经元,直接到达所支配的骨骼肌。因此,无节前纤维和节后纤维之分。

二、传出神经系统按递质分类

传出神经系统通过其末梢释放的化学物质(神经递质)进入突触间隙,进行信息传递。根据其末梢所释放的递质不同,传出神经系统分为胆碱能神经和去甲肾上腺素能神经。前者的神经末梢

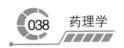

释放乙酰胆碱(acetylcholine, ACh),后者的神经末梢释放去甲肾上腺素(noradrenaline, NA)。

1. **胆碱能神经**　胆碱能神经兴奋时其神经末梢释放的递质为乙酰胆碱。这类神经主要包括:①全部交感神经和副交感神经的节前纤维;②全部副交感神经的节后纤维;③极少数交感神经节后纤维,如支配汗腺分泌和骨骼肌血管扩张的神经纤维;④运动神经。

2. **去甲肾上腺素能神经**　去甲肾上腺素能神经兴奋时其神经末梢释放的递质为去甲肾上腺素,包括绝大多数交感神经的节后纤维。

此外,除以上两类神经外,某些效应器组织如支配肾血管和肠系膜血管的交感神经节后纤维存在多巴胺能神经,其末梢释放多巴胺(dopamine, DA),使肾血管和肠系膜血管扩张(图5-1)。

 知识拓展

NANC 递质

近来发现,在一些效应组织中,存在非肾上腺素能非胆碱能(non‑adrenergic and non‑cholinergic, NANC)传递,其递质称为 NANC 递质。NANC 递质除参与 NANC 传递外,尚可能作为辅助递质参与自主神经,特别是位于胃肠壁的肠神经的神经调节作用。目前已发现的 NANC 递质有三磷酸腺苷(在血管、输精管、膀胱)、5‑羟色胺(在肠)、多巴胺(在肾及肠系膜血管)、血管活性肠肽(在唾液腺、气道平滑肌)、神经肽 Y(在血管)、γ‑氨基丁酸(在肠)、P 物质(在交感神经节、肠)、一氧化氮(在胃、血管)等。

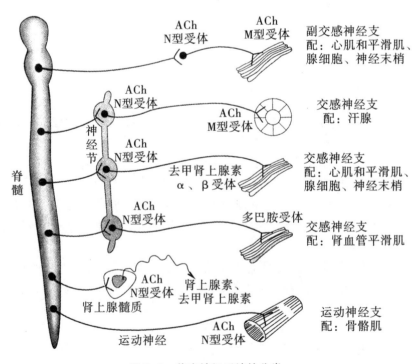

图5-1　传出神经系统的分类

第二节 传出神经系统的递质和受体

作用于传出神经系统的药物,主要作用靶位是传出神经系统的递质和受体,可通过影响递质的合成、贮存、释放、代谢或通过直接与受体结合而产生生物效应。

一、突触的结构与神经冲动的传递

突触是神经末梢与次一级神经元或效应器的连接处,是神经元之间联系和进行生理活动的关键性结构。突触由突触前膜、突触后膜和突触间隙三部分组成,根据突触内信息传递方式的不同,可将突触分为化学突触和电突触两类。一般所说突触多指化学突触。递质是在突触中起信息传递作用的特定化学物质,主要由突触前神经元合成,并储存于神经末梢的囊泡内。正常情况下,当神经冲动到达神经末梢时,神经末梢可释放传递信息的递质,递质通过激动突触后膜上相应受体,而影响次一级神经元或效应器的活动,从而完成神经冲动的传递,这一过程称为化学传递。

二、传出神经系统的递质

传出神经的递质主要有乙酰胆碱(ACh)和去甲肾上腺素(NA),还有多巴胺(DA)、5-羟色胺(5-HT)等。

(一)乙酰胆碱

1. 合成与贮存　乙酰胆碱主要在胆碱能神经末梢内合成。在胆碱能神经元内,以胆碱为原料,与乙酰辅酶 A(acetylcoenzyme A)在胆碱乙酰化酶(choline acetylase)的催化下合成 ACh。ACh 合成后,依靠囊泡乙酰胆碱转运体转运进入囊泡内与 ATP 和囊泡蛋白共同贮存于囊泡中,也有部分 ACh 以游离形式存在于胞浆中。

2. 释放　当胆碱能神经兴奋时,神经冲动到达神经末梢,激发 Ca^{2+} 内流,促使囊泡膜与突触前膜融合而形成裂孔。囊泡内的 ACh 以"胞裂外排"的方式释放到突触间隙。当神经冲动到达神经末梢时,可有 200～300 个以上囊泡同时释放递质,释放到突触间隙的递质立即与突触后膜上的胆碱受体结合,引起次一级神经元或效应器细胞的功能改变,并产生生理效应,也可与突触前膜上的受体结合,反馈性地调节递质释放。

3. 灭活　ACh 释放并与突触后膜的受体作用后,主要是被突触间隙中的乙酰胆碱酯酶(acetyl-cholinesterase,AChE)水解成胆碱和乙酸而失活。一般在释放后数毫秒内即被此酶水解而失效。AChE 水解效率极高,每 1 分子的 AChE 在 1 min 内能完全水解成 1×10^5 分子的 ACh,其水解产物胆碱又可被胆碱能神经末梢摄取,重新参与 ACh 的合成。此外,还有少量 ACh 可从突触间隙扩散进入血液。

(二)去甲肾上腺素

1. 合成与贮存　NA 主要在去甲肾上腺素能神经末梢内合成。酪氨酸是合成 NA 的主要原料,酪氨酸从血液进入去甲肾上腺素能神经末梢,在酪氨酸羟化酶(tyrosine hydroxylase,TH)催化下生成多巴,再经多巴脱羧酶(dopadecarboxylase,DDC)的催化生成多巴胺(dopamine,DA)。DA 进入囊泡中,经多巴胺 β-羟化酶的催化,生成 NA 并与 ATP 和嗜铬颗粒蛋白结合,贮存于囊泡中。其中酪氨酸羟化酶的活性较低,反应速度慢,对底物要求专一。当胞质中 DA 或游离的 NA 浓度增高时,对该酶有反馈性抑制作用;反之,对该酶的抑制作用减弱,催化反应则加强。故酪氨酸羟化酶是 NA 生物合成过程的限速酶。

2. 释放   NA 的释放方式与 ACh 相似,也是一个 Ca^2 依赖过程。当神经冲动到达神经末梢时,囊泡中的 NA 通过胞裂外排的方式释放到突触间隙,与突触后膜上的肾上腺素受体结合而产生生理效应。

3. 灭活   释放到突触间隙的 NA 迅速被突触前膜摄取进入到神经末梢内,这种摄取称为摄取-1,释放的 NA 有 75% ~ 95% 被这一方式摄取。摄取进入神经末梢的 NA 大部分再通过囊泡膜胺泵被摄取进入囊泡内贮存以供下次释放。小部分未进入囊泡的 NA 可被胞浆中线粒体膜上的单胺氧化酶(monoamine oxidase,MAO)所破坏。非神经组织如心肌、平滑肌等也能摄取 NA,此种摄取称为摄取-2,也称非神经摄取。此种摄取后的 NA 并不贮存而很快被细胞内的儿茶酚-O-甲基转移酶(catechol-Omethyl transferase,COMT)和 MAO 破坏。此外,尚有极少部分 NA 还可以从突触间隙扩散到血液中,最后被肝、肾等组织中的 COMT 和 MAO 破坏失活。

三、传出神经系统的受体与效应

(一)传出神经系统受体的分类与命名

传出神经系统的受体是位于突触前、后膜或效应器细胞膜上的一种蛋白质。它能选择性地与特定的递质或药物结合,从而产生效应。能与乙酰胆碱结合的受体称乙酰胆碱受体,能与去甲肾上腺素或肾上腺素结合的受体称肾上腺素受体,其次还有多巴胺受体。

1. 乙酰胆碱受体   乙酰胆碱受体指能选择性地与 ACh 结合的受体,可分为以下 2 类。

(1)毒蕈碱型胆碱受体(M 胆碱受体):能选择性地与毒蕈碱结合的胆碱受体,根据配体对不同组织 M 受体相对亲和力不同,将 M 受体分为 M_1、M_2、M_3、M_4 和 M_5 多种胆碱受体亚型。M 胆碱受体主要分布于副交感神经节后纤维所支配的效应器细胞膜上。

(2)烟碱型胆碱受体(N 胆碱受体):能选择性地与烟碱结合的胆碱受体。根据其分布部位不同可分为 N_N 受体和 N_M 受体。

2. 肾上腺素受体   能选择性地与 NA 或 AD 结合的受体,分布于大部分交感神经节后纤维支配的效应器细胞膜上,可分为 2 类。

(1)α 肾上腺素受体(α 受体):又分为 α_1 和 α_2 受体 2 种亚型。

(2)β 肾上腺素受体(β 受体):可分为 β_1、β_2 和 β_3 受体 3 种亚型。

3. 多巴胺受体   多巴胺受体是能选择性地与多巴胺结合的受体,分为 D_1、D_2、D_3 和 C_4 受体 4 种亚型。

(二)传出神经系统受体的分布及效应

1. M 胆碱受体   M 胆碱受体主要分布于副交感神经节后纤维支配的效应器细胞膜上。M_1 受体主要分布于胃壁细胞、神经节的突触前膜和中枢神经等处,激动时引起胃酸和胃蛋白酶分泌;M_2 受体主要分布于心脏和突触前末梢,激动时心脏受到抑制;M_3 受体主要分布于平滑肌和腺体等处,激动时血管扩张、内脏平滑肌收缩、腺体分泌增加;M_4、M_5 受体则主要位于中枢神经系统,具体功能尚不清楚。概括来讲,乙酰胆碱与这类受体结合可产生一系列副交感神经末梢兴奋的效应,可引起心脏抑制(心肌收缩力减弱、心率减慢、传导减慢、心输出量减少、耗氧量减少等)、血管扩张、内脏平滑肌收缩、瞳孔缩小、眼内压降低、腺体分泌增多等效应,称为 M 样作用。这类受体激动剂也能与之相结合,产生相似的效应。

2. N 胆碱受体 根据其分布部位不同又分为 N_N 受体和 N_M 受体 2 种亚型。N_N 受体主要分布于自主神经节突触后膜与肾上腺髓质细胞膜上,激动时可引起神经节兴奋和肾上腺髓质分泌,血压升高。N_M 受体主要分布于骨骼肌细胞膜上,激动时表现为骨骼肌收缩。以上称为 N 样作用。

3. α 受体 α 受体又分为 $α_1$ 和 $α_2$ 受体 2 种亚型。$α_1$ 受体主要分布于皮肤、黏膜、内脏血管、瞳孔开大肌、内脏平滑肌等处。激动时主要表现为皮肤、黏膜及内脏血管收缩、血压升高、瞳孔扩大等效应。$α_2$ 受体主要分布于去甲肾上腺素能神经末梢的突触前膜、胰岛的 β 细胞上。突触前膜 $α_2$ 受体激动时可对 NA 的释放产生负反馈调节作用,使 NA 释放减少、胰岛素分泌减少。α 受体激动时的效应称为 α 样作用。

4. β 受体 β 受体可分为 $β_1$、$β_2$ 和 $β_3$ 受体 3 种亚型。$β_1$ 受体主要分布于心脏和肾小球旁器细胞,激动时主要表现为心脏兴奋、肾素分泌增加等;$β_2$ 受体主要分布于支气管、骨骼肌血管、冠状动脉血管、肝及去甲肾上腺素能神经末梢的突触前膜等处,激动时可引起骨骼肌血管和冠状动脉血管扩张、支气管平滑肌松弛、糖原分解、促进 NA 的释放(正反馈)等效应;$β_3$ 受体主要分布于脂肪组织,激动时主要表现为脂肪分解。β 受体激动时的效应称为 β 样作用。

5. 多巴胺受体 多巴胺受体可分为 D_1 和 D_2 2 种亚型。外周组织分布为 D_1 受体,主要分布于肾、肠系膜血管,冠状动脉血管等处,激动时可引起肾、肠系膜血管扩张;D_2 受体主要分布在中枢神经系统。

(三)传出神经系统的生理功能

自主神经和运动神经均通过神经末梢释放化学递质而发挥作用。机体的多数器官都接受去甲肾上腺素能和胆碱能神经的双重支配,此两类神经兴奋时所产生的效应通常是相互拮抗的。当两类神经同时兴奋时,占优势神经的效应通常会显现出来。如窦房结,在肾上腺素能神经兴奋时,心率加快;但胆碱能神经兴奋时则心率减慢,然而后者效应占优势。若两类神经同时兴奋,则通常表现为心率减慢。由于两类神经作用的对立统一,维持了机体的功能协调一致。传出神经系统作用部位及其功能见表5-1。

表5-1 传出神经系统受体的类型、分布及主要生理效应

器官		胆碱能神经兴奋		去甲肾上腺素能神经兴奋	
		受体	效应	受体	效应
心脏	心肌	M	收缩力减弱	$β_1$	收缩力增强
	传导系统	M	传导减慢	$β_1$	传导加快
	窦房结	M	心率减慢	$β_1$	心率加快
血管	皮肤、黏膜			$α_1$	收缩
	内脏			$α_1$,$β_2$	收缩
	骨骼肌			$α_1$,$β_2$	收缩、扩张
	冠状动脉			$β_2$	扩张
胃肠道	平滑肌	M	收缩	$α$,$β_2$	舒张
	括约肌	M	舒张	$α_1$	收缩

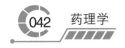

续表 5-1

器官		胆碱能神经兴奋		去甲肾上腺素能神经兴奋	
		受体	效应	受体	效应
膀胱	逼尿肌	M	收缩	β_2	舒张
	括约肌	M	舒张	α_1	收缩
支气管	平滑肌	M	收缩	β_2	松弛
眼睛	虹膜括约肌	M	收缩(缩瞳)		
	虹膜辐射肌			α	收缩(扩瞳)
	睫状肌	M	收缩(近视)	β_2	舒张(远视)
腺体	汗腺	M	分泌	α	手脚心分泌
	唾液腺	M	分泌	α	分泌
	胃肠、呼吸道	M	分泌		
代谢	肝糖代谢			β_2	肝糖原分解
	肌肉			β_2	肌糖原分解
	脂肪代谢			α, β_3	脂肪分解
	肾素释放			β_1	增加
神经节		$N_N(N_1)$	兴奋		
肾上腺髓质		$N_N(N_1)$	分泌		
骨骼肌		$N_M(N_2)$	收缩	β_2	收缩

第三节　传出神经系统药物的基本作用及分类

一、传出神经系统药物的基本作用

(一)直接作用于受体

传出神经系统药物大多数能直接与胆碱受体或肾上腺素受体结合,结合后可产生两种完全不同的结果。一是结合后有内在活性,能激动受体,所产生的效应与神经末梢释放的递质相似,称为激动药或称拟似药;另一种是与受体结合后没有内在活性,能阻断递质与受体结合,产生与递质相反的作用,称为阻断药或称拮抗药。

(二)影响递质

1. 影响递质的生物合成　直接影响递质生物合成的药物较少,目前无临床应用价值,仅用作药理学实验研究的工具药,如密胆碱能抑制 ACh 的生物合成。

2. 影响递质释放　某些药物如麻黄碱和间羟胺在直接激动肾上腺素受体的同时,可促进 NA 的释放而发挥拟肾上腺素作用。

3. 影响递质的转化　抗胆碱酯酶药、胆碱酯酶复活药、单胺氧化酶抑制药等均是通过影响 ACh 或 NA 的生物转化而发挥作用的。

4. 影响递质的贮存　利血平主要抑制去甲肾上腺素能神经末梢囊泡对 NA 的再摄取,使囊泡内 NA 减少以至耗竭,从而发挥拮抗去甲肾上腺素能神经的作用。

二、传出神经系统药物的分类

根据传出神经系统药物的作用方式及其对不同受体的选择性,可将传出神经系统药物分为激动药和阻断药。

1. 激动药

(1)胆碱受体激动剂:①M、N 受体激动剂(卡巴胆碱);②M 受体激动剂(毛果芸香碱);③N 受体激动剂(烟碱)。

(2)抗胆碱酯酶药(新斯的明、毒扁豆碱)。

(3)肾上腺素受体激动药主要包括 3 种。①α、β 受体激动剂(肾上腺素)。②α 受体激动剂,α_1、α_2 受体激动剂(去甲肾上腺素);α_1 受体激动剂(去氧肾上腺素),α_2 受体激动剂(可乐定)。③β 受体激动剂:β_1、β_2 受体激动剂(异丙肾上腺素);β_1 受体激动剂(多巴酚丁胺);β_2 受体激动剂(沙丁胺醇)。

2. 阻断药

(1)胆碱受体阻断药主要包括 2 种。①M 受体阻断药:非选择性 M 受体阻断药(阿托品);M_1 受体阻断药(哌仑西平)。②N 受体阻断药:N_N 受体阻断药(美加明);N_M 受体阻断药(琥珀胆碱、筒箭毒碱)。

(2)胆碱酯酶复活药(氯解磷定)。

(3)肾上腺素受体阻滞药主要包括 3 种。①α 受体阻滞剂:α_1、α_2 受体阻滞剂(酚妥拉明);α_1 受体阻滞剂(哌唑嗪)。②β 受体阻滞剂:β_1、β_2 受体阻滞剂(普萘洛尔);β_1 受体阻滞剂(阿替洛尔);β_2 受体阻滞剂(布他沙明)。③α、β 受体阻滞剂(拉贝洛尔)。

思考题

1. 试述传出神经系统药物的基本作用和药物分类。

2. 简述传出神经系统受体的分类、分布及效应。

3. 根据传出神经末梢释放的递质不同,可将传出神经分为几类?

(王　鹏)

<table>
<tr><td>

第六章

</td><td>

胆碱受体激动剂、抗胆碱酯酶药和
胆碱酯酶复活药

</td></tr>
</table>

课件

━━━━━━━━━━ **学习目标** ━━━━━━━━━━

1. 掌握毛果芸香碱和新斯的明的药理作用、临床应用、不良反应;有机磷酸酯类中毒解毒药阿托品、氯解磷定、碘解磷定的药理作用和临床应用。
2. 熟悉胆碱酯酶水解乙酰胆碱的过程;有机磷酸酯类中毒机制、中毒表现和防治措施。
3. 了解其他易逆性胆碱酯酶药的特点。

第一节　胆碱受体激动剂

胆碱受体激动剂,也称直接作用的拟胆碱药,可直接激动胆碱受体,产生与乙酰胆碱类似的作用。根据其所作用的受体类型又分为 3 类。①M、N 胆碱受体激动剂:可直接激动 M 受体、N 受体,产生 M 样作用和 N 样作用,如乙酰胆碱、卡巴胆碱等。②M 胆碱受体激动剂:主要激动 M 受体,产生 M 样作用,如毛果芸香碱等。③N 胆碱受体激动剂:主要激动 N 受体,如烟碱、洛贝林等。

一、M、N 胆碱受体激动剂

△乙酰胆碱(acetylcholine,ACh):为胆碱能神经释放的递质,能激动节后胆碱能神经支配的效应器的 M 胆碱受体,也能激动神经节 N_N 胆碱受体以及骨骼肌细胞膜上的 N_M 胆碱受体,产生 M、N 样作用。其性质不稳定,在组织内迅速被乙酰胆碱酯酶破坏,作用短暂,不易透过血脑屏障。由于 ACh 选择性低,作用广泛,副作用多,故无临床应用价值,但可在科学研究中作为工具药使用。

△卡巴胆碱(carbachol):卡巴胆碱的化学性质较 ACh 稳定,不易被 AChE 水解,作用时间较长,作用与 ACh 相似,对 M、N 胆碱受体均有激动作用。能直接激动 M、N 胆碱受体,并可促进胆碱能神经末梢释放 ACh 而间接发挥拟胆碱作用。由于对膀胱和肠道平滑肌作用明显,可用于术后腹胀和尿潴留的治疗,仅用于皮下注射。因选择性差,不良反应较多,且阿托品的解救效果差,故目前主要用于局部滴眼治疗青光眼。

二、M 胆碱受体激动剂

毛果芸香碱

毛果芸香碱(pilocarpine)亦称匹鲁卡品,是从毛果芸香属植物中提取的生物碱,其水溶液性质稳定,现已能人工合成。

【体内过程】　毛果芸香碱具有水溶和脂溶双相溶解性,故其滴眼液的通透性良好。1% 滴眼液滴眼后 10 ~ 30 min 出现缩瞳作用,持续时间达 4 h 以上。降眼压作用的达峰时间约为 75 min,持续 4 ~ 14 h。用于缓解口干的症状时,20 min 起效,单次使用,作用持续 3 ~ 5 h;多次使用可持续 10 h 以上。母体化合物的清除半衰期为 0.76 ~ 1.35 h。毛果芸香碱及其代谢物随尿排出。

【药理作用】　能直接作用于副交感神经(包括支配汗腺的交感神经)节后纤维支配的效应器官的 M 胆碱受体,产生 M 样作用,尤其对眼和腺体的作用最明显,但对心血管作用较弱。

1. 眼　毛果芸香碱溶液滴眼后易透过角膜,能产生缩瞳、降低眼内压和调节痉挛等作用(图 6-1)。

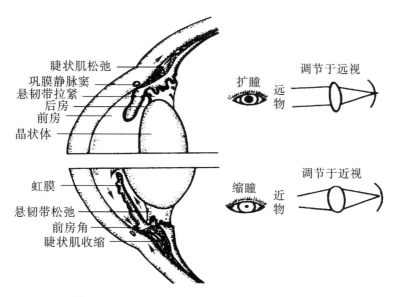

上.M 受体阻断药的作用;下.M 受体激动药的作用。箭头示房水流通及睫状肌收缩或松弛方向。

图 6-1　M 受体激动药和阻断药对眼的作用

(1)缩瞳:虹膜内有 2 种平滑肌,一种是瞳孔括约肌,受动眼神经的副交感神经纤维(胆碱能神经)支配,兴奋时虹膜括约肌向中心方向收缩,瞳孔缩小;另一种为瞳孔开大肌,受去甲肾上腺素能神经支配,兴奋时虹膜开大肌收缩,瞳孔扩大。毛果芸香碱激动虹膜括约肌上的 M 胆碱受体,使虹膜括约肌收缩,表现为瞳孔缩小。

(2)降低眼内压:房水由睫状体上皮细胞分泌及虹膜后房血管渗出而产生,经瞳孔流入前房,到达前房角间隙,经滤帘流入巩膜静脉窦,最后进入血液循环。房水不断循环维持一定的眼内压,如房水回流障碍则使眼内压升高。毛果芸香碱通过激动虹膜括约肌上的 M 胆碱受体,虹膜括约肌收缩,使虹膜向中心拉紧,其根部变薄,前房角间隙扩大,房水易于经滤帘进入巩膜静脉窦,使房水回

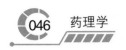
流通畅,眼内压降低,该作用可维持 4 ~ 8 h。

（3）调节痉挛:眼睛的调节主要取决于晶状体的屈光度变化,以适应于近视或远视的要求。晶状体自身有弹性,使晶状体略呈球形的倾向,但由于受到悬韧带的外向牵拉,使晶状体维持在较为扁平的状态。悬韧带又受睫状肌控制,睫状肌由环状和辐射状两种平滑肌纤维组成,其中以动眼神经支配的环状肌纤维为主。动眼神经兴奋时或毛果芸香碱作用后,环状肌向瞳孔中心方向收缩,造成悬韧带放松,晶状体由于本身弹性变凸,屈光度增加,远处的物体不能成像于视网膜上,故视近物清楚,视远物模糊,这种作用称为调节痉挛。睫状肌也受去甲肾上腺素能神经支配,但在眼的调节中不占主要地位,因此拟肾上腺素药一般不影响眼的调节。

2.腺体　毛果芸香碱通过激动腺体的 M 胆碱受体,使腺体分泌增加,以汗腺和唾液腺分泌增加最明显,也可使泪腺、胃腺、胰腺、小肠腺体和呼吸道黏膜腺体分泌增加。

【临床应用】

1.青光眼　青光眼为常见的眼科疾病,患者以进行性视神经盘（又称视神经乳头）凹陷及视力减退为主要特征,并伴有眼内压升高、头痛等症状,严重时可致失明。青光眼可分为闭角型青光眼和开角型青光眼两种。闭角型青光眼因前房角狭窄,房水回流障碍,引起眼内压升高。低浓度的毛果芸香碱(1% ~2%)滴眼,可使患者的瞳孔缩小、前房角间隙扩大、眼内压降低,从而缓解或消除青光眼的症状。开角型青光眼因小梁网及巩膜静脉窦变性或硬化,阻碍房水循环,引起眼内压升高。毛果芸香碱通过扩张巩膜静脉窦周围的小血管及收缩睫状肌后,小梁网结构发生改变,利于房水回流,降低开角型青光眼患者的眼内压,从而缓解或消除青光眼的各种症状。

2.虹膜睫状体炎　毛果芸香碱与扩瞳药（如阿托品）交替使用,使虹膜交替收缩与舒张,可防止虹膜与晶状体粘连。

3.口腔黏膜干燥症　长期应用具有 M 胆碱受体阻断作用的药物,如阿托品类、抗精神病药、抗肿瘤药、抗抑郁药或进行鼻咽部、喉部肿瘤的放射治疗,可引起口腔黏膜干燥症,用毛果芸香碱可缓解症状,但同时也明显增加汗腺分泌。

4.解救胆碱受体阻断药中毒　毛果芸香碱全身用药尚可用于 M 胆碱受体阻断药（阿托品类）中毒的解救。

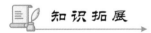

知识拓展

青光眼

房水由后房经过瞳孔进入前房,通过虹膜角膜角处的滤帘流入巩膜静脉窦而回流到静脉。如果虹膜角膜角狭窄或滤帘的通透性降低,造成房水回流障碍就会使眼内压升高,即青光眼。青光眼的主要特征是眼内压升高,可引起头痛、视力减退,严重时导致失明。如不及时治疗,视野可全部丧失甚至失明。青光眼是造成失明的第二大原因。通常,40 岁以上的人比较容易患青光眼,而且女性患者又较男性患者常见。青光眼的特征是眼球内部的眼压增加,且眼球表面硬化。此病的症状包括眼睛痛或不舒服、视线模糊、光源四周有光环、瞳孔无法于黑暗中适度调节放大、余光的消失等。青光眼的起因很多,最常见的为紧张及营养问题。

【不良反应】　局部应用副作用较少。滴眼时应压迫内眦部,避免药液流入鼻腔吸收。滴眼时如药液浓度过高(2%以上),由于睫状肌痉挛,可引起眉间痛、眼痛、头痛,应使用低浓度药物滴眼。

△**毒蕈碱**:由捕蝇蕈分离提取,为经典的 M 胆碱受体激动剂。其效应与节后胆碱能神经兴奋时所产生效应相似。本品毒性大,不作药用,但具有重要的药理活性。毒蕈碱最初从捕蝇蕈中提取,但含量很低(约为 0.003%),人食用捕蝇蕈后不至于引起中毒。但在丝盖伞菌属和杯伞菌属中含有较高的毒蕈碱成分,食用这些菌属后,30 ~ 60 min 即可出现毒蕈碱中毒症状,表现为流涎、流泪、恶心、呕吐、头痛、视觉障碍、腹部绞痛、腹泻、支气管痉挛、心动过缓、血压下降和休克等。可用阿托品治疗,每隔 30 min 肌内注射 1 ~ 2 mg。

三、N 胆碱受体激动剂

N 胆碱受体激动剂主要有烟碱、洛贝林(lobeline,山梗菜碱)、合成化合物四甲铵(tetra-methylammonium,TMA)和二甲基苯哌嗪(1,1-dimethyl-4-phenylpiperazinium,DMPP)等。

△**烟碱(尼古丁)**:是由烟草中提取的一种液态生物碱,脂溶性极强,可经皮肤吸收。可兴奋自主神经节和神经肌肉接头的 N 胆碱受体。由于烟碱作用广泛、复杂,故无临床实用价值,仅具有毒理学意义。烟草中含有烟碱成分,长期吸烟与许多疾病如癌症、冠心病、溃疡病、中枢神经系统疾病和呼吸系统疾病的发生关系密切。此外,吸烟者的烟雾中也含有烟碱和其他致病物质,易被他人被动吸入,损害健康。

第二节　抗胆碱酯酶药

胆碱酯酶(cholinesterase,ChE)是一种糖蛋白,分为乙酰胆碱酯酶(acetylcholinesterase,AChE,亦称真性胆碱酯酶)和丁酰胆碱酯酶(butyrylcholinesterase,BChE,亦称假性胆碱酯酶)。AChE 主要存在于胆碱能神经末梢突触间隙,特别是运动神经终板突触后膜的皱褶中聚集较多,也存在于胆碱能神经元内和红细胞中。AChE 蛋白分子表面活性中心有两个能与 ACh 结合的部位,即带负电荷的阴离子部位和酯解部位。前者含有一个谷氨酸残基,后者含有一个由丝氨酸的羟基构成的酸性作用点和一个组氨酸咪唑环构成的碱性作用点。它们通过氢键结合,增强了丝氨酸羟基的亲核性,使之较易与 ACh 结合。AChE 水解 ACh 经过以下 3 个步骤:①ACh 分子中带正电荷的季铵阳离子头,以静电引力与 AChE 的阴离子部位相结合,同时 ACh 分子中的羰基碳与 AChE 酯解部位的丝氨酸的羟基以共价键结合,形成 ACh 与 AChE 的复合物;②ACh 与 AChE 的复合物裂解为胆碱和乙酰化 AChE;③乙酰化 AChE 迅速水解,分离出乙酸,使 AChE 游离,酶的活性恢复。

抗胆碱酯酶药也称胆碱酯酶抑制药,一般为酯类。其能与 AChE 结合,但结合得比较牢固,水解较慢,使胆碱酯酶活性受到抑制。胆碱能神经末梢释放的 ACh 不能被 AChE 水解而大量堆积,激动胆碱受体,产生拟胆碱作用。抗胆碱酯酶药根据与胆碱酯酶结合后水解的难易,可分为两类:一类是易逆性抗 AChE 药,如新斯的明、毒扁豆碱等;另一类为难逆性抗 AChE 药,主要是有机磷酸酯类,如敌百虫、乐果等,毒性很强,具有毒理学意义。

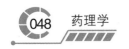

一、易逆性抗胆碱酯酶药

新斯的明

新斯的明(neostigmine)是人工合成的二甲胺基甲酸酯类化合物,为易逆性抗胆碱酯酶药。

【体内过程】 为季铵类化合物,脂溶性低,不易透过血脑屏障,无明显的中枢作用。含有新斯的明的滴眼液也不易透过角膜进入眼前房,对眼的作用较弱,一般不作为缩瞳药使用。皮下注射或肌内注射给药后,10～30 min 产生明显的疗效,维持2～4 h。除严重和紧急情况需注射给药外,一般多采用口服给药。在体内部分药物被血浆胆碱酯酶水解,也可在肝代谢。本药以原形药物及其代谢产物经尿排泄,其中原形药物排泄量可达给药量的50%。

【药理作用】 新斯的明能可逆性地抑制 AChE,通过竞争性与 AChE 结合,抑制 AChE 的活性,胆碱能神经末梢释放的 ACh 不能水解,导致突触间隙 ACh 浓度增高,激动胆碱受体,呈现 M 样和 N 样作用,间接产生拟胆碱作用。新斯的明的作用具有选择性,对骨骼肌的兴奋作用最强;对胃肠和膀胱平滑肌也有较强的兴奋作用;对心血管、腺体、眼和支气管平滑肌作用较弱。

【临床应用】

1. 重症肌无力 属自身免疫性神经肌肉传递功能障碍性疾病,主要病因为机体对自身突触后运动终板的 ACh 受体产生免疫反应,患者血清中存在抗乙酰胆碱受体的抗体,与乙酰胆碱受体结合后,抑制了 ACh 与受体的结合,还能诱导受体解体,使运动终板上 N_M 受体数目减少。临床主要症状为受累骨骼肌极易疲劳,短时间内重复运动后,骨骼肌出现进行性肌无力症状,表现为眼睑下垂、肢体无力、咀嚼和吞咽困难。严重者可出现重症肌无力危象,表现为突发呼吸肌麻痹症状,如极度呼吸困难、严重缺氧、窒息、呼吸衰竭,甚至死亡。由于新斯的明对骨骼肌具有选择性作用,皮下或肌内注射给药后可迅速改善肌无力症状。一般病例可口服给药,严重者皮下或肌内注射新斯的明后,15 min 左右即可使症状减轻,作用可维持2～4 h。因本病需经常、反复给药,故需掌握好剂量,剂量需控制在能改善临床症状为宜,以免出现运动终板处过多 ACh 堆积,导致持久去极化,加重神经肌肉传递功能障碍,使肌无力症状加重。

2. 术后腹胀及尿潴留 新斯的明兴奋胃肠道平滑肌和膀胱逼尿肌,松弛括约肌,可促进排气与排尿,常用于治疗手术后或其他原因引起的腹胀及尿潴留。

3. 阵发性室上性心动过速 因其 M 样作用能降低窦房结自律性,减慢心率及房室传导,因此可对症治疗阵发性室上性心动过速。

4. 肌松药和阿托品中毒 适用于非去极化型骨骼肌松弛药(如筒箭毒碱)过量中毒和阿托品类药物中毒的解救。

【不良反应】 治疗量时副作用较少。过量可产生恶心、呕吐、腹痛、心动过缓、肌肉震颤等症状。中毒时可致"胆碱能危象",表现为大汗淋漓、大小便失禁、瞳孔缩小、心动过缓、低血压前额疼痛、心动过速及其他心律失常等。此时应停用新斯的明,其中 M 样症状可用阿托品对抗。

【禁忌证】 对机械性肠梗阻、尿路梗阻、支气管哮喘患者禁用。

【药物相互作用】 氨基糖苷类抗生素、多黏菌素等能抑制神经肌肉接头功能,可引起骨骼肌张力减弱而拮抗新斯的明的作用。不宜与除极化型骨骼肌松弛药合用。抗胆碱药可抑制肠蠕动,影响新斯的明口服时的吸收。

毒扁豆碱

毒扁豆碱(physostigmine)是从西非毒扁豆的种子中提取的一种生物碱,现已能人工合成。

【体内过程】 毒扁豆碱为叔胺类化合物,脂溶性较高,口服和注射给药均易吸收。吸收后在外周能产生完全拟胆碱样作用,易透过角膜,也易通过血脑屏障进入中枢神经系统,产生中枢神经系统作用。毒扁豆碱水溶液不稳定,遇光易氧化变红而失效,且刺激性增加,不能使用,应避光保存。

【药理作用】 毒扁豆碱为可逆性AChE抑制药,其作用和新斯的明相似,但较强,无直接兴奋胆碱受体的作用。通过抑制神经末梢释放ACh的灭活而间接产生拟胆碱作用。可透过血脑屏障,对外周神经系统和中枢神经系统都有较强的作用。

【临床应用】 滴眼后易透过角膜,使瞳孔缩小、眼内压降低,作用可维持1~2 d。临床主要局部用药治疗青光眼,常用水溶液滴眼。与毛果芸香碱相比,本品奏效快,作用强而持久,但刺激性较强。长期给药时患者不宜耐受,可先用本品滴眼数次,后改用毛果芸香碱维持疗效。

【不良反应】 由于毒扁豆碱收缩睫状肌作用较强,滴眼后可出现头痛、眼痛、视物模糊等。但调节痉挛现象消失快。滴眼时,应压迫内眦,以避免药液流入鼻腔后吸收中毒。毒扁豆碱全身中毒反应较新斯的明严重,大剂量吸收中毒时可致呼吸麻痹。

△**吡斯的明**(pyridostigmine,**吡啶斯的明**):为人工合成的季铵化合物,其化学结构和作用与新斯的明相似,但作用弱,起效慢,作用维持时间较长,不良反应较少,很少引起胆碱能危象。本品主要以原形药物与代谢物经尿排泄,微量从乳汁排泄。其主要用于治疗重症肌无力,也可用于手术后腹胀及尿潴留。禁忌证同新斯的明。

△**安贝氯铵**(ambenonium chloride,**酶抑宁**):作用类似于新斯的明,但抗胆碱作用和兴奋骨骼肌作用都较新斯的明强,作用维持时间较长,可口服给药,主要用于重症肌无力的治疗,尤其是不能耐受新斯的明或吡斯的明的患者。

△**地美溴胺**(demecarium bromide):为一种作用时间较长的易逆性抗AChE药,主要用于青光眼的治疗。滴眼后15~30 min可见瞳孔缩小,可持续一周或更长时间。用药后24 h其降低眼内压作用达高峰,并可持续9 d以上。适用于无晶状体畸形的开角型青光眼及对其他药物无效的青光眼患者。

二、难逆性抗胆碱酯酶药

有机磷酸酯类

有机磷酸酯类与AChE结合牢固,难以裂解,AChE持久被抑制,呈难逆性结合而产生毒性作用,故称难逆性抗胆碱酯酶药。有机磷酸酯类主要作为农业和环境卫生杀虫剂,包括敌百虫(dipterex)、乐果(rogor)、马拉硫磷(malathion)、敌敌畏(DDVP)、内吸磷(systox,E1059)、对硫磷(parathin,1605)、甲拌磷(tbimetum,3911)等农业杀虫剂。有些作为化学战争毒气,如沙林(sarin)、梭曼(soman)和塔崩(tabun)等。本类药物对人畜均有毒性,临床治疗价值不大,主要为毒理学意义。

有机磷酸酯类脂溶性强,易挥发,可经消化道、呼吸道、黏膜及皮肤吸收引起中毒。职业性中毒最常见途径为经皮肤或呼吸道吸入中毒,而经消化道吸收引起中毒者,多是由于误食被有机磷酸酯类污染的食物或自杀所致。

【中毒机制】 有机磷酸酯类进入机体后,其亲电子的磷原子与AChE的酯解部位丝氨酸上的羟基形成共价键,生成难以水解的磷酰化胆碱酯酶,使 AChE 失去水解 ACh 的能力,导致 ACh 在体内蓄积,激动胆碱受体,引起一系列胆碱能神经功能亢进的中毒症状。若不及时抢救,AChE 可在几分钟或几小时内"老化"。"老化"过程可能是磷酸化 AChE 的磷酰化基团上的一个烷氧基断裂,生成更为稳定的单烷氧基磷酰化 AChE。此时即便使用胆碱酯酶复活药,也难以恢复 AChE 的活性。必须等新合成的 AChE 出现,才可水解 ACh,此过程需要几周时间。

【中毒表现】 由于 ACh 的作用极其广泛,故有机磷酸酯类中毒症状表现复杂多样,主要为 M 样症状和 N 样症状。

1.**急性中毒** 轻度中毒主要表现为以 M 样症状为主;中度中毒时可同时出现 M 样症状和 N 样症状;严重中毒者除 M 样症状和 N 样症状外,还可出现明显的中枢神经系统症状。

(1)M 样症状:流涎、流泪、出汗、恶心、呕吐、腹痛、腹泻、大小便失禁等症状;眼部症状有瞳孔缩小、视物模糊、眼球和眼眉疼痛、结膜充血等;因气管和支气管平滑肌痉挛、呼吸道分泌物增加及肺水肿,患者可出现气急、胸闷、憋气、发绀、肺部湿啰音等症状;严重时可出现心率减慢和血压下降等症状。

(2)N 样症状:表现为肌无力、不自主肌束抽搐、肌肉震颤,并可导致明显的肌无力和麻痹,严重时出现呼吸肌麻痹,心动过速,血压升高。

(3)中枢神经系统症状:大多数有机磷酸酯类脂溶性较强,可通过血脑屏障而产生中枢作用,表现为先兴奋如烦躁不安、失眠、幻觉、谵妄,甚至抽搐、惊厥,后可转为抑制,出现意识模糊、共济失调、反射消失、昏迷等症状,严重中毒晚期,出现呼吸中枢麻痹所致的呼吸抑制,甚至呼吸停止;血管运动中枢抑制造成的血压下降甚至循环衰竭,危及生命。

2.**慢性中毒** 多发生在从事有机磷酸酯类农药生产的工人或长期接触有机磷酸酯类农药的人员,主要表现为血中 AChE 活性明显持续下降。临床主要症状为神经衰弱症候群,有头痛、头晕、视物模糊、记忆力减退、思想不集中、失眠、易倦、多汗、乏力等,偶见瞳孔缩小和肌束颤动。部分有机磷酸酯类中毒患者,在急性中毒症状消失后数周或更长时间,出现肢体感觉异常、肌肉疼痛、无力、麻痹甚至瘫痪等症状。产生机制不清,可能是有机磷酸酯类抑制某些神经酯酶的活性,导致神经轴突的脱髓鞘变性,与抑制胆碱酯酶作用无关。

【中毒的防治】

1.**预防** 按照预防为主的原则,严格执行农药生产、管理制度,加强生产农药人员和使用农药人员的劳动保护措施及安全知识教育。

2.**急性中毒的治疗**

(1)迅速清除毒物:为防止毒物继续吸收,发现中毒时,要立即将患者移出中毒场所,对经皮肤吸收中毒者脱去污染的衣物,用温水和肥皂清洗皮肤。对经口中毒者,应首先抽出胃液和毒物,并用 2% 碳酸氢钠溶液或 1% 盐水反复洗胃,直至洗出液中不含农药味,然后用硫酸镁导泻。但应注意的是敌百虫口服中毒的患者不能用碱性溶液洗胃,因其在碱性溶液中可转化为毒性更强的敌敌畏。对硫磷口服中毒时不能用高锰酸钾洗胃,高锰酸钾为强氧化剂,可使对硫磷氧化成毒性更强的对氧磷。因此,当不清楚有机磷酸酯类中毒的品种时,可用 0.9% 氯化钠溶液或清水洗胃。眼部染毒者可用 2% 碳酸氢钠溶液或 0.9% 盐水冲洗数分钟。

(2)应用解毒药:M 胆碱受体阻断药和 AChE 复活药。

1)阿托品:治疗急性有机磷酸酯类中毒的特效、高效、竞争性解毒药。其能迅速解除有机磷酸酯类中毒的 M 样症状,表现为松弛多种平滑肌、抑制多种腺体分泌、加快心率和扩大瞳孔等,减轻或消除有机磷酸酯类中毒引起的恶心、呕吐、腹痛、大小便失禁、流涎、支气管分泌增多、呼吸困难、出汗、瞳孔缩小、心率减慢和血压下降等。阿托品解救有机磷酸酯类中毒应用原则是早期、足量(阿托品化)、反复持续用药。

2)AChE复活药:能使被有机磷酸酯类抑制的胆碱酯酶恢复活性。常用药物有氯解磷定、碘解磷定。

3. **慢性中毒的解救**　对有机磷酸酯类慢性中毒目前尚缺乏有效治疗方法,应用阿托品和AChE复活药疗效不佳。如生产工人或长期接触者,发现AChE活性下降至50%以下时,不待症状出现,应立即脱离现场,以免中毒加深。

第三节　胆碱酯酶复活药

胆碱酯酶复活药是一类能使被有机磷酸酯类抑制的AChE恢复活性的药物。其不仅能使单用阿托品所不能控制的严重中毒病例得到解救,而且能显著缩短中毒的病程。目前常用的药物有氯解磷定、碘解磷定和双复磷等。

氯解磷定

氯解磷定(pralidoxime chloride,PAM-Cl)目前临床较为常用,特别适用于应急救治。

【体内过程】　水溶性高,水溶液较稳定,使用方便,可肌内注射,也可静脉给药,肌内注射1~2 min起效。在肝代谢,肾排泄较快,体内无蓄积作用。

【药理作用】　氯解磷定可与磷酰化胆碱酯酶结合成复合物,复合物再裂解形成磷酰化氯解磷定,同时AChE游离出来,而恢复水解ACh的活性。氯解磷定可直接与体内游离的有机磷酸酯类结合,形成磷酰化氯解磷定。此物无毒性,可从尿中排出,阻滞游离的有机磷酸酯类继续抑制胆碱酯酶的活性。

【临床应用】　临床主要用于中度和重度有机磷酸酯类中毒的解救,可明显减轻N样症状,对骨骼肌痉挛的抑制作用最为明显,能迅速抑制肌束颤动;对中枢神经系统的中毒症状也有一定的改善作用;但对M样症状影响较小。对已"老化"的胆碱酯酶无效,因此应及早使用。该药对不同有机磷酸酯类中毒疗效存在差异,对内吸磷、马拉硫磷和对硫磷中毒效果较好,对敌百虫、敌敌畏中毒疗效稍差;对乐果中毒无效,因乐果乳剂中含有苯,往往同时伴有苯中毒,故抢救乐果中毒应以阿托品为主。

【不良反应】　治疗剂量的氯解磷定毒性较小,肌内注射局部有轻微疼痛。静脉注射过快(> 500 mg/min)可出现头痛、眩晕、乏力、视物模糊、复视、恶心、呕吐和心率加快等症状。剂量过大(> 8 g/24 h)时,其本身也可抑制AChE,抑制神经肌肉传导,严重时呈癫痫样发作、抽搐、呼吸抑制。

△**碘解磷定**(pralidoxime iodide):又称派姆(PAM),为最早应用的AChE复活药。药理作用与氯解磷定相似,但该药的水溶性较低,水溶液不稳定。由于该药含碘,对组织有刺激性,可致过敏反应,不良反应较多,药理作用弱,且仅能静脉给药,故目前已较少使用。此外,该药在碱性溶液中易水解成有毒的氰化物。碘解磷定对不同有机磷酸酯类中毒疗效存在差异,如对内吸磷、马拉硫磷和对硫磷中毒疗效较好,对美曲膦酯(敌百虫)、敌敌畏中毒疗效稍差,而对乐果中毒则无效。

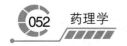

问题分析与能力提升

若误食了有毒的野蘑菇中毒了,可能会出现哪些症状? 应如何处理?

思考题

1. 简述毛果芸香碱对眼的作用及作用机制。

2. 简述新斯的明的药理作用和临床应用。

3. 毛果芸香碱治疗虹膜睫状体炎需要与什么药交替使用,为什么?

4. 有机磷酸酯类农药中、重度中毒的患者必须合用阿托品和碘解磷定,为什么?

(王　鹏)

第七章 胆碱受体阻断药

课件

░░░░░░░░ **学习目标** ░░░░░░░░

1. 掌握阿托品的药理作用、作用机制、临床应用、不良反应;山莨菪碱、东莨菪碱的作用特点。

2. 熟悉后马托品和溴丙胺太林的用途。

3. 了解神经节阻断药的药理作用及临床应用。

胆碱受体阻断药又称抗胆碱药,能竞争性地与胆碱受体结合,阻止胆碱受体激动剂与胆碱受体结合,从而呈现抗胆碱作用的药物。按其对胆碱受体选择性的不同,可分为 M 胆碱受体阻断药和 N 胆碱受体阻断药。

第一节　M 胆碱受体阻断药

M 胆碱受体阻断药能阻断 ACh 或胆碱受体激动剂与平滑肌、心肌、腺体细胞、外周神经节和中枢神经系统等部位的 M 胆碱受体结合,发挥抗 M 样作用。本类药物包括阿托品类生物碱(阿托品、山莨菪碱等)及阿托品的合成代用品(合成的扩瞳药、合成的解痉药及合成的选择性 M_1 受体阻断药)。

一、阿托品类生物碱

阿托品类生物碱主要包括阿托品(atropine)、东莨菪碱(scopolamine)和山莨菪碱(anisodamine)等,均自茄科植物颠茄、曼陀罗、洋金花以及唐古特莨菪等天然植物中提取。

阿托品

阿托品系从茄科植物颠茄、曼陀罗或莨菪等提取的生物碱。天然存在的生物碱为不稳定的左旋莨菪碱(L-hyoscyamine),在提取过程中可得到稳定的消旋莨菪碱(dl-hyoscyamine),即为阿托品。

【体内过程】　阿托品口服吸收迅速,1 h 后血药浓度达峰值,生物利用度为 50%,作用维持 3 ~ 4 h,肌内注射 15 ~ 20 min 作用达高峰。阿托品也可经黏膜吸收。吸收后可广泛分布于全身组织,口服 30 ~ 60 min 后,中枢神经系统可达较高的药物浓度。阿托品能透过血脑屏障进入脑组织,易通过胎盘屏障进入胎儿循环,能经乳汁分泌。阿托品在体内迅速消除,其 $t_{1/2}$ 为 2 ~ 4 h,其中 50% ~

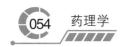

60%的药物以原形经尿排泄,其余为水解物和与葡糖醛酸结合的代谢产物。阿托品使用后其对副交感神经功能的拮抗作用可维持3~4 h,但对眼(虹膜和睫状肌)的作用可持续72 h或更久。

【药理作用】　阿托品为选择性M受体阻断药,能竞争性地阻断ACh或胆碱受体激动剂对M胆碱受体的激动作用。

1. 腺体　阿托品可通过阻断腺体上的M受体而抑制腺体分泌。以唾液腺和汗腺对阿托品最敏感,小剂量(0.3~0.5 mg)就可引起口干、皮肤干燥,剂量增大抑制作用更显著。由于阿托品抑制汗腺分泌,大剂量时可使患者体温升高。对呼吸道腺体和泪腺分泌的抑制作用次之;较大剂量还可抑制胃液分泌;但对胃酸分泌影响较小,因胃酸分泌还要受组胺、胃泌素等体液因素的影响,加之阿托品可同时抑制胃中HCO_3^-的分泌,故阿托品对胃酸分泌影响较小。

2. 眼　阿托品阻断虹膜括约肌和睫状肌上的M受体,使虹膜括约肌和睫状肌松弛,表现出扩瞳、眼内压升高和调节麻痹。

(1)扩瞳:阿托品阻断虹膜括约肌上的M受体,松弛虹膜括约肌,使肾上腺素能神经支配的瞳孔开大肌功能占优势,瞳孔扩大。

(2)升高眼内压:由于瞳孔扩大,虹膜退向四周边缘,使前房角间隙变窄,阻碍房水回流进入巩膜静脉窦,导致房水积聚,引起眼内压升高,故青光眼患者禁用。

(3)调节麻痹:阿托品阻断睫状肌上的M受体,使睫状肌松弛退向外缘,悬韧带拉紧致晶状体呈扁平状态,屈光度降低,不能将近物清晰地成像于视网膜上,而造成视近物模糊不清,视远物清晰。这种不能调节视力的作用,称为调节麻痹。

3. 内脏平滑肌　阿托品能阻断内脏平滑肌上的M受体。阿托品对胆碱能神经支配的多种内脏平滑肌有松弛作用,尤其对过度活动或痉挛性收缩的内脏平滑肌作用更为明显。可抑制胃肠道平滑肌痉挛,降低蠕动的幅度和频率,缓解胃肠绞痛。阿托品对胃肠括约肌作用常取决于括约肌的功能状态,如当胃幽门括约肌痉挛时,阿托品则具有一定松弛作用,但作用常较弱且不稳定。阿托品也可降低尿道和膀胱逼尿肌的张力与收缩幅度,但对胆管、输尿管和支气管平滑肌的解痉作用较弱,对子宫平滑肌的影响较小。

4. 心脏　治疗量(0.4~0.6 mg)的阿托品可使部分患者心率短暂性轻度减慢,一般每分钟减少4~8次。阿托品减慢心率作用是由于其阻断副交感神经节后纤维突触前膜M_1受体,减弱ACh释放的负反馈抑制作用所致。较大剂量阿托品(1~2 mg)由于阻断窦房结的M受体,从而解除迷走神经对心脏的抑制作用,可引起心率加快。心率加快的程度取决于迷走神经张力的高低,对迷走神经张力高的青壮年心率加快明显,如肌内注射2 mg阿托品,心率可增加35~40次/min。婴幼儿和老年人由于迷走神经张力低,即使应用大剂量阿托品对心率的影响也不大。阿托品可拮抗迷走神经过度兴奋所致的房室传导阻滞,也可缩短房室结的有效不应期,增加心房颤动或心房扑动患者的心室率。

5. 血管　治疗量阿托品对血管与血压无明显影响,可能与多数血管床缺乏胆碱能神经支配有关,但大剂量阿托品可引起皮肤血管扩张,出现皮肤潮红和温热等症状。尤其是对处于痉挛状态的微血管有明显解痉作用,改善微循环,增加重要脏器血流灌注,迅速缓解组织缺氧状态。该作用可能是机体对阿托品引起的体温升高(由于出汗减少)后的代偿性散热反应,也可能是阿托品的直接扩血管作用。

6. 中枢神经系统　阿托品可通过血脑屏障兴奋中枢,治疗量(0.5~1.0 mg)的阿托品可轻度兴奋延髓及其高级中枢而引起较弱的迷走神经兴奋作用;较大剂量(2~5 mg)的阿托品可轻度兴奋延髓和大脑,中枢兴奋作用明显增强,表现为烦躁不安、多言;中毒剂量(10 mg以上)的阿托品可见明显中枢中毒症状,如烦躁、幻觉、定向障碍、共济失调、抽搐或惊厥等。继续增加剂量,则可由兴奋转为抑制,发生昏迷与呼吸麻痹,最后死于循环与呼吸衰竭。

【临床应用】

1. 缓解除内脏绞痛　适用于缓解各种平滑肌痉挛引起的内脏绞痛。其中对胃肠绞痛、膀胱刺激症状(尿急、尿频)等疗效较好;可用于儿童遗尿症,可增加膀胱容量,减少小便次数;对支气管解痉作用也较弱,因其抑制呼吸道腺体分泌,使痰液变稠,不易排出,故不用作平喘药。但对胆绞痛及肾绞痛的疗效较差,常与镇痛药吗啡或哌替啶合用以增强疗效。

2. 抑制腺体分泌　用于全身麻醉前给药,以减少呼吸道腺体及唾液腺分泌,防止分泌物阻塞呼吸道及吸入性肺炎的发生。也可用于严重的盗汗、重金属中毒、帕金森病的流涎症及食管机械性阻塞(肿瘤或狭窄)所造成的吞咽困难等病症的治疗,用药剂量以不产生口干为宜。

3. 作用于眼

(1)虹膜睫状体炎:可用0.5%~1.0%的阿托品溶液滴眼,松弛虹膜括约肌和睫状肌,使其充分休息,有利于炎症的消退。还可与缩瞳药交替应用,预防虹膜与晶状体的粘连。

(2)检查眼底:利用阿托品的扩瞳作用,可检查眼底。但因其扩瞳作用可维持1~2周,调节麻痹作用也可维持2~3 d,视力恢复较慢,现已少用。

(3)验光配镜:儿童验光时仍需用阿托品,因儿童的睫状肌调节功能较强,须用阿托品发挥其充分的调节麻痹作用,使晶状体固定,以准确测定晶状体的屈光度。

4. 治疗缓慢型心律失常　阿托品能解除迷走神经对心脏的抑制作用,可用于治疗迷走神经过度兴奋所致的窦性心动过缓、窦房传导阻滞、房室传导阻滞等缓慢型心律失常。在急性心肌梗死的早期,尤其是发生在下壁或后壁的急性心肌梗死,常有窦性心动过缓,严重时可引起低血压及迷走神经张力过高,导致房室传导阻滞。阿托品对迷走神经张力过高或房室传导阻滞的患者,通过改善心率和减轻房室结阻滞,以维持合适的血流动力学,改善患者的临床症状。

5. 抗休克　主要用于暴发性流行性乙型脑炎、中毒性肺炎、中毒性菌痢等所致的感染性休克。大剂量阿托品能解除血管痉挛,扩张外周血管,改善微循环,增加重要器官的血流灌注,改善休克症状。但对休克伴有高热或心率过快者,不宜用阿托品。因阿托品不良反应较多,可引起高热或心率过快,现多用山莨菪碱取代。

6. 解救有机磷酸酯类中毒　大剂量阿托品可迅速解除有机磷中毒的M样症状,部分缓解中枢症状(详见第六章相关内容)。

【不良反应】　阿托品具有多种药理作用,临床上应用其中一种作用时,其他的作用则成为副作用。常见不良反应有口干、视力模糊、心率加快、瞳孔扩大及皮肤潮红等。随着剂量增大,其不良反应可逐渐加重,甚至出现明显中枢中毒症状。严重时,中枢由兴奋转入抑制,出现昏迷及延髓麻痹而死亡。此外,误服过量的颠茄果、曼陀罗果、洋金花、莨菪根茎等也可出现中毒症状。阿托品的最小致死量成人为80~130 mg,儿童约为10 mg。

阿托品中毒的解救:主要为对症治疗。对口服中毒者,应立即洗胃、导泻以促进毒物排出。外周症状可用毛果芸香碱、新斯的明、毒扁豆碱治疗,但解救有机磷酸酯类中毒而用阿托品过量时,不能用新斯的明、毒扁豆碱等抗胆碱酯酶药,以免加重有机磷酸酯类中毒症状。中枢兴奋症状明显时,可用短效巴比妥类或地西泮治疗,但剂量不宜过大,以免与阿托品导致的中枢抑制作用产生协同作用。此外,不可使用氯丙嗪等吩噻嗪类药物,因为这类药物也可以阻断M胆碱受体作用而加重阿托品中毒症状。此外,呼吸抑制时可采用人工呼吸及吸氧等措施。还可采用物理降温(冰袋或乙醇擦浴),对儿童患者更为重要。

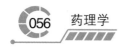

【禁忌证】 青光眼、反流性食管炎、心率过快、前列腺肥大及幽门梗阻患者禁用。

山莨菪碱

山莨菪碱(anisodamine)是我国学者从茄科植物唐古特莨菪中提出的生物碱,为左旋体,其人工合成品称为654-2。山莨菪碱化学结构与阿托品相似,具有与阿托品相似的药理作用。

【临床应用】 山莨菪碱解除内脏平滑肌痉挛作用的选择性较阿托品高,作用较强;抑制腺体分泌、扩瞳作用较弱,仅为阿托品的1/20～1/10;不易透过血脑屏障,中枢兴奋作用弱。目前临床上作为阿托品的替代品,主要用于治疗内脏平滑肌绞痛和感染性休克。

【不良反应】 山莨菪碱的不良反应与阿托品相似而弱,主要有口干、散瞳、视近物模糊、心动过速、排尿困难等。禁用于颅内压增高、脑出血急性期、前列腺增生、幽门梗阻、出血性疾病及青光眼患者。

东莨菪碱

东莨菪碱(scopolamine)是从茄科植物洋金花、莨菪和东莨菪等植物中提取的一种左旋生物碱。

【临床应用】 东莨菪碱的外周作用与阿托品相似,有较强的M胆碱受体阻断作用,仅在作用强度上略有差别,其中抑制腺体分泌作用较阿托品强,扩瞳、调节麻痹作用均较阿托品稍弱,对心血管系统、胃肠道、支气管平滑肌作用较阿托品弱。对中枢神经系统有较强的抑制作用,小剂量镇静,较大剂量能产生催眠作用,剂量更大甚至可引起意识消失,进入浅麻醉状态,但对呼吸中枢有兴奋作用。此外,东莨菪碱具有较强的防晕止吐和抗帕金森病作用,防晕作用可能与抑制大脑皮质及前庭神经内耳功能或抑制胃肠道运动有关,抗帕金森病可能与其中枢性抗胆碱作用有关。

临床主要用于:①麻醉前给药,因东莨菪碱具有镇静、兴奋呼吸中枢、减少唾液腺和支气管腺体分泌的作用,用于麻醉前给药优于阿托品;②对晕动病(晕车、晕船)有防治作用,若与苯海拉明合用可增强疗效,以预防给药效果较好,可提前给药,对已出现晕动病症状如恶心、呕吐时,疗效差。此外,东莨菪碱对妊娠及放射病所致的呕吐也有效;③东莨菪碱具有中枢性抗胆碱作用,可缓解帕金森病及抗精神病药等引起的流涎、肌肉强直和震颤等症状。

【不良反应】 东莨菪碱的不良反应与阿托品相似,常见不良反应有口干、腹胀、眼内压升高、心动过速等,偶见视力模糊。

 知识拓展

麻沸散

麻沸散是世界最早的麻醉剂,由华佗创制用于外科手术。《后汉书·华佗传》载:"若疾发结于内,针药所不能及者,乃令先以酒服麻沸散,既醉无所觉,因刳破腹背,抽割积聚(肿块)。"华佗所创传说麻沸散的主要成分中含有曼陀罗花(也叫闹羊花、枫茄花、醉心花等)。现代科学研究发现,它的主要成分是强效的抗胆碱药,其中包括山莨菪碱、东莨菪碱及少量的阿托品。引起麻醉的主要成分是东莨菪碱。麻沸散是外科手术史上一项划时代的贡献,它对后代有很大的影响。

二、阿托品的合成代用品

由于阿托品作用广泛、不良反应多,用于眼科作用维持时间太长,用于内科选择性较低,不良反应较多。针对这些缺点,通过改变其化学结构,人工合成了一些替代品,主要有合成扩瞳药、合成解痉药和选择性 M 胆碱受体阻断药。

(一)合成扩瞳药

临床常用的合成扩瞳药有后马托品(homatropine)、托吡卡胺(tropicamide)、环喷托酯(cyclopentolate)和尤卡托品(eucatropine),均为短效 M 受体阻断药。与阿托品相比,其扩瞳和调节麻痹作用持续时间短,适于扩瞳检查眼底和验光。阿托品与几种合成扩瞳药滴眼作用比较见表7-1。

表7-1　阿托品与几种合成扩瞳药滴眼作用比较

药物	浓度/%	扩瞳作用		调节麻痹作用	
		高峰/min	消退/d	高峰/h	消退/d
硫酸阿托品	1.0	30~40	7~10	1.0~3.0	7.0~12.0
氢溴酸后马托品	1.0~2.0	40~60	1~2	0.5~1.0	1.0~2.0
托吡卡胺	0.5~1.0	20~40	0.25	0.5	<0.25
环喷托酯	0.5	30~50	1	1.0	0.25~1.0
尤卡托品	2.0~5.0	30	1/12~1/4		

(二)合成解痉药

本类药物有季铵及叔胺两类,季铵类解痉药主要有溴丙胺太林(propantheline bromide)、甲溴东莨菪碱(scopolamine methobromide)、格隆溴铵(glycopyrronium bromide)、奥芬溴铵(oxyphenonium bromide)等,均可用于缓解内脏平滑肌痉挛,作为治疗消化性溃疡的辅助用药。叔胺类解痉药主要有贝那替秦(benactyzine)、双环维林(dicyclomine)、羟苄利明(oxyphencyclimine)、阿地芬宁(adiphenine)等,均有非特异性内脏平滑肌解痉作用。

△**溴丙胺太林**(propantheline bromide,**普鲁本辛**):为季铵类解痉药,口服吸收不完全,食物可妨碍其吸收,故宜在饭前0.5~1.0 h服用,作用时间约为6 h。本品对胃肠道 M 胆碱受体的选择性较高,治疗量即可明显抑制胃肠平滑肌,并能不同程度地减少胃液分泌。可用于胃、十二指肠溃疡、胃肠痉挛和泌尿道痉挛,也可用于遗尿症及妊娠呕吐。不良反应类似于阿托品,中毒量可因神经肌肉接头传递阻滞而引起呼吸麻痹。

△**贝那替嗪**(benactyzine):又名胃复康,为叔胺类解痉药,口服较易吸收,能缓解平滑肌痉挛,抑制胃液分泌,此外还可减轻胃及十二指肠溃疡患者胃痛、恶心、呕吐及消化不良等症状。能透过血脑屏障,有镇静作用。适于兼有焦虑症的溃疡病患者,亦可用于肠蠕动亢进及膀胱刺激征患者。不良反应有口干、头晕及嗜睡。青光眼患者禁用。

(三)选择性 M 胆碱受体阻断药

阿托品与合成或半合成的阿托品代用品,大多数对 M 胆碱受体亚型缺乏选择性,因此,应用时不良反应较多,选择性 M 胆碱受体阻断药对受体的选择性较高,从而使不良反应明显减少。

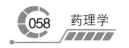

△**哌仑西平**(pirenzepine)：为选择性 M_1 受体阻断药,可选择性阻断胃壁细胞上的 M_1 受体,抑制胃酸与胃蛋白酶的分泌,主要用于胃和十二指肠溃疡的治疗(详见第二十八章相关内容)。

第二节　N 胆碱受体阻断药

N 胆碱受体阻断药根据其作用部位不同,可分为 N_N 胆碱受体阻断药和 N_M 胆碱受体阻断药两大类。

一、N_N 胆碱受体阻断药

N_N 胆碱受体阻断药(N-cholinoceptor blocking drugs)又称神经节阻断药,能选择性地与神经节细胞膜上的 N_N 胆碱受体结合,竞争性地阻断 ACh 与 N_N 受体结合,使 ACh 不能引起神经节细胞除极化,从而阻断了神经冲动在神经节的冲动传递。本类药物对交感神经节和副交感神经节都有阻断作用,作用广泛,副作用多。神经节阻断药曾用于治疗高血压,但因副作用较多且严重,目前已很少应用。目前只有樟磺咪芬仅作为麻醉辅助用药,以发挥控制性降压,减少手术区出血,其他药物基本不用。

二、N_M 胆碱受体阻断药

N_M 胆碱受体阻断药又称肌肉松弛药(简称肌松药),能选择性地与骨骼肌运动终板膜上 N_M 受体结合,阻断神经冲动的传递,导致骨骼肌松弛,可作为麻醉辅助用药,便于在麻醉下进行外科手术。根据骨骼肌松弛药的作用机制不同,可分为去极化型肌松药和非去极化型肌松药两类。

(一)去极化型肌松药

去极化型肌松药又称为非竞争性肌松药。其分子结构与 ACh 相似,与神经肌肉接头后膜的胆碱受体有较强亲和力,且在神经肌肉接头处不易被胆碱酯酶分解,因而产生与 ACh 相似但较持久的除极化作用,使神经肌肉接头后膜的 N_M 胆碱受体不能对 ACh 起反应。其作用特点为:①最初可出现短时肌束颤动,这是由于与药物对不同部位的骨骼肌除极化出现的时间先后不同有关;②抗胆碱酯酶药不仅不能拮抗其肌松作用,反能加强之;③连续用药可产生快速耐受性;④治疗剂量无神经节阻断作用。

琥珀胆碱

琥珀胆碱(suxanethoniun,scilkhcolire)又称司可林(scoline),由琥珀酸和两个分子的胆碱组成,在碱性溶液中易被分解。

【体内过程】　琥珀胆碱进入体内后即可被血液和肝脏中的假性胆碱酯酶迅速水解为琥珀酰单胆碱和胆碱,肌肉松弛作用被明显减弱。琥珀酰单胆碱可进一步水解为琥珀酸和胆碱,肌肉松弛作用消失。约2%的药物以原形经肾排泄,其余以代谢产物的形式从尿液中排出。

【药理作用】　琥珀胆碱的肌肉松弛作用快而短暂,静脉注射 10～30 mg 琥珀胆碱后,即可出现肌束颤动,1 min 后即转为松弛,2 min 后作用达高峰,持续时间为 5～8 min。为了达到较长时间的肌肉松弛作用,可采取持续静脉滴注。其作用强度可通过滴速加以调节。肌肉松弛作用从头颈部肌肉开始,逐渐波及肩胛、腹部、四肢,最后累及呼吸肌。肌肉松弛部位以颈部和四肢肌肉最明显,面、舌、咽喉和咀嚼肌次之,对呼吸肌麻痹作用不明显。

【临床应用】

1. 气管插管、气管镜及食管镜检查　该药对喉肌麻痹作用强,静脉注射作用快而强,便于插管操作顺利进行。适用于气管内插管、气管镜及食管镜检查。

2. 辅助麻醉　静脉滴注可维持较长时间的肌肉松弛作用,便于在浅麻醉下进行外科手术,以减少麻醉药用量,保证手术安全。但是本品可引起强烈的窒息感,故对清醒患者禁用,可先用硫喷妥钠行静脉麻醉后,再给予琥珀胆碱。

【不良反应】

1. 窒息过量　可致呼吸肌麻痹,严重窒息可见于遗传性胆碱酯酶活性低下者,用时需备有人工呼吸机。

2. 肌束颤动　琥珀胆碱产生肌肉松弛作用前有短暂肌束颤动,有 25% ～50% 的患者出现术后肩胛部、胸腹部肌肉疼痛,一般停药后 3～5 d 可自愈。

3. 眼内压升高　本药可使眼外肌短暂收缩,引起眼内压升高,故禁用于青光眼患者。

4. 血钾升高　琥珀胆碱使肌肉持久去极化而释放钾离子,引起血钾升高。如患者同时有大面积烧伤、广泛软组织损伤、恶性肿瘤及脑血管意外等疾病时,则血钾可升高 20% ～30% ,威胁生命安全,应禁用。

【禁忌证】　孕妇、重症肌无力患者、有心肺疾病和对琥珀胆碱有过敏史者慎用。大面积烧伤、广泛软组织损伤、青光眼、白内障摘除术、恶性肿瘤及脑血管意外及高钾血症等疾病时应禁用。

【药物相互作用】　本品在碱性溶液中可分解,故不宜与硫喷妥钠混合使用。凡可降低假性胆碱酯酶活性的药物都可使其作用增加,如胆碱酯酶抑制药环磷酰胺、氮芥等抗肿瘤药,普鲁卡因、可卡因等局麻药。氨基糖苷类抗生素及多肽类抗生素如多黏菌素 B 也有肌肉松弛作用,与琥珀胆碱合用时易致呼吸肌麻痹,应注意。

(二)非去极化型肌松药

非去极化型肌松药又称竞争性肌松药。这类药物能与 ACh 竞争神经肌肉接头的 N_M 受体,但不激动受体,能竞争性地阻断 ACh 的去极化作用,使骨骼肌松弛。抗胆碱酯酶药可拮抗其肌松作用,故过量时可用新斯的明解救。

本类药物多为天然生物碱及其类似物,筒箭毒碱为经典药物,但作用时间较长,用药后作用不易逆转,副作用多,现已少用。其他非去极化型肌松药有阿曲库铵(atracurium)、多库铵(doxacurium)和米库铵(mivacurium)等,他们在起效时间和维持时间上存在差异,目前已基本取代筒箭毒碱,用作麻醉辅助药。

筒箭毒碱

筒箭毒碱(d-tubocurarine)是从南美印第安人用数种植物制成的植物浸膏箭毒中提取的生物碱,是临床应用最早的典型非去极化型肌松药。口服难吸收,静脉注射 3～4 min 即产生肌肉松弛作用,其肌肉松弛作用从眼和头面部开始,然后颈部、四肢和躯干肌松弛,继之肋间肌松弛,出现腹式呼吸,如剂量加大,最终导致膈肌麻痹,呼吸停止。肌肉松弛恢复时,其次序与肌肉松弛时相反,膈肌麻痹恢复最快。

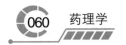

【临床应用】 临床作为外科麻醉辅助用药,用于胸腔手术和气管插管等,也可用于控制破伤风的肌肉痉挛。该药还具有神经节阻断和释放组胺作用,可引起心率减慢、血压下降、支气管痉挛和唾液分泌增多等。禁用于重症肌无力、支气管哮喘和严重休克者。因其不良反应较多,现已少用。

问题分析与能力提升

患者,女,23 岁,因失恋自服农药(敌敌畏 200 mL),出现口吐白沫、呕吐,随后神志不清、烦躁、出汗,并伴有抽搐等,被发现后急送医院急诊科就诊。患者出现瞳孔缩小、口吐白沫、出汗、肺部湿啰音、肌颤、躁动不安等。胆碱酯酶活性检测为 30%。诊断为有机磷酸酯类中度中毒。

请分析:

1. 应该用哪几种药物解救患者?
2. 这些药物使用时应注意什么?

思考题

1. 简述阿托品的药理作用和临床应用。
2. 简述山莨菪碱和东莨菪碱的作用有何不同。
3. 比较阿托品和毛果芸香碱对眼睛的作用。
4. 比较琥珀胆碱和筒箭毒碱的肌肉松弛作用特点有何不同。

(王　鹏)

第八章　肾上腺素受体激动药

学习目标

1. 掌握肾上腺素受体激动药各代表药的药理作用、临床应用及不良反应。
2. 熟悉肾上腺素激动药对心率、血压的影响及在休克治疗中的应用。
3. 了解肾上腺素激动药的化学结构。

肾上腺素受体激动药是一类能够与肾上腺素受体结合并激动这些受体产生拟肾上腺素样作用的药物，又称拟肾上腺素药。拟肾上腺素药的基本化学结构是 β-苯乙胺。根据苯环上羟基数量不同，可将肾上腺素受体激动药分为两大类：儿茶酚胺类和非儿茶酚胺类。其中肾上腺素、去甲肾上腺素、异丙肾上腺素和多巴胺等具有儿茶酚结构，故称儿茶酚胺类；麻黄碱、间羟胺等不含儿茶酚结构，故称非儿茶酚胺类。

根据药物对不同肾上腺素受体亚型选择性的不同，肾上腺素受体激动剂又可分为 3 类。①α、β 受体激动剂：肾上腺素（adrenalin，AD）、多巴胺、麻黄碱等。②α 受体激动剂：α_1、α_2 受体激动剂，去甲肾上腺素（noradrenaline，NA）、间羟胺等；α_1 受体激动剂，去氧肾上腺素（phenylephrine）等；α_2 受体激动剂：羟甲唑啉（oxymetazoline）等。③β 受体激动剂：β_1、β_2 受体激动剂，异丙肾上腺素（isoprenaline）等；β_1 受体激动剂，多巴酚丁胺（dobutamine）等；β_2 受体激动剂，沙丁胺醇（albuterol）、吡布特罗（pirbuterol）、福莫特罗（formoterol）、特布他林（terbutaline）等。

第一节　α、β 受体激动剂

肾上腺素

肾上腺素是肾上腺髓质的主要激素，其生物合成主要是在髓质嗜铬细胞中首先形成去甲肾上腺素，然后进一步甲基化形成肾上腺素。药用肾上腺素可从家畜肾上腺提取或人工合成，理化性质与去甲肾上腺素相似，化学性质不稳定，见光易失效；在中性尤其是碱性溶液中，易氧化呈粉红色或棕色失去活性，故临床用盐酸肾上腺素。

【体内过程】　口服后在碱性肠液、肠黏膜及肝内易被破坏氧化失效，不能达到有效血药浓度，故口服无效。皮下注射时使血管收缩，故吸收缓慢，但作用持续时间可达 1 h 左右。肌内注射的吸收速度远较皮下注射快，作用时间维持 10 ~ 30 min，临床常用给药方式为皮下注射和肌内注射。

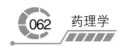

药物进入体内后分布广泛,可通过胎盘屏障,也可通过乳汁分泌,但不易通过血脑屏障。其主要由存在于肝和其他组织的 MAO 和 COMT 来完成代谢,代谢产物及少量原形药物经肾排出体外。

【药理作用】　肾上腺素通过直接激动 α 受体和 β 受体,产生药理作用,作用广泛而复杂。

1. 心脏　肾上腺素作用于心肌、心肌传导系统以及窦房结的 $β_1$ 受体,使心脏兴奋,心肌收缩力加强,传导加速,心率加快,最终使心输出量增加,且作用迅速。但不利的一面是其可提高心肌代谢,使心肌耗氧量也随之增加,加上心肌兴奋性提高,如给药时剂量过大或静脉注射速度过快,可引起心律失常,出现期前收缩,甚至引起心室颤动。

2. 血管　不同部位血管上所分布的肾上腺素受体类型不同,因此,肾上腺素对血管的作用表现也不一样:激动皮肤、黏膜和内脏血管平滑肌上的 $α_1$ 受体,皮肤、黏膜和内脏血管收缩,以皮肤、黏膜血管收缩最为强烈,内脏血管尤其是肾脏血管,也显著收缩;激动骨骼肌血管和冠状动脉上的 $β_2$ 受体,骨骼肌血管扩张,冠状动脉扩张;对脑和肺血管的收缩作用十分弱,有时反而会因为血压升高而被动扩张。

3. 血压　肾上腺素对血压的影响因剂量和给药途径而异。皮下注射治疗量或用低浓度静脉滴注时,激动 $β_1$ 受体,使心脏兴奋,心输出量增加,故收缩压升高。激动 $β_2$ 受体,骨骼肌血管扩张。激动部分 $α_1$ 受体,皮肤、黏膜和内脏血管收缩。在此剂量下,骨骼肌血管的扩张作用抵消或超过了皮肤、黏膜和内脏血管的收缩作用,所以总外周血管阻力不变或略降,故舒张压不变或下降。对于机体而言,收缩压升高、舒张压不变或下降,脉压增大,有利于组织器官的血液供应,使机体更能满足紧急状态下机体能量供应的需要。较大剂量静脉注射时,肾上腺素除了对心脏的兴奋作用和骨骼肌血管的扩张作用之外,其对 $α_1$ 受体的激动作用更强。此时,皮肤、黏膜和内脏血管的收缩作用远远超过骨骼肌血管的扩张作用,总外周阻力增加,故较大剂量时收缩压和舒张压均升高。

肾上腺素的典型血压改变多为双相反应,即给药后迅速出现明显的升压作用,而后出现微弱的降压反应,后者持续作用时间较长。如预先给予 α 受体阻滞剂,肾上腺素的升压作用可被翻转,呈现明显的降压反应,表现出肾上腺素对血管 $β_2$ 受体的激动作用。故在氯丙嗪因过量中毒引起的血压下降抢救时,不应使用肾上腺素升压,而应该选择去甲肾上腺素。

4. 平滑肌　肾上腺素对平滑肌的作用主要取决于器官组织上的肾上腺素受体类型。激动支气管平滑肌的 $β_2$ 受体,发挥强大的扩张支气管作用,并能抑制肥大细胞释放组胺等过敏性物质。激动支气管黏膜血管的 $α_1$ 受体,使其收缩,降低毛细血管的通透性,有利于减轻或消除支气管黏膜水肿;肾上腺素能抑制胃肠道平滑肌,表现为张力降低、自发性收缩频率和幅度减少;肾上腺素激动 β 受体可使膀胱逼尿肌舒张,激动 α 受体使三角肌和括约肌收缩,易引起排尿困难和尿潴留。

5. 代谢　肾上腺素能提高机体基础代谢率,治疗量下,可使耗氧量增加 20%~30%。肾上腺素即可通过激动 α 受体和 $β_2$ 受体使肝糖原分解增加,同时也可降低外周组织对葡萄糖摄取的作用,故肾上腺素升高血糖作用较显著;肾上腺素通过激动 $β_3$ 受体还可激活甘油三酯酶加速脂肪分解,使血液中游离脂肪酸含量升高。

【临床应用】

1. 心搏骤停　可用于溺水、麻醉和手术过程中的意外、药物中毒、传染病以及心脏传导阻滞等多种原因所致的心搏骤停。在进行心脏按压、人工呼吸等措施的同时,可用肾上腺素进行静脉注射、心室内注射或气管给药,使心脏重新起搏。但需注意,心内注射一般用于开放式心脏按压或没有其他给药途径可用时。对电击引起的心搏骤停,使用肾上腺素配合电除颤等进行抢救也能收到一定的疗效。

2. 过敏性休克　肾上腺素在数分钟之内就可以逆转过敏性休克的多种严重症状。肾上腺素激

动 α 受体,收缩小动脉和毛细血管前括约肌,降低毛细血管的通透性,可消除黏膜水肿;激动 β 受体可改善心功能,升高血压,缓解支气管痉挛,减少过敏介质释放,扩张冠状动脉,可迅速缓解过敏性休克的临床症状,挽救患者的生命,为治疗过敏性休克的首选药。应用时一般肌内或皮下注射给药,严重病例亦可用生理盐水稀释 10 倍后缓慢静脉注射,但必须控制注射速度和用量,以免引起血压骤升及心律失常等不良反应。

3. 支气管哮喘　肾上腺素可解除哮喘时的支气管平滑肌痉挛,抑制组织和肥大细胞释放过敏介质,减轻呼吸道水肿,从而使支气管哮喘急性发作得到迅速控制(皮下、吸入或肌内注射能于数分钟内奏效)。但本品由于不良反应严重,仅用于急性发作者。

4. 与局麻药配伍及局部止血　在局麻药中加入少量肾上腺素,可使注射部分的血管收缩而延缓局麻药的吸收,延长麻醉时间,并减少局麻药吸收中毒的发生。一般局麻药中肾上腺素的浓度为1∶25 000,一次量不要超过 0.3 mg。但在末梢部位手术,如手指、足趾、耳郭、阴茎等,局麻药中不宜加肾上腺素,以免引起局部组织缺血性坏死。此外,鼻黏膜出血和牙龈出血时,可将浸有 0.1% 盐酸肾上腺素的纱布或棉球堵塞出血处,使微血管收缩而达到局部止血的目的。

【不良反应】　常见不良反应为心悸、烦躁、头晕、头痛和注射部位的刺痛感等。剂量过大或静脉注射过快也可引起一些严重的不良反应,如血压骤升、心律失常、肺水肿、心搏骤停等,有发生脑出血的危险,故应严格控制给药剂量和速度。禁用于高血压、脑动脉硬化、器质性心脏病、糖尿病和甲状腺功能亢进症等。

多巴胺

多巴胺是去甲肾上腺素生物合成的前体物质,药用为人工合成品。

【体内过程】　口服易在肠黏膜和肝内被破坏而失效,主要采用静脉滴注给药。静脉注射 5 min内起效,但因在体内迅速被 MAO 和 COMT 代谢,故作用时间仅维持 10 min 左右。以代谢产物或原形经肾排出。不易透过血脑屏障,外周给药对中枢无明显影响。

【药理作用】　多巴胺主要通过激动 α 受体、β 受体及多巴胺受体产生相应的药理作用,其中对 β_2 受体的影响十分弱。

1. 心脏　通过激动心脏 β_1 受体,使心脏兴奋,心肌收缩力加强,心输出量增加。一般剂量对心率影响不明显,大剂量时可加快心率。与肾上腺素相比,其兴奋心脏的作用较温和,较少引起心律失常。

2. 血管和血压　治疗剂量时,激动多巴胺受体,肾和肠系膜血管扩张。激动 β_1 受体,使心脏兴奋,心输出量增加,故收缩压升高。激动部分 α_1 受体,皮肤、黏膜和内脏血管收缩。对不同部位血管既有收缩作用又有扩张作用,因此,其对舒张压的影响要看总外周血管阻力的变化。由于肾和肠系膜血管的扩张作用抵消或略低于皮肤、黏膜和内脏血管的收缩作用,总外周血管阻力不变或略增加,因此舒张压不变或略升。较大剂量静脉注射时,多巴胺对 α_1 受体的激动作用占优势。此时,皮肤、黏膜和内脏血管(包括肾脏和肠系膜血管)均收缩,总外周阻力增加,故较大剂量时收缩压和舒张压均升高。

3. 肾脏　治疗量的多巴胺激动肾血管多巴胺受体,使血管扩张,肾血流增加,肾小球滤过率增加;还可直接抑制肾小管对钠离子的重吸收,产生一定的排钠利尿作用。但用大剂量时,因肾血管上的 α_1 受体被激动,肾脏血管收缩,肾血流量此时减少。

【临床应用】　临床主要用于治疗各种休克,如低血容量性休克、心源性休克、感染性休克等,尤其适用于伴有心肌收缩力减弱及尿量减少者,但应用该药前一定要注意先补足血容量。此外,本品

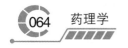

尚可与利尿药合用用于急性肾功能衰竭的治疗。

【不良反应】 治疗量时常见不良反应为头痛、恶心、呕吐,一般较轻。如剂量过大或滴注速度太快也可导致心动过速、血压升高、心律失常,以及肾血管收缩所致肾功能减退等。一旦发生,应减慢滴注速度或停药。如仍不消失,可用酚妥拉明拮抗。

麻黄碱

麻黄碱是从植物麻黄中提取的生物碱。2 000 年前的《神农本草经》即有麻黄能"止咳逆上气"的记载,麻黄碱现已人工合成,药用其左旋体或消旋体。

【体内过程】 口服易吸收,可通过血脑屏障。小部分在体内经脱胺氧化而被代谢,大部分以原形经肾排泄,在体内消除速率缓慢,故作用维持时间较肾上腺素持久。$t_{1/2}$ 为 3~6 h。

【药理作用】 麻黄碱可直接和间接激动肾上腺素受体。它的直接作用在不同组织可表现为激动 α_1、α_2、β_1 和 β_2 受体,另外可促进肾上腺素能神经末梢释放去甲肾上腺素而发挥间接作用。与肾上腺素比较,麻黄碱具有下列特点:①化学性质稳定,口服有效;②拟肾上腺素作用弱而持久;③中枢兴奋作用较显著;④易产生快速耐受性。

1. 心脏 升高血压使心脏兴奋,心肌收缩力加强,传导加快,心率加快,最终心输出量增加。在整体情况下由于血压升高,反射性减慢心率,这一作用会抵消其直接加快心率的作用,故心率变化不大。麻黄碱的升高血压作用出现缓慢,但维持时间较长(3~6 h)。

2. 平滑肌 对支气管平滑肌的松弛作用与肾上腺素相比,起效慢,作用较弱但持久。也能抑制胃肠道平滑肌和扩瞳。

3. 中枢神经系统 麻黄碱具有较显著的中枢兴奋作用,较大剂量时可兴奋大脑和皮质下中枢,引起精神兴奋、不安和失眠等。

【临床应用】

1. 麻醉 所致低血压肌内注射或皮下注射作为蛛网膜下腔麻醉(腰麻)和硬膜外麻醉的辅助用药以预防低血压;亦可用本品 10~30 mg 静脉注射,治疗局麻药中毒出现的低血压。

2. 支气管哮喘 主要用于防治轻度支气管哮喘,对重症、急性支气管哮喘效果较差。也常与止咳祛痰药组成复方用于痉挛性咳嗽。

3. 鼻塞 用 0.5%~1.0% 溶液滴鼻可消除鼻黏膜肿胀,减轻鼻塞症状。

4. 荨麻疹和血管神经性水肿 可减轻荨麻疹和血管神经性水肿的皮肤黏膜水肿症状。

【不良反应】 有时出现中枢兴奋所致的不安、失眠等,晚间服用宜加镇静催眠药防止失眠。连续滴鼻治疗过久,可产生反跳性鼻黏膜充血或萎缩。禁忌证同肾上腺素。

第二节 α 受体激动剂

一、α_1、α_2 受体激动剂

去甲肾上腺素

去甲肾上腺素是去甲肾上腺素能神经末梢释放的主要递质,也可由肾上腺髓质少量分泌。药

用为人工合成品,化学性质不稳定,见光、遇热易失效。在中性溶液,尤其在碱性溶液中会迅速氧化变为粉红色乃至棕色而失效。在酸性溶液中较稳定,常用其重酒石酸盐。

【体内过程】　口服因局部作用使胃黏膜血管收缩而影响其吸收,在肠内易被碱性肠液破坏;皮下注射时,因血管剧烈收缩吸收很少,且易发生局部组织坏死,故一般采用静脉滴注给药。静脉给药后起效迅速,停止滴注后,作用仅维持 1 ~ 2 min。外源性去甲肾上腺素不易透过血脑屏障,很少到达脑组织。内源性和外源性去甲肾上腺素大部分在肝内代谢为无活性的代谢产物经肾排泄,仅微量以原形排出体外。

【药理作用】　去甲肾上腺素为非选择性 α 受体激动剂,对 α_1 和 α_2 受体均有激动作用,对心脏 β_1 受体作用较弱,对 β_2 受体几乎无作用。

1. 心脏　激动心脏的 β_1 受体,心脏兴奋,心肌收缩力增强,心率加快,传导加速,心输出量增加,心肌耗氧量也明显增加。与肾上腺素相比,其对心脏的作用较弱。

2. 血管　激动血管 α_1 受体,使血管收缩,主要使小动脉和小静脉收缩。其中皮肤黏膜血管收缩最明显,其次是肾脏血管。此外,脑、肝、肠系膜甚至骨骼肌血管也呈收缩反应。动脉收缩使血流量减少,静脉的显著收缩使总外周阻力增加。冠状血管扩张,主要是由于心脏兴奋,心肌的代谢产物(腺苷等)增加所致,同时因血压升高,提高冠状血管的灌注压,故冠状动脉流量增加。激动血管壁的去甲肾上腺素能神经末梢突触前膜 α_2 受体,抑制去甲肾上腺素释放。

3. 血压　低剂量时,激动心脏的 β_1 受体,心脏兴奋,收缩压升高;由于只激动血管上部分 α_1 受体,此时,血管收缩作用尚不十分剧烈,外周阻力略微增加,舒张压略升,脉压加大。较大剂量时,因血管上更多 α_1 受体被激动,血管强烈收缩,外周阻力明显增加,故收缩压升高的同时舒张压也明显升高,脉压变小。

4. 其他　对其他平滑肌作用很弱;对机体代谢的影响也很小,只有大剂量时才出现血糖升高;由于不易通过血脑屏障,对中枢神经系统基本无作用。

【临床应用】

1. 休克　治疗休克的关键是补充血容量,改进重要器官的血液供应,改善微循环。去甲肾上腺素能使休克患者血管收缩,心脏兴奋,血压升高,脑及冠状动脉血流量增加,在短时间内可保证重要脏器的血液供应。但若长期应用,血管强烈收缩,外周阻力显著增高,心脏负担加重,心肌耗氧量增加,反而使组织缺血缺氧加重,故去甲肾上腺素在休克治疗中已不占主要地位,目前仅限用于某些休克类型如早期神经源性休克、药物中毒(如氯丙嗪、酚妥拉明)引起的低血压等。切忌长时间、大剂量使用,以免造成微循环障碍加重和肾功能衰竭。

2. 上消化道出血　取本品用适量生理盐水稀释后口服,可使食管或胃黏膜血管收缩而产生局部止血效果。

【不良反应】

1. 局部组织缺血和坏死　静脉滴注时间过长、浓度过高或药液漏出血管时,可引起局部组织缺血坏死。用药期间如发现外漏或观察到注射部位出现皮肤苍白、发凉、水肿等表现,应立即更换注射部位,原有部位可进行热敷,并用普鲁卡因或 α 受体阻滞剂如酚妥拉明作局部浸润注射。

2. 急性肾功能衰竭　静脉滴注时间过长或剂量过大,可使肾脏血管剧烈收缩,导致患者出现少尿、无尿等肾功能损害表现,故用药期间应严格控制静脉滴注速度,严密监测患者的尿量和血压,切记患者尿量至少要保持在每小时 25 mL 以上。

【禁忌证】　伴有高血压、动脉硬化、器质性心脏病、少尿、无尿、严重微循环障碍的患者及孕妇禁用。

△**间羟胺**：又名阿拉明，化学性质较去甲肾上腺素稳定，故作用维持时间较长。主要对 α 受体激动作用较强，而对 β_1 受体激动作用较弱。此外，间羟胺还可被去甲肾上腺素能神经末梢摄取进入囊泡，通过置换作用使囊泡中的去甲肾上腺素释放出来发挥拟肾上腺素样作用。与去甲肾上腺素相比，其作用特点为：①升高血压的作用弱而持久；②对肾脏血管的收缩作用较弱，不易引起肾功能衰竭；③对心率影响不大，有时反而因血压升高反射性地使心率减慢，故不易引起心律失常；④给药方便，静脉滴注或肌内注射均可。故间羟胺现常作为去甲肾上腺素的替代品，用于各种休克早期和其他低血压状态。也可用于阵发性房性心动过速，特别是伴有低血压的患者，反射性减慢心率，并对窦房结可能具有直接抑制作用，使心率恢复正常。

二、α_1 受体激动剂

去氧肾上腺素

去氧肾上腺素又名新福林，为人工合成的肾上腺素受体激动药。本药主要通过激动血管上 α_1 受体而产生血管收缩作用。该作用与去甲肾上腺素相似而较弱。

【**临床应用**】 临床最常用于普通感冒和过敏反应所致的鼻黏膜充血，口服或鼻内给药均可。当用鼻喷雾剂或滴鼻剂时，去氧肾上腺素通过收缩鼻黏膜血管而减轻鼻黏膜充血症状。此外，由于它少具或不具 β 受体激动作用，对心脏的影响极小。因此，对于防治硬膜外和蛛网膜下腔麻醉所引起的急性低血压，去氧肾上腺素与肾上腺素及去甲肾上腺素相比具有更大优势，因而更为常用，给药途径为肠道外给药。本药能激动瞳孔开大肌上的 α_1 受体，使之收缩，产生扩瞳作用。与阿托品相比，本药扩瞳作用弱，起效快而维持时间短，主要在眼底检查时作为快速短效的扩瞳药。

【**不良反应**】 本药局部应用最常见的不良反应为鼻黏膜的刺痛感、闭角型青光眼、畏光等。肠道外给药时可引起中枢神经系统的刺激症状，表现为焦虑、烦躁、震颤等。严重高血压、心动过缓及心肌缺血患者、正在服用硝酸酯类抗心绞痛药物者、闭角型青光眼患者均禁用本药。甲状腺功能亢进症和糖尿病患者对本药的敏感性增强，需慎用。

第三节　β 受体激动剂

一、β_1、β_2 受体激动剂

异丙肾上腺素

异丙肾上腺素为人工合成品，药用其盐酸盐，化学结构是去甲肾上腺素氨基上的氢原子被异丙基所取代，是经典的 β_1、β_2 受体激动剂。

【**体内过程**】 口服易在肠黏膜与硫酸基结合而失效；气雾剂吸入给药，吸收较快；舌下含服因能扩张局部血管，少量可从黏膜下的舌下静脉丛迅速吸收。吸收后主要在肝及其他组织中被 COMT 所代谢，较少被 MAO 代谢，也较少被去甲肾上腺素能神经末梢所摄取，因此，其作用维持时间较肾上腺素略长。

【药理作用】　为非选择性 β 受体激动剂,对 $β_1$ 和 $β_2$ 受体均有强大的激动作用,对 α 受体基本无作用。

1. 心脏　激动心脏 $β_1$ 受体,心脏兴奋,表现为心肌收缩力增强、心肌传导加速、心率加快,最终使心输出量增加。其对心脏的兴奋作用与肾上腺素相比,异丙肾上腺素加速传导和加快心率的作用更强,尤其对窦房结的兴奋作用明显,也能导致心律失常,但较少引起心室颤动。

2. 血管和血压　激动 $β_2$ 受体,使血管扩张,其中骨骼肌血管和冠状动脉扩张最为明显,肾脏和肠系膜血管扩张不明显。由于心脏兴奋和外周血管扩张,使收缩压升高而舒张压下降,脉压增大。大剂量静脉注射可使静脉强烈扩张,回心血量减少,有效血容量下降,心输出量减少,引起血压明显降低,此时收缩压和舒张压均降低。

3. 支气管　激动 $β_2$ 受体,支气管平滑肌松弛,支气管扩张,此作用强于肾上腺素;还可抑制组胺等过敏介质的释放,但不能收缩支气管黏膜血管,故消除支气管黏膜水肿的作用不如肾上腺素。久用可产生耐受性。

4. 代谢　异丙肾上腺素通过促进糖原和脂肪分解,可使血糖和血中游离脂肪酸含量升高,同时增加组织耗氧量。与肾上腺素相比,其升高血中游离脂肪酸作用相似,升高血糖作用则较弱。

【临床应用】

1. 心搏骤停　用于心室自身节律缓慢、高度房室传导阻滞或窦房结功能衰竭而并发的心搏骤停,常与去甲肾上腺素或间羟胺合用作心室内注射。

2. 房室传导阻滞　具有强大的加速传导作用,静脉滴注或舌下含药,治疗二度、三度房室传导阻滞。

3. 支气管哮喘　气雾吸入或舌下给药,可迅速控制支气管哮喘急性发作。因易引起心悸等,久用可出现耐受性,近年已被选择性 $β_2$ 受体激动剂如沙丁胺醇等所取代。

4. 休克　可用于心源性休克和感染中毒性休克的治疗。

【不良反应】　常见的有心悸、头痛、皮肤潮红等。气雾剂治疗哮喘时,患者如不正确掌握剂量,频繁吸入或一次吸入过量,可致心肌耗氧量明显增加,易引起严重心律失常。长期使用可产生耐受性,一般停药 7~10 d 后,耐受性可消失。

【禁忌证】　禁用于冠心病、心律失常、高血压及其他严重心脏疾病患者。甲状腺功能亢进症和糖尿病患者对本药的敏感性增强,亦需慎用。

二、$β_1$ 受体激动剂

多巴酚丁胺

多巴酚丁胺为人工合成品,其化学结构和体内过程与多巴胺相似,口服无效,仅供静脉注射给药。

【药理作用】　主要激动 $β_1$ 受体。多巴酚丁胺是含有右旋多巴酚丁胺和左旋多巴酚丁胺的消旋体。前者阻滞 $α_1$ 受体,后者激动 $α_1$ 受体,对 α 受体的作用因此而抵消。两者都激动 β 受体,但前者激动 β 受体作用为后者的 10 倍。消旋多巴酚丁胺的作用是两者的综合结果,主要表现激动 $β_1$ 受体。与异丙肾上腺素比较,本品的正性肌力作用比正性频率作用显著,故对心率影响较小。

【临床应用】　主要用于治疗心肌梗死并发心力衰竭,多巴酚丁胺可增加心肌收缩力,增加心排出量和降低肺毛细血管楔压,并使左室充盈压明显降低,使心功能改善,继发地促进排钠、排水、增加尿量,有利于消除水肿。

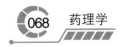

【不良反应】 用药期间可引起血压升高、心悸、头痛、气短等不良反应。偶致室性心律失常。

其他 β_1 受体激动剂有普瑞特罗（prenalterol）、扎莫特罗（xamoterol）等，主要用于慢性充血性心力衰竭的治疗。

三、β_2 受体激动剂

β_2 受体激动剂通过激动支气管平滑肌上的 β_2 受体，使支气管扩张，临床主要用于哮喘的治疗。短效类常用于控制哮喘的急性发作；中长效类由于起效慢，一般多用于哮喘的预防。给药途径可采用口服、吸入或肠道外。其中吸入为最常见的给药途径。吸入给药时不良反应较小，其他途径给药时由于激动心脏 β_1 受体可引起心绞痛发作、心律失常等心脏方面的损害。常用的药物有沙丁胺醇（salbutamol）、特布他林（terbutaline）、克仑特罗（clenbuterol）、奥西那林（orciprenaline）、沙美特罗（salmeterol）等（详见第二十七章）相关内容。

问题分析与能力提升

患者，男，25 岁，因感冒加重在当地医院静脉滴注头孢曲松钠时突发恶心、呕吐，随即意识丧失，双目上视，四肢抽搐。诊断为过敏性休克，经抢救后患者恢复正常。

请分析：

1. 用于抢救过敏性休克的首选药物是什么？
2. 请解释说明该药首选用于过敏性休克的理由。

思考题

1. 试述肾上腺素治疗过敏性休克的药理学基础。
2. 试比较肾上腺素、去甲肾上腺素和异丙肾上腺素药理作用和临床应用的异同。
3. 患者 30 min 前被马蜂蜇伤，医生给患者所用的药物为肾上腺素，请说明使用这一药物的理由。

（王　鹏）

第九章 肾上腺素受体阻滞药

课件

▨▨▨▨▨ **学习目标** ▨▨▨▨▨

1. 掌握普萘洛尔的作用机制、临床应用和不良反应。
2. 熟悉 β 受体阻滞剂的分类、药理作用及临床应用。
3. 了解 α 受体阻滞剂酚妥拉明和酚苄明的药理作用和临床应用。

　　肾上腺素受体阻滞药,又称肾上腺素受体拮抗药,是一类能与肾上腺素受体结合,本身不产生或较少产生拟肾上腺素作用,但却能阻断肾上腺素能神经递质或肾上腺素受体激动药产生作用的药物。

　　肾上腺素受体阻滞药根据对 α 和 β 肾上腺素受体选择性的不同,分为 α 肾上腺素受体阻滞药(简称 α 受体阻滞剂)、β 肾上腺素受体阻滞药和 α、β 肾上腺素受体阻滞药(简称 α、β 受体阻滞剂)。

第一节　α 受体阻滞剂

　　α 受体阻滞剂能选择性地与 α 肾上腺素受体结合,其本身不激动或较弱激动肾上腺素受体,却能阻碍去甲肾上腺素能神经递质及肾上腺素受体激动药与 α 受体结合,从而产生抗肾上腺素作用。当其与肾上腺素合用时,可将肾上腺素的升压作用翻转为降压作用,这一现象称为"肾上腺素作用翻转"。这是由于 α 受体阻滞剂选择性地阻断了与血管收缩有关的 α 受体,与血管扩张有关的 β 受体未被阻断,所以肾上腺素的血管收缩作用被取消,而血管扩张作用得以充分地表现出来。对于主要作用于血管 α 受体的去甲肾上腺素,它们只取消或减弱其升压效应而无"翻转作用"。对于主要作用于 β 受体的异丙肾上腺素的降压作用则无影响(图 9-1)。

　　根据对 α 受体亚型阻断作用的选择性不同和作用时间的长短,可将 α 受体阻滞剂分为 3 类:①α_1、α_2受体阻滞剂,为非选择性 α 受体阻滞剂,包括短效类如酚妥拉明(phentolamine)和妥拉唑啉(tolazoline)、长效类如酚苄明(phenoxybenzamine)。②α_1受体阻滞剂,如哌唑嗪(prazosin)等。③α_2受体阻滞剂,如育亨宾(yohimbine)。

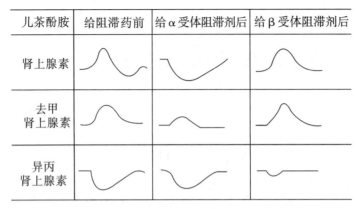

儿茶酚胺	给阻滞药前	给α受体阻滞剂后	给β受体阻滞剂后
肾上腺素			
去甲肾上腺素			
异丙肾上腺素			

图9-1　肾上腺素、去甲肾上腺素和异丙肾上腺素对血压的影响

一、α₁、α₂受体阻滞剂

酚妥拉明

酚妥拉明为咪唑啉类人工合成品,药用其磺酸盐。对 α_1、α_2 受体具有相似的亲和力,故称为非选择性 α 受体阻滞剂。

【体内过程】　酚妥拉明生物利用度低,口服效果仅为注射给药的 20%。口服后 30 min 血药浓度达峰值,作用维持 3～6 h;肌内注射作用维持 30～45 min。所以,常用给药途径为肌内注射或静脉滴注。药物经肝代谢后大多以无活性的代谢产物经肾排出。

【药理作用】　酚妥拉明主要通过阻断 α_1 和 α_2 受体来发挥作用。

1. 血管　通过阻断血管平滑肌上的 α_1 受体和直接扩张血管作用,使皮肤、黏膜和内脏血管扩张,肺动脉压及外周血管阻力下降,血压下降。

2. 心脏　酚妥拉明可兴奋心脏,使心肌收缩力增强,心率加快,心排出量增加。这种兴奋作用部分由血管扩张、血压下降,反射性兴奋交感神经引起;部分是阻断神经末梢突触前膜 α_2 受体,从而促进去甲肾上腺素释放,激动心脏 β_1 受体的结果。

3. 其他　酚妥拉明具有一定的拟胆碱作用,可兴奋胃肠道平滑肌使其收缩。此外,还具有组胺样作用,可使胃酸分泌增加、皮肤潮红等。

【临床应用】

1. 治疗外周血管痉挛性疾病　用于治疗肢端动脉痉挛症(雷诺病)、血栓闭塞性脉管炎、冻伤后遗症等。

2. 静脉滴注去甲肾上腺素外漏　长期过量静脉滴注去甲肾上腺素或静脉滴注去甲肾上腺素外漏时,可致皮肤缺血、苍白和剧烈疼痛,甚至坏死,此时可用酚妥拉明 5 mg 溶于 10～20 mL 生理盐水中皮下注射,通过发挥扩张血管作用减轻由于上述药物外漏所致的局部组织缺血和坏死。

3. 肾上腺嗜铬细胞瘤的诊断和治疗　酚妥拉明可用于防治肾上腺嗜铬细胞瘤手术切除过程中引发的高血压危象。也可用于肾上腺嗜铬细胞瘤的诊断、骤发高血压危象以及手术前的准备。作鉴别诊断试验时,可引起严重低血压,曾有致死的报道,故应特别慎重。

4. 休克　酚妥拉明能阻断 α_1 受体,使皮肤、黏膜及内脏血管扩张,降低外周阻力,使心排出量增加,并能降低肺循环阻力,防止肺水肿的发生,从而改善休克状态时的内脏血液灌注,解除微循环障碍。尤其对休克症状改善不佳而左心室充盈压增高者疗效好。适用于感染性、心源性和神经源性休克。但给药前必须补足血容量。有人主张合用去甲肾上腺素,目的是对抗去甲肾上腺素强大的 α_1 受体激动作用,使血管收缩作用不致过分剧烈,并保留对心脏 β_1 受体的激动作用,使心收缩力增加,提高其抗休克的疗效,减少毒性反应。

5. 顽固性充血性心力衰竭　心力衰竭发生时,因心输出量减少,反射性兴奋交感神经系统,外周血管阻力增加,肺动脉压升高,易产生肺水肿。应用酚妥拉明后血管扩张,外周血管阻力下降,心脏后负荷明显降低,心每搏输出量增加,左心室舒张末期压与肺动脉压也都下降,从而减轻因心力衰竭引起的肺水肿等各种症状和体征。用酚妥拉明等血管扩张药治疗其他药物无效的急性心肌梗死及顽固性充血性心力衰竭。

【不良反应】　常见不良反应为直立性低血压及因拟胆碱作用和组胺样作用所致胃肠道反应如恶心、呕吐、腹痛、腹泻、诱发或加重胃十二指肠溃疡等。静脉给药时可引起较严重的不良反应如心率过快、心律失常和心绞痛等,因此,静脉注射或静脉滴注时须缓慢。胃炎、胃十二指肠溃疡病、冠心病患者慎用。

酚苄明

酚苄明为人工合成品,是长效非选择性 α 受体阻滞剂。

【体内过程】　口服吸收差,仅 20%～30% 被吸收;局部刺激性强,不宜作肌内或皮下注射,故该药仅能静脉给药。静脉注射 1 h 后药物可达最大效应。此药脂溶性高,可蓄积于脂肪组织,然后缓慢释放,故作用持久。其主要经肝代谢,经肾及胆汁排泄。一次用药,12 h 排泄 50%,24 h 排泄 80%,作用可维持 3～4 d。

【药理作用】　酚苄明通过阻断 α 受体,使血管扩张,外周血管阻力下降,舒张压下降,收缩压改变很少。由于血压下降可反射性兴奋交感神经系统,同时酚苄明还可阻断突触前 α_2 受体,促使神经末梢释放去甲肾上腺素增多,同样对心脏产生兴奋作用,两者最终都可使心率加快。此外,此药高浓度时还具有抗 5-羟色胺作用及拟组胺样作用。

【临床应用】　用于外周血管痉挛性疾病及血栓闭塞性脉管炎;出血性、创伤性和感染性休克;嗜铬细胞瘤;良性前列腺增生引起的阻塞性排尿困难等。

【不良反应】　常见直立性低血压、鼻塞、心悸等;口服可致恶心、呕吐、嗜睡及疲乏等。静脉注射过快可引起心悸或心律失常,故必须缓慢给药并且密切监护。

二、α_1 受体阻滞剂

△哌唑嗪:α_1 受体阻滞剂对动脉和静脉的 α_1 受体有较高的选择性阻断作用,对去甲肾上腺素能神经末梢突触前膜上的 α_2 受体无明显作用,故在拮抗去甲肾上腺素和肾上腺素升压作用的同时,无促进神经末梢释放去甲肾上腺素的作用,无明显加快心率作用,也不增加肾素的分泌。代表药物为哌唑嗪,同类药物还有特拉唑嗪(terazosin)、多沙唑嗪(doxazosin)、布那唑嗪(bunazosin)、乌拉地尔(urapodil)等,主要用于治疗高血压(详见第二十章抗高血压药相关内容)。

三、α_2 受体阻滞剂

△育亨宾:为选择性 α_2 受体阻滞剂。α_2 受体在介导交感神经系统反应中起重要作用,包括中枢

与外周。育亨宾易进入中枢神经系统,阻断 α_2 受体,可促进去甲肾上腺素能神经末梢释放去甲肾上腺素,增加交感神经张力,导致血压升高,心率加快。育亨宾也是 5-HT 的拮抗药。育亨宾主要用做实验研究中的工具药,并可用于治疗男性性功能障碍及糖尿病患者的神经病变。

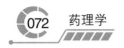 **知识拓展**

雷诺病

雷诺(Raynaud)病是指肢端动脉阵发性痉挛。寒冷刺激或情绪激动等因素易引发作,表现为肢端皮肤颜色间歇性苍白、发绀和潮红的改变。一般以上肢较重,偶见于下肢。由苍白转至正常需 $15 \sim 30$ min。该病的病因目前仍不完全明确,与寒冷刺激,交感神经异常兴奋、内分泌功能失常、遗传等因素有直接关系。许多免疫结缔组织病如皮肌炎、硬皮病、类风湿关节炎、动脉硬化等常伴有雷诺病,因此,认为与机体免疫功能异常也有关。

第二节　β受体阻滞剂

β受体阻滞剂是一类能选择性地与β受体结合,竞争性地阻断肾上腺素受体激动药与β受体结合而发挥作用的药物。根据其对β受体的选择性不同,分为非选择性β受体阻滞剂和选择性 β_1 受体阻滞剂。前者如普萘洛尔(propranolol)、纳多洛尔(nadolol)、吲哚洛尔(pindolol)、噻吗洛尔(timolol)等,后者如美托洛尔(metoprolol)、阿替洛尔(atenolol)、倍他洛尔(betaxolol)、醋丁洛尔(acebutolol)等。

【体内过程】　β受体阻滞剂口服后自小肠吸收,但由于受脂溶性及首过消除的影响,其生物利用度个体差异较大。脂溶性高的药物主要在肝代谢,少量以原形随尿排泄。脂溶性低的药物,主要以原形经肾排泄。由于本类药物主要由肝代谢、肾排泄,肝、肾功能不良者应调整剂量或慎用。

【药理作用】

1.β受体阻断作用

(1)心血管系统:通过阻断心脏 β_1 受体,使心脏抑制,表现为心肌收缩力下降、心肌传导减慢、心率减慢,最终心输出量减少、心肌耗氧量下降、血压略降低。同时,由于非选择性β受体阻滞剂如普萘洛尔等还可阻断血管平滑肌上发挥扩张血管作用的 β_2 受体,导致血管平滑肌上 α_1 受体占优势,血管收缩;再加上心脏抑制,心输出量减少,反射性兴奋交感神经也可导致血管收缩。因此,肝、肾和骨骼肌等血流量减少,冠状动脉血流量同样也减少。

(2)支气管:非选择性β受体阻滞剂通过阻断支气管平滑肌上 β_2 受体,可使支气管收缩,呼吸道阻力增加。但这种作用对正常人影响较小,对于支气管哮喘患者,可诱发或加重哮喘的急性发作。

(3)代谢:一般认为人类脂肪的分解主要与激动 β_1、β_3 受体有关。长期应用非选择性β受体阻滞剂可以增加血浆中 VLDL,中度升高血浆甘油三酯,降低 HDL,而 LDL 浓度无变化,减少游离脂肪酸自脂肪组织的释放,增加冠状动脉粥样硬化性心脏病的危险性。选择性的 β_1 受体阻滞剂对脂肪代谢作用较弱,其作用机制尚待研究。

肝糖原的分解与激动 α_1 和 β_2 受体有关,儿茶酚胺增加肝糖原的分解,可在低血糖时动员葡萄糖。当 β 受体阻滞剂与 α 受体阻滞剂合用时则可拮抗肾上腺素的升高血糖的作用。普萘洛尔并不影响正常人的血糖水平,也不影响胰岛素的降低血糖作用,但能延缓用胰岛素后血糖水平的恢复,可能是其抑制了低血糖引起儿茶酚胺释放所致的糖原分解。β 受体阻滞剂往往会掩盖低血糖症状如心悸等,从而延误了低血糖的及时诊断。

(4)肾素:β 受体阻滞剂通过阻断肾脏肾小球旁器细胞 β_1 受体可抑制肾素的释放,这可能是其作为抗高血压药的作用机制之一。

2.内在拟交感活性　有些 β 肾上腺素受体阻滞剂除了能阻断 β 受体外,对 β 受体亦具有部分激动作用,也称内在拟交感活性(intrinsic sympathomimetic activity,ISA)。这种作用较弱,通常被其 β 受体阻断作用所掩盖。根据药物是否具有内在拟交感活性,β 受体阻滞剂又可分为有内在拟交感活性 β 受体阻滞剂和无内在拟交感活性 β 受体阻滞剂。通常而言,具有内在拟交感活性 β 受体阻滞剂由于其 β 受体阻断作用会被其本身的 β 受体激动作用抵消掉一部分,因此,内在拟交感活性较强的药物与无内在拟交感活性的药物相比,其抑制心脏和收缩支气管的作用会弱一些。

3.膜稳定作用　实验证明,有些 β 受体阻滞剂具有局部麻醉作用和奎尼丁样作用,这两种作用都由于其降低细胞膜对离子的通透性所致,故称为膜稳定作用。在人离体心肌细胞的膜稳定作用要高于临床有效血浓度几十倍时才能发挥,而且即使不具有膜稳定作用的 β 受体阻滞剂同样对心律失常有效。所以认为膜稳定作用在治疗量时与其治疗作用关系不大。

4.眼　本类药物能降低眼压、治疗青光眼,其作用机制可能是通过阻断睫状体的 β 受体,减少环磷酸腺苷(cAMP)生成,进而减少房水产生。

【临床应用】

1.心律失常　对多种原因引起的快速型心律失常有效,尤其对运动或情绪紧张,激动所致心律失常或因心肌缺血、强心苷中毒引起的心律失常疗效好。

2.心绞痛和心肌梗死　对心绞痛有良好的疗效,是治疗心绞痛的主要药物之一,长期应用可减少心绞痛发作次数,提升患者运动耐力。也可用于心肌梗死的治疗,特别是长期应用达两年以上者,可明显减低心肌梗死复发率和猝死率。

3.高血压　通过阻断延髓心血管运动中枢、心脏、肾小球旁器细胞等不同部位的 β 受体,使高血压患者血压下降,尤其适用于伴随心输出量偏高或血浆肾素活性增高的高血压患者,也可与利尿药、钙通道阻滞药、血管紧张素 I 转换酶抑制药联合应用,提高降压疗效。

4.充血性心力衰竭　β 受体阻滞剂对扩张型心肌病的心力衰竭治疗作用明显,现认为与下面几个方面有关:①改善心脏舒张功能;②缓解由儿茶酚胺引起的心脏损害;③抑制前列腺素或肾素所致的收缩血管作用;④使 β 受体上调,恢复心肌对内源性儿茶酚胺的敏感性。

5.其他　可用于治疗偏头痛、肌震颤、肾上腺嗜铬细胞瘤、肝硬化所致上消化道出血、肥厚型心肌病等疾病有效;噻吗洛尔局部应用减少房水形成,降低眼压,用于治疗原发性开角型青光眼;用于治疗甲状腺功能亢进症及甲状腺危象的辅助治疗。

【不良反应】　一般不良反应有恶心、呕吐、轻度腹泻等消化道症状,偶见过敏性皮疹和血小板减少等。严重的不良反应常与应用不当有关,可导致严重后果。

1.心脏抑制　阻断心脏 β_1 受体,心脏抑制,心肌收缩力下降,心肌传导减慢,患者可出现心功能不全、窦性心动过缓、房室传导阻滞等心脏方面的不良反应,甚至还可出现急性心力衰竭和肺水肿、房室传导完全阻滞或心搏骤停等严重不良反应。

2.诱发或加重支气管哮喘　非选择性β受体阻滞剂可阻断支气管平滑肌上的β_2受体,支气管收缩,呼吸道阻力增加,可诱发或加重支气管哮喘的急性发作。

3.外周血管收缩和痉挛　阻断血管平滑肌上β_2受体,使外周血管收缩、痉挛,出现四肢发冷、皮肤苍白或发绀等雷诺病样症状,严重者还可出现间歇性跛行,甚至引起脚趾溃疡或坏死。

4.反跳现象　长期应用β受体阻滞剂时如突然停药,可引起原来病情加重,如血压上升、严重心律失常或心绞痛发作次数增加,甚至产生急性心肌梗死或猝死,此种现象称为反跳现象。其机制与受体向上调节有关,因此,在病情控制后应逐渐减量直至停药。

5.其他　偶见眼-皮肤黏膜综合征,个别患者有幻觉、失眠和抑郁症状。少数人可出现低血糖及加强降血糖药的降血糖作用,掩盖低血糖时出汗和心悸的症状而出现严重后果,此时,可慎重选用具有β_1受体选择性的阻滞剂。

普萘洛尔

普萘洛尔又名心得安。为等量的左旋和右旋异构体的消旋体,仅左旋体有阻断β受体作用,是最早应用于临床的β受体阻滞剂。

【体内过程】　口服易吸收,首过消除60%~70%。与血浆蛋白结合率为90%,分布广泛,可通过血脑屏障和胎盘屏障,也可通过乳汁分泌。其主要在肝代谢,其代谢产物90%以上经肾排出体外。$t_{1/2}$为3~5h,老年人肝功能减退,$t_{1/2}$可延长。此外,不同个体口服相同剂量的普萘洛尔,血浆药物高峰浓度相差可达20倍之多。因此,临床应用此药要充分考虑药物的个体差异,宜从小剂量开始,然后逐渐增加到适当剂量。

【药理作用】　普萘洛尔为无内在拟交感活性的非选择性β受体阻滞剂,即对β_1受体和β_2受体均有阻断作用。阻断β_1受体可使心肌收缩力减弱、心肌传导减慢、心率减慢,心输出量减少,心肌耗氧量也明显减少,同时还可抑制肾素的释放,血压降低。

【临床应用】　临床主要用于高血压、心绞痛和心肌梗死、心律失常、偏头痛、甲状腺功能亢进症等疾病的防治。

【不良反应】　常见不良反应有恶心、呕吐、腹泻、头痛、失眠、抑郁、心率减慢、房室传导阻滞等,偶见过敏反应;可诱发或加重支气管哮喘发作;长期使用此药突然停药可致反跳现象,要注意减量缓慢停药。

【禁忌证】　禁用于严重心力衰竭、窦性心动过缓、重度房室传导阻滞、支气管哮喘及慢性阻塞性肺疾病等。

△噻吗洛尔:对β_1和β_2受体均有很强的阻断作用,其作用强度为普萘洛尔的6倍。临床主要用于高血压、偏头痛的治疗;急性心肌梗死患者使用后可使其死亡率降低;还可用其0.25%和0.5%的滴眼液治疗青光眼。不良反应有恶心、呕吐、腹泻、疲乏、嗜睡、心动过缓等。

△吲哚洛尔:为非选择性β受体阻滞剂,在阻断β受体的同时,尚具有不同程度的β受体激动作用,表现出部分的拟交感作用,故称为内在拟交感活性。但这种激动作用较弱,往往被β受体阻断作用所掩盖。临床主要用于治疗高血压,也用于心绞痛、快速性心律失常、心肌梗死、甲状腺功能亢进症及焦虑症的治疗。不良反应较轻微,常见有恶心、呕吐、疲乏、嗜睡等。

△美托洛尔:对β_1受体有选择性阻断作用,缺乏内在拟交感活性,对β_2受体作用较弱,故增加呼吸道阻力作用较轻,但对哮喘患者仍需慎用。口服用于治疗各型高血压、心绞痛、心律失常、甲状腺功能亢进、心脏神经症等。静脉注射用于室上性快速型心律失常、预防和治疗心肌缺血、急性心肌梗死伴快速型心律失常和胸痛的患者。最常见不良反应为恶心、呕吐;其他常见不良反应有疲

乏、头晕、失眠、心动过缓、胃灼热、呼吸困难等;还可导致严重不良反应,如粒细胞缺乏症、喉痉挛、完全性房室传导阻滞等。

第三节　α、β 受体阻滞剂

α、β 受体阻滞剂对肾上腺素受体的阻断作用选择性不高,对 α、β 受体均有阻断作用,临床主要用于高血压的治疗。代表药物为拉贝洛尔（labetalol）,还有卡维地洛（carvedilol）、阿罗洛尔（arotinolol）、布新洛尔（bucindolol）等。

拉贝洛尔

拉贝洛尔,又名柳氨苄心定。

【体内过程】　口服可吸收,部分可被首过消除,生物利用度为 20% ~ 40% ,口服个体差异大,易受胃肠道内容物的影响。拉贝洛尔的 $t_{1/2}$ 为 4 ~ 6 h,血浆蛋白结合率为 50%。约有 99% 的拉贝洛尔在肝迅速代谢,少量以原形经肾排出。

【药理作用】　可同时阻断 α 受体及 β 受体,其阻断 β 受体的作用强于对 α 受体的阻断作用,且对 β_1 和 β_2 受体无选择性。对 β 受体的阻断作用约为普萘洛尔的 1/2.5,对 α 受体的阻断作用为酚妥拉明的 1/10 ~ 1/6,对 β 受体的阻断作用强于对 α 受体阻断作用的 5 ~ 10 倍。由于对 β_2 受体的内在拟交感活性及药物的直接作用,可使血管扩张,增加肾血流量。

【临床应用】　拉贝洛尔多用于中度和重度的高血压、心绞痛,特别是对治疗妊娠高血压综合征有显著疗效,静脉注射可用于高血压危象。

【不良反应】　常见不良反应有眩晕、乏力、恶心等。哮喘及心功能不全者禁用。儿童、孕妇及脑出血者忌用静脉注射。注射液不能与葡萄糖盐水混合滴注。

△卡维地洛:为非选择性 β 受体阻滞剂,同时对 α_1 受体也有阻断作用。临床主要用于原发性高血压、充血性心力衰竭、稳定型心绞痛及心肌梗死的治疗。常见不良反应有头晕、头痛、嗜睡、乏力、恶心及直立性低血压。哮喘和慢性肺部疾病患者还可出现呼吸困难和喘息。

问题分析与能力提升

患者,女,44 岁,科技工作者,近 1 个月工作繁忙,经常失眠。近几天感觉头痛、头晕、疲劳而来医院就诊。体格检查:BP 160/100 mmHg,R 90 次/min,P 20 次/min,急性病容,无其他异常。诊断为原发性高血压。

请分析:该患者可以选用本节的哪些药物进行治疗? 治疗时应注意什么问题?

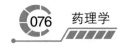

思考题

1. 试述 α 受体阻滞剂的药理作用和临床应用。
2. 何为肾上腺素升压作用的翻转作用?
3. 试述普萘洛尔的临床应用和不良反应。
4. 试述传出神经系统药物在抗休克治疗中的作用。

（王　鹏）

第十章 麻醉药

════════ **学习目标** ════════

1. 掌握局部麻醉药和全身麻醉药的分类,每类药常用药物的作用特点、临床应用及不良反应。
2. 熟悉常用局部麻醉药的不良反应。
3. 了解麻醉药的作用机制。

第一节 局部麻醉药

一、局部麻醉药概述

局部麻醉药简称局麻药,是一类能让用药者在意识清醒的情况下,在用药局部可逆性地阻断神经冲动的产生和传导,使局部感觉特别是痛觉暂时消失的药物。局部麻醉作用消失后,神经功能可完全恢复,而对各类组织无损伤性。

📖 **知识拓展**

麻醉药的发现

1860 年从南美洲古柯树叶中提取的可卡因是第一个用于临床的局部麻醉药。1884 年 Koller 第一次成功地将可卡因用于眼科手术的表面麻醉。1898 年 Bier 首次将可卡因注入手术患者的蛛网膜下腔。1905 年 Einhorn 合成酯类局部麻醉药普鲁卡因,由于其毒性小,麻醉效果确切,至今仍不失为安全有效的局部麻醉药。1943 年 Tofren 合成了酰胺类局部麻醉药利多卡因,因其对黏膜的穿透力强,且在组织内弥散速度快、范围广,仍是当今普遍应用的局部麻醉药之一。之后许多各具特点的局部麻醉药如辛可卡因、丁卡因、甲哌卡因、布比卡因和罗哌卡因等又相继合成,使得局部麻醉药的队伍进一步壮大。

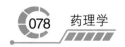

【药理作用】

1. **局部麻醉**　局部麻醉药作用于神经,能提高神经纤维兴奋阈值,减慢传导速度,降低动作电位幅度,使神经元完全丧失兴奋性和传导性,从而阻断神经冲动的传导。其阻滞程度与局部麻醉药的剂量、浓度,神经纤维的类别、粗细等因素有关。一般规律是神经纤维末梢、神经节及中枢神经系统的突触部位对局部麻醉药最为敏感,细神经纤维比粗神经纤维更易被阻断。对无髓鞘的交感、副交感神经节后纤维在低浓度时可显效。对有髓鞘的感觉和运动神经纤维则需高浓度才能产生作用。对混合神经产生作用时,药物浓度自低到高,首先消失的是痛觉,其次是冷觉、温觉、触觉和压觉,最后产生运动麻痹。神经冲动传导的恢复则按相反的顺序进行。

2. **吸收入血**　应用局部麻醉药时,误将药物注入血管,剂量或浓度过高致吸收入血过多等原因导致血中药物浓度明显升高,会对中枢神经系统和心血管等系统产生毒性作用。

【作用机制】　局部麻醉药主要从膜内侧可逆地阻断电压依赖性 Na^+ 通道,封闭神经细胞膜 Na^+ 通道的内口,抑制动作电位的产生和传导,从而阻断神经冲动产生与传导,发挥局部麻醉作用。因此,局部麻醉药具有亲脂性、非解离型,是透入神经的必要条件,而透入神经后则须转变为解离型带电的阳离子才能发挥作用。局部麻醉药阻滞 Na^+ 内流的作用具有使用依赖性,即对开放态的 Na^+ 通道阻断作用最强,开放态的 Na^+ 通道数目越多,其阻滞作用越大,局部麻醉效应也越强。因此,对处于兴奋状态神经的麻醉作用较静息状态的神经更明显。

【临床应用】

1. **表面麻醉**　是将穿透性较强的局麻药直接用于皮肤或黏膜表面,使皮肤或黏膜下神经末梢麻醉。多用于眼、鼻、咽喉、气管、尿道等黏膜部位浅表手术的麻醉。

2. **浸润麻醉**　将局麻药注入皮下或手术视野附近的组织,注射部位周围区域将被麻醉。其麻醉效果好,但用药量大,麻醉区域小。多用于皮肤和牙科的小手术或深部针刺前的麻醉。常用药物如利多卡因、普鲁卡因等。

3. **传导麻醉**　是将局麻药注入神经干或神经丛周围,使神经干或神经丛分布的区域麻醉,所需局麻药液浓度高,用量较小,麻醉区域较大。常用于四肢及口腔手术。可选用利多卡因、普鲁卡因和布比卡因。

4. **硬膜外麻醉**　将局麻药注入硬膜外腔,可使通过此腔穿出椎间孔的神经根麻醉,其麻醉的神经根支配的区域包括胸部、骨盆、腹部、四肢。一般多用于泌尿系统和产科相关手术的麻醉。可选用利多卡因、普鲁卡因和可卡因。

5. **蛛网膜下腔麻醉**　是将局麻药注入硬膜外腔,让药液沿着神经鞘扩散,穿过椎间孔而阻断神经根部的传导。硬膜外腔终止于枕骨大孔,不与颅腔相通,药液不会扩散至脑组织,没有腰麻时头痛或脑脊膜刺激现象。但硬膜外麻醉用药剂量较腰麻大 5~10 倍,如误入蛛网膜下腔,将引起严重的毒性反应。适用于颈部到下肢的各种手术,尤其适用于上腹部手术。常用药物如利多卡因、丁卡因、布比卡因等。

【不良反应】

1. **毒性反应**　当局麻药使用过量或从给药部位吸收入血并达到足够的浓度时,就会产生中毒反应,主要表现为中枢神经系统和心血管系统毒性。

(1)中枢神经系统:较低浓度的局麻药仅抑制中枢抑制性神经元,高浓度局麻药则可同时抑制中枢抑制性和兴奋性神经元。因此,局麻药吸收入血后,可对中枢神经系统产生先兴奋后抑制的作用,分别表现为烦躁不安、神志错乱、肌肉震颤甚至抽搐、惊厥等兴奋症状,或昏迷、心搏骤停、呼吸麻痹等抑制症状,甚至因为呼吸衰竭而死亡。

（2）心血管系统：局麻药的中枢兴奋作用可导致心率加快、血压上升。但在血药浓度过高时，由于局麻药可直接抑制心脏并扩张小动脉，因此血压下降，甚至引起休克。一般情况下，局麻药的中枢神经系统毒性的表现先于心血管系统毒性出现，但布比卡因则先出现心血管系统毒性，可引起严重的室性心律失常。

2. 变态反应　局麻药本身并非抗原，但局麻药或其代谢产物与血浆蛋白结合后可成为抗原，诱发变态反应。少数患者在应用局麻药尤其是酯类局麻药之后，可立即出现荨麻疹、支气管痉挛、低血压及血管性水肿等症状。

二、常用局部麻醉药

局麻药根据化学结构不同分为酯类和酰胺类，前者包括普鲁卡因（procaine）、苯佐卡因（benzocaine）、丁卡因（dibucaine）等，后者包括利多卡因（lidocaine）、阿替卡因（articaine）、布比卡因（bupivacaine）、罗哌卡因（ropivacaine）等。

普鲁卡因

普鲁卡因属短效酯类局麻药。脂溶性低，不易穿透皮肤和黏膜，故只作注射给药。注射给药后2～5 min起效，作用维持1 h左右，如加入肾上腺素，作用维持时间可延长约1倍。临床主要用于浸润麻醉、传导麻醉、硬膜外麻醉和蛛网膜下腔麻醉以及局部封闭疗法。此药治疗剂量下不良反应少见，但如果药物剂量过大或误入血管，可引起较严重不良反应如心脏抑制和过敏反应。前者表现为房室传导阻滞，甚至心搏骤停，一旦发生，应采取维持呼吸和循环功能的抢救措施。后者表现为皮疹、哮喘，甚至过敏性休克，用药前应询问是否有过敏史、进行药敏试验，对此药过敏或皮试阳性者禁用。

△**丁卡因**：属长效酯类局麻药，作用时间可维持2～3 h。对皮肤和黏膜的穿透力强，常用作表面麻醉、传导麻醉、硬膜外麻醉及蛛网膜下腔麻醉。临床多用于眼科手术时麻醉结膜、鼻咽喉部位以消除喉及食管反射，还可用其来减轻皮肤的瘙痒、疼痛及烧灼感。丁卡因主要的不良反应为皮肤出现皮疹、红斑、水肿等。由于毒性大，吸收迅速，故不用于浸润麻醉。

△**利多卡因**：属中效酰胺类局麻药。比普鲁卡因起效快、作用强而持久，可维持10～90 min，维持时间长短取决于采用何种给药途径。能穿透皮肤和黏膜，故可用于各种局部麻醉方法，有"全能局麻药"之称。此外，利多卡因还具有抗心律失常作用，临床可用于室性心律失常的治疗。局部应用时不良反应不常见，多表现为用药部位皮肤红斑、瘙痒、皮炎、烧灼痛等。

△**布比卡因**：属长效酯类局麻药，是所有局麻药中作用维持时间最长的药物，为5～10 h。其局麻作用较利多卡因强4～5倍，其代谢产物也具有一定的麻醉作用。临床主要用于浸润麻醉、硬膜外麻醉和蛛网膜下腔麻醉。不良反应与利多卡因相似。

△**罗哌卡因**：化学结构类似于布比卡因，其阻断痛觉的作用较强而对运动的作用较弱，作用时间短，使患者能够尽早离床活动并缩短住院时间，对心脏的毒性比布比卡因小，有明显的收缩血管作用，使用时无须加入肾上腺素。适用于硬膜外麻醉、臂丛阻滞麻醉和局部浸润麻醉。对子宫和胎盘血流几乎无影响，故适用于产科手术麻醉。

第二节　全身麻醉药

全身麻醉药简称全麻药,是一类能可逆性地引起中枢神经系统广泛抑制,使意识和感觉特别是痛觉暂时消失的药物,临床主要用于外科手术前麻醉或诊断操作的麻醉。根据给药途径的不同,可分为吸入麻醉药和静脉麻醉药。

一、吸入麻醉药

吸入麻醉药是指经呼吸道吸入产生全身麻醉作用的药物,为挥发性液体或气体,前者如异氟烷(isoflurane)、恩氟烷(enflurane)、地氟烷(desflurane)、安氟烷(enflurane)、七氟烷(sevoflurane)等,后者如氧化亚氮(nitrous oxide)。

吸入麻醉药对中枢神经系统有广泛的抑制作用,先抑制大脑皮质,之后是延髓。麻醉逐渐加深时,依次出现各神经功能受抑制的症状。除对中枢神经系统有麻醉作用外,对全身各系统也均有一定的影响。对骨骼肌的松弛作用,有利于外科手术的开展。临床上主要依据患者的血压、呼吸、对疼痛刺激的反应以及反射的情况、瞳孔的变化、肌肉张力等来判断麻醉深度。

△异氟烷和恩氟烷:是目前较为常用的吸入麻醉药。两者为同分异构体,与氟烷有相似特性,但化学性质稳定。其特点为麻醉诱导期平稳快速,麻醉深度易于调整,对心血管系统抑制作用比氟烷弱,肌肉松弛作用大于氟烷,但要达到满意的肌松效果仍需要肌肉松弛药。两药均具有中等程度的镇痛作用。异氟烷在麻醉诱导期对呼吸道刺激较大,可致咳嗽、分泌物增加和喉头痉挛。恩氟烷浓度过高可致惊厥,有癫痫史者应避免使用。

△地氟烷:结构类似于异氟烷。可产生快速的麻醉诱导作用,临床主要用于成人全身麻醉的诱导和维持。用于儿童时,则只用于全身麻醉的维持。且必须与静脉麻醉药合用,以减轻其诱导麻醉时所产生的咳嗽与躁动。不良反应主要有喉痉挛、窒息感、肺部分泌物增多、血压下降等,恶性高热也有报道,极少引起心律失常。

△安氟烷:具有较强的肌肉松弛作用,通常作为复合麻醉的成分之一用于全身麻醉的诱导和维持,还被批准用于产科手术的麻醉。不良反应较少,但大剂量时可引起惊厥。因此,患有癫痫的患者禁用此药。恶性高热也鲜有报道。

△七氟烷:为无色透明液体,无恶臭味,不燃不爆。麻醉诱导期短、苏醒迅速,深度易于控制,无明显呼吸道刺激作用,对心脏功能影响小。目前广泛用于儿童及成人诱导麻醉和维持麻醉,对严重缺血性心脏病而施行高危心脏手术者尤为适合。

△氧化亚氮:又名笑气,是一种无色、无味、无刺激性的气体吸入性麻醉药。性质稳定,不燃不爆。单独应用时麻醉效力弱,不能诱导深麻醉,但镇痛作用很强,临床一般单用于诱导麻醉或与静脉麻醉药联合用于复杂外科手术麻醉。中低剂量时,不良反应很少见;大剂量时,患者可出现焦虑、激动、狂躁等兴奋症状,减少吸入剂量,以上症状可立马缓解;当氧化亚氮经肺呼出时,患者还可出现短暂呼吸困难。

二、静脉麻醉药

静脉麻醉药为非挥发性全身麻醉药,药物经静脉给药后达到中枢神经系统产生全身麻醉。麻醉方法简便易行,麻醉速度快,无明显的诱导期,但一般麻醉维持时间较短,临床主要与吸入麻醉剂配合使用,以缩短后者的诱导期、增加后者的安全性和减少吸入麻醉剂的用量,从而减轻吸入麻醉剂所导致的不良反应。

△**硫喷妥钠**(pentothal sodium):为超短效巴比妥类药物,是最常用的麻醉诱导药。静脉注射后迅速进入脑组织,起效快。但药物脂溶性高,很快进行重新分布,从脑组织转运到肌肉和脂肪等组织,故作用维持时间仅约 10 min。临床可以用于诱导麻醉、复合麻醉、儿童基础麻醉。由于其具有镇痛效应差、肌肉松弛不完全、明显的呼吸抑制作用、诱发喉及支气管痉挛、大剂量时可致严重低血压等缺点,目前临床更倾向于使用麻醉效果好、安全性更高的异丙酚。

△**异丙酚**(propofol):由于其麻醉效果好,安全性高,目前已成为使用最广泛的静脉麻醉药。此药起效快,作用维持时间为 10～15 min。在肝代谢后,代谢产物经肾排出体外。临床主要用于全身麻醉的诱导和维持。常见不良反应为注射部位的疼痛、窒息感、呼吸抑制、低血压。此药还可引起异丙酚综合征,主要表现为代谢异常以及器官功能衰竭,以严重代谢性酸中毒、高钾血症、血脂异常、横纹肌溶解症、肝大、心力衰竭、肾功能衰竭为主要特征,严重时可致死亡。常与用药时间过长或剂量过大有关,因此用药过程中要严格控制药物剂量及药物使用时长,并注意观察异丙酚综合征的早期表现,如原因不明的心动过速、下颌肌痉挛或强直、浓茶色尿等。

△**丙泊酚**(propofol):为最常用的短效静脉麻醉药,具有良好的镇静、催眠效应,起效快、维持时间短。诱导麻醉快速,无呼吸道刺激,可快速苏醒。能抑制咽喉反射,有利于气管插管;能降低颅内压和眼压,减少脑耗氧量及血流量,用于门诊短小手术的辅助用药,也可作为全麻诱导、维持及镇静催眠辅助用药。对心血管和呼吸系统有抑制作用,静脉注射过快可致呼吸和(或)心搏骤停、血压下降、心动过缓等。

△**氯胺酮**:是唯一具有镇痛作用的非巴比妥类静脉麻醉药,可用于麻醉诱导和维持。该药脂溶性大于硫喷妥钠数倍,麻醉作用迅速、短暂。能选择性阻断痛觉冲动向丘脑和新皮质传导,同时又能兴奋脑干及边缘系统,引起意识模糊,短时记忆缺失,痛觉完全消失,但意识未完全消失,常伴有梦幻、肌张力增加、血压上升等症状,这种意识和感觉的分离状态被称为分离麻醉。氯胺酮对体表镇痛作用明显,内脏镇痛作用差,但诱导迅速。对呼吸影响轻微,但对心血管有明显兴奋作用。适用于短时的体表小手术,如烧伤清创、切痂、植皮等。

问题分析与能力提升

患者,男,30 岁,出现转移性右下腹疼痛,并伴有发热。诊断为急性阑尾炎。
请分析:该患者如果进行手术,选用哪种麻醉方式最为合适? 如何选用相应的麻醉药?

思考题

1. 常用的局部麻醉药、全身麻醉药各包括哪些?
2. 与吸入麻醉药相比,静脉麻醉药有哪些优点?
3. 患者头皮裂伤需缝合,需使用利多卡因进行局部麻醉,处方中加有肾上腺素,请阐明两者合用的目的。

(李晓婷)

第十一章 镇静催眠药

课件

镇静催眠药是一类抑制中枢神经系统功能而起镇静催眠作用的药物。能引起中枢神经系统轻度抑制,使患者由激动、兴奋和躁动转为安静的药物称为镇静药。凡能促进和维持近似生理性睡眠的药物称为催眠药。镇静药和催眠药之间并无明显界限,不同剂量作用不同。同一种药物小剂量时表现为镇静作用,随着剂量加大出现催眠作用。

镇静催眠药按化学结构分为苯二氮䓬类(benzodiazepines,BZ)、巴比妥类(barbiturates)及其他镇静催眠药。苯二氮䓬类因安全范围大,还有明显的抗焦虑作用,目前临床上几乎取代了巴比妥类等传统的镇静催眠药。镇静催眠药长期使用易可产生耐受性和依赖性,停药过快可出现戒断症状,故属于精神药品管理范围。

第一节 苯二氮䓬类

苯二氮䓬类多为1,4-苯并二氮䓬的衍生物,目前临床常用药物多达20余种。这些药物均具有相似的药理作用和不良反应。临床常根据药物半衰期的长短,将其分为短效类、中效类和长效类3种(表11-1)。

表11-1 常用苯二氮䓬类药物分类及作用时间

分类	药物	达峰时间/h	$t_{1/2}$/h	代谢产物 $t_{1/2}$/h
短效类	三唑仑(triazolam)	1	2~3	7
	奥沙西泮(oxazepam)	2~4	10~20	

续表 11-1

分类	药物	达峰时间/h	$t_{1/2}$/h	代谢产物 $t_{1/2}$/h
中效类	氯硝西泮（clonazepam）	1	24～48	±
	劳拉西泮（lorazepam）	2	10～20	
	替马西泮（temazepam）	2～3	10～40	
	阿普唑仑（alprazolam）	1～2	12～15	
	艾司唑仑（estazolam）	2	10～24	
长效类	地西泮（diazepam）	1～2	20～80	80
	氟西泮（flurazepam）	1～2	40～100	81
	氯氮䓬（chlordiazepoxide）	2～4	15～40	82
	夸西泮（quazepam）	2	30～100	73

【体内过程】　苯二氮䓬类口服吸收良好且迅速，大多数药物均可口服给药。但奥沙西泮和氯氮䓬口服吸收较慢且不规则，肌内注射吸收也较慢，如要快速显效，可静脉注射给药。血浆蛋白结合率较高，其中地西泮的血浆蛋白结合率高达99%。此类药物脂溶性高，分布至脑和其他血流量丰富的组织和器官后，随即可再分布于脂肪和肌肉组织，并在脂肪组织中蓄积。该类药物主要经肝药酶代谢，血浆 $t_{1/2}$ 长短不一。部分药物的代谢产物具有与母体药物相似的活性，而其 $t_{1/2}$ 则比母体药物更长。如氟西泮的血浆 $t_{1/2}$ 仅为 1～2 h，而其主要活性代谢去烷基氟西泮的 $t_{1/2}$ 为81 h。长期使用长效苯二氮䓬类药物，应防止药物及其活性代谢物在体内蓄积。苯二氮䓬类及其代谢物最终与葡糖醛酸结合而失活，经肾排出。

【药理作用和临床应用】

1. 抗焦虑作用　小于镇静剂量时，苯二氮䓬类可发挥良好的抗焦虑作用，能显著改善患者紧张、忧虑、不安和恐惧等症状，以及因焦虑而产生的慢性胃肠道和心血管系统功能紊乱等。目前认为其抗焦虑作用是通过对边缘系统中的苯二氮䓬（BZ）受体的作用而实现。临床主要用于治疗焦虑症，也可用于患者因其他原因导致的焦虑情绪的短期治疗。对持续性焦虑状态宜选用长效类药物，如地西泮和氟西泮。对间断性严重焦虑患者则宜选用中效及短效类药物如三唑仑和奥沙西泮等。

2. 镇静催眠作用　苯二氮䓬类随着剂量加大，可出现镇静及催眠作用。能明显缩短诱导睡眠时间，显著延长睡眠持续时间，减少觉醒次数，使机体产生近似生理睡眠，从而改善失眠症患者的睡眠质量。作为镇静催眠药有以下优点：①治疗指数高，安全范围大，对呼吸影响小，加大剂量也不引起全身麻醉；②对快速眼动睡眠（REMS）影响较小，停药后出现代偿性 REMS 延长现象较巴比妥类轻，但可明显缩短第3期和第4期的非快速眼动睡眠（NREMS），减少此期发生的夜惊症和梦游症；③依赖性和戒断症状也较轻微；④对肝药酶几乎没有诱导作用，不影响其他药物代谢；⑤嗜睡、运动失调等不良反应较轻。苯二氮䓬类已取代巴比妥类药物成为临床最常用的镇静催眠药，主要用于失眠、麻醉前给药和心脏电击复律或内窥镜检查前给药。

此外，由于此类药物镇静作用发生快且可靠，同时还可产生暂时性记忆缺失，因此，可用于麻醉前给药。其一方面可减轻患者对手术的恐惧情绪，并减少麻醉药用量而增加其安全性，另一方面还可消除患者对术中不良刺激的记忆。

3. 抗惊厥和抗癫痫作用 较大剂量时,苯二氮䓬类还可产生抗惊厥和抗癫痫作用,临床可用于各种原因引起的惊厥,如破伤风、子痫、小儿高热惊厥和药物中毒性惊厥等。也可用于癫痫的治疗,地西泮是目前癫痫持续状态的首选药;对于其他类型的癫痫以硝西泮和氯硝西泮的疗效为更佳。

4. 中枢性肌肉松弛作用 苯二氮䓬类有较强的肌肉松弛作用,可缓解动物的去大脑僵直,也可缓解人类大脑损伤所致的肌肉僵直。临床用于脑血管意外、脊髓损伤等引起的中枢性肌强直,缓解局部关节病变、腰肌劳损及内镜检查所致的肌肉痉挛。

【作用机制】 目前认为,苯二氮䓬类的中枢作用主要与药物增强中枢抑制性神经递质 γ-氨基丁酸(γ-aminobutyric acid,GABA)的功能有关。GABA$_A$ 受体是一个大分子复合体,为配体-门控氯离子通道,周围存在 5 个结合位点,分别结合 GABA、苯二氮䓬类、巴比妥类、印防己毒素和乙醇等。GABA$_A$ 受体含有 14 个不同的亚单位,按其氨基酸排列次序可分为 α、β、γ、δ 亚单位。GABA 与 GABA$_A$ 受体结合,使细胞膜 Cl$^-$ 通透性增加,Cl$^-$ 大量进入细胞膜内引起膜超级化,神经元兴奋性降低。苯二氮䓬类与 GABA$_A$ 受体复合物上的 BZ 受点结合,促进 GABA 与 GABA$_A$ 受体结合,增加 Cl$^-$ 通道开放的频率而增加 Cl$^-$ 内流,产生中枢抑制效应(图 11-1)。

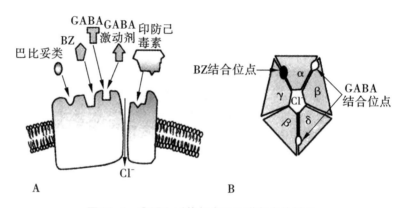

图 11-1 GABA 受体氯离子通道复合体模式

【不良反应】 苯二氮䓬类毒性较小,安全范围大。一般不良反应有头昏、嗜睡、乏力和记忆力下降等。大剂量偶致共济失调、运动功能障碍、言语含糊不清,甚至昏迷和呼吸抑制。静脉注射过快对心血管和呼吸系统可产生抑制作用,同时应用吗啡或其他中枢抑制药、乙醇等可显著增强中枢抑制作用。长期服用可发生耐受性、依赖性和成瘾性,停药时可出现反跳和戒断症状如失眠、焦虑、心动过速、呕吐、震颤等。与巴比妥类相比,本类药物的戒断症状发生较迟、较轻。因可透过胎盘屏障和随乳汁分泌,妊娠期和哺乳期妇女禁用。

苯二氮䓬类药物剂量过大或静脉给药速度过快时,可致急性中毒,可表现为共济失调、精神错乱、意识障碍、呼吸和循环抑制,甚至昏迷,严重时可因呼吸麻痹而死亡。中毒抢救措施为通过洗胃、导泻、碱化血液等减少药物吸收和促进药物排泄;对症处理;使用特异性解毒药——氟马西尼,其主要通过与苯二氮䓬类药物竞争 GABA 受体来发挥解救作用。

△地西泮:又名安定,为苯二氮䓬类的典型代表药物,也是目前临床上最常用的镇静、催眠及抗焦虑药。口服吸收迅速而完全,经 1～2 h 达血药浓度峰值。肌内注射时,由于 pH 的影响,吸收缓慢而不规则,峰浓度低于同剂量口服浓度,急需发挥疗效应口服或静脉注射。地西泮易通过血脑屏障,血浆蛋白结合率高达 95% 以上。肝活性代谢产物为去甲地西泮、奥沙西泮和替马西泮,最终与

葡糖醛酸结合随尿排出。

　　临床用于抗焦虑、镇静催眠，抗惊厥和抗癫痫，静脉注射给药是治疗癫痫持续状态的首选药。地西泮安全范围大，一般不良反应与中枢神经系统抑制作用有关。常见嗜睡、记忆力下降、头昏、乏力等，其次为早醒、易激动、步履不稳、共济失调等，还能影响技巧动作和驾驶安全，偶见视物模糊、低血压、尿失禁等。长期应用可产生耐受性，用于治疗失眠时耐受性发生较快，而用于抗焦虑时耐受性产生较慢，停药可产生戒断症状，其症状严重程度和剂量大小有关，因此，不宜长期服用，宜短期或间歇性用药。

　　△三唑仑：属短效镇静催眠药，诱导入睡迅速，口服吸收迅速而完全，15～30 min 起效，达到峰浓度时间约为 1 h，$t_{1/2}$ 为 2～3 h，血浆蛋白结合率约90%。肝内代谢，代谢产物无催眠作用。临床用于各种类型失眠症。常见不良反应为嗜睡、头晕和头痛等。较大剂量引起顺行性记忆缺失和异常行为发生率增高，长期用药可产生依赖性。

　　△奥沙西泮：又名去甲羟基安定、舒宁，属短效苯二氮䓬类，为地西泮的活性代谢产物。口服吸收慢而不完全，3 h 达血药浓度峰值，与血浆蛋白结合率高达98%左右，在肝与葡糖醛酸结合后而被灭活，代谢物及少量原形药随尿排出。作用与地西泮相似，有较强的抗焦虑和抗惊厥作用，催眠作用较弱。临床主要用于因抑郁所致的轻、中度焦虑症的治疗，也可用于急性酒精戒断症状的治疗。不良反应与其他苯二氮䓬类相似。

　　△氯氮䓬：又名利眠宁，是长效苯二氮䓬类镇静催眠药。其药理作用和不良反应类似于地西泮。现多采用口服给药，临床主要用于急性焦虑症的治疗，也可用于酒精戒断症状的治疗。但近年来，随着短效抗焦虑药如劳拉西泮（lorazepam）、阿普唑仑（alprazolam）的更多应用，氯氮䓬在临床的地位明显降低。嗜睡为其最常见的不良反应，肝、肾功能不全者慎用，老人和儿童宜从小剂量开始使用。

　　△氟西泮：又名氟安定，是长效苯二氮䓬类镇静催眠药，与地西泮作用相似，但其催眠作用强。临床主要用于失眠症的治疗。此药只可口服给药，因催眠作用迅速而强大，故宜临睡前服用。与其他苯二氮䓬类相比，其作用维持时间较长，所以后遗效应比较明显。由于容易产生耐受性和依赖性，因此连续用药不要超过 4 周。

第二节　巴比妥类

　　巴比妥类是巴比妥酸的衍生物。巴比妥酸本身并无中枢抑制作用，用不同取代基取代 C_5 上的两个氢原子后，可获得一系列中枢抑制药，显示出强弱不等的镇静催眠作用。取代基长而有分支（如异戊巴比妥）或双键（如可可巴比妥）者，作用强而短；若其中一个氢原子被苯环取代（如苯巴比妥）则有较强的抗癫痫、抗惊厥作用；若 C_2 位的 O 被 S 取代（如硫喷妥钠）时，则脂溶性增高，静脉注射立即生效，但维持时间很短。按半衰期的长短，将巴比妥类药物分为超短效、短效、中效和长效 4 类。巴比妥类作用时间与用途分类见表11-2。

表 11-2 巴比妥类作用时间与用途分类表

分类	药物	显效时间/h	维持时间/h	主要用途
超短效	硫喷妥钠	静脉注射,立即	0.25	静脉麻醉
短效	司可巴比妥	0.25	2~3	镇静催眠、抗惊厥
中效	异戊巴比妥	0.25~0.50	3~6	镇静催眠、抗惊厥
	戊巴比妥	0.25~0.50	3~6	镇静催眠、抗惊厥
长效	苯巴比妥	0.50~1.00	6~8	抗惊厥、镇静催眠

【体内过程】 巴比妥类为弱酸性药物,口服或肌内注射均易吸收,迅速分布于全身各组织和体液中,也容易通过胎盘进入胎儿循环,可经乳汁分泌。药物进入脑组织的速度与其脂溶性呈正比。超短效类如硫喷妥钠等脂溶性高,分布至脑和其他血流量丰富的组织和器官后,随即可再分布于脂肪组织暂时储存,因此作用维持时间极短。大多数药物在肝代谢后经肾排出体外,部分药物以原形经肾排出体外。尿液 pH 对以原形经尿液排泄的药物影响较大。碱化尿液时,苯巴比妥解离型增多,肾小管重吸收减少,排出增加。因此,苯巴比妥中毒时可用碳酸氢钠碱化尿液加速药物的排出。

【药理作用和临床应用】 巴比妥类对中枢神经系统有普遍性抑制作用。随着剂量增加,其中枢抑制作用逐渐增强,相继表现为镇静、催眠、抗惊厥及抗癫痫、麻醉等作用。大剂量时可产生明显的心血管系统抑制作用,过量可因呼吸中枢麻痹而死亡。由于此类药物安全范围小,不良反应如后遗效应、耐受性和依赖性等均较严重。因此,其在镇静催眠方面的应用已被安全性好、不良反应小的苯二氮䓬类取代。

1. 镇静催眠 小剂量可产生镇静作用,缓解烦躁不安、焦虑等状态;中等剂量可产生催眠作用,缩短入睡时间,减少觉醒次数和延长睡眠时间。巴比妥类药物可改变正常睡眠模式,缩短 REMS 睡眠,久用停药后,REMS 睡眠时相可"反跳性"显著延长,伴有多梦,引起睡眠障碍,患者不愿停药。这可能是巴比妥类药物产生精神依赖性和躯体依赖性的重要原因之一。因此,巴比妥类已经不作为镇静催眠药常规使用。

2. 抗惊厥和抗癫痫 苯巴比妥有较强的抗惊厥和抗癫痫作用,临床用于癫痫大发作和癫痫持续状态的治疗,也应用于小儿高热、破伤风、子痫、脑膜炎及中枢兴奋药引起的惊厥,常采用肌内注射。

3. 麻醉 短效类硫喷妥钠和美索比妥静脉给药临床可用于全身麻醉的诱导和维持;异戊巴比妥等中效类则常用作麻醉前给药,以消除患者术前的紧张情绪。

4. 增强其他中枢抑制药作用 与其他中枢抑制药合用时,可使中枢抑制作用增强,如为抑郁症患者,可使病情加重或恶化,甚至出现自杀倾向。

【作用机制】 GABA 受体上也有巴比妥类药物的结合位点,当巴比妥类与其位点结合后,可促进和增强 GABA 与 GABA 受体的结合,从而使得 Cl^- 通道开放的时间延长,Cl^- 内流增多,导致神经细胞膜超级化,从而产生中枢抑制作用。在较高浓度时,则抑制 Ca^{2+} 依赖性动作电位,并且呈现拟 GABA 作用,即在无 GABA 时也能直接使 Cl^- 内流增多。此外,巴比妥类还可减弱或阻断谷氨酸作用于相应的受体后去极化导致的兴奋性反应,引起中枢抑制作用。

【不良反应】 服用催眠剂量药物后,次日早晨患者可出现头昏、乏力、困倦、精细动作不协调等中枢抑制症状,又称为"宿醉",较苯二氮䓬类严重。少数人可出现皮疹、荨麻疹、血管神经性水肿、哮喘等过敏症状,偶尔还可致严重过敏反应剥脱性皮炎。中等剂量可轻度抑制呼吸中枢,严重肺功能不全和颅脑损伤所致的呼吸抑制者禁用。大剂量时可明显抑制呼吸中枢。若静脉注射速度过快，治疗量也可产生呼吸抑制。呼吸深度抑制是巴比妥类药物中毒致死的主要原因。长期应用巴比妥类可使患者产生对该药的精神依赖性和躯体依赖性，突然停药可出现严重的戒断症状，表现为兴奋、失眠、焦虑、震颤、肌肉痉挛甚至惊厥。

急性中毒及解救：一旦中毒，应采用催吐、洗胃和导泻等不同的方法排除毒物。应用呼吸兴奋药及碳酸氢钠碱化血液和尿液，促进药物排泄。

第三节 其他镇静催眠药

△水合氯醛(chloral hydrate)：是三氯乙醛的水合物，口服迅速吸收，15 min 起效，1 h 达高峰，维持 6~8 h。催眠作用温和，不缩短 REMS，无明显后遗效应，可用于顽固性失眠或其他催眠药效果不佳的患者。大剂量有抗惊厥作用，可用于小儿高热、破伤风、子痫等引起的惊厥。安全范围较小，使用时应注意。口服因其具有强烈的胃黏膜膜刺激性，易引起恶心、呕吐及上腹部不适等，不宜用于胃炎及溃疡患者。大剂量时能抑制心肌收缩，缩短心肌不应期，过量对心、肝、肾实质性脏器有损害，故对严重心、肝、肾疾病患者禁用。一般以 10% 溶液口服。可直肠给药，以减少刺激性。长期服用可产生依赖性和耐受性，戒断症状较严重，应防止滥用。

△佐匹克隆(eszopiclone)：口服给药吸收迅速，血浆蛋白结合率为 45% 左右，体内分布广泛，主要在肝代谢，经肾排泄。临床主要用于催眠，具有入睡快，睡眠时间延长，对 REMS 影响较小等优点。不良反应较轻，主要不良反应有嗜睡、头晕、健忘、肌无力等，长期使用后如突然停药可出现戒断症状。

△唑吡坦：为新型的非苯二氮䓬类镇静催眠药，口服吸收迅速，存在首过消除，生物利用度约 70%，血浆蛋白结合率约 92%，$t_{1/2}$ 约 2 h。使用此药后，睡眠诱导时间和觉醒次数可减少，可使睡眠时长和质量得到明显改善。其作用机制与苯二氮䓬类相似。临床主要用于失眠症的短期治疗，疗程多为 7~10 d。由于药物起效快，宜临睡前服用。不良反应较轻，常见有头晕、腹泻、嗜睡；其他还可导致恶心、呕吐、情绪低落、思维混乱、健忘；大剂量时，也可导致更严重的不良反应，如共济失调、心动过缓、恶心、呕吐、嗜睡、呼吸困难、昏迷，甚至死亡，过量中毒时，可用氟马西尼来解救。此外，当此药与其他催眠药合用时，少数患者还可出现思维异常、梦游等异常行为。

△丁螺环酮：常需口服给药，葡萄汁可增强此药物的作用，故应避免同服。作用机制还不十分明确，可能与其激动中枢 D_2 受体和阻断血清素受体有关。临床主要用于焦虑症的短期治疗，疗程约 1 个月。但需注意，此药常需几周才能达到最佳治疗效果。最常见不良反应为头晕、嗜睡、恶心、呕吐、头痛。与其他镇静催眠药相比，长期使用丁螺环酮没有依赖性。

△雷美尔通：给药后约需 30 min 起效，作用维持时间短。用药前后应避免高脂肪饮食，可使药物疗效降低。此药通过激动褪黑素受体来发挥镇静催眠作用，临床主要用于慢性失眠症的治疗，即使长期应用安全性也较好。不良反应轻微，表现为头晕、嗜睡、疲倦。此外，雷美尔通可影响机体性激素水平，患者可出现闭经、性欲下降、溢乳等不良反应。

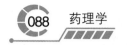

问题分析与能力提升

患者,女,1周前因学习紧张,考试压力大而出现烦躁、焦虑、入睡困难,睡眠持续时间短。诊断为焦虑性失眠。

请分析:该患者应选用哪种药物治疗?服药期间应注意哪些事项?

思考题

1.在临床镇静催眠药物的使用中,为什么苯二氮䓬类取代了巴比妥类?苯二氮䓬类有哪些优点?

2.试述地西泮的药理作用、临床应用及不良反应。

(李晓婷)

第十二章 抗癫痫药和抗惊厥药

学习目标

1. 掌握苯妥英钠、苯巴比妥、卡马西平、乙琥胺、丙戊酸钠治疗不同癫痫的作用特点及临床应用。

2. 熟悉硫酸镁的抗惊厥作用和临床应用。

3. 了解抗癫痫药物的选择及应用原则。

第一节 抗癫痫药

一、抗癫痫药的作用机制

癫痫是由脑局部病灶的神经元兴奋性过高而产生阵发性的异常高频放电,并向周围组织扩散,导致大脑功能短暂失调的综合征。临床表现为突然发作性、短暂性的运动、感觉、意识、行为和自主神经等不同程度的障碍,可伴有脑电图改变。根据癫痫发作的临床表现,可以将其分为局限性发作和全身性发作,具体见表12-1。

表12-1 癫痫主要发作类型、临床表现及治疗药物

发作类型		临床表现	治疗药物
局限性发作	单纯性局限性发作	多种临床表现,与发作时被激活的皮质部门有关,主要特征是不影响意识,局部肢体运动或感觉异常,持续 20~60 s	卡马西平、苯妥英钠、苯巴比妥、扑米酮、抗痫灵、丙戊酸钠
	复合性局限性发作(精神运动性发作)	发作时不同程度影响意识,常伴有无意识的运动,如唇抽动、摇头等。病灶在颞叶和额叶,持续 30 s~2 min	卡马西平、苯妥英钠、苯巴比妥、扑米酮、丙戊酸钠

续表 12-1

发作类型		临床表现	治疗药物
全身性发作	失神性发作(小发作)	多见于儿童,短暂的意识突然丧失,脑电图(EEG)呈 3 Hz/s 高幅左右对称的同步化棘波,每次发作约持续 30 s	乙琥胺、氯硝西泮、丙戊酸钠、拉莫三嗪
	肌阵挛性发作	按年龄可分为婴儿、儿童和青春期肌阵挛。部分肌群发生短暂的(约 1 s)休克样抽动,意识丧失。EEG 呈现特有的短暂暴发性多棘波	糖皮质激素(首选)、丙戊酸钠、氯硝西泮
	强直-阵挛性发作(大发作)	意识突然丧失,全身强直-阵挛性抽搐,口吐白沫,牙关紧闭,继之较长时间的中枢神经系统功能全面抑制,持续数分钟。EEG 呈高幅棘慢波或棘波	苯妥英钠、苯巴比妥、卡马西平、扑米酮、丙戊酸钠
	癫痫持续状态	指大发作持续状态,反复抽搐,持续昏迷,易危及生命	地西泮、劳拉西泮、苯妥英钠、苯巴比妥

抗癫痫药是指用于防治癫痫发作的药物。抗癫痫药的主要作用有:①抑制病灶神经元异常过度放电;②阻止病灶异常放电向周围正常神经组织扩散。

抗癫痫药的作用机制:①增强 γ-氨基丁酸(GABA)的作用,拮抗兴奋性氨基酸的作用;②干扰 Na^+、Ca^{2+}、K^+ 等离子通道,发挥膜稳定作用。

二、常用抗癫痫药

目前临床常用抗癫痫药包括苯妥英钠、卡马西平、苯巴比妥、扑米酮、丙戊酸钠、乙琥胺及苯二氮䓬类等。

苯妥英钠

苯妥英钠(phenytoin sodium,PHT)又名大仑丁,为二苯乙内酰脲的钠盐,是非镇静催眠性抗癫痫药。

【体内过程】 口服吸收不规则,血浆蛋白结合率为 85% ~ 90%。肌内注射可在局部产生沉淀,吸收缓慢不规则,因而不宜作肌内注射或皮下注射。苯妥英钠主要经肝药酶代谢为羟基苯妥英,与葡糖醛酸结合自肾排出,不足 5% 以原形经尿排出。消除速度与血药浓度密切相关,血药浓度低于 10 μg/mL 时按一级动力学消除,$t_{1/2}$ 约 20 h;高于此浓度时按零级动力学消除,$t_{1/2}$ 可延长至 60 h。该药物使用时个体差异大,给药时要注意剂量个体化,苯妥英钠的血药浓度>10 μg/mL 时可控制癫痫发作,>20 μg/mL 时则开始出现毒性反应,因此,最好在血药浓度监控下给药。

【药理作用及作用机制】 苯妥英钠不能抑制癫痫病灶异常放电,但可阻止它向正常脑组织扩散。这可能与其抑制突触传递的强直后增强(post-tetanic potentiation,PTP)有关。PTP 是指反复高频电刺激(强直刺激)突触前神经纤维,引起突触传递的易化,使突触后纤维反应较未经强直刺激前增强的现象。在癫痫病灶异常放电的扩散过程中 PTP 也起易化作用,治疗浓度的苯妥英钠选择性地抑制 PTP 形成,使异常放电的扩散受到阻抑。苯妥英钠可以通过抑制钙调素激酶的活性,影响突触传递功能;通过抑制突触前膜的磷酸化过程,使 Ca^{2+} 依赖性释放过程减弱,减少谷氨酸等兴奋性神经递质的释放;通过抑制突触后膜的磷酸化,减弱递质与受体结合引起的去极化反应,加上对钙通道的阻滞作用,共同产生稳定细胞膜的作用。

【临床应用】

1. 抗癫痫　苯妥英钠是治疗癫痫大发作和局限性发作的首选药物,由于起效慢,故常用苯巴比妥等作用较快的药物控制发作。在改用本药前,应逐步撤除前用药物,两药不易长期合用。对小发作无效,甚至使病情恶化。静脉注射用于癫痫持续状态。

2. 减轻疼痛　苯妥英钠可治疗三叉神经痛和舌咽神经痛等中枢疼痛综合征,苯妥英钠能使疼痛减轻,减少发作,可能与其稳定神经细胞膜有关。

3. 抗心律失常　主要用于治疗强心苷中毒所致的室性及室上性心律失常和对利多卡因无效的心律失常、麻醉手术引起的室性心律失常。

【不良反应】

1. 局部刺激　苯妥英钠呈强碱性,对胃肠道有刺激性,口服易引起食欲减退、恶心、呕吐、腹痛等症状,饭后服用可减轻。静脉注射可能导致静脉炎。

2. 牙龈增生　长期应用可出现牙龈增生,多见于儿童和青少年,发生率约20%,这与药物自唾液排出刺激胶原组织增生有关。服药期间应注意口腔卫生,防止牙龈炎,经常按摩牙龈也可以减轻增生。一般停药 3~6 个月可自行消退。

3. 神经系统反应　药量过大引起中毒,出现小脑-前庭系统功能失调症状,表现为眼球震颤、复视、眩晕、共济失调等。严重者可出现谵妄、幻觉等精神症状或昏迷等。

4. 血液系统反应　长期应用可致叶酸缺乏,发生巨幼细胞贫血,可能与其抑制叶酸吸收并加速其代谢,以及抑制二氢叶酸还原酶有关。宜用甲酰四氢叶酸防治。

5. 骨骼系统反应　可诱导肝药酶而加速维生素 D 代谢,长期应用可引起低钙血症。儿童易发生佝偻病样改变和骨软化症,必要时应用维生素 D 防治。

6. 过敏反应　可见皮疹、粒细胞缺乏、血小板减少等,停药可消失。长期用药应定期检查血常规和肝功能。

7. 其他反应　偶见男性乳房增大、女性多毛症、淋巴结肿大等。妊娠早期用药偶见畸胎。久用后骤然停药可使发作加剧,甚至诱发癫痫持续状态。

卡马西平

卡马西平(carbamazepine,CBZ,酰胺咪嗪)结构类似于三环类抗抑郁药。最初用于治疗三叉神经痛,20 世纪 70 年代开始用于治疗癫痫。

【体内过程】　口服吸收缓慢且不规则,2~4 h 血药浓度达峰值,有效血药浓度为 4~10 μg/mL。血浆蛋白结合率为 75%~80%。经肝代谢为有活性的环氧化物,仍有抗癫痫作用。

【药理作用及作用机制】　卡马西平的作用机制与苯妥英钠相似,治疗浓度可降低神经元细胞膜对 Na^+ 和 Ca^{2+} 的通透性,提高神经元的兴奋阈,抑制 PTP,因而可抑制癫痫病灶的异常放电及扩散。同时还能增强中枢抑制性递质 γ-氨基丁酸在突触后的作用。因化学结构与丙米嗪类似,卡马西平还具有抗胆碱、抗抑郁及抑制神经肌肉接头传递的作用;也可刺激抗利尿激素(ADH)分泌,产生抗利尿作用。

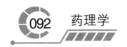

【临床应用】 卡马西平是广谱抗癫痫药,对各类癫痫均有不同程度的疗效,是治疗单纯性局限性发作和精神运动性发作的首选药,对大发作疗效较好,对小发作和肌阵挛性发作效果差或无效。对癫痫并发的精神症状亦有效果。治疗三叉神经痛优于苯妥英钠,对舌咽神经痛也有效。还具有很强的抗抑郁作用,对锂盐无效或不能耐受的躁狂症、抑郁症也有效,不良反应比锂盐少而疗效好。

【不良反应】 常见眩晕、嗜睡、视物模糊、恶心、呕吐、共济失调等症状,无须中断治疗,1周左右可自行消退。偶见严重的不良反应如骨髓抑制(粒细胞减少、再生障碍性贫血、血小板减少)、肝损害等。本药的有效治疗浓度与中毒浓度接近甚至叠加,大于 12 μg/mL 即可引起中毒反应,大于 20 μg/mL 时可引起抽搐。因此,用药期间应检测血药浓度。

△**苯巴比妥**(phenobarbital,**鲁米那**):是最早使用的抗癫痫药物。至今仍以起效快、疗效好、毒性小和价格低而广泛用于临床。其不仅能抑制病灶神经元的高频异常放电,也能阻止异常放电的扩散。临床上主要用于治疗癫痫大发作及癫痫持续状态,对单纯局限性发作及精神运动性发作也有效,但对小发作和婴儿痉挛症效果差。因本品大剂量对中枢抑制作用明显,故均不作为首选药。本药不良反应较轻,在较大剂量可出现嗜睡、精神萎靡和共济失调等副作用,用药初期较明显,长期使用易产生耐受性而自行消失。偶可发生巨幼细胞贫血、白细胞减少和血小板减少。本药可通过胎盘屏障,也可通过乳汁泌出,故孕妇和哺乳期妇女慎用。

△**扑米酮**(primidone):又名去氧苯比妥或扑痫酮,化学结构与苯巴比妥类似,口服吸收迅速而完全,在体内主要被代谢成苯巴比妥和苯乙基丙二酰胺,仍有抗癫痫作用,且消除缓慢。作用机制与苯巴比妥相似,不宜与苯巴比妥合用,与苯妥英钠和卡马西平合用有协同作用。仅用于其他药物无效的患者。常见不良反应有中枢神经系统症状如镇静、嗜睡、眩晕、复视、共济失调等;偶见呼吸困难、荨麻疹、眼睑肿胀或胸部紧迫感;血液系统毒性反应有白细胞减少、血小板减少、贫血等。用药期间应注意检查血常规,严重肝、肾功能不全者禁用。

△**乙琥胺**:口服吸收完全,3 h 血药浓度达峰值,血浆蛋白结合率低。儿童需 4~6 d 血药浓度才达到稳定水平,成人需要更长时间。成人 $t_{1/2}$ 为 40~50 h,儿童约为 30 h。约 25% 以原形经尿排出,其余经肝药酶代谢,随尿排出。其作用机制可能与选择性抑制丘脑神经元 T 型 Ca^{2+} 通道有关,从而抑制 3 Hz 异常放电的发生。其疗效虽稍逊于氯硝西泮,但副作用及耐受性的产生较少,故仍为临床治疗小发作的首选药,对其他类型癫痫无效。乙琥胺毒性低,常见的副作用为胃肠道反应,其次为中枢神经系统症状。偶见嗜酸性粒细胞缺乏症或粒细胞缺失症,严重者发生再生障碍性贫血。

△**丙戊酸钠**(sodium valproate):是广谱抗癫痫药。其不抑制癫痫病灶放电,但能阻止病灶异常放电的扩散。作用机制主要与增强 GABA 能神经元的突触传递功能,抑制 Na^+ 通道,减弱 T 型 Ca^{2+} 电流有关。丙戊酸钠对各类型癫痫都有一定的疗效。对大发作的疗效不如苯妥英钠、苯巴比妥,但不良反应较轻;当两药无效时,丙戊酸钠仍有效。对小发作疗效优于乙琥胺,但由于肝脏毒性大,一般不作为首选。对精神运动性发作,疗效与卡马西平相似,对非典型小发作的疗效不及氯硝西泮。当大发作合并小发作时可作为首选,对其他药物未能控制的顽固型癫痫也可能有效。常见恶心、呕吐、食欲减退等胃肠道反应,宜饭后服用。偶有嗜睡、乏力、平衡失调、震颤等中枢神经系统症状,减量可减轻。严重不良反应为肝损害,30% 患者在服药几个月内出现无症状性肝功能异常,主要表现为天门冬氨酸氨基转移酶升高,偶见重症肝炎、急性胰腺炎和高氨血症。少数患者表现为皮疹、脱发、血小板减少和血小板聚集障碍所致的出血时间延长。用药期间应定期检查肝功能和血常规。

△**苯二氮䓬类**(benzodiazepine,BZ):可抑制病灶放电向周围扩散,但不能消除这种异常放电。常用的药物有地西泮、硝西泮、氯硝西泮和劳拉西泮。①地西泮(diazepam):是治疗癫痫持续状态的

首选药物。静脉注射显效快且较其他药物安全,但作用维持时间较短。在癫痫持续状态的急性期,地西泮与劳拉西泮联用作用持续时间更长,肌痉挛消失后用苯妥英钠静脉注射维持疗效。②硝西泮:主要用于癫痫小发作,特别是肌阵挛性发作及婴儿痉挛症等,也可用于抗惊厥。③氯硝西泮(氯硝安定):对各型癫痫都有疗效,对失神小发作疗效比地西泮好,静脉注射也可治疗癫痫持续状态。对婴儿痉挛症和肌阵挛性发作也有效。久服后突然停药可加剧癫痫发作,甚至诱发癫痫持续状态。故仍以乙琥胺作为小发作的首选药。

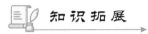

知识拓展

抗癫痫药选用原则

1. **选药依据** 癫痫患者以单药治疗为宜,控制率可达 80%,且无明显副作用。从小剂量开始,逐渐增量,直至获得理想疗效时维持治疗。如单药疗效不理想,可用联合治疗,最多不要超过 3 种抗癫痫药物联合使用,避免使用结构、机制及不良反应相似的药物,如扑米酮不宜与苯巴比妥合用。

2. **按发作类型选药** ①全身强直-阵挛性发作,首选苯巴比妥或苯妥英钠;癫痫持续状态,首选苯二氮䓬类进行静脉注射。②失神性发作(小发作),首选乙琥胺,其次为丙戊酸钠、氯硝西泮等。如果失神性发作伴有大发作,则首选丙戊酸钠。③精神运动性发作首选卡马西平,其次为苯妥英钠。④肌阵挛小发作,可选氯硝西泮、拉莫三嗪、乙琥胺等。

第二节 抗惊厥药

惊厥是中枢神经系统过度兴奋的一种症状,表现为全身骨骼肌不自主地强烈收缩,呈强直性或阵挛性抽搐。多见于小儿高热、子痫、破伤风、癫痫大发作及某些药物中毒等引起的中枢神经系统的过度兴奋。常用抗惊厥药包括巴比妥类、地西泮、水合氯醛及硫酸镁等。

硫酸镁

硫酸镁(magnesium sulfate)口服给药很少吸收,有泻下和利胆作用;外用热敷可消炎去肿;注射给药则产生全身作用。

【**药理作用及作用机制**】 Mg^{2+} 主要存在于细胞内液,细胞外液仅占 5%。血液中 Mg^{2+} 为 2.0 ~ 3.5 mg/100 mL,低于此浓度,神经及肌肉组织的兴奋性升高。Mg^{2+} 参与体内多种生理和生化过程,如在神经冲动传递及神经-肌肉应激的维持方面具有重要作用。注射硫酸镁能抑制中枢及外周神经系统,使骨骼肌、心肌、血管平滑肌松弛,从而发挥肌肉松弛作用和降压作用。作用机制可能是 Mg^{2+} 和 Ca^{2+} 化学性质相近,可以特异性地竞争 Ca^{2+} 结合位点,拮抗 Ca^{2+} 的作用,如运动神经末梢释放 ACh 需要 Ca^{2+} 参与,而 Mg^{2+} 可竞争 Ca^{2+} 的作用,干扰 ACh 的释放,使神经肌肉接头处 ACh 减少,导致骨骼肌松弛。此外,硫酸镁可扩张血管,导致血压下降;也作用于中枢神经系统,引起感觉及意识丧失。

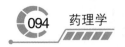

【临床应用】　主要用于缓解子痫、破伤风等引起的惊厥,也可用于高血压危象。临床上常以肌内注射或静脉滴注给药。

【不良反应】　安全范围窄,血镁过量可抑制延髓呼吸中枢和血管运动中枢,引起呼吸抑制、血压骤降和心脏停搏。肌腱反射消失是呼吸抑制的先兆,连续用药期间应经常检查腱反射。中毒时应立即进行人工呼吸,并缓慢注射氯化钙或葡萄糖酸钙紧急抢救。

问题分析与能力提升

患者,男,13 岁,发作性抽搐 5 年。发作时往往大叫一声,意识突然丧失,跌倒在地,全身肌肉强直收缩,头向后仰,口张开后闭合,咬舌,口吐白沫,全身肌肉阵挛,两手握举,双下肢伸直呈强直态。3 min 后清醒,醒后对发病情况无记忆。每年发作数次,无规律,受刺激时诱发。体格检查:R 86 次/min,BP 100/70 mmHg,神经系统检查阴性,EEG 中度异常,CT 正常。

请分析:

1. 该发作初步诊断为癫痫哪种类型?
2. 该患者应选用哪种药物治疗?

思考题

1. 简述苯妥英钠、卡马西平的临床应用及主要不良反应。
2. 简述临床常见的癫痫发作类型、临床治疗首选药及次选药。

(李晓婷)

第十三章 抗神经退行性变性疾病药

课件

学习目标

1. 掌握左旋多巴的药理作用及其作用机制、临床应用和不良反应。
2. 熟悉卡比多巴、司来吉兰、硝替卡朋、溴隐亭、金刚烷胺的药理作用及临床应用。
3. 了解帕金森病的发病机制及治疗阿尔兹海默病药物的分类及各药的特点。

神经退行性变性疾病是指一组由慢性进行性中枢神经组织退行性变性而产生的疾病的总称,主要包括帕金森病(Parkinson disease,PD)、阿尔茨海默病(Alzheimer disease,AD)、亨廷顿病(Huntington disease,HD)、肌萎缩侧索硬化(amyotrophic lateral sclerosis,ALS)等。这类疾病的病变部位和病变机制各不相同,但是神经细胞发生退行性病理学改变是它们的共同特征。神经退行性变性疾病的发病率逐年增加,已成为仅次于心血管疾病和癌症的严重影响人类健康和生活质量的第3位因素。流行病学调查结果显示,帕金森病和阿尔茨海默病主要发生于中老年人。本章重点介绍治疗帕金森病和阿尔茨海默病的药物。

第一节　抗帕金森病药

帕金森病又称震颤麻痹,是一种主要表现为进行性锥体外系功能障碍的神经退行性变性疾病。该病典型症状为静止性震颤、肌肉僵直、运动迟缓和姿势反射受损,严重者伴有记忆障碍和痴呆等症状。如不及时有效地治疗,病情呈慢性进行性加重,晚期往往全身僵直,活动受限,严重影响其生活质量。临床上按不同病因分为原发性、动脉硬化性、脑炎后遗症和化学药物中毒(如 Mn^{2+}、CO、抗精神病药物中毒)等4类。它们的主要症状相同,总称为帕金森综合征。

PD 的病因尚未完全阐明,其中"多巴胺学说"得到大多数学者的公认。该学说认为,帕金森病是因纹状体内多巴胺减少或缺乏所致,其原发性因素是黑质内多巴胺能神经元退行性病变。黑质中多巴胺能神经元发出上行纤维到达纹状体,其末梢与尾-壳核神经元形成突触,以多巴胺(DA)为递质,对脊髓前角运动神经元起抑制作用;同时尾核中的胆碱能神经元与尾-壳核神经元形成突触,以乙酰胆碱为递质,对脊髓前角运动神经元起兴奋作用。正常时这两种递质处于动态平衡状态,共同调节机体的运动功能。PD 患者因黑质病变,DA 合成减少,使纹状体 DA 含量减少,造成黑质-纹状体通路多巴胺能神经功能减弱,胆碱能神经功能相对占优势,锥体外系的平衡被打破,患者出现肌张力增高等症状。

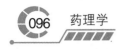

目前药物治疗并不能完全治愈 PD,但合理用药可以显著改善患者的生活质量。经典的抗帕金森病的药物分为两类。①拟多巴胺类药:直接补充多巴胺前体物或抑制多巴胺降解而产生作用。②抗胆碱药:拮抗相对过高的胆碱能神经功能而缓解症状。

一、拟多巴胺类药

(一)多巴胺的前体药

左旋多巴

左旋多巴(levodopa,L-DOPA)是由酪氨酸形成儿茶酚胺的中间产物,是多巴胺的前体物质,现已人工合成,是目前最常用的治疗 PD 的药物。

【体内过程】 口服吸收迅速,0.5~2.0 h 达血浆浓度高峰,血浆 $t_{1/2}$ 为 1~3 h,大部分在外周组织被 L-芳香族氨基酸脱羧酶(L-aromatic amino acid decarboxylase,AADC)脱羧转变为多巴胺。多巴胺不易通过血脑屏障,因此,仅 1%左右的 L-DOPA 可透过血脑脊液屏障进入中枢发挥疗效。外周 DA 的形成不仅减弱了左旋多巴的疗效,而且在外周引起一系列不良反应。左旋多巴生成的多巴胺一部分被单胺氧化酶(MAO)或儿茶酚胺-O-甲基转移酶(catechol-O-methyl-transferase,COMT)代谢,经肾排泄,另一部分通过突触的摄取机制返回多巴胺能神经末梢。

【药理作用及作用机制】 PD 患者的黑质多巴胺能神经元退行性变,酪氨酸羟化酶减少,使脑内酪氨酸转化为 L-DOPA 极度减少,但将 L-DOPA 转化为多巴胺的能力仍存在。L-DOPA 进入中枢神经系统后转变为 DA,补充纹状体中多巴胺的不足,并使 DA 和 ACh 的浓度趋于平衡,而发挥抗帕金森病的作用,但其在中枢转变为 DA 的详细过程尚不十分清楚。

【临床应用】 治疗各种类型的帕金森病,但对吩噻嗪类等抗精神病药所引起的锥体外系不良反应(该类药物阻断了 DA 受体)无效。其作用特点为:①疗效与黑质-纹状体病损程度相关,轻症或较年轻患者疗效好,重症或年老体弱者疗效较差;②对肌肉僵直和运动困难的疗效好,对肌肉震颤的疗效差;③起效慢,用药 2~3 周出现体征改善,用药 1~6 个月疗效最强。

用药早期,约 80%的帕金森病患者症状明显改善,但随着用药时间的延长,疗效逐渐下降,3~5 年后疗效已不显著,可能与病程的进展、受体下调以及其他代偿机制有关。

【不良反应】 不良反应分有早期反应和长期反应 2 类。

1. 早期反应

(1)胃肠道反应:治疗早期约 80%患者出现厌食、恶心、呕吐,数周后能耐受。其原因为 DA 直接刺激胃肠道和兴奋延髓催吐化学感受区 D_2 受体。还可引起腹胀、腹痛和腹泻等,饭后服药或剂量递增速度减慢,可减轻上述症状。

(2)心血管反应:治疗初期 30%患者出现直立性低血压,其原因可能是外周形成的 DA 一方面作用于交感神经末梢,反馈性抑制其释放去甲肾上腺素;另一方面作用于血管壁的 DA 受体,扩张血管。还有些患者出现心律不齐,主要是由于新生的 DA 作用于心脏 β 受体的缘故,可用 β 受体阻断药加以治疗。

2. 长期反应

(1)运动过多症:是异常动作舞蹈症的总称,也称为运动障碍。其是由于服用大量 L-DOPA 后,多巴胺受体过度兴奋,出现手足、躯体和舌的不自主运动,服用 2 年以上者发生率达 90%。

(2)症状波动:服药 3~5 年后,有 40%~80%患者出现症状快速波动,重则出现"开-关反应",即突然发生的肌强直性运动不能(关)。此现象持续数分钟或数小时后,又突然自动恢复为良好状态但常伴有运动障碍(开)。两种现象可交替出现,严重妨碍患者的日常活动。为减轻症状波动,可使用 L-DOPA/AADC 抑制药缓释剂或用多巴胺受体激动药,或加用 MAO 抑制药如司来吉兰等,也可调整用药方法,即改用静脉滴注、增加服药次数而不增加或减少药物剂量等。

(3)精神症状:部分患者出现失眠、焦虑、幻觉、妄想等,也有抑郁症等精神病症状。

(二)左旋多巴的增效药

1. 氨基酸脱羧酶(AADC)抑制药　主要有卡比多巴。

△卡比多巴(carbidopa,α-甲基多巴肼):是较强的外周 L-芳香族氨基酸脱羧酶(AADC)抑制药。其不易透过血脑屏障,与左旋多巴合用时,仅抑制外周 AADC 的活性,减少多巴胺在外周组织的生成,提高脑内多巴胺的浓度。此药既能增强左旋多巴的疗效,又能减轻其外周副作用,是左旋多巴的重要辅助用药。本品与 L-DOPA 组成的复方制剂称为心宁美,混合比例为 1∶4 或 1∶10。

2. MAO-B 抑制药　主要有司来吉兰。

△司来吉兰(selegiline):可选择性抑制中枢神经系统 MAO-B,能迅速通过血脑屏障,降低脑内 DA 降解代谢,使多巴胺浓度增加,有效时间延长。本品与 L-DOPA 合用后,能增加疗效,降低 L-DOPA 用量,减少外周副作用,并能消除长期单独使用 L-DOPA 出现的"开-关反应"。临床长期试验表明,两者合用更有利于缓解症状,延长患者寿命。本品低剂量对外周 MAO-A 无作用,肠道和血液中 DA 和酪胺代谢不受影响,不会产生 MAO 非选择性抑制剂所引起的高血压危象,但大剂量(>10 mg/d)亦可抑制 MAO-A,应避免使用。司来吉兰代谢产物为苯丙胺和甲基苯丙胺,偶可出现焦虑、失眠、幻觉等精神症状。慎与哌替啶、三环类抗抑郁药或其他 MAO 抑制药合用。

3. COMT 抑制药　L-DOPA 代谢有两条途径:由 AADC 脱竣转化为多巴胺,经儿茶酚-O-甲基转移酶 COMT 代谢转化成 3-O-甲基多巴,后者又可与 L-DOPA 竞争转运载体而影响 L-DOPA 的吸收和进入脑组织。因此,抑制 COMT 就显得尤为重要:既可降低 L-DOPA 的降解,又可减少 3-O-甲基多巴对其转运入脑的竞争性抑制作用,提高 L-DOPA 的生物利用度和在纹状体中的浓度。

△硝替卡朋(nitecapone):增加纹状体中 L-DOPA 和多巴胺。因其不易通过血脑屏障,当与卡比多巴合用时,它只抑制外周的 COMT,而不影响脑内 COMT,增加纹状体中 L-DOPA 的生物利用度。

△托卡朋(tolcapone)和恩他卡朋(entacapone):为新型 COMT 抑制药,能延长 L-DOPA 半衰期,稳定血浆浓度,使更多的 L-DOPA 进入脑组织,安全而有效地延长症状波动患者"开"的时间。两者均可明显改善病情稳定的 PD 患者日常生活能力和运动功能,尤适用于伴有症状波动的患者。托卡朋的主要不良反应为肝损害,甚至出现暴发性肝衰竭,因此,其仅适用于其他抗 PD 药物无效时。恩他卡朋仅发挥外周作用,作用时间短,托卡朋能同时抑制外周和中枢 COMT,由于严重肝毒性,用药时应严密监测肝功能。

(三)多巴胺受体激动药

△溴隐亭:是一种半合成的麦角生物碱,为 D₂类受体(含 D₂、D₃、D₄受体)强激动剂,对 D₁类受体(含 D₁、D₅受体)具有部分拮抗作用;对外周多巴胺受体、α 受体也有较弱的激动作用。小剂量溴隐亭首先激动结节-漏斗通路 D₂受体,抑制催乳素分泌,用于治疗乳溢-闭经综合征;大剂量可激动黑质-纹状体多巴胺通路的 D₂受体,与 L-DOPA 合用治疗 PD 可取得较好疗效,能减少症状波动。

溴隐亭临床用于治疗帕金森病,由于其不良反应较多,因此,主要用于左旋多巴疗效差或不能耐受者,与左旋多巴合用时能减少症状波动并减少"开-关反应";也用于治疗催乳素分泌过多引起

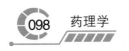

的乳溢、闭经、经前期综合征,缓解周期性乳房痛和乳房结节的症状;也可治疗肢端肥大症和女性不孕症。

不良反应呈剂量依赖性,而且是可逆的。消化系统常见食欲减退、恶心、呕吐、便秘,对消化性溃疡患者诱发出血。用药初期,心血管系统常见直立性低血压;长期用药可出现无痛性手指血管痉挛,减少药量可缓解;也可诱发心律失常,一旦出现应立即停药。运动功能障碍方面的不良反应类似于左旋多巴。精神系统症状比左旋多巴更常见且严重,如幻觉、错觉和思维混乱等,停药后可消失。其他不良反应包括头痛、鼻塞、腹膜和胸膜纤维化、红斑性肢痛症。

△**罗匹尼罗(ropinirole)和普拉克索(pramipexole)**:均为非麦角生物碱类新型 DA 受体激动药,能选择性地激动 D_2 类受体(特别是 D_2、D_3 受体),而对 D_1 类受体几乎没有作用。与溴隐亭相比,该类药患者耐受性较好,用药剂量可以很快增加,1 周以内即可达治疗浓度。其虽也可引起恶心和乏力,但胃肠道反应较小。罗匹尼罗可单独应用于 PD 的早期治疗,也可作为辅助用药与 L-DOPA 合用,减轻由 L-DOPA 引起的不良反应。普拉克索和罗匹尼罗的不良反应与拟多巴胺类药相似,如恶心、直立性低血压以及运动功能障碍等。作为辅助用药可引起幻觉和精神错乱。已经证实服用普拉克索和罗匹尼罗的患者在驾车时,可能出现突发性睡眠,酿成交通事故,因此,服药期间禁止从事驾驶和高警觉性工作。

(四)促多巴胺释放药

△**金刚烷胺(amantadine)**:为抗病毒药,用于流感预防时偶然发现其对帕金森病有效。金刚烷胺可促进纹状体中残存的多巴胺能神经元释放 DA,抑制 DA 再摄取。该药还有直接激动 DA 受体和较弱的抗胆碱作用,这可能与其拮抗 N-甲基-D-天冬氨酸(NMDA)受体有关,但确切机制尚不清楚。金刚烷胺用药后显效快,作用持续时间短,应用数天即可获得最大疗效,但连用 6 周后疗效逐渐减弱,对 PD 的肌肉强直、震颤和运动障碍的缓解作用较强,优于抗胆碱药物,但不及 L-DOPA。长期用药时可出现下肢皮肤网状青斑,可能为儿茶酚胺释放引起外周血管收缩所致。此外,该药可引起精神不安、失眠和运动失调等,偶可致惊厥,癫痫患者禁用。

二、抗胆碱药

△**苯海索(benzhexol,安坦)**:口服吸收快而完全,可透过血脑屏障进入脑内,阻断中枢 M 受体,抑制黑质-纹状体通路中 ACh 的作用,抗震颤效果好,也能改善运动障碍和肌肉强直,但是对动作迟缓疗效较差。对少数不能接受 L-DOPA 或多巴胺受体激动药的 PD 患者,可用本药治疗。该药外周抗胆碱作用为阿托品的 1/10～1/3,不良反应与阿托品相似但较轻,青光眼和前列腺肥大患者禁用。

第二节　抗阿尔茨海默病药

阿尔茨海默病(Alzheimer disease,AD)是一种以进行性认知障碍和记忆力损害为主的中枢神经退行性变性疾病。患者表现为记忆力、判断力、抽象思维等一般智力的丧失,精神行为的异常,但视力、运动能力等则不受影响。其主要病理学特征为脑萎缩,镜下可见细胞间 β 淀粉样蛋白沉积形成的老年斑和神经元胞体内的神经纤维缠结。认知和记忆障碍的主要解剖基础为海马组织结构的萎缩,功能基础主要为胆碱能神经兴奋传递障碍和中枢神经系统内胆碱能神经元数目减少等。

目前采用治疗策略分别是增加中枢胆碱能神经功能和拮抗谷氨酸能神经的功能,其中乙酰胆碱酯酶(AChE)抑制药和NMDA受体拮抗药效果相对肯定,能有效地缓解认知功能下降的症状,但不能从根本上消除病因。此外,改善AD认知功能的药物均有一定改善精神症状的作用。如果非药物治疗和改善认知的药物治疗后患者仍有较严重的精神症状,可根据症状分别给予抗精神病药、抗抑郁药和苯二氮䓬类药物进行治疗。

知识拓展

目前国内外用于老年痴呆筛查的量表

1. 简易智力状态检查量表　该量表对痴呆的敏感度达到80%~90%,特异度达到70%~80%。重测信度为0.80~0.99,实测者之间信度为0.95~1.00,简单易操作。目前该量表在国内外应用最为广泛。

2. 长谷川痴呆量表　该量表评分方法简单,敏感度和特异度较高,不受文化程度的影响,敏感度和特异度均较高,可用于群体老年人老年痴呆的筛查。

3. 常识-记忆力-注意力检查量表　该量表是一种认知功能缺损筛查工具,敏感度为83%。特异度为75%,量表内部一致性较好。

4. 画钟测验　可分为两种,一种是要求受试者在空白的纸上画钟,反映其执行能力;另一种是要求受试者模仿已画好的钟,反映其结构能力。该量表敏感度为86%,特异度为96%,对顶叶和额叶损害敏感。

一、胆碱酯酶抑制药

本类药物中的他克林(tacrine)是美国FDA批准的第1个治疗AD的药物,为第1代可逆性中枢AChE抑制药。因有严重不良反应,特别是肝毒性,现已撤市。

多奈哌齐

多奈哌齐(donepezil)为第2代可逆性中枢AChE抑制药。

【体内过程】　该药口服吸收完全,不受进食和服药时间影响。生物利用度为100%,达峰时间3~4 h,$t_{1/2}$约为70 h,故可每天服用1次。其主要由肝药酶代谢,代谢产物中6-O-脱甲基衍生物体外抗AChE活性与母体药物相同。代谢产物和少量原形药物主要经肾排出。

【药理作用】　通过抑制AChE来增加中枢ACh的含量,对丁酰胆碱酯酶无作用。与第1代他克林相比,多奈哌齐对中枢AChE有更高的选择性和专属性,半衰期较长,能改善轻至中度AD患者的认知能力和其他临床症状。

【临床应用】　临床用于轻、中度AD的治疗,可改善患者的认知功能延缓病情发展,具有剂量小、毒性低和价格相对较低等优点。

【不良反应】　不良反应可见腹泻、疲乏、恶心、肌肉痉挛、失眠和头晕等,反应轻微、短暂,在1~2 d可缓解,连续服药2~3周后自行消失。

△利斯的明(rivastigmine,卡巴拉汀):属于第2代AChE抑制药。本品可改善AD患者胆碱能神

经介导的认知功能障碍,提高认知能力,如记忆力、注意力和方位感,尚可减慢淀粉样蛋白前体的形成。口服迅速吸收,血浆蛋白结合率约为40%,易透过血脑屏障。临床用于伴有心、肝、肾等脏器疾病的 AD 患者。其主要不良反应有恶心、呕吐、乏力、眩晕、精神错乱、嗜睡、腹痛和腹泻等,继续服用一段时间或减量一般可消失。国内临床试验资料显示,除消化道不良反应发生率略高于多奈哌齐,其他不良反应与多奈哌齐相似。禁用于严重肝、肾损害患者及哺乳期妇女。病窦综合征、房室传导阻滞、消化性溃疡、哮喘、癫痫、肝或肾中度受损患者慎用。

△加兰他敏(galantamine):为第二代可逆性中枢 AChE 抑制药,对神经元中的 AChE 有高度选择性,其对神经元中 AChE 的抑制作用比对血中丁酰胆碱酯酶的抑制作用强50倍,是 AChE 竞争性抑制药。用于治疗轻、中度 AD,临床有效率为50%~60%。用药6~8周疗效显著,且没有肝毒性。主要不良反应表现为治疗早期(2~3周)患者可有恶心、呕吐及腹泻等胃肠道反应,连续用药可逐渐消失。

△石杉碱甲(huperzine A,哈伯因):是我国学者于1982年从石杉科植物中提取的一种生物碱,是一种高选择性可逆性 AChE 抑制药。石杉碱甲具有显著的改善记忆和认知功能的作用,可用于老年性记忆功能减退及 AD 患者,改善其记忆和认知能力。常见不良反应有恶心、头晕、多汗、腹痛、视物模糊等,一般可自行消失,严重者可用阿托品拮抗。由于石杉碱甲具有拟胆碱作用,有严重心动过缓、低血压、心绞痛、哮喘及肠梗阻者慎用。

二、NMDA 受体非竞争性拮抗药

△美金刚(memantine,美金刚胺):是一种 NMDA 受体非竞争性拮抗药,是第一个美国 FDA 批准用于治疗中、重度阿尔兹海默病的药物。美金刚可以适度结合 NMDA 受体,当谷氨酸以病理量释放时,美金刚可减少谷氨酸的神经毒性作用。当谷氨酸释放过少时,美金刚可改善记忆过程所需谷氨酸的传递。临床研究表明,该药能显著改善 AD 患者的认知功能,延缓其日常生活能力的进行性下降。临床可用于老年性记忆功能减退及 AD 患者,改善其记忆和认知能力。患者服药后可出现轻微眩晕、不安、头重、口干等不良反应,肝功能不良、意识紊乱患者及孕妇、哺乳期妇女禁用,肾功能不良时应减量。

问题分析与能力提升

患者,女,58岁,震颤、运动迟缓6年。始发症状为震颤,手部首先受累,出现精细动作受损。震颤在静息状态时明显。病情逐渐进展,出现右侧肌强直、迈步困难,受累肢体时有疼痛,存在全身的行动缓慢、面部表情改变和手臂协同摆动消失。患者既往无病毒感染史、麻疹或脑疾病史。患者兄弟姐妹4人,均无类似疾病。就诊前,患者没有进行过药物治疗,无精神病药物史。

体格检查示:患者头部和双手有高频率的静止性震颤,运动迟缓,四肢齿轮样肌强直,右侧明显。慌张步态,协调摆臂消失,屈曲姿势。同时,患者还有面具脸、声音低沉、写字过小征。头颅和脊髓 MRI、脑电图均正常。口服复方多巴后,患者症状缓解70%。

请分析:

1. 该患者首先要考虑的诊断是什么?可用何药治疗?

2. 我们应如何指导患者用药?

思考题

1. 试分析抗阿尔兹海默病药物临床应用时各有哪些优缺点。
2. 用左旋多巴治疗帕金森病时,如何提高疗效减轻不良反应?
3. 左旋多巴为何对吩噻嗪类等抗精神病药引起的帕金森综合征无效?

（李晓婷）

第十四章　抗精神失常药

课件

━━━━━━━━━━ 学习目标 ━━━━━━━━━━

1. 掌握氯丙嗪的药理作用、作用机制、临床应用及主要不良反应。
2. 熟悉抗精神病药的分类及各类代表药的药理作用特点;抗躁狂药和抗抑郁药各类代表药的药理作用特点。
3. 了解其他同类药物的作用特点和临床应用。

精神失常是由多种原因引起的精神活动障碍的一类疾病,包括精神分裂症、躁狂症、抑郁症和焦虑症。治疗这些疾病的药物统称为抗精神失常药。根据其临床用途分为抗精神分裂症药、抗抑郁药、抗躁狂药和抗焦虑药。

第一节　抗精神分裂症药

精神分裂症是一组以思维、情感、行为之间不协调,精神活动与现实脱离为主要特征的最常见的一类精神病。根据临床症状,将精神分裂症分为Ⅰ型和Ⅱ型。前者以阳性症状(幻觉和妄想)为主,后者则以阴性症状(情感淡漠、主动性缺乏等)为主。抗精神分裂药也称作神经安定药,主要用于治疗精神分裂症,对躁狂症也有效。这类药物大多是强效多巴胺受体拮抗剂,在发挥治疗作用的同时,大多数药物可引起情绪冷漠、精神运动迟缓和运动障碍等不良反应。目前临床常用的治疗精神分裂症的药物按药理作用可分为两类。①经典抗精神分裂症药,主要为D_2受体阻滞剂,代表药物有氯丙嗪、氟哌啶醇等。②非典型抗精神分裂症药,这类药物的靶点除多巴胺D_2受体以外,还包括其他受体,对中枢边缘系统的作用选择性高,副作用较少。其代表药物有氯氮平、利培酮、奥氮平、喹硫平等。

根据化学结构也可将抗精神分裂症药分为4大类:吩噻嗪类(phenothiazines)、硫杂蒽类(thioxanthenes)、丁酰苯类(butyrophenones)及其他类。这些药物大多对Ⅰ型精神分裂症治疗效果好,对Ⅱ型精神分裂症则效果较差甚至无效。

【作用机制】

1. 阻断中脑-边缘系统和中脑-皮质系统　多巴胺受体对精神分裂症的病因先后已提出过许多假说,但迄今为止,只有精神分裂症是由中枢DA系统功能亢进的学说得到了广泛的认可。该假说认为精神分裂症是由于中枢DA系统功能亢进所致。脑内DA神经通路主要有4条:①黑质-纹状体通路;②中脑-边缘通路;③中脑-皮质通路;④结节-漏斗通路。其中,中脑-边缘通路和中脑-皮质通路参与精神、情绪及行为活动调节,这两条通路 DA 功能亢进,会引起思维和精神活动的失常。目前认为,吩噻嗪类等抗精神分裂症药主要通过阻断中脑-边缘通路和中脑-皮质通路的 D_2 样受体而发挥疗效。同时阻断黑质-纹状体通路的 DA 受体,会引起不同程度的锥体外系副作用;阻断结节漏斗通路,会导致内分泌紊乱。

2. 阻断 5-HT 受体　非经典抗精神分裂症药物如氯氮平(clozapine)和利培酮(risperidone)的抗精神分裂症作用主要是通过阻断 5-HT 受体而实现的。其中,氯氮平是选择性 D_4 亚型受体拮抗剂,对其他 DA 亚型受体几乎无亲和力,对 M 胆碱受体和 α 肾上腺素受体也有较高的亲和力;氯氮平和利培酮通过拮抗肾上腺素受体而改善精神分裂症的阴性症状。利培酮拮抗 5-HT₂ 亚型受体的作用显著强于其拮抗 D_2 亚型受体的作用。因此,长期应用氯氮平和利培酮几乎无锥体外系反应发生。

一、经典抗精神分裂症药

(一)吩噻嗪类

氯丙嗪

氯丙嗪(chlorpromazine)又名冬眠灵,是吩噻嗪类药物的典型代表,也是应用最广泛的抗精神分裂症药。其主要拮抗脑内边缘系统 DA 受体,也能阻断肾上腺素 α 受体和 M 胆碱受体。因此,其选择性较低,长期用药不良反应多。但作为第 1 个精神安定药及抗精神失常药,目前在临床治疗中仍发挥着巨大的作用。

【体内过程】　氯丙嗪口服后吸收慢而不规则,达到血药浓度峰值时间为 2~4 h,个体差异大,食物及抗胆碱药能延缓或减少其吸收。肌内注射吸收迅速,90% 以上与血浆蛋白结合。可分布于全身,在脑、肺、肝、脾、肾中较多,其中脑内浓度可达血浆浓度的 10 倍。主要在肝经 P450 系统代谢为多种产物,经肾排泄。因其脂溶性高,易蓄积于脂肪组织,停药后数周乃至半年后,尿中仍可检出其代谢物。不同个体口服相同剂量的氯丙嗪后血药浓度可相差 10 倍以上,故给药剂量应个体化。氯丙嗪在体内的消除和代谢随年龄增加而递减,故老年患者须减量。

【药理作用及机制】

1. 中枢神经系统

(1)抗精神分裂症作用:氯丙嗪对中枢神经系统有较强的抑制作用,也称神经安定作用。正常人口服治疗量氯丙嗪后,可出现安静、活动减少、感情淡漠和注意力下降、对周围事物不感兴趣、答话缓滞,而理智正常。在安静环境下易入睡,但易唤醒,醒后神态清楚,随后又易入睡。精神分裂症患者服用氯丙嗪后则显现良好的抗精神分裂症作用,能迅速控制兴奋躁动状态,大剂量连续用药能消除患者的幻觉和妄想等症状,减轻思维障碍,使患者恢复理智,情绪安定,生活自理。本药对抑郁症无效,甚至可以使之加重。

氯丙嗪等吩噻嗪类药物主要通过拮抗中脑-边缘系统和中脑-皮质系统的 D_2 样受体而发挥疗效。但在发挥疗效时,都不同程度地引起锥体外系不良反应,是由于氯丙嗪阻断黑质-纹状体通路的 D_2 样受体所致。

(2)镇吐作用:小剂量选择性阻断延髓第四脑室底部的催吐化学感受区的 D_2 受体,大剂量直接抑制呕吐中枢,产生强大的镇吐作用。氯丙嗪可对抗药物(如吗啡、强心苷、四环素等)和疾病(如恶性肿瘤、尿毒症、放射病、妊娠和中毒等)引起的呕吐,但对前庭刺激引起的晕动病呕吐无效。对顽

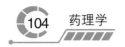

固性呃逆有效,其机制是氯丙嗪抑制位于延髓与催吐化学感受区旁呃逆的中枢调节部位。

(3)对体温调节的作用:氯丙嗪对下丘脑体温调节中枢有很强的抑制作用,不仅能降低发热机体的体温,也能降低正常体温。其体温调节作用随外界环境温度而变化,环境温度愈低其降温作用愈显著,与物理降温同时应用,则有协同降温作用;在炎热天气,氯丙嗪却可使体温升高,这是其干扰了机体正常散热机制的结果。

2. 自主神经系统 氯丙嗪能阻断肾上腺素 α 受体和 M 胆碱受体。阻断 α 受体可致血管扩张、外周阻力下降、血压下降,翻转肾上腺素的升压效应。但由于连续用药可产生耐受性,且不良反应较多,故不适合于高血压的治疗。阻断 M 胆碱受体作用较弱,无治疗意义,可引起口干、便秘、视物模糊等副作用。

3. 内分泌系统 氯丙嗪阻断结节-漏斗系统中的 D_2 亚型受体,抑制下丘脑多种激素的分泌。减少催乳素抑制因子的释放,使催乳素分泌增加,引起乳房肿大及泌乳,乳腺癌患者禁用;抑制促性腺激素和糖皮质激素的分泌。氯丙嗪也可抑制垂体生长激素的分泌,可试用于巨人症的治疗。

【临床应用】

1. 精神分裂症 氯丙嗪主要用于 Ⅰ 型精神分裂症(精神运动性兴奋和幻觉妄想为主)的治疗,能显著缓解其阳性症状,如进攻、亢进、妄想、幻觉等。尤其对急性患者效果显著,但不能根治,需长期用药,甚至终身治疗。对慢性精神分裂症患者疗效较差。对 Ⅱ 型精神分裂症(冷漠等阴性症状为主)患者无效甚至加重病情。氯丙嗪对其他精神分裂症伴有的兴奋、躁动、紧张、幻觉和妄想等症状也有显著疗效。由于氯丙嗪具有较强的神经安定作用,对兴奋、激越、焦虑、攻击、躁狂等症状均有良好疗效。

2. 呕吐和顽固性呃逆 氯丙嗪对多种药物(如洋地黄、吗啡、四环素等)和疾病(如尿毒症和恶性肿瘤)引起的呕吐具有显著的镇吐作用。对顽固性呃逆具有显著疗效。对晕动病无效。

3. 低温麻醉与人工冬眠 物理降温(冰袋、冰浴)配合氯丙嗪应用可降低患者体温,因而可用于低温麻醉。氯丙嗪与其他中枢抑制药(哌替啶、异丙嗪)合用,则可使患者深睡,体温、基础代谢及组织耗氧量均降低,增强患者对缺氧的耐受力,减轻机体对伤害性刺激的反应,并可使自主神经传导阻滞及中枢神经系统反应性降低,机体处于这种状态,称为"人工冬眠",有利于机体度过危险的缺氧、缺能阶段,可为进行其他有效的对因治疗争取时间。人工冬眠多用于严重创伤、感染性休克、高热惊厥、中枢性高热及甲状腺危象等病症的辅助治疗。

【不良反应】 氯丙嗪的药理作用广泛,其不良反应也较多。

1. 常见不良反应 有外周 M 受体阻断症状如视物模糊、口干、无汗、便秘、眼压升高等;有外周 α 受体阻断症状如直立性低血压、鼻塞、心动过速等;还有中枢抑制症状如嗜睡、淡漠、无力等,一般无须停药。为防止直立性低血压,注射给药后立即卧床休息 2 h 左右,然后缓慢起立。

2. 锥体外系反应 由于氯丙嗪阻断黑质-纹状体通路的 D_2 受体,使纹状体中的 DA 功能减弱、ACh 的功能相对增强,故长期大量服用氯丙嗪可发生锥体外系不良反应,主要有以下 3 种。①帕金森综合征:表现为肌张力增高、面容呆板、动作迟缓、肌肉震颤、流涎、运动起始困难等。②静坐不能:表现为坐立不安、反复徘徊。③急性肌张力障碍:表现为面、颈及背部肌肉痉挛,患者可出现强迫性张口、伸舌、斜颈、呼吸运动障碍及吞咽困难。常发生在服药的第一周,停药或减量后可消失,也可用抗胆碱药以缓解。

此外,长期服用氯丙嗪 1 年以上,部分患者还可引起一种特殊而持久的运动障碍,称为迟发性运动障碍,表现为口-面部不自主的刻板运动,如吸吮、咂嘴、舔舌等口舌腮三联征,肢体呈舞蹈样手足徐动症,停药后仍长期不消失。

3.精神异常　氯丙嗪本身可以引起精神异常,如意识障碍、萎靡、淡漠、兴奋、躁动、消极、抑郁、幻觉、妄想等,应与原有疾病加以鉴别,一旦发生应立即减量或停药。少数患者用药过程中出现局部或全身抽搐,脑电有癫痫样放电,有惊厥或癫痫病史者更易发生,应慎用,必要时加用抗癫痫药物。

4.过敏反应　常见症状有皮疹、接触性皮炎。少数患者出现肝损害、黄疸,也可出现粒细胞减少、溶血性贫血和再生障碍性贫血等。

5.心血管系统反应　可出现直立性低血压,持续性低血压休克,多见于年老伴动脉硬化、高血压患者;心电图异常,心律失常。

6.内分泌系统紊乱　长期用药还会引起内分泌系统紊乱,如乳腺增大、泌乳、月经停止、抑制儿童生长等。

7.急性中毒　大剂量的氯丙嗪可导致中毒,患者出现昏睡、血压下降至休克水平,并出现心肌损伤,此时应立即对症处理。

其他吩噻嗪类药物还有奋乃静(perphenazine)、氟奋乃静(fluphenazine)及三氟拉嗪(trifluoperazine)等。其共同特点是抗精神分裂症作用强,锥体外系症状亦很显著,镇静作用较弱。

△奋乃静:作用较氯丙嗪缓和,对心血管系统、肝及造血系统的副作用较氯丙嗪小。除镇静作用、控制精神运动兴奋作用次于氯丙嗪外,其他同氯丙嗪。奋乃静对慢性精神分裂症的疗效则高于氯丙嗪。

三氟拉嗪和氟奋乃静的中枢镇静作用较弱,且具有兴奋和激活作用。除有明显的抗幻觉、妄想作用外,此两药对行为退缩、情感淡漠等症状有较好疗效,适用于精神分裂症偏执型和慢性精神分裂症。

(二)硫杂蒽类

△氯普噻吨(chlorprothixene):可阻断神经突触后多巴胺受体而缓解症状,其调整情绪、控制焦虑抑郁的作用较氯丙嗪强,但抗幻觉、妄想作用不及氯丙嗪。因其结构与三环类抗抑郁药相似,故有较弱的抗抑郁作用。氯普噻吨适用于伴有强迫状态或焦虑抑郁情绪的精神分裂症、焦虑性神经症及更年期抑郁症患者。由于其抗肾上腺素与抗胆碱作用较弱,故不良反应较轻,锥体外系症状也较少。

(三)丁酰苯类

△氟哌啶醇(haloperidol):是第1个合成的丁酰苯类药物,能选择性阻断D_2样受体,有很强的抗精神分裂症作用。α受体阻断作用较轻,镇静、降压作用弱。本药是目前临床最常用的抗精神分裂症药物之一。氟哌啶醇不仅可显著控制各种精神运动兴奋,同时对慢性症状有较好的疗效。其锥体外系副作用发生率高、程度严重,但由于其对心血管系统的副作用较轻、对肝功能影响小而保留其临床应用价值。

△氟哌利多(droperidol):药理作用与氟哌啶醇相似,能阻断边缘系统、下丘脑、黑质-纹状体系统等部位的DA受体而发挥作用。临床上主要用于增强镇痛药的作用,如与芬太尼配合使用,使患者处于特殊的麻醉状态:痛觉消失、精神恍惚、对环境淡漠,被称为神经阻滞镇痛术,作为一种外科麻醉,可以进行小的手术如烧伤清创、内镜检查、造影等,其特点是集镇痛、镇静、镇吐、抗休克作用于一体。

△匹莫齐特(pimozide):临床上用于治疗精神分裂症、躁狂症和秽语综合征。此药有较好的抗幻觉、妄想作用,并可使慢性退缩被动的患者活跃起来。与氯丙嗪相比,其镇静、降压、抗胆碱等副

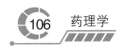

作用较弱,而锥体外系反应则较强。匹莫齐特易引起室性心律失常和心电图异常(如 Q-T 间期延长、T 波改变),故对伴有心脏病的患者禁用。

(四)其他抗精神分裂症药

△五氟利多(penfluridol):是口服长效抗精神分裂症药,1 次用药疗效可维持 1 周,其长效的原因可能与贮存于脂肪组织,从而缓慢释放入血有关。作用与氟哌啶醇相似,阻断 D_2 样受体,具有较强的抗精神分裂症作用,亦可镇吐。适用于急、慢性精神分裂症,尤其适用于慢性患者,对幻觉、妄想、退缩均有较好的疗效,但镇静作用较弱。不良反应以锥体外系反应最常见。

△舒必利(sulpiride):属苯甲酰胺类,选择性地拮抗中脑-边缘系统 D_2 受体。对紧张型精神分裂症疗效高,奏效也较快,有药物电休克之称。此药有改善患者与周围的接触、活跃情绪、减轻幻觉和妄想的作用,对情绪低落、抑郁等症状也有治疗作用,对长期用其他药物无效的难治性病例也有一定的疗效。锥体外系反应较氯丙嗪轻,可致迟发性运动障碍。对自主神经系统几乎无影响。

二、非典型抗精神分裂症药

非典型抗精神分裂症药与经典的抗精神分裂症药相比有明确的优点:①耐受性好,依从性好,很少发生包括锥体外系反应和高催乳素血症等不良反应;②几乎所有的本类药在改善精神分裂症状尤其是阴性症状方面均较经典抗精神分裂症药强。代表药包括氯氮平、奥氮平、喹硫平、利培酮、齐拉西酮、阿立哌唑等(表 14-1)。

△氯氮平(clozapine):属于苯二氮䓬类,为广谱神经镇静药,对精神分裂症的疗效与氯丙嗪相当,但起效迅速,多在 1 周内见效,对其他抗精神分裂症药无效的精神分裂症的阴性和阳性症状都有治疗作用。氯氮平是选择性 D_4 亚型受体拮抗药,其优点是几乎无锥体外系反应,与其特异性拮抗中脑-边缘系统和中脑-皮质系统的 D_4 亚型受体、对黑质-纹状体系统的 D_2 和 D_3 亚型受体几乎无亲和力有关。氯氮平主要用于其他抗精神分裂症药无效或锥体外系反应过强的患者。

氯氮平具有抗胆碱、抗组胺、抗 α 肾上腺素能作用,几乎无锥体外系反应和内分泌紊乱等不良反应,但可引起粒细胞减少,严重者可致粒细胞缺乏(女性多于男性),可能由于免疫反应引起。因此,用药前及用药期间须做白细胞计数检查。亦有引起染色体畸变的报道。

△利培酮(risperidone):是第二代非典型抗精神分裂症药,其药理作用及临床应用与氯氮平相似。对精神分裂症阳性症状如幻觉、妄想、思维障碍等及阴性症状均有疗效。适用于治疗首发急性和慢性患者。不同于其他药物的是该药对精神分裂症患者的认知功能障碍和继发性抑郁亦具治疗作用。由于利培酮有效剂量小,用药方便、见效快,锥体外系反应轻,且抗胆碱样作用及镇静作用弱,易被患者耐受,治疗依从性优于其他抗精神分裂症药,已成为治疗精神分裂症的一线药物。

表 14-1　常用抗精神分裂症药作用比较

药物	抗精神分裂症药剂量/(mg/d)	副作用		
		镇静作用	锥体外系反应	降压作用
氯丙嗪	25~300	+++	++	+++(肌内注射) ++(口服)
氟奋乃静	2~20	+	+++	++

续表 14-1

药物	抗精神分裂症药剂量/(mg/d)	副作用		
		镇静作用	锥体外系反应	降压作用
三氟拉嗪	5～20	+	+++	+
奋乃静	8～32	++	+++	+
氟哌啶醇	10～80	+	+++	++
氯氮平	12.5～300.0	++		+++
利培酮	1～8	+	+	++

注:+++强;++次强;+弱。

第二节　抗抑郁药

　　抑郁症是一种情感障碍性精神疾病,主要以情绪低落、思维迟缓、悲观、缺乏主动性、意志活动减退等为主要症状,有强烈自杀倾向。抑郁症的发病机制有待进一步阐明,目前认为其发病病因与下丘脑 5-HT 和去甲肾上腺素(NA)功能减弱有关。抗抑郁药是主要用于治疗情绪低落、抑郁消极的药物。各种抗抑郁药均可使 70% 左右的抑郁患者病情显著改善,长期治疗可使反复发作的抑郁症减少复发。抗抑郁药对焦虑性障碍、惊恐发作、强迫性障碍及恐惧症也有效。

　　目前临床使用的抗抑郁药包括三环类抗抑郁药、选择性 5-HT 再摄取抑制药、去甲肾上腺素再摄取抑制剂、单胺氧化酶抑制药等。

一、三环类抗抑郁药

　　此类药物结构中都含有 2 个苯环和 1 个杂环,故称为三环类抗抑郁药(tricyclic antidepressant,TCA)。常用的有丙米嗪、阿米替林、多塞平等。

　　三环类抗抑郁药主要通过抑制 NA 和 5-HT 的再摄取,从而增加突触间隙这两种递质的浓度而发挥抗抑郁作用。大多数三环类抗抑郁药具有抗胆碱作用,引起口干、便秘、排尿困难等副作用。此外,该类药物还阻断 α 肾上腺素受体和 H_1 受体而引起过度镇静。

丙米嗪

　　【体内过程】　丙米嗪(imipramine)口服吸收良好,2～8 h 血药浓度达高峰,血浆 $t_{1/2}$ 为 10～20 h。体内分布广泛,以脑、肝、肾及心脏分布较多。其主要在肝内代谢,氧化产物与葡糖醛酸结合,自尿排出,少量经胆汁排泄。

　　【药理作用及机制】

　　1. 中枢神经系统　抑郁症患者服药后可出现情绪高涨、精神振奋等现象,可缓解焦虑、增加进食、改善睡眠。但丙米嗪起效缓慢,需连续服用丙米嗪 3 周后疗效才显著。正常人服用后出现安静、嗜睡、血压稍降、头晕、目眩,并常出现口干、视物模糊等抗胆碱反应,连用数天后这些症状可能加重,甚至出现注意力不集中和思维能力下降。

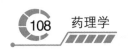

2. 自主神经系统　治疗量丙米嗪有显著阻断 M 胆碱受体的作用,表现为视物模糊、口干、便秘和尿潴留等。

3. 心血管系统　治疗量丙米嗪可降低血压,致心律失常,其中以心动过速较常见。心电图可出现 T 波倒置或低平。这些不良反应可能与该药阻断单胺类再摄取从而引起心肌中 NA 浓度增高有关。另外,丙米嗪对心肌有奎尼丁样直接抑制效应,可导致心律失常或心肌损伤。

【临床应用】

1. 治疗抑郁症　用于各种原因引起的抑郁症,对内源性抑郁症和更年期抑郁症效果较好。其次为反应性抑郁症。对精神分裂症的抑郁状态疗效较差。也可用于强迫症的治疗。

2. 治疗遗尿症　对于儿童遗尿可试用丙米嗪治疗,剂量依年龄而定,睡前口服,疗程以 3 个月为限。

3. 焦虑和恐惧症　对伴有焦虑的抑郁症患者疗效显著,对恐惧症也有效。

【不良反应】　常见的不良反应有口干、扩瞳、视物模糊、便秘、排尿困难和心动过速等抗胆碱作用,还出现多汗、无力、头晕、失眠、皮疹、直立性低血压、反射亢进、共济失调、肝功能异常、粒细胞缺乏症等。因抗抑郁药易导致尿潴留和升高眼内压,故前列腺肥大及青光眼患者禁用。

△阿米替林(amitriptyline):又名依拉维,是临床上常用的三环类抗抑郁药。其药理作用及临床应用与丙米嗪相似,阿米替林对 5-HT 再摄取的抑制作用明显强于对 NA 再摄取的抑制;镇静作用和抗胆碱作用也较强。本药主要用于伴有焦虑、烦躁、失眠的患者。不良反应与丙米嗪相似,但比丙米嗪严重,偶有加重糖尿病症状的报道。

△氯米帕明(clomipminine):又名氯丙米嗪,药理作用和临床应用类似于丙米嗪,但对 5-HT 再摄取有较强的抑制作用,而其体内活性代谢物去甲氯米帕明则对 NA 再摄取有相对强的抑制作用。临床上用于抑郁症、强迫症、恐惧症和发作性睡眠症引起的肌肉松弛。不良反应与丙米嗪相同。

△多塞平(doxepin):作用与丙米嗪类似,抗抑郁作用比后者弱,抗焦虑作用强,镇静作用和对血压的影响也比丙米嗪强。对伴有焦虑症状的抑郁症疗效较好,焦虑、紧张、情绪低落、行动迟缓等症状数日后即可缓解,显效需 2～3 周,也可用于治疗消化性溃疡。不良反应与丙米嗪类似,但对心脏影响较小。慎用于儿童和孕妇,老年患者应适当减量。

二、选择性 5-羟色胺再摄取抑制剂

选择性 5-HT 再摄取抑制剂(selective serotonin reuptake inhibitor,SSRI)对 5-HT 再摄取的抑制作用选择性更强,既保留了 TCA 相似的疗效,也克服了 TCA 的诸多不良反应。这类药物很少引起镇静作用,也不损害精神运动功能。对心血管和自主神经系统功能影响很小,还具有抗抑郁和抗焦虑双重作用。这类药物包括临床常用的氟西汀、帕罗西汀、舍曲林等。

△氟西汀(fluoxetine):又名百忧解,是一种强效选择性 5-HT 再摄取抑制剂,比抑制 NA 摄取作用强 200 倍。该药对抑郁症的疗效与 TCAs 相当,且安全有效、耐受性好、不良反应少,应用广泛。其主要用于治疗伴有焦虑的各种抑郁症、强迫症和神经性贪食症。用药初期可见失眠、恶心、头痛、震颤等,一般无抗胆碱样反应。长期用药可出现食欲减退、性功能减退。大剂量用药可出现精神症状。氟西汀与单胺氧化酶抑制药合用时须警惕“血清素综合征”的发生,初期主要表现为不安、激越、恶心、呕吐或腹泻,随后出现高热、强直、肌阵挛或震颤、自主神经功能紊乱、心动过速、高血压、意识障碍,最后可引起痉挛和昏迷,严重者可致死,应引起临床重视。心血管疾病、糖尿病者应慎用。

△帕罗西汀(paroxetine):为强效 5-HT 再摄取抑制剂,可增加突触间隙递质浓度而发挥治疗抑

郁症的作用。抗抑郁疗效与 TCA 相当,而抗胆碱、体重增加、对心脏影响及镇静等副作用均较 TCA 弱。常见不良反应为口干、便秘、视物模糊、震颤、头痛、恶心等。禁与单胺氧化酶抑制药联用,避免显著升高脑内 5-HT 水平而致"血清素综合征"。

△舍曲林(sertraline):是选择性 5-HT 再摄取抑制剂,可用于各类抑郁症的治疗,对强迫症也有效。其主要不良反应为口干、恶心、腹泻、男性射精延迟、震颤、出汗等。该药与其他药物的相互作用临床经验不多,借鉴氟西汀的经验,禁与单胺氧化酶抑制药合用。

三、去甲肾上腺素再摄取抑制剂

NA 再摄取抑制剂(noradrenaline reuptake inhibitor,NRI)可选择性抑制 NA 的再摄取,主要用于脑内 NA 缺乏为主的抑郁症。这类药物的特点是奏效快,而镇静作用、抗胆碱作用和降压作用均比 TCA 弱。常用药物包括地昔帕明、马普替林、去甲替林、瑞波西汀等。

△地昔帕明(desipramine):又名甲丙米嗪,为强效 NA 再摄取抑制剂,其效率为抑制 5-HT 摄取的 100 倍以上,也可抑制 DA 的摄取。对 H_1 受体有强拮抗作用。对 α 受体和 M 受体拮抗作用较弱。治疗轻、中度的抑郁症疗效好,用于治疗内因性、更年期、反应性及神经性抑郁症。不良反应较小,主要为口干、头晕、失眠等,但对心脏影响与丙米嗪相似。过量则导致血压降低、心律失常、震颤等症状。

△马普替林(maprotiline):为选择性 NA 再摄取抑制剂,对 5-HT 再摄取几乎无影响。由于 NA 再摄取减少,突触间隙 NA 浓度增高产生了抗抑郁作用。治疗抑郁症与丙米嗪相似,尤其是治疗老年抑郁症和伴有明显焦虑的抑郁症。用药 2~3 周才充分发挥疗效。不良反应主要有口干、便秘、眩晕、头痛、心悸等。也有用药后出现皮炎和皮疹的报道。

△去甲替林(nortriptyline):药理作用与阿米替林相似,抑制 NA 摄取远强于对 5-HT 的摄取。其在临床治疗内源性抑郁症效果优于反应性抑郁症,比其他三环类抗抑郁药治疗显效快。其镇静作用、抗胆碱作用、降低血压作用、对心脏的影响等虽均比丙米嗪弱,但仍要注意过量引起的心律失常,尤其是心肌梗死的恢复期、传导阻滞或原有心律失常的患者,用药不慎会加重病情。

四、单胺氧化酶抑制药

△吗氯贝胺(moclobemide):属于单胺氧化酶抑制药(monoamine oxidase inhibitor,MAOI),通过可逆性抑制脑内 A 型单胺氧化酶,抑制突触前膜囊泡内或突触间隙中儿茶酚胺降解,从而提高脑内 DA、5-HT 和 NA 的水平起到抗抑郁作用。其具有作用快、停药后单胺氧化酶活性恢复快的特点。常见不良反应有恶心、口干、头痛、头晕、出汗、心悸、失眠、直立性低血压等。MAOI 禁止与其他抗抑郁药合用,以免引起"血清素综合征"。

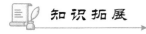 知识拓展

单胺氧化酶

单胺氧化酶(MAO)在大脑和周围神经组织中催化一些生物体产生的胺,氧化脱氨产生过氧化氢。根据底物选择性和对抑制剂的灵敏度,MAO 被分为 A 和 B 两种。MAO-A 主要分布在儿茶酚胺能神经元中,对底物 5-HT、NE、DA 具有高亲和性;而 MAO-B 主要分布在 5-HT 能神经元、组胺能

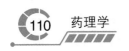

神经元和神经胶质细胞中,主要对苯乙基胺(PEA)、苯甲胺具有高亲和性。在脑组织中,单胺氧化酶 A 和 B 含量最高的部位分别在蓝斑和中缝核。

五、其他抗抑郁药

△**曲唑酮**(trazodone):为 5-HT 拮抗药和再摄取抑制药,能抑制突触前膜对 5-HT 的再摄取,对 NA 和 DA 的再摄取无影响,无 M 受体阻断作用,但可通过阻断突触前膜的 α_2 受体,增加 NA 的释放,能阻断 5-HT$_1$ 受体和中枢 α_1 受体,有明显的镇静作用,适于夜间给药。可用于各型抑郁症、伴有抑郁症的焦虑症、情感障碍伴失眠等。常见不良反应有嗜睡、疲乏、头痛、失眠、口干、便秘、心悸、直立性低血压、阴茎异常勃起等,过量中毒会出现惊厥、呼吸停止等。

△**米氮平**(mirtazapine):为 NA 受体和特异性 5-HT 受体拮抗药,通过阻断突触前 α_2 肾上腺素受体而增加 NA 的释放,间接提高 5-HT 的更新率而发挥抗抑郁作用,抗抑郁效果与阿米替林相当,其抗胆碱样不良反应及 5-HT 样不良反应(恶心、头痛、性功能障碍等)较轻。常见不良反应为食欲增加、嗜睡、头晕等;少见有直立性低血压、躁狂及急性骨髓抑制。

△**文拉法辛**(venlafaxine)**和度洛西汀**(duloxetine):为 5-HT 和 NA 再摄取抑制剂。文拉法辛为前药,其活性代谢产物能有效地拮抗 5-HT 和 NA 的再摄取,对 DA 的再摄取也有一定的作用。文拉法辛可用于各种抑郁症和广泛性焦虑症。度洛西汀主要用于重症抑郁或伴有糖尿病周围神经炎的抑郁症患者。不良反应与三环类抗抑郁药相似。

第三节　抗躁狂药

躁狂症患者的特征是情绪高涨、烦躁不安、活动过度和思维、言语不能自制。发病机制尚未明确,可能与脑内单胺类神经递质平衡失调有关。抗精神分裂症药氯丙嗪、奥氮平和利培酮等,抗癫痫药卡马西平、丙戊酸钠等也具有抗躁狂症作用。目前临床最常用的抗躁狂药是碳酸锂。

碳酸锂

碳酸锂(lithium carbonate)自 1949 年起用于临床治疗躁狂症。

【**体内过程**】　口服吸收快,血药浓度高峰出现于服药后 2～4 h。锂离子先分布于细胞外液,然后逐渐蓄积于细胞内。本品不与血浆蛋白结合,$t_{1/2}$ 为 18～36 h。锂虽吸收快,但通过血脑屏障进入脑组织和神经细胞需要一定的时间,因此,锂盐显效较慢。碳酸锂主要自肾排泄,约 80% 由肾小球滤过的锂在近曲小管与 Na^+ 竞争性重吸收,故增加钠摄入可促进其排泄,而缺钠或肾小球滤出减少时,可导致体内锂潴留,引起中毒。

【**药理作用和机制**】　主要是锂离子发挥药理作用,治疗剂量对正常人的精神行为没有明显的影响。尽管研究已经发现锂离子在细胞水平具有多方面的作用,但其情绪安定作用的确切机制目前仍不清楚。目前认为其治疗机制主要在于能抑制神经末梢 Ca^{2+} 依赖性的 NA 和 DA 的释放;能促进突触间隙中 NA 的再摄取,使突触间隙中 NA 浓度降低;锂盐还能促进 5-HT 的生成和释放,促进 5-HT 受体超敏化;与抑制腺苷酸环化酶和磷脂酶 C 所介导的反应相关。

【临床应用】　锂盐对躁狂症患者有显著疗效,特别是对急性躁狂和轻度躁狂疗效显著,有效率为80%。碳酸锂主要用于抗躁狂,但有时对抑郁症也有效,故有情绪稳定药之称。碳酸锂还可用于治疗躁狂抑郁症,该症的特点是躁狂和抑郁的双向循环发生。长期重复使用碳酸锂不仅可以减少躁狂症复发,对预防抑郁症复发也有效,但对抑郁症的作用不如躁狂症显著。

【不良反应】　锂盐不良反应较多,安全范围窄,最适浓度为 0.8 ~ 1.5 mmol/L,超过 2 mmol/L 即出现中毒症状。轻度的毒性症状包括恶心、呕吐、腹痛、腹泻和细微震颤;较严重的毒性反应涉及神经系统,包括精神紊乱、反射亢进、明显震颤、发音困难、惊厥,直至昏迷与死亡。由于该药治疗指数很低,测定血药浓度至关重要。当血药浓度升至 1.6 mmol/L 时,应立即停药。

问题分析与能力提升

患者,女,20岁,失恋后出现情绪波动,易激怒,思维松弛,多疑敏感,行为怪异,反复出现言语性幻听,有被害妄想,学习兴趣丧失,学习能力明显下降,以上表现已持续 3 个月。心电图、脑电图、脑脊液等实验室检查和颅脑 MRI 检查均未见明显异常。诊断:Ⅰ型精神分裂症。

请分析:

1. 结合本章内容和患者临床症状,临床治疗应选哪类药物?
2. 简述该患者临床治疗首选药物的药理作用、临床应用、作用机制及不良反应。

思考题

1. 简述抗精神分裂症药的分类及代表药的主要药理作用、临床应用及主要不良反应。
2. 氯丙嗪的锥体外系不良反应有哪些? 如何治疗?
3. 比较氯丙嗪与解热镇痛药对体温调节的特点、机制和临床应用有何不同。

(李晓婷)

第十五章 镇痛药

课件

━━━━━━━━━ 学习目标 ━━━━━━━━━

　　1. 掌握阿片生物碱类镇痛药和人工合成镇痛药的药理作用、作用机制、临床应用及典型不良反应。
　　2. 熟悉镇痛药的分类、阿片受体的分类与功能;类阿片受体拮抗药的药理作用及临床应用。
　　3. 了解镇痛药应用的基本原则、适应证;类阿片受体拮抗药的特点。

　　疼痛是临床许多疾病和损伤的常见症状之一,是机体受到伤害性刺激后发出的一种保护反应,常伴有不愉快的情绪反应、心血管系统及呼吸功能等方面的变化。剧烈疼痛不仅使患者感到痛苦,还会引起机体生理功能紊乱,甚至休克。因此,合理应用镇痛药可以有效缓解疼痛,防止可能产生的生理功能紊乱。另外,疼痛的性质及部位是诊断疾病的重要依据,故在诊断未明的情况下应慎用镇痛药,以免掩盖病情,贻误疾病诊断。

　　镇痛药是一类主要作用于中枢神经系统特定部位,选择性消除或缓解疼痛,减轻因疼痛所致的紧张、焦虑、恐惧等情绪,但不影响意识和其他感觉的药物。镇痛药包括麻醉性镇痛药和非麻醉性镇痛药。麻醉性镇痛药通过激动中枢神经系统特定部位的阿片受体发挥镇痛作用,易产生药物依赖性或成瘾性,又称阿片类镇痛药或成瘾性镇痛药。此类药物按照来源分为:①阿片生物碱类镇痛药;②人工合成类阿片镇痛药。本类药物大多属于麻醉药品管理范围,必须严格遵守相关法律法规。非麻醉性镇痛药是指成瘾性或依赖性较小,未被列入麻醉药品品种目录的药物,主要包括喷他佐辛、曲马多、罗通定等。

第一节　阿片生物碱类镇痛药

　　阿片(opium)是罂粟科植物罂粟未成熟蒴果浆汁的干燥物,含有 20 多种生物碱,按其化学结构不同可分为菲类和异喹啉类。吗啡和可待因属于菲类,具有镇痛作用;罂粟碱属于异喹啉类,具有松弛平滑肌的作用。

吗啡

　　吗啡(morphine)是阿片生物碱的主要成分之一,占其总生物碱含量的 10% 。

【体内过程】　吗啡口服易吸收,首过消除明显,生物利用度低(仅25%),故常采用皮下注射给药。皮下注射30 min后吸收60%,吸收后约1/3与血浆蛋白结合,游离型药物迅速分布至全身。脂溶性低,仅少量通过血脑屏障,虽然脑内浓度低,但足以发挥中枢性镇痛作用。大部分在肝代谢,主要代谢产物吗啡-6-葡糖醛酸仍具有药理活性。其主要经肾排泄,少量经乳汁及胆汁排出,可透过胎盘屏障。$t_{1/2}$为2~3 h,肾功能减退者或老年患者吗啡-6-葡糖醛酸排泄缓慢,易致蓄积。

【药理作用】

1. 中枢神经系统　对各种疼痛都有效,其镇静与致欣快作用可消除由疼痛引起的情绪反应,提高对疼痛的耐受力。

(1)镇痛:吗啡镇痛作用强大,对绝大多数急性疼痛和慢性疼痛的镇痛效果较好,对持续性慢性钝痛效力优于间歇性锐痛,对组织损伤、炎症和肿瘤等所致疼痛的效果优于神经性疼痛。皮下注射5~10 mg能明显减轻或消除各种疼痛。一次给药,镇痛作用持续4~6 h。

(2)镇静、致欣快:吗啡有明显的镇静作用,能改善患者由疼痛所引起的紧张、焦虑、恐惧等情绪,产生较强的镇静作用,提高对疼痛的耐受力。吗啡还可致欣快感,使患者产生满足感、飘然欲仙等体验。镇静与欣快感可消除疼痛引起的情绪反应,这是吗啡镇痛效果良好的重要原因,同时也是造成患者强迫用药形成依赖性的主要原因。

(3)抑制呼吸:治疗量吗啡即可抑制呼吸,通过激动延髓呼吸中枢的阿片受体抑制呼吸调整中枢,降低呼吸中枢对CO_2的敏感性,使呼吸频率减慢、潮气量降低、每分通气量显著减少,其中呼吸频率减慢最为突出。急性中毒时呼吸频率可减慢至3~4次/min,引起严重缺氧、呼吸麻痹而导致死亡。与麻醉药、镇静催眠药及乙醇等合用可加重其呼吸抑制。吗啡还可通过胎盘进入胎儿体内,抑制新生儿呼吸。呼吸抑制是吗啡急性中毒致死的主要原因。

(4)镇咳:吗啡通过激动延髓孤束核阿片受体,抑制咳嗽中枢,产生镇咳作用。但吗啡易成瘾,临床上常用成瘾性轻的可待因代替。

(5)缩瞳:吗啡可兴奋支配瞳孔的副交感神经,使瞳孔括约肌收缩,瞳孔缩小,针尖样瞳孔为吗啡中毒的特征。

(6)其他:吗啡可兴奋延髓催吐化学感受区,引起恶心、呕吐;吗啡作用于下丘脑体温调节中枢,使体温调定点降低,体温略有下降,但长期大剂量应用,体温反而升高。

2. 内脏平滑肌

(1)胃肠道平滑肌:吗啡兴奋胃肠道平滑肌,提高胃肠道平滑肌和括约肌张力、减弱其蠕动,使胃蠕动减慢、排空延迟,易致食物反流;提高小肠及大肠平滑肌张力,减弱推进性蠕动,导致肠内容物通过延缓和水分吸收增加,同时抑制消化腺的分泌;提高回盲瓣及肛门括约肌张力,使肠内容物通过受阻,加之吗啡抑制中枢的作用,减弱便意和排便反射,易引起便秘。

(2)胆道平滑肌:治疗量吗啡引起胆道奥狄括约肌收缩,使胆总管压和胆囊内压力明显提高,诱发胆绞痛。用于治疗胆绞痛时应与解痉药阿托品合用。

(3)其他平滑肌:吗啡可降低子宫平滑肌张力,从而延长产程;提高输尿管平滑肌及膀胱括约肌张力,引起尿潴留、排尿困难;大剂量可引起支气管平滑肌收缩,诱发或加重哮喘。

3. 心血管系统　吗啡可扩张血管,引起直立性低血压。吗啡对脑血管影响很小,但因其抑制呼吸中枢作用可使体内CO_2潴留,引起脑血管扩张和阻力降低,导致颅内压升高。

4. 其他　吗啡对机体免疫系统有抑制作用,可抑制人类免疫缺陷病毒(HIV)蛋白诱导的免疫反应。这可能也是吗啡吸食者易感染HIV病毒及其他感染性疾病的主要原因。

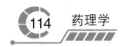

【临床应用】

1. 镇痛 吗啡对多种疼痛均有效,可缓解或消除严重创伤、烧伤、手术、晚期癌症等引起的疼痛;与解痉药(如阿托品)配伍可缓解内脏平滑肌痉挛引起的绞痛,如胆绞痛和肾绞痛等;除能缓解心肌梗死引起的剧痛,并减轻焦虑外,还能扩张血管、减轻患者心脏负担,但只有血压正常者方可使用。由于吗啡易成瘾,除癌症性剧痛外,仅用于其他镇痛药无效时短期止痛。

2. 心源性哮喘 心源性哮喘是因左心衰竭引起的突发性急性肺水肿而导致的呼吸困难、气促和窒息感,除应用强心苷、氨茶碱及吸入氧气外,静脉注射吗啡常可产生良好效果。其作用机制可能是:①扩张外周血管,降低外周阻力,减少回心血流量,减轻心脏负荷,有利于肺水肿的消除;②降低呼吸中枢对 CO_2 的敏感性,缓解过度的反射性呼吸兴奋,使急促浅表呼吸的症状得以改善;③镇静作用可减轻患者紧张、焦虑的情绪,有利于病情好转。

3. 止泻 可以减轻急、慢性消耗性腹泻的症状。可选含少量吗啡的阿片酊或复方樟脑酊等,如伴有细菌感染,应同时应用抗生素治疗。

【不良反应】

1. 一般不良反应 治疗量吗啡可引起恶心、呕吐、便秘、呼吸抑制、眩晕、嗜睡、排尿困难、胆绞痛、直立性低血压等症状。

2. 耐受性和成瘾性 连续多次用药可产生耐受性和成瘾性。产生耐受性后药效减弱,需加大剂量才能达到原有的疗效。产生成瘾性后一旦停药会出现戒断症状,表现为烦躁不安、失眠、流泪、流涕、打哈欠、出汗、震颤、呕吐、意识丧失等,严重时可危及生命。

3. 急性中毒 吗啡过量可引起急性中毒,主要表现为昏迷、深度呼吸抑制及针尖样瞳孔,又称为吗啡中毒三联征。呼吸麻痹是中毒致死的主要原因,抢救措施为人工呼吸、吸氧及静脉注射阿片受体阻断药纳洛酮或纳曲酮,也可用呼吸中枢兴奋药尼可刹米对抗呼吸抑制。

【禁忌证】 吗啡禁用于分娩止痛、哺乳期妇女止痛;支气管哮喘、肺心病患者禁用;颅内压增高、肝功能严重减退患者、新生儿、婴儿禁用。

△可待因(codeine):又称甲基吗啡,在阿片中含量约 0.5%。口服易吸收,生物利用度为 60%,大部分在肝代谢,代谢产物及少量原形药物经肾排泄。可待因与吗啡的药理作用相似,但比吗啡弱,镇咳作用为吗啡的 1/4,镇痛作用约为吗啡的 1/10~1/12,对呼吸中枢抑制也较轻,无明显的镇静作用。临床上用于各种原因引起的剧烈干咳,尤其适用于胸膜炎伴胸痛者的干咳;也适用于中等程度疼痛。一般剂量时,呼吸抑制作用较轻,无明显便秘、呕吐、尿潴留及直立性低血压等不良反应,欣快感及成瘾性弱于吗啡。

第二节 人工合成的类阿片受体激动药

吗啡虽然镇痛作用很强,但由于易产生成瘾性及呼吸抑制等不良反应,因此,人工合成镇痛药如哌替啶、芬太尼、美沙酮等成为较好的代用品。

哌替啶

哌替啶(pethidine)又名杜冷丁(dolantin),为苯基哌啶衍生物,是临床常用的人工合成镇痛药。

【体内过程】 口服易吸收,但皮下或肌内注射吸收更迅速,起效快,故临床常用注射给药。生物利用度为 40% ~60%,可通过胎盘屏障,$t_{1/2}$约为3 h。本药主要在肝代谢为哌替啶酸和去甲哌替啶,后者具有明显中枢兴奋作用。本药主要经肾排泄,也有少量经乳腺排泄。

【药理作用】　本药作用和吗啡基本相同,镇痛作用约为吗啡的1/10 ~1/7,作用持续时间为2 ~4 h。镇静、欣快、呼吸抑制和扩张血管作用与吗啡相当。无明显镇咳作用。能提高胃肠道平滑肌和括约肌的张力,减慢胃肠蠕动,但因作用时间短,较少引起便秘,亦无止泻作用;大剂量哌替啶可引起支气管平滑肌收缩,诱发哮喘。对妊娠末期子宫收缩无明显影响,不对抗催产素的作用,不延长产程。

【临床应用】

1. 镇痛　因成瘾性比吗啡轻,产生较慢,临床上替代吗啡用于外伤、手术后及晚期癌症等引起的剧痛。与解痉药(如阿托品)合用治疗内脏绞痛。因新生儿对哌替啶抑制呼吸作用非常敏感,故临产前2 ~4 h不宜使用。

2. 心源性哮喘　哌替啶可替代吗啡治疗心源性哮喘,效果良好,其作用机制同吗啡。

3. 麻醉前给药和人工冬眠　麻醉前给药,使患者镇静,消除患者术前紧张和恐惧情绪,可减少麻醉药用量及缩短麻醉诱导期。哌替啶与氯丙嗪、异丙嗪合用组成冬眠合剂,用于人工冬眠疗法。

【不良反应】　副作用与吗啡相似,可引起眩晕、出汗、口干、恶心、呕吐、心悸和直立性低血压等症状。偶致震颤、肌肉痉挛、反射亢进,甚至惊厥,中毒解救时应合用抗惊厥药。久用也可产生耐受性和成瘾性,但较吗啡弱。禁忌证与吗啡相同。

△芬太尼(fentanyl):人工合成的强效麻醉性镇痛药。作用与吗啡相似,镇痛效力约为吗啡的100倍,起效迅速,维持时间短,依赖性较哌替啶轻。其主要用于麻醉前给药及诱导麻醉,并作为辅助用药与全麻药合用各种手术;或与氟哌利多合用产生神经阻滞镇痛作用,用于神经安定镇痛术。不良反应有眩晕、恶心、呕吐、低血压及胆道括约肌痉挛等;大剂量产生明显肌肉僵直,可用纳洛酮拮抗。

△美沙酮(methadone):μ受体激动剂,药理作用与吗啡相似,镇痛效力和持续时间也与吗啡相当;镇静作用较弱,重复给药仍可引起明显的镇静作用。抑制呼吸、缩瞳、引起便秘及升高胆道内压等作用也较吗啡弱。耐受性与成瘾性发生慢,戒断症状较轻,但脱瘾较难。口服美沙酮后再注射吗啡不能产生原有的欣快感,亦不出现戒断症状,因而美沙酮也被广泛地应用于吗啡和海洛因成瘾的治疗,但不能根治。适用于创伤、手术及晚期癌症等所致剧痛,亦可用于吸毒成瘾者的脱毒治疗。不良反应多见恶心、呕吐、便秘、嗜睡、口干等。长期用药易致淋巴细胞数、血浆白蛋白、糖蛋白及催乳素含量升高,性功能减退。

△曲马朵(tramadol):镇痛强度与喷他佐辛相似,镇咳效力为可待因的1/2,镇痛同时不产生欣快感,呼吸抑制作用弱,对胃肠道无影响,无明显扩张血管和降压作用,耐受性和依赖性不明显。临床适用于中度及重度的急、慢性疼痛,如手术、创伤、晚期癌症及产科疼痛等。不良反应和其他镇痛药相似,偶有多汗、头晕、食欲减退、恶心、呕吐、口干、嗜睡、疲劳等症状。

△喷他佐辛(pentazocine):为阿片受体部分激动药,主要激动κ受体,但又可拮抗μ受体。镇痛作用为吗啡的1/3,呼吸抑制作用为吗啡的1/2。但剂量超过30 mg时,呼吸抑制作用并不按比例增加,故相对较为安全。用量达60 ~90 mg时,则可产生精神症状,如烦躁不安、焦虑、幻觉等,可用大剂量纳洛酮对抗。临床适用于各种慢性疼痛,镇痛强度不及吗啡。常见不良反应有眩晕、出汗、恶心、呕吐等。大剂量能引起血压升高、心率增快、呼吸困难等。

△丁丙诺啡(buprenorphine):是阿片受体部分激动药,其镇痛效力优于哌替啶。本品能产生吗啡样的呼吸抑制作用且持续时间长,但极少引起严重呼吸抑制,成瘾性小于吗啡。常用于各类术后

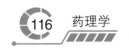

疼痛、癌症疼痛、心绞痛及其他内脏痛,也可用于吗啡或海洛因成瘾的脱毒治疗。

第三节 类阿片受体拮抗药及其他镇痛药

一、类阿片受体拮抗药

△**纳洛酮**(naloxone):化学结构与吗啡相似,对各型类阿片受体都有竞争性拮抗作用。口服易吸收,首过效应明显,常静脉给药,2 min 见效,持续 30~60 min。在肝与葡糖醛酸结合失活。临床主要用于阿片类镇痛药急性中毒的解救,可拮抗这类药物产生的呼吸抑制及其他中枢抑制症状;拮抗麻醉性镇痛药的残余作用,芬太尼、哌替啶等作静脉复合麻醉或麻醉辅助用药时,术后呼吸抑制明显者可用本品拮抗;亦可用于新生儿受其母体中麻醉性镇痛药影响而致的呼吸抑制。本品能诱发戒断症状,可用于吸毒成瘾者的鉴别诊断。促醒作用可用于解救急性乙醇中毒、昏迷、休克等。不良反应少,大剂量偶见轻度烦躁不安。

△**纳曲酮**(naltrexone):与纳洛酮相似,生物利用度高,对 κ 受体的拮抗作用强于纳洛酮,作用维持时间较长。可作为阿片类药物成瘾者心理依赖的辅助治疗。

二、其他镇痛药

△**延胡索乙素**(tetrahydropalmatine):我国学者从中药延胡索中提取的生物碱,化学结构为消旋四氢帕马丁,其左旋体又称罗通定(rotundine)。本类药物镇痛作用较解热镇痛药强,但比哌替啶弱,镇痛作用与脑内阿片受体及前列腺素系统无关。对慢性持续性钝痛效果较好,对创伤、手术后、晚期癌症疼痛的止痛效果较差,无明显的成瘾性。可用于治疗胃肠及肝胆系统等疾病引起的钝痛、一般性头痛,以及脑震荡后头痛;对产程及胎儿均无不良影响,亦可用于痛经及分娩止痛。本品对慢性持续性钝痛效果较好,主要用于胃肠及肝胆系统等内科疾病引起的钝痛,也可用于分娩止痛。安全性较高,无明显依赖性。

△**布桂嗪**(bcinnazine):镇痛强度约为吗啡的 1/3,呼吸抑制和胃肠道作用较轻,对平滑肌痉挛的镇痛效果差。临床多用于偏头痛、三叉神经痛、外伤性疼痛、炎性疼痛、牙痛、关节痛、痛经及晚期癌症疼痛等。偶有恶心、头晕、困倦、全身发麻感等神经系统反应,停药后即消失。连续应用本品有一定的成瘾性,故不可滥用。

三、镇痛药的应用原则

镇痛药治疗的基本原则在于有效消除疼痛,最大限度地减少不良反应,把疼痛带来的心理负担降至最低,全面提高患者的生活质量。具体应用原则包括以下几个方面。

1. 根据疼痛性质和程度选药 各种疾病引起的疼痛性质有所不同,应当根据疼痛的性质选择适当的药物,如炎症等引起的钝痛一般选择非甾体抗炎药镇痛;创伤、癌症晚期等引起的剧痛则选择麻醉性镇痛药镇痛。根据疼痛的强弱程度不同应用的镇痛药也不同:疼痛较弱时选择可待因、氨酚待因等镇痛药;疼痛较强时选择吗啡、哌替啶等强效镇痛药。对癌性疼痛患者,应遵循世界卫生组织(WHO)提出的三级止痛原则选择镇痛药。

知识拓展

三级止痛阶梯治疗

为提高癌症患者特别是晚期癌症患者的生活质量,减轻其疼痛,临床上实施"三级止痛阶梯治疗法"。

(1)轻度疼痛的患者:主要选用解热镇痛药,如阿司匹林、对乙酰氨基酚、吲哚美辛、布洛芬等。

(2)中度疼痛的患者:主要选用作用较弱的阿片类药物,如可待因、布桂嗪或可待因与解热镇痛药联合应用。

(3)重度疼痛的患者:主要选用强效的阿片类药物,如吗啡、哌替啶、美沙酮、芬太尼等。

癌症镇痛应按时用药而不是按需用药。

2.选择合理给药途径 给药应以无创给药为首选途径,常选择口服给药,这种给药方式便于患者长期服药。有吞咽困难等不能口服者,可选择透皮贴剂、舌下含化或直肠给药等方式给药;对经口服等无创给药后疼痛无明显改善者,可肌内或静脉注射给药。

3.适量、定时给药 适量、定时给药对于增强镇痛药的镇痛效果、减少不良反应尤为重要。使用镇痛药初期,必须先测出能控制患者疼痛的剂量,然后按此剂量给药。如疼痛加重,可根据个体耐受情况逐渐调整追加镇痛药剂量,增加药物剂量一般为原使用剂量的25%～50%,最多不超过100%,以防发生药物中毒。如经其他治疗手段使疼痛明显减轻的长期应用阿片类镇痛药患者,可逐渐下调药物剂量,一般每天减少不超过原剂量的25%～50%,这种药物剂量调整的方式可保证镇痛效果,避免由于减量而导致的戒断反应。定时给药原则也是镇痛药应用过程中必须遵守的原则,根据药物代谢动力学特点有规律地按规定时间给药,而不是按需给药。当患者出现突发剧痛时,可按需给予镇痛药控制。定时给药不仅可提高镇痛效果,还可减少不良反应的发生。

4.合理配伍用药 合理的配伍用药可加强镇痛效果,减少镇痛药使用剂量,减轻药物不良反应。例如,镇痛药与非甾体抗炎药联合用于癌症疼痛的治疗,可加强镇痛效果、减少镇痛药的使用剂量;长期使用阿片类药物导致肠蠕动受抑制而出现便秘,可联合使用促进胃肠蠕动的药促进排便。不合理的联合用药可加重药物的不良反应,如阿片类药物与单胺氧化酶抑制药合用,可引起躁狂、昏迷、惊厥,甚至严重的呼吸抑制,导致死亡。

5.个体化给药 阿片类药物在使用过程中,存在明显个体差异,应根据患者的具体情况(如所患疾病、对药物敏感性、年龄等)给药,使治疗个体化,让患者得到最佳的镇痛效果,以维持和改善患者的生活质量。药物剂量个体化也非常重要,因为不同患者或同一患者在病程的不同时期所需剂量不同,所以用药剂量不应当受推荐剂量标准的限制,应遵循"疗效最好,不良反应最少"的原则,选择每位患者的最佳剂量。

6.做好用药监护 镇痛药的不良反应很多且较严重,对使用镇痛药的患者应注意监护。密切观察患者疼痛缓解程度和体征改变(包括呼吸、血压、瞳孔大小等),及时采取必要措施,如当呼吸低于6次/min、有发绀现象时需辅助呼吸。通过用药监护减少药物的不良反应,以提高镇痛治疗效果,改善患者生活质量。

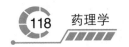

问题分析与能力提升

患者,男,65岁,腹部包块伴便血半年,出现左臀部疼痛伴左下肢外侧放射痛,进行性加重,影响睡眠。既往史:2年前行直肠癌手术,并术后化疗。

请分析:患者该如何镇痛? 说明这样镇痛的理由。

思考题

1.吗啡治疗心源性哮喘的机制是什么?

2.吗啡为什么可以用于心源性哮喘的急性发作,而不能用于支气管哮喘的治疗?

3.与吗啡比较,哌替啶有哪些优点?

4.治疗胆绞痛、肾绞痛时需跟哪种药物合用? 为什么?

(李登云)

第十六章 解热镇痛抗炎药

课件

========= 学习目标 =========

1. 掌握解热镇痛抗炎药的共性;阿司匹林的药理作用、临床应用和不良反应。

2. 熟悉解热镇痛抗炎药的分类和代表药物;环氧合酶、前列腺素与炎症、发热、炎性疼痛的关系。

3. 了解其他药物的作用特点、临床应用及不良反应。

解热镇痛抗炎药(antipyretic-analgesic and anti-inflammatory drug)是一类具有解热、镇痛作用的药物,大多数药物还具有抗炎、抗风湿作用。由于其结构多为有机酸类化合物,与甾体抗炎药不同,因此又称为非甾体抗炎药(nonsteroidal anti-inflammatory drug,NSAID)。该类药物的作用机制是通过抑制体内环氧合酶(cyclooxygenase,COX),从而使前列腺素(prostaglandin,PG)合成减少。根据其对 COX 作用的选择性不同可分为非选择性 COX 抑制剂和选择性环氧合酶-2(COX-2)抑制剂。

【药理作用】

1. **解热** 下丘脑的体温调节中枢通过调节产热和散热使体温维持在37 ℃左右。当病原体感染时,在炎症反应中,细菌内毒素可引起巨噬细胞中白细胞介素-1β(IL-1β)、白细胞介素-6(IL-6)、肿瘤坏死因子-α(TFN-α)和肿瘤坏死因子-β(TFN-β)等细胞因子的释放。这些细胞因子又促使下丘脑视前区附近合成前列腺素 E_2(PGE$_2$),通过环磷酸腺苷(cAMP)触发脑的体温调节中枢,导致体温调定点的上移,增加产热,使体温升高。NSAID 可抑制下丘脑 COX 的活性,减少 PGE$_2$ 的合成,从而使调定点下移,降低发热者的体温,仅影响散热过程,不影响产热过程。与氯丙嗪对体温的影响不同,对正常人无降温作用,对非前列腺素所引起的体温升高无效。

发热是机体的一种防御反应,热型是诊断疾病的重要依据。故对一般发热患者可不必急于使用解热药;但热度过高和持久发热消耗体力,引起头痛、失眠、谵妄、昏迷、小儿高热易发生惊厥,严重者危及生命。这时应用解热药可降低体温,缓解高热引起的并发症。但解热药只是对症治疗,应着重病因治疗。

2. **镇痛** NSAID 仅有中等程度的镇痛作用,对各种严重创伤性剧痛及内脏平滑肌绞痛无效,临床常用于慢性钝痛如头痛、牙痛、神经痛、肌肉痛、关节痛等。治疗量不会引起精神或情绪改变,也无镇静、催眠等作用,且不产生欣快感和成瘾性,故临床上被广泛应用。本类药物镇痛作用部位主要在外周。在组织损伤或有炎症时,局部产生和释放某些致痛化学物质如缓激肽等,同时产生并释放前列腺素(PG)。缓激肽作用于痛觉感受器而引起疼痛,PG 可使痛觉感受器对缓激肽等致痛物质的敏感性提高。因此,在炎症过程中,PG 的释放对炎性疼痛起到了放大作用,而 PG 本身也有一定的致痛作用。解热镇痛药可抑制炎症局部 PG 的合成,从而发挥镇痛作用。

3. **抗炎** PG 是炎症反应中一类很强的炎症介质,可扩张小血管、增加微血管通透性,还有致热、致痛作用。NSAID 抑制炎症部位的 COX-2,减少 PG 合成,同时也抑制某些细胞黏膜分子的活性表达,减轻红、肿、热、痛的炎症反应。此类药物中除苯胺类药物外,均有抗炎作用。对控制风湿性及类风湿性关节炎的症状有肯定疗效,通常仅能缓解症状,不能阻止疾病发展及并发症的发生,对病原菌所致的炎症无效。

4.其他 NSAID 通过抑制环氧合酶而对血小板聚集有强大的、不可逆的抑制作用,从而抑制血小板聚集和血栓形成。NSAID 对肿瘤的发生、发展及转移可能均有抑制作用。此外,尚有预防和延缓阿尔茨海默病发病、延缓角膜老化等作用。

【作用机制】

NSAID 解热镇痛抗炎的共同作用机制是抑制花生四烯酸代谢过程中 COX 的活性,减少局部组织 PG 的生物合成(图 16-1)。

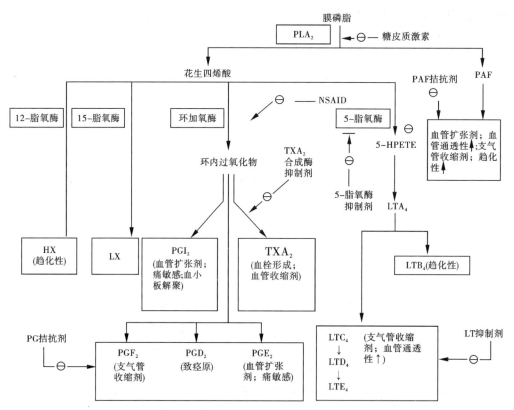

PLA$_2$.磷脂酶 A$_2$;NSAID.非甾体抗炎药;PAF.血小板活化因子;5-HPETE.5-氢过氧化二十碳四烯酸;LX.脂氧素(lipoxin);HX.羟基环氧素(hepoxilin);PGI$_2$.前列环素;PG.前列腺素;TXA$_2$.血栓素 A$_2$;LT.白三烯。

图 16-1 自膜磷脂生成的各种物质及其作用和抗炎药的作用部位示意

第一节 非选择性环氧合酶抑制剂

一、水杨酸类

阿司匹林

阿司匹林(aspirin)又称乙酰水杨酸(acetylsalicylic acid),是水杨酸类的代表药物。

【体内过程】 口服吸收快而迅速,主要在小肠上端吸收,口服 1~2 h 血药浓度达峰值。吸收过程中迅速被胃黏膜、血浆、红细胞及肝中的酯酶水解为水杨酸,水解后以水杨酸盐的形式迅速分布至全身组织。也可进入关节腔及脑脊液,并可通过胎盘。水杨酸与血浆蛋白结合率高,可达 80% ~ 90%。阿司匹林主要在肝代谢,肾排泄。

【药理作用】

1. **解热镇痛及抗炎抗风湿** 阿司匹林通过抑制 PG 合成而产生解热、镇痛、抗炎和抗风湿作用。其解热作用是通过作用于下丘脑体温调节中枢,使外周血管扩张,血流量增加及出汗等散热作用增强而降温。

2. **影响血栓形成** 血栓素 A_2(TXA$_2$)能促进血小板聚集,使血管内形成血栓。小剂量阿司匹林抑制血小板的环氧合酶,减少 PG 的合成,从而减少 TXA$_2$ 的生成,通过抑制血小板的聚集起到抗血栓作用。大剂量阿司匹林可抑制血管壁中的 PG 合成酶,减少前列环素(PGI$_2$)的合成,PGI$_2$ 是 TXA$_2$ 的生理拮抗剂,从而促进血栓的形成。因此,应用阿司匹林防治血栓性疾病时以小剂量为宜。

【临床应用】

1. **解热镇痛及抗炎抗风湿** 常用于感冒发热、头痛、牙痛、肌肉痛、神经痛、痛经和术后创口痛等慢性钝痛。其抗炎、抗风湿作用也较强,急性风湿热患者用药后 24~48 h 即可退热,关节红、肿、疼、痛症状明显缓解,是临床治疗风湿、类风湿关节炎的首选药,最好用至耐受量。也可作为急性风湿热的鉴别诊断依据。

2. **防治血栓性疾病** 每日给予小剂量(50~100 mg)阿司匹林可防治血栓性疾病,如冠状动脉硬化性疾病、心肌梗死、脑血栓形成及手术后有静脉血栓形成倾向的患者,能减少缺血性心脏病发作和复发的危险,也可应用于一过性脑缺血、心房颤动、动静脉瘘、血管成形术及旁路移植术等。

【不良反应】 短期应用于解热镇痛不良反应少,长期或大量服用不良反应多且严重。

1. **胃肠道反应** 胃肠道反应最为常见。阿司匹林为酸性较强的有机酸,口服给药可直接刺激胃黏膜,引起上腹不适、恶心、呕吐等;大剂量阿司匹林也可通过刺激延脑催吐化学感受区,引起恶心、呕吐。阿司匹林致胃溃疡可能与它抑制胃黏膜细胞合成 PG 有关。较大剂量或长期用药可诱发胃溃疡及不易察觉的胃出血(无痛性出血),故胃溃疡患者禁用。餐后服药、服用阿司匹林肠溶制剂、与抗酸药或与胃黏膜保护药合用可减轻胃黏膜损伤,减少胃溃疡的发生率。

2. **凝血障碍** 阿司匹林小剂量长期应用抑制血小板合成 TXA$_2$,可抑制血小板聚集,延长出血时间。大剂量(每天 5 g 以上)阿司匹林,还能抑制凝血酶原的形成,维生素 K 可以预防此类药物引起的凝血障碍。严重肝病、有出血倾向、维生素 K 缺乏患者等均应避免服用本品;手术前 1 周应停用阿司匹林;避免与抗凝药、溶栓药同用,可增加出血的危险;如患者出现牙龈出血、月经量增多、紫癜等症状应及时通知医生。

3. 水杨酸反应 阿司匹林剂量过大时(每天大于 5 g),可出现恶心、呕吐、头痛、眩晕、耳鸣、视力、听力减退等症状,称为水杨酸反应,严重者可出现过度呼吸、高热、酸碱失衡,甚至精神错乱等症状。如出现应立即停药,并静脉滴注碳酸氢钠溶液以碱化尿液,加速体内水杨酸盐排泄,并进行对症治疗。

4. 过敏反应 偶见皮疹、荨麻疹、血管神经性水肿等过敏反应,严重者可导致过敏性休克。部分哮喘患者服用阿司匹林或其他解热镇痛抗炎药后可诱发支气管哮喘,称为"阿司匹林哮喘"。其原理与此类药物抑制 PG 生物合成有关。因为 PG 合成受阻,由花生四烯酸转化生成的白三烯以及其他脂氧酶代谢产物增多,导致内源性支气管收缩物质处于优势,诱发哮喘。因为此类过敏反应并不是以抗原-抗体反应为基础的过敏反应,所以应用肾上腺素治疗"阿司匹林哮喘"无效,可选用抗组胺类药物治疗。哮喘、鼻息肉及慢性荨麻疹患者禁用本品。

5. 瑞氏综合征 病毒感染伴有发热的儿童和青少年服用阿司匹林后,有引起急性肝病合并肝脂肪变性综合征(瑞氏综合征)的危险,表现为严重肝功能障碍合并脑病,预后较差,死亡率高,但较少见。儿童或青少年病毒性感染引起的发热患者应慎用阿司匹林。

6. 对肾的影响 阿司匹林对正常肾功能并无影响。但在少数人,尤其是老年人,伴有心、肝、肾功能损害者,可引起水肿、多尿等肾小管功能受损的症状。

二、苯胺类

对乙酰氨基酚

对乙酰氨基酚(acetaminophen)又称扑热息痛,是非那西丁的体内代谢产物,属苯胺类。

【体内过程】 口服吸收迅速完全,服药后 0.5~1.0 h 血药浓度达峰值。在常用临床剂量下,绝大部分药物在肝与葡糖醛酸或硫酸结合为无活性代谢物,从尿中排出,$t_{1/2}$ 为 2~4 h。

【药理作用】 对乙酰氨基酚通过抑制 COX,选择性抑制下丘脑体温调节中枢 PG 的合成,导致外周血管扩张、出汗而达到解热的作用,其解热作用强度与阿司匹林相似;对外周组织 COX 几乎没有作用,因此,其无明显抗炎作用。

【临床应用】 临床主要用于感冒发热、头痛、关节痛、神经痛、肌肉痛、牙痛等,尤其适用于对阿司匹林不能耐受或过敏的患者。儿童因病毒感染引起的发热头痛需用 NSAID 时,可首选对乙酰氨基酚。

【不良反应】 短期使用不良反应较轻,常见恶心、呕吐,偶见皮疹、药热、粒细胞缺乏等过敏反应。过量中毒可引起肝、肾功能损害。

三、吡唑酮类

△保泰松(phenylbutazone)和羟基保泰松(oxyphenbutazone):解热镇痛作用较弱,而抗炎、抗风湿作用较强。保泰松口服后吸收迅速完全,2 h 达血药浓度高峰,主要经肝代谢,肾排泄。临床主要用于风湿性关节炎及类风湿关节炎、强直性脊柱炎,尤以急性进展期疗效较好。由于不良反应较多且严重,发生率较高,现已少用。

四、烷酮类

△**萘丁美酮**(nabumetone)：本品属前体药物，是一种非酸性可溶性脂质酮，吸收后迅速代谢成主要活性物质6-甲氧基-2-萘基乙酸(6-MNA)，为强效环氧合酶抑制剂。临床用于治疗风湿性关节炎和骨关节炎，疗效好，不良反应轻。

五、其他有机酸类

吲哚美辛

【**体内过程**】　吲哚美辛(indomethacin)口服吸收迅速完全，3 h达血药浓度高峰，血浆蛋白结合率达90%，主要在肝代谢，约60%经肾排泄，30%随胆汁排泄。直肠给药也易吸收。

【**药理作用**】　吲哚美辛是PG合成酶的最强抑制剂之一。对COX-1和COX-2均有强大的抑制作用，其抗炎作用是阿司匹林的10~40倍，故有显著的抗炎及解热作用。

【**临床应用**】　主要用于急性风湿及类风湿关节炎、强直性关节炎、骨关节炎、急性痛风性关节炎、癌症发热及其他顽固性发热。由于该药不良反应多且严重，不宜作为治疗关节炎的首选药。

【**不良反应**】　应用治疗量的吲哚美辛后有30%~50%的患者发生不良反应，约20%的患者必须停药，大多数不良反应与剂量过大有关。可引起胃肠道反应如食欲减退、恶心、呕吐、腹泻、诱发溃疡，偶见溃疡出血和穿孔；25%~50%的患者出现前额头痛、眩晕，偶有精神失常；可引起粒细胞减少、血小板减少、再生障碍性贫血等。常见过敏反应为皮疹，严重时可诱发哮喘、血管神经性水肿及休克等。

△**舒林酸**(sulindac)：属于吲哚乙酸类衍生物，药理作用和临床应用与吲哚美辛相似。解热镇痛抗炎活性不及吲哚美辛，但强于阿司匹林。特点是作用较持久，不良反应发生率低，肾毒性和中枢神经系统的不良反应发生率也低于吲哚美辛。

△**双氯芬酸**(diclofenac)：属于邻氨基苯甲酸类衍生物，为新型的强效抗炎镇痛药，解热、镇痛、抗炎作用比吲哚美辛强2.0~2.5倍，比阿司匹林强26~50倍。临床上适用于各种中等程度疼痛如神经痛、手术及创伤后疼痛等，可用于风湿和类风湿关节炎、骨关节炎、强直性脊柱炎、痛风性关节炎等。不良反应较轻，除与阿司匹林相同外，偶见肝功能异常，白细胞减少。

△**布洛芬**(ibuprofen)：是第一个应用到临床的丙酸类NSAID药物。属于非选择性COX抑制剂。布洛芬有较强的抗炎、抗风湿及解热镇痛作用，其抗炎镇痛作用比阿司匹林强16~32倍。临床主要用于风湿性及类风湿关节炎、骨关节炎、强直性脊柱炎、急性肌腱炎等，也可用于一般解热镇痛如头痛、牙痛、痛经、肌肉痛等。胃肠道反应是最常见的不良反应，表现为恶心、呕吐、上腹部不适等，长期使用可引起胃出血。偶见头晕、眩晕和视物模糊，其他不良反应较少见。

△**吡罗昔康**(piroxicam)：为速效、长效、强效的抗炎镇痛药，其作用强度略强于吲哚美辛。可抑制软骨中的黏多糖酶和胶原酶活性，从而减轻了软骨的破坏，减轻炎症反应。临床主要用于治疗风湿性及类风湿关节炎，对急性痛风、腰肌劳损、肩周炎、痛经等有一定的疗效。不良反应偶见头晕、水肿、胃部不适、腹泻、便秘、粒细胞减少、再生障碍性贫血等，停药后一般可自行消失。

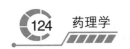

第二节 选择性环氧合酶-2抑制剂

传统的解热镇痛抗炎药多为非选择性COX抑制药,其治疗作用主要与COX-2抑制药有关。其COX-1抑制作用会引起胃黏膜损害等不良反应。近年来已合成系列选择性COX-2抑制药,如美洛昔康、塞来昔布、罗非昔布等。

△**美洛昔康**(meloxicam):对COX-2的选择性抑制作用较COX-1高10倍,具有明显的解热、镇痛及抗炎作用,但对胃肠道和肾的毒性很小。临床主要用于轻、中度慢性钝痛,如神经痛、关节痛等,对类风湿、神经炎、软组织炎均有良好的抗炎镇痛作用。小剂量时胃肠道不良反应较轻,较大剂量或服药时间较长可引起消化道溃疡、出血,应予注意。

△**塞来昔布**(celecoxib):对COX-2的选择性抑制作用较COX-1高375倍,具有抗炎、解热、镇痛的作用。临床主要用于风湿性关节炎、类风湿关节炎和骨关节炎的治疗,也可用于术后镇痛、牙痛、痛经。胃肠道不良反应较其他非选择性NSAID低。对有血栓形成的患者慎用,磺胺类过敏患者禁用。

△**罗非昔布**(rofecoxib):为果糖衍生物,其对COX-2具有高度的选择性抑制作用。罗非昔布具有解热、镇痛、抗炎作用,但不抑制血小板聚集。临床主要用于治疗骨关节炎。胃肠道不良反应较轻,其他不良反应与非甾体抗炎药类似。

 知识拓展

发热的利与弊

发热是由于致热原的作用使体温调定点升高而引起的体温升高(超过0.5℃)。引起发热的原因有很多,最常见的是感染。发热对人体有利也有害。发热可刺激人体内的单核-巨噬细胞系统的吞噬作用来对抗感染,形成消灭病原体的抗体,增强酶活力以及肝脏的解毒功能;还可通过升高体温降低病原体生长速度及使病原体的酶及毒素失活,促进疾病的痊愈。但高热时人体对各种营养物质的代谢增加,耗氧量增加;有时还会出现腹泻等消化功能异常表现,很容易发生体内代谢紊乱;发热时,尤其是儿童,心率增快明显,从而增加了心脏的负担,甚至留有严重后遗症;发热还可引起大脑皮质高度兴奋,严重时可导致惊厥或转为高度抑制,出现意识模糊、昏睡,甚至昏迷等现象;长期发热还会导致人体消耗过多,出现免疫力下降。所以,在高热时有必要应用解热药物(特别是儿童)。

[附]

抗痛风药

痛风是一种体内嘌呤代谢紊乱所致的疾病,主要表现为高尿酸血症,尿酸盐在关节、肾脏及结缔组织中析出结晶。急性发作时可引起关节局部炎症反应和局部粒细胞浸润,最常见的是第一跖趾关节局部红、肿、热及剧烈疼痛,未及时治疗则可发展成慢性痛风或肾病。急性痛风的治疗在于迅速缓解急性关节炎、纠正高尿酸血症等,可用秋水仙碱;而慢性痛风的治疗在于降低血中尿酸浓度,可用别嘌醇和丙磺舒等。

△**秋水仙碱(colchicine)**:对急性痛风性关节炎有选择性抗炎作用。痛风急性期,秋水仙碱可缓解疼痛,抑制中性粒细胞的趋化、黏附和吞噬作用,抑制痛风性关节炎的炎症反应,从而缓解关节局部的疼痛和肿胀。其主要用于痛风性关节炎的急性发作、预防复发性痛风性关节炎的急性发作。不良反应较多见,主要是胃肠道反应。

△**别嘌醇(allopurinol)**:为次黄嘌呤的异构体。次黄嘌呤和黄嘌呤可被黄嘌呤氧化酶催化生成尿酸,别嘌醇为该酶的抑制剂。别嘌醇可被体内黄嘌呤氧化酶催化成别黄嘌呤,由于黄嘌呤氧化酶对别黄嘌呤的亲和力比对黄嘌呤和次黄嘌呤高,黄嘌呤和次黄嘌呤合成尿酸受阻,血中尿酸的浓度降低,组织内尿酸结晶溶解,从而缓解痛风的症状,主要用于慢性原发性或继发性痛风的治疗,亦用于反复发作性尿酸结石患者。不良反应少,偶见皮疹、胃肠道反应及转氨酶升高、白细胞减少等。

△**丙磺舒(probenecid)**:通过竞争性抑制肾小管对有机酸的运转,抑制肾小管对尿酸的再吸收,增加尿酸的排泄发挥作用。因其没有镇痛及抗炎作用,故不适用于急性痛风。本品口服易吸收,呈弱酸性,脂溶性大,易被再吸收,大部分经过肾近曲小管主动分泌排泄,碱化尿液可增加其排泄,不良反应较少。

△**苯溴马隆(benzbromarone)**:为苯并呋喃衍生物,作用似丙磺舒,主要通过抑制肾小管对尿酸的重吸收,促进尿酸的排泄,降低血中尿酸浓度而发挥抗痛风的作用。适用于单纯原发性高尿酸血症及非发作期痛风性关节炎。口服易吸收,用药期间需大量饮水以增加尿量(治疗初期,饮水量每天不得少于1 500 mL),定期测量尿液的酸碱度。不良反应有头痛、恶心、腹泻等。

问题分析与能力提升

患者,女,4岁,因发热及伴有周身性红色丘疹、疱疹来院就诊。诊断为水痘。

请分析:

1. 根据诊断结果,该患者退热时不宜选用哪种药物? 其原因是什么?

2. 最好选用哪种药物退热?

思考题

1. 解热镇痛抗炎药有哪些共同作用? 它们的作用机制是什么?

2. 解热镇痛抗炎药与镇痛药的镇痛作用有何区别?

(李登云)

第十七章　中枢兴奋药

课件

━━━━━━━ **学习目标** ━━━━━━━

1.掌握主要兴奋大脑皮质药物、促进大脑功能恢复的药物、兴奋延髓呼吸中枢药物的药理作用、临床应用及不良反应。

2.熟悉中枢兴奋药的概念及分类。

3.了解呼吸中枢兴奋药在中枢性呼吸衰竭治疗中的地位。

中枢兴奋药是指具有兴奋中枢神经系统,提高其功能活动的药物。各种中枢兴奋药对整个中枢神经系统都能兴奋,对不同部位有一定选择性。按照作用部位,中枢兴奋药可分为以下3类:①主要兴奋大脑皮质的药物,能提高大脑皮质高级神经活动,如咖啡因、可可碱等;②主要兴奋延髓呼吸中枢的药物,又称呼吸兴奋药,如尼可刹米、洛贝林等;③促进大脑功能恢复的药物,如吡拉西坦等又称智能促进药。

第一节　主要兴奋大脑皮质的药物

咖啡因

咖啡因(caffeine)、茶碱(theophylline)、可可碱(theobromine)均为黄嘌呤类的衍生物,是咖啡豆、茶叶和可可豆中的主要生物碱。咖啡因的中枢兴奋作用较强,临床主要用作中枢兴奋药;茶碱的舒张平滑肌作用较强,主要用作平喘药。

【体内过程】　咖啡因口服易吸收,与苯甲酸钠结合形成复盐吸收更好,临床常用皮下或肌内注射剂。生物利用度接近100%,分布全身,易透过血脑屏障,亦可通过胎盘屏障进入胎儿体内。咖啡因主要在肝代谢,代谢物及小部分原形药物经肾排泄。

【药理作用】

1.中枢神经系统　小剂量(50~200 mg)咖啡因对大脑皮质有选择性兴奋作用,可减轻疲劳、振奋精神、消除睡意、改善思维、提高工作效率;大剂量(250 mg以上)咖啡因可直接兴奋延脑呼吸中枢和血管运动中枢,使呼吸加深加快,血压升高;中毒剂量(大于800 mg)咖啡因还能引起中枢神经系统广泛兴奋,甚至导致惊厥、死亡。

2.心血管系统　小剂量咖啡因因兴奋迷走神经,使心率减慢;大剂量咖啡因可直接兴奋心脏,增强心肌收缩力,加快心率,增加心排出量以及扩张血管(冠状血管、肾血管等),但此外周作用常被兴奋迷走中枢及血管运动中枢的作用所掩盖,故无治疗意义。咖啡因尚可直接作用于大脑小动脉平滑肌,使其收缩,从而使脑血管阻力增加,血流量减少,可与解热镇痛药合用,治疗脑血管扩张导致的头痛。

3. 其他 咖啡因对支气管平滑肌和胆道平滑肌有舒张作用;通过增加肾小球滤过率,减少肾小管对 Na^+ 的重吸收,产生利尿作用;刺激胃酸和胃蛋白酶分泌。

【临床应用】 咖啡因主要用于对抗中枢抑制状态,如严重传染病、中枢抑制药中毒引起的昏睡及呼吸抑制等。此外,由于咖啡因收缩脑血管,减少脑血管搏动的幅度而增强药物缓解头痛的作用,常配伍麦角胺治疗偏头痛;配伍解热镇痛药(如阿司匹林等)治疗一般性头痛。

【不良反应】 一般少见,小剂量咖啡因可致激动、恶心、头痛、失眠、心悸等;大剂量咖啡因应用可致焦躁不安、过度兴奋、耳鸣、眼花等;过大剂量咖啡因可致肌肉抽搐甚至惊厥,婴幼儿高热时更易发生惊厥,故其应避免使用含有咖啡因的复方制剂退热。

△哌醋甲酯(methylphenidate):系人工合成的苯丙胺类衍生物,化学结构与苯丙胺相似。中枢兴奋作用较温和,对精神的兴奋作用强于对运动的兴奋作用;能有效改善精神活动,消除睡意、缓解轻度抑制症状、活跃思维、减轻疲乏感;较大剂量可兴奋呼吸中枢,过量可导致惊厥。临床主要用于小儿遗尿症、轻度抑郁、发作性睡病以及中枢抑制药过量中毒的解救。此外,它对儿童注意缺陷多动障碍有效,是国内治疗儿童注意缺陷多动障碍的主要药物,可使患儿注意力集中,学习能力提高。不良反应较少,偶有失眠、心悸、焦虑、厌食等症状;大剂量可使血压升高而致眩晕、头痛等,严重可导致惊厥;癫痫、高血压患者禁用;久用可产生耐受性和心理依赖性,并可影响儿童生长发育。

△匹莫林(pemoline):药理作用和临床应用与哌醋甲酯相似,但作用维持时间长,一日只需用药一次。临床上常用于治疗儿童注意缺陷多动障碍、发作性睡眠障碍、轻度抑郁症等疾病;也可配伍甲睾酮和育亨宾等用于治疗男性、女性性欲低下。不良反应较少,以失眠较为多见,多发生在治疗初期尚未出现疗效之前,大多为一过性,为避免失眠午饭后应不再服药;偶见头痛、头昏、嗜睡、烦躁不安、恶心、运动障碍、眼球震颤等;6 岁以下儿童、孕妇及哺乳期妇女慎用。

第二节 促进大脑功能恢复的药物

△吡拉西坦(priacetam):为 γ-氨基丁酸的衍生物。本品能降低脑血管阻力,增加脑血流量;促进大脑对磷脂、氨基酸的利用和蛋白质的合成;增加线粒体内 ATP 的合成;提高脑组织对葡萄糖的利用率;保护脑缺氧所致的脑损伤;促进大脑信息传递,改善记忆功能;促进正处于发育阶段儿童的大脑发育。临床用于脑外伤后遗症、脑血管意外、中毒所致的思维障碍及儿童智力低下和行为障碍。

△甲氯芬酯(meclofenoxate):为人工合成品。本品能兴奋大脑皮质,促进脑细胞代谢,增加葡萄糖的利用;对中枢抑制状态的患者有兴奋作用。临床用于颅脑外伤后昏迷、脑动脉硬化;儿童精神迟钝、儿童遗尿症、新生儿缺氧以及各种中毒所致的意识障碍等。甲氯芬酯作用出现缓慢,需反复用药。不良反应较少,有胃部不适、兴奋、失眠、倦怠、头痛等。有精神过度兴奋、锥体外系症状的患者及对本品过敏者禁用,高血压患者慎用。

△胞磷胆碱(citicoline):能增加脑血流量,改善脑细胞代谢,促进脑功能恢复和苏醒。临床主要

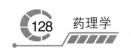

用于急性脑外伤和脑手术引起的意识障碍。不良反应少,偶有一过性血压下降、失眠、兴奋及给药后发热等,停药后即可消失。

△吡硫醇(embol):主要用于改善脑震荡综合征、脑外伤及脑膜炎后遗症引起的头痛、头晕、失眠、记忆力减退等症状;亦可用于阿尔茨海默病、脑动脉硬化等疾病。不良反应少,个别患者出现皮疹、恶心等,停药后可恢复。

第三节 主要兴奋延髓呼吸中枢的药物

尼可刹米

尼可刹米(nikethamide),又名可拉明(coramine)

【体内过程】 尼可刹米口服易吸收,临床主要用于静脉注射给药,也可肌内注射。一次静脉注射可维持 5～10 min,代谢成烟酰胺,经甲基化成 N-甲基烟酰胺经尿排出。

【药理作用】 尼可刹米可直接兴奋延髓呼吸中枢,增加通气量,也可通过刺激颈动脉窦和主动脉体化学感受器反射性地兴奋呼吸中枢,提高呼吸中枢对二氧化碳的敏感性。当呼吸处于抑制状态时,兴奋呼吸中枢作用较明显,使呼吸频率增快、幅度加深、通气量增大。

【临床应用】 临床通常注射给药用于各种原因引起的中枢性呼吸抑制,作用温和,安全范围较宽。解救吗啡中毒引起的呼吸抑制疗效较好,对巴比妥类效果较差。巴比妥类中毒时中枢兴奋药只作为辅助用药。

【不良反应】 在治疗量下副作用少且轻,常见烦躁不安、恶心等;较大剂量可出现咳嗽、心率加快、全身瘙痒、皮疹等;更大剂量可出现多汗、面部潮红、呕吐、血压升高、心律失常、肌震颤、肌强直、惊厥,甚至昏迷。

△二甲弗林(dimefline):可直接兴奋延髓呼吸中枢,显著改善呼吸,使呼吸加深加快。呼吸兴奋作用强于尼可刹米 100 倍,作用快,维持时间短。临床用于治疗各种原因引起的中枢性呼吸抑制。本药安全范围小,过量可致惊厥;静脉给药需稀释后缓慢注射,并严密观察患者反应;儿童慎用,孕妇、有癫痫史者禁用。

△洛贝林(lobeline):又名山梗菜碱,是从山梗菜提取的生物碱,现已可人工合成。通过刺激颈动脉窦和主动脉体的化学感受器,反射性地兴奋延髓呼吸中枢。临床常用于治疗新生儿窒息、儿童感染性疾病(肺炎、白喉)引起的呼吸衰竭,也可用于吸入麻醉药及一氧化碳中毒引起的呼吸抑制。肌内、皮下、静脉或静脉滴注给药,仅维持数分钟,但安全范围大,不易致惊厥。大剂量可兴奋迷走神经中枢而致心动过缓、传导阻滞;过量时可因兴奋交感神经节和肾上腺髓质而致心动过速,甚至惊厥。

△多沙普仑(doxapram):为短效的呼吸兴奋药,可刺激颈动脉窦化学感受器,反射性兴奋呼吸中枢;较大剂量直接兴奋呼吸中枢;大剂量可兴奋脊髓及脑干,引起心律失常、惊厥等。临床主要用急性呼吸衰竭和术后的呼吸抑制及寒战等。常见不良反应为皮肤瘙痒、恶心、呕吐,严重出血、心律失常、呼吸困难和血栓性静脉炎等。

问题分析与能力提升

　　患者,男,30 岁,极度消瘦。急诊时处于昏迷状态,检查:瞳孔极度缩小,两侧对称呈针尖样大小,呼吸深度抑制(5 次/min)。

　　请分析:

　　1.该患者为何种药物中毒?

　　2.抢救时应该选择什么药物效果最好?

　　3.如何给药? 给药时应注意什么?

思考题

　　1.简述咖啡因的药理作用、临床用途及不良反应。

　　2.几种呼吸中枢兴奋药有哪些区别?

　　3.如何看待中枢兴奋药在临床急救中的作用?

（李登云）

第十八章　钙通道阻滞药

课件

　　钙通道阻滞药，又称钙通道阻滞剂、钙拮抗药，是一类选择性阻断钙通道，抑制细胞外 Ca^{2+} 内流，降低细胞内 Ca^{2+} 浓度的药物。钙通道阻滞药主要用于防治心血管系统疾病，近年也试用于其他系统疾病，代表药物有硝苯地平、地尔硫䓬和维拉帕米。

第一节　钙通道阻滞药的分类和共性

一、钙通道的分类

　　细胞膜上存在两大类钙离子通道，即电压门控钙通道和受体操控钙通道。

　　1. 电压门控钙通道　目前已克隆出 L、T、N、P、Q 和 R 6 种亚型的电压门控钙通道。N、P、Q 和 R 型钙通道主要分布在神经系统，心血管系统主要有 L 型和 T 型钙通道。

　　L 型钙通道是细胞兴奋时外钙内流的最主要途径，分布于各种可兴奋细胞，作用持续时间长，激活电压高，电导较大，是心肌细胞动作电位 2 相平台期形成的主要离子流，也是影响心脏兴奋-收缩偶联及血管舒缩的关键环节。

　　T 型钙通道作用持续时间短，激活电位较低，电导较小，在细胞生长和增殖过程中发挥重要作用。T 型钙通道多见于心脏传导组织，对调节心脏的自律性和血管张力有一定的作用。

　　2. 受体操控钙通道　这类通道存在于细胞器，如肌质网和内质网膜上，是细胞内储存钙释放进入胞浆的途径。由于三磷酸肌醇（inositol triphosphate，IP_3）或 Ca^{2+} 等第二信使激活细胞器上相应受体而引起通道开放，故称为细胞内配体操控离子通道。当细胞膜去极化时，电压门控钙通道开放，Ca^{2+} 内流使细胞内 Ca^{2+} 突然增加而触发内钙释放，从而引起细胞兴奋-收缩偶联等生理活动，这一过程被称为 Ca^{2+} 诱发 Ca^{2+} 释放。主要有两种 Ca^{2+} 释放通道：Ryanodine 受体钙释放钙通道和 IP_3 受体通道。

二、钙通道阻滞药的分类

目前应用于临床的钙通道阻滞药主要是选择性地作用于 L 型钙通道的药物,根据其化学结构特点,可分为 4 亚类。

1. 二氢吡啶类(dihydropyridined,DHPs)　硝苯地平(nifedipine)、尼卡地平(nicardipine)、尼群地平(nitrendipine)、氨氯地平(amlodipine)、尼莫地平(nimodipine)等。

2. 苯并噻氮䓬类(benzothiazepines,BTZs)　地尔硫䓬(diltiazem)、克仑硫䓬(clentiazem)等。

3. 苯烷胺类(phenylalkylamines,PPAs)　维拉帕米(verapamil)、加洛帕米(gallopamil)、噻帕米(tiapamil)等。

4. 其他　粉防己碱(tetrandrine)等。

三、钙通道阻滞药的共性

【体内过程】　各类钙通道阻滞药口服均能吸收,但因首过效应,生物利用度都较低。其中以氨氯地平为最高,生物利用度为 65% ~90% 。钙通道阻滞药与血浆蛋白结合率高,几乎所有的钙通道阻滞药都在肝被氧化代谢为无活性或活性明显降低的物质,然后经肾排出。3 种钙通道阻滞药的药代动力学参数见表 18-1。硝苯地平、维拉帕米与地尔硫䓬的 $t_{1/2}$ 较短,约为 4 h;但其缓释制剂和第 2 代二氢吡啶类药物,如非洛地平、尼群地平等的 $t_{1/2}$ 较长,药效可保持 24 h。因此,每日给药 1 次即可。

表 18-1　3 种钙通道阻滞药的药代动力学参数

药物	生物利用度	起效时间	$t_{1/2}$	分布	消除
维拉帕米	20% ~35%	<1.5 min(静脉注射);30 min(口服)	6 h	90% 与血浆蛋白结合	70% 经肾排出,15% 经胃肠道消除
硝苯地平	45% ~70%	<1 min(静脉注射);5 ~20 min(口服,舌下)	4 h	90% 与血浆蛋白结合	肝代谢80%原药及代谢产物由尿排出
地尔硫䓬	40% ~65%	<3 min(静脉注射);>30 min(口服)	3 ~4 h	70% ~80% 与血浆蛋白结合	肝灭活由粪便排出

【作用机制】　L 型钙通道由 α_1、α_2、β、γ、δ 5 个亚单位组成,其中 α_1 为功能亚单位,由 4 个重复结构域(Ⅰ~Ⅳ)组成。每个结构域含 6 个跨膜片段,分别为 S1~S6。S4 为钙通道的电压敏感区,S5 和 S6 之间形成孔道允许钙离子进入。L 型钙通道的 α_1 亚基至少含有 3 种钙通道阻滞药的结合位点。其中维拉帕米及地尔硫䓬的结合位点在细胞膜内侧,硝苯地平的结合位点在细胞膜外侧。钙通道阻滞药与通道上的结合位点结合后,通过降低通道的开放概率来减少 Ca^{2+} 内流的数量。

药物与离子通道的相互作用及亲和性与通道所处的状态和药物的理化性质关系密切。亲水性分子,如维拉帕米和地尔硫䓬易与激活状态或失活状态的钙通道相结合,降低通道开放的速率。钙通道阻滞药与开放状态的钙通道结合后,可促使通道向失活状态转化;如与失活状态的钙通道或静息状态的钙通道结合,则阻滞这两种状态向激活开放状态转化。具有疏水性的二氢吡啶类药物,如硝苯地平则与失活状态的通道相结合,延长失活后恢复所需要的时间。

维拉帕米与 L 型钙通道 α_1 亚基第 Ⅳ 跨膜区的 S6 细胞膜内侧结合,它从细胞膜内侧阻滞钙通道,因而在其发挥作用前必须通过钙通道进入细胞。所以它的作用是与钙通道的活性直接相关的。钙通道在单位时间内开放的次数越多(即心率越快),维拉帕米越容易进入细胞,因而它对钙通道的阻滞作用也越强;反之,则不易进入细胞,对通道的阻滞作用也小,这就解释了维拉帕米治疗室上性心动过速和减慢房室传导的机制。维拉帕米作用于开放状态的通道,具有频率依赖性或使用依赖性。

硝苯地平与 L 型钙通道 α_1 亚基的第 Ⅲ、第 Ⅳ 跨膜区的 S6 细胞膜外侧端与 P 区相连处相结合,它从细胞膜外侧阻滞钙通道,抑制失活状态的通道,因而这一类药物的使用依赖性较弱。对心脏的自主活动、心率和心脏传导的影响都较小,但该药的电压依赖性作用有利于它们的血管选择性,特别是对病变血管。已证明在相同的治疗剂量下,可使高血压患者的血压下降,而对正常血压的影响较小。

【药理作用】

1. 心脏

(1)负性肌力作用:钙通道阻滞药使心肌细胞内 Ca^{2+} 减少,因而呈现负性肌力作用。它可在不影响兴奋除极的情况下,明显降低心肌收缩性,使心肌兴奋-收缩脱偶联,降低心肌耗氧量。

但在整体条件下,钙通道阻滞药因扩张血管平滑肌降低血压,反射性增强交感神经活性,抵消部分负性肌力作用,硝苯地平的这一作用较明显,因而可能会抵消负性肌力作用而表现为轻微的正性肌力作用。

(2)负性频率和负性传导作用:窦房结和房室结等慢反应细胞的 0 相除极和 4 相缓慢除极均是由 Ca^{2+} 内流所引起的。它们的传导速度和自律性由 Ca^{2+} 内流所决定,因而钙通道阻滞药能减慢房室结的传导速度,降低窦房结自律性而减慢心率。此作用是钙通道阻滞药治疗室上性心动过速的理论基础。对心脏的负性频率和负性传导作用以维拉帕米和地尔硫䓬的作用最强;而硝苯地平可因其舒张血管作用强,对窦房结和房室结的作用弱,还能反射性加快心率。

2. 平滑肌

(1)血管平滑肌:血管平滑肌的肌浆网发育较差,血管收缩时所需要的 Ca^{2+} 主要来自细胞外,故血管平滑肌对钙通道阻滞药的作用很敏感。钙通道阻滞药能明显扩张血管,主要舒张动脉,对静脉影响较小。动脉中又以冠状动脉血管较为敏感,能扩张大的输送血管和小的阻力血管,增加冠脉血管血流量及侧支循环量,有利于心绞痛的治疗。尼莫地平扩张脑血管作用较强,能增加脑血管流量。钙通道阻滞药也可扩张外周血管,解除其痉挛,可用于治疗外周血管痉挛性疾病。

(2)其他平滑肌:钙通道阻滞药对支气管平滑肌的松弛作用较为明显,较大剂量也能松弛胃肠道、输尿管及子宫平滑肌。

3. 动脉粥样硬化 Ca^{2+} 参与动脉粥样硬化的病理过程,如平滑肌增生、脂质沉积和纤维化。钙通道阻滞药可干扰这些过程,包括:①减少 Ca^{2+} 内流,减轻 Ca^{2+} 超载所造成的动脉壁损害;②抑制平滑肌增殖和动脉基质蛋白质合成,增加血管壁顺应性;③抑制脂质过氧化,保护内皮细胞;④硝苯地平可因增加细胞内 cAMP 含量,提高溶酶体酶及胆固醇酯的水解活性,有助于动脉壁脂蛋白的代谢,从而降低细胞内胆固醇水平。

4. 肾 钙通道阻滞药的扩张血管和降低血压的作用,不伴有水、钠潴留。对于高血压患者,二氢吡啶类药物,如尼卡地平和非洛地平在降低血压的同时,能明显增加肾血流量,但对肾小球滤过作用影响小。现研究证实,钙通道阻滞药有排钠利尿作用,而且这种作用与影响肾小管对电解质的转运有关。钙通道阻滞药对肾的这种保护作用,在伴有肾功能障碍的高血压病和心功能不全的治疗中都有重要意义。

5.红细胞和血小板结构与功能

（1）对红细胞影响：红细胞膜的稳定性与 Ca^{2+} 有密切关系。Ca^{2+} 增加，膜的脆性增加，在外界因素作用下容易发生溶血。由于红细胞膜富含磷脂成分，Ca^{2+} 能激活磷脂酶降解磷脂，破坏膜的结构。钙通道阻滞药抑制 Ca^{2+} 内流，减轻 Ca^{2+} 超负荷，从而增加红细胞膜的稳定性，减少红细胞的损伤。

（2）抑制血小板活化的作用：实验证明，地尔硫䓬能抑制血栓素（TXA_2）的产生和由 ADP、肾上腺素以及 5-HT 等所引起的血小板聚集。

【临床应用】　钙通道阻滞药的临床应用主要是防治心血管系统疾病，近年也试用于其他系统疾病。

1.高血压　钙通道阻滞药治疗高血压已在临床逐渐得到肯定。其中二氢吡啶类药物如硝苯地平、尼卡地平等扩张外周血管作用较强，用于治疗严重高血压。长期用药后，全身外周阻力下降 30%～40%，肺循环阻力也下降。此作用特别适合于并发心源性哮喘的高血压危象的治疗。维拉帕米和地尔硫䓬可用于轻度及中度高血压。

临床应用时应根据具体病情选用适当的药物，如对兼有冠心病患者，以选用硝苯地平为宜；伴有脑血管病患者当用尼莫地平；伴有快速型室上性心律失常者最好选用维拉帕米。这些药物可以单用，也可以与其他药物合用，如硝苯地平与 β 受体阻滞剂普萘洛尔合用，可以消除硝苯地平因扩血管作用所产生的反射性心动过速。

2.心绞痛　钙通道阻滞药对各型心绞痛都有不同程度的疗效。

（1）变异型心绞痛：常在休息时如夜间或早晨发作，由冠状动脉痉挛所引起。硝苯地平治疗效果最佳。

（2）稳定型（劳累型）心绞痛：常见于冠状动脉粥样硬化性心脏病患者，休息时并无症状，此时心脏血液供求关系是平衡的。劳累时心肌耗氧量增加，血液供不应求，导致心绞痛发作。钙通道阻滞药通过舒张冠状动脉、减慢心率、降低血压及心肌收缩力而发挥治疗效果。3 种钙通道阻滞药均可使用。

（3）不稳定型心绞痛：较为严重，昼夜都可发作，由动脉粥样硬化斑块形成或破裂及冠状动脉张力增高所引起。维拉帕米和地尔硫䓬疗效较好，硝苯地平宜与 β 受体阻滞剂合用。

3.心律失常　钙通道阻滞药治疗室上性心动过速及后除极触发活动所致的心律失常有良好效果。3 种钙通道阻滞药减慢心率的作用程度有差异。维拉帕米和地尔硫䓬减慢心率作用较明显，硝苯地平较差，甚至反射性加快心率，因而不用于治疗心律失常。

4.脑血管疾病　尼莫地平能较显著扩张脑血管，增加脑血流量。治疗短暂性脑缺血发作、脑血栓形成及脑栓塞等有效。

5.其他　钙通道阻滞药还可用于外周血管痉挛性疾病，预防动脉粥样硬化的发生。此外，钙通道阻滞药还可用于支气管哮喘、偏头痛等。

【不良反应】　钙通道阻滞药相对比较安全，但由于这类药物的作用广泛，选择性相对较低。不良反应与其血管扩张及心肌抑制等作用有关，其一般不良反应有颜面潮红、头痛、眩晕、恶心、便秘等，严重不良反应有低血压、心动过缓和房室传导阻滞，以及心功能抑制等。

第二节　常用钙通道阻滞药

△**硝苯地平**：扩张血管平滑肌的作用比维拉帕米强，尤其是扩张冠状动脉血管和外周血管作用突出，特别是冠状血管处于收缩状态时，作用更加明显，能增加心肌血流量。在整体条件下，可反射性引起交感神经兴奋，使心肌收缩力，心率和房室传导略有增加。全身用药后外周血管阻力下降，血压降低，心输出量增加，器官血流量增多。硝苯地平是治疗变异型心绞痛的首选药，主要用于高血压、心绞痛、支气管哮喘的治疗，还可用于各种非器质性尿道梗阻、食管痉挛、脑动脉痉挛、偏头痛、痛经等的治疗。副作用较少，可见头昏、头痛、面部潮红、低血压、心悸、踝部水肿、肢端感觉异常。

△**尼莫地平**：具有较好的选择性扩张作用，其主要特点是可迅速通过血脑屏障，对脑血管的扩张作用明显强于外周血管。临床主要用于脑血管功能不足所致疾病治疗，如蛛网膜下腔出血致脑血管痉挛及脑卒中治疗，用药时间越早，疗效越好；亦用于偏头痛的预防和治疗；对各种原因脑供血不足所致的系列症状，如注意力不集中、头晕、健忘、突发性耳聋等也有一定改善症状作用。常用剂量不良反应发生率与硝苯地平相似，且随用药剂量和每天用药次数增加而增加，主要为直立性低血压、眩晕、头痛、踝部水肿、肝功能暂时异常等。

△**尼群地平**：对外周血管具有较好的选择性，与硝苯地平有相似的药动学和药效学特点，$t_{1/2}$较硝苯地平长。临床主要用于高血压和心绞痛的治疗。不良反应与硝苯地平相似。

△**氨氯地平**：作用与硝苯地平相似，为第二代二氢吡啶类钙通道阻滞药，可改善冠状动脉血流，降低外周血管阻力和血压、抗血小板聚集和抑制动脉粥样硬化形成。临床主要用于高血压和变异型心绞痛的治疗。与硝苯地平不同，氨氯地平不会引起明显反射性交感神经兴奋，也较少增加肾素分泌。因此，也适合用于伴有慢性心力衰竭的高血压和冠心病的治疗，能改善心力衰竭症状，降低死亡率。不良反应与硝苯地平相似，但发生率明显低于硝苯地平，主要为踝部水肿和使用初期面部轻度潮红。给正在使用洋地黄制剂、利尿药和血管紧张素转换酶抑制药的严重慢性心力衰竭患者加用本品，未见心血管并发症和死亡率增加。

△**维拉帕米**：为苯烷胺类化合物，对心肌、窦房结和房室结 Ca^{2+} 通道的阻断作用强于血管；能明显降低窦房结的自律性和延长有效不应期，抑制房室结传导和心肌收缩力；也明显扩张小动脉和冠状动脉，降低血管阻力，解除冠状动脉痉挛，降低心肌耗氧量。本品适用于治疗阵发性室上性心动过速；也用于心房颤动和心房扑动的治疗，能减慢心室率。副作用较少，口服可出现胃部不适、便秘、脸部潮红、皮肤瘙痒、眩晕、头痛或神经症状。静脉注射时常见一过性轻度动脉压降低，偶见房室传导阻滞。β肾上腺素受体阻滞药虽可消除维拉帕米引起的反射性心动过速，但能加强其心脏抑制作用，并可使心功能不全患者发生心力衰竭。故本药一般不与β受体阻滞剂合用。

△**地尔硫䓬**：对心脏的作用与维拉帕米相似，但较弱；能降低窦房结的自律性，延长房室结的不应期，减慢房室传导。扩血管作用不如硝苯地平强，给药后可使血压下降，外周血管阻力降低，心率略减慢。对冠状动脉和侧支血管均有扩张作用，可使冠状动脉血流量增加，增加心脏血液供应。临床主要用于变异型和稳定型心绞痛、高血压、阵发性室上性心动过速。对心房颤动和心房扑动也有良好治疗效果。不良反应较少，偶有头昏、头痛、面部潮红、皮疹和胃肠不适。注射给药过快或剂量过大，可出现心动过缓、房室传导阻滞。

问题分析与能力提升

患者,女,50 岁,劳累时心前区疼痛 1 周入院,既往有高血压病史 10 余年,一直口服降压药物,无心脏病史,少量饮酒。经检查诊断为:冠心病初发型,劳累性心绞痛,高血压。

请分析:该患者能否使用钙通道阻滞药治疗? 为什么?

思考题

1. 简述钙通道阻滞药的分类及主要药物的作用。
2. 简述常用钙通道阻滞药的药理作用、临床应用和主要不良反应。

(李登云)

第十九章　抗心律失常药

学习目标

1. 掌握抗心律失常药的药物分类及常用抗心律失常药奎尼丁、普鲁卡因胺、利多卡因、苯妥英钠、普萘洛尔的药理作用、临床应用及不良反应。
2. 熟悉心律失常发生的电生理学基础及抗心律失常药的基本电生理作用。
3. 了解抗心律失常药的临床用药原则。

心律失常是指心动的频率或节律的异常。心律正常时心脏协调而有规律地收缩、舒张，顺利完成泵血功能。心律失常时由于心肌电活动出现异常，导致心房和心室有序的节律性收缩和（或）舒张发生障碍，从而引起心脏泵血功能障碍，影响全身器官的供血。某些类型的心律失常如心室颤动，可危及生命，必须及时纠正。根据心率的快慢可分为快速型心律失常和缓慢型心律失常。缓慢型心律失常（如窦性心动过缓、房室传导阻滞等）的治疗药物主要有阿托品和异丙肾上腺素，本章仅介绍治疗快速型心律失常的药物。

第一节　心律失常的电生理学基础

一、正常心肌电生理

正常的心脏节律和心脏功能均依赖于正常的心肌电生理活动，而心肌细胞膜电位及离子转运是心肌电生理活动的基础。

（一）心肌细胞的膜电位

心脏活动依赖于心肌正常电活动，而心肌细胞动作电位（action potential，AP）的整体协调平衡是正常心脏电活动的基础。不同部位心肌细胞的电活动特性不同，根据动作电位特征分为两大类：快反应细胞和慢反应细胞。

1. 快反应细胞　包括心房肌细胞、心室肌细胞和浦肯野细胞。当心肌细胞受刺激而兴奋时，膜电位发生除极，达阈电位水平而触发动作电位。动作电位分为 5 个时相：①0 相为除极期，由大量 Na^+ 快速内流所致，速度快，振幅大，故称快反应细胞。②1 相为快速复极初期，由 K^+ 短暂外流所致。③2 相为缓慢复极期，又叫平台期，由 Ca^{2+} 及少量 Na^+ 内流与 K^+ 外流所致。④3 相为快速复极末期，由大量 K^+ 外流所致。⑤4 相为静息期，非自律细胞（心房肌细胞和心室肌细胞）膜电位维持在静息水平（-90 mV），由 K^+ 外流所致。在自律细胞（浦肯野细胞）则为自发性除极，主要是由 Na^+ 内流、

Ca^{2+}内流及K^+外流所致,自动除极达到阈电位即可重新激发动作电位。0相至3相的时程合称为动作电位时程(action potential duration,APD)。

2. 慢反应细胞　主要指窦房结细胞和房室结细胞,其动作电位0相是由Ca^{2+}内流所致,去极速度慢,振幅小,故称慢反应细胞。无明显的1相和2相,3相由大量K^+外流所致,4相静息电位不稳定,缓慢除极,是由Ca^{2+}内流及K^+外流共同作用的结果。

(二)心肌的电生理特性

1. 自律性　心肌细胞在没有外来刺激的条件下能自动产生节律性兴奋的特性称为自动节律性,简称自律性。自律细胞在4相时发生自动去极化达阈电位水平从而产生动作电位。窦房结为心脏的正常起搏点,由窦房结起搏而形成的心脏节律称为窦性心律。当窦房结功能障碍时,潜在起搏点可代替窦房结产生可传播的兴奋而形成异位心律,如室性心律、房性心律、房室交界性心律等。

2. 传导性　心肌细胞传导兴奋的能力或特性称为传导性。影响传导性的因素除了细胞本身结构(如细胞直径大小)之外,也有细胞的电生理特性,如0相去极化的速度和幅度,邻近未兴奋部位的细胞膜的兴奋性。正常情况下,起源于窦房结的兴奋可直接传给心房肌纤维,心房中的优势传导通路可将兴奋传至房室结,然后再经房室束、左右束支传到浦肯野纤维和心室肌纤维。

3. 兴奋性　心肌细胞接受刺激后产生动作电位的能力称为兴奋性。影响兴奋性的因素有:静息电位或最大复极电位水平,阈电位水平以及参与0相的快钠通道(或慢钙通道)的通道性状。

4. 有效不应期　从AP的0期去极开始到复极的3期膜电位达到-55 mV这段时间内,任何强度的刺激均不能引起心肌细胞膜产生新的AP,该时段称为绝对不应期(absolute refractory period,ARP);从复极的-55 mV至-60 mV的这段时间内,阈上刺激可引起心肌细胞膜产生局部反应,但不会引起AP,这一时段称为局部反应期(local response period,LRP);绝对不应期和局部反应期合称为有效不应期(effective refractory period,ERP)。此期钠通道完全失活或仅有少量复活,导致心肌细胞兴奋性的暂时缺失或极度下降。3期复极从-60 mV至-80 mV时段称为相对不应期(relative refractory period,RRP),此期有部分钠通道复活,兴奋性逐渐恢复,较强刺激有可能引起AP。在膜电位复极至-80 mV~-90 mV时,钠通道几乎全部复活,此时阈下刺激即可诱发AP,故称为超常期(supranormal period,SNP)。ERP和APD往往呈平行关系,但ERP反映膜的去极化能力,ADP则主要反映膜的复极化速度(图19-1)。

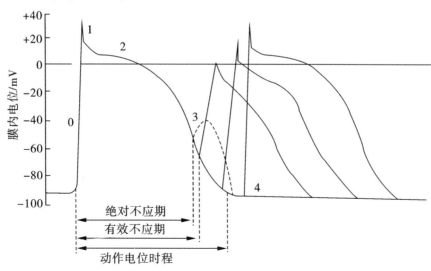

图19-1　心室肌细胞有效不应期和动作电位时间

二、心律失常的发生机制

心律失常是多种原因引起的心肌细胞电生理活动异常。心律失常发生的主要电生理机制是冲动形成异常（如自律性异常和后除极）和（或）冲动传导异常（如传导阻滞和折返）。基因缺陷也是心律失常发生的常见原因，如遗传性 Q-T 间期延长综合征。

1. 自律性升高　自律细胞 4 相自发除极速率加快或最大复极电位减小都会使冲动形成增多，引起快速型心律失常。非自律性细胞，如心室肌细胞，在缺血缺氧条件下也会产生异常自律性。这种异常自律性向周围组织扩布也会发生心律失常。

2. 后除极　心肌细胞在一个动作电位后产生一个提前的去极化，称为后除极。其发生频率较快，振幅较小，呈振荡性波动，膜电位不稳定，除极到阈电位时容易引起异常冲动的发放，形成触发活动。根据后除极发生时间不同，分早后除极（early afterdepolarization，EAD）与迟后除极（delayed afterdepolarization，DAD）两种。EAD 发生在完全复极之前的 2 相或 3 相中，主要由 Ca^{2+} 内流增多所引起；DAD 发生在完全复极之后的 4 相中，是细胞内 Ca^{2+} 过多诱发 Na^{+} 短暂内流所致。儿茶酚胺、强心苷中毒、细胞损伤等都可引起迟后除极。

3. 折返　折返指一次冲动下传后，又可沿另一环形通路折回，再次兴奋原已兴奋过的心肌。折返是引发快速型心律失常的重要机制之一，其形成过程见图 19-2。病理条件下心肌细胞传导功能障碍是诱发折返的重要原因。

正常情况下，冲动沿着心脏传导系统 a、b 两支分别下传，同时到达心室肌，激发去极后，彼此消失在对方的 ERP 内（图 19-2A）；在病理情况下，若 a 支发生单向传导阻滞（即冲动不能正常下传但可逆行上传），则冲动沿 b 支下传至心室肌后，可经 a 支病变部位逆行上传并折返至 b 支。若此时 b 支的 ERP 已过，则冲动可再次沿着 b 支下传至心室肌，形成折返激动（图 19-2B）。发生于房室结或房室之间的折返表现为阵发性室上性心动过速；发生于心房内，则可表现为心房扑动或心房颤动；若心室中存在多个折返环路，则可诱发心室扑动或心室颤动。若心脏存在房室连接旁路，在心房、房室结和心室间形成折返，则可引起预激综合征（Wolff-Parkinson-White syndrome，WPW 综合征）。

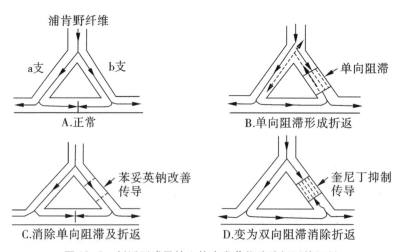

图 19-2　折返形成及抗心律失常药物消除折返的机制

4. 基因缺陷　长 Q-T 间期综合征（long QT syndrome，LQTS）是目前第一个被肯定由自由基缺陷引起的心肌复极异常的疾病，临床表现为尖端扭转型室性心动过速引起的反复晕厥，甚至猝死。迄今已发现 LQTS 与 13 种基因突变有关。

第二节 抗心律失常药的作用机制及分类

一、抗心律失常药的基本作用机制

抗心律失常药通过直接抑制心肌细胞膜离子通道(如钠通道阻滞药、钙通道阻滞药、钾通道阻滞剂)或通过作用于受体间接影响离子通道的功能(如 β 受体阻滞剂、腺苷),从而抑制异常的自律性或异常的冲动传导,使异常的心脏节律恢复正常。

1. 降低自律性 抗心律失常药可通过降低动作电位 4 相斜率、提高阈电位水平、增加静息电位(或最大复极电位)水平、延长 APD 来降低异常自律性。钠通道和钙通道阻滞药分别通过阻断 Na^+ 内流或 Ca^{2+} 内流来提高动作电位发生的阈值。钾通道阻滞剂通过阻断 K^+ 外流从而延长 APD。β 受体阻滞剂通过阻断 β 受体可使 AP 的 4 相自动去极化速率降低。

2. 减少后除极 钙通道阻滞药通过抑制细胞内 Ca^{2+} 超载而减少迟后除极的发生;另外,钠通道阻滞药能抑制一过性 Na^+ 内流的药物也能减少迟后除极,如利多卡因等。早后除极的发生与 APD 过度延长有关,缩短 APD 的药物也可减少心律失常的发生。

3. 消除折返 抗心律失常药通过改变心肌细胞的传导性或延长 ERP 而消除折返。β 受体阻滞剂和钙通道阻滞药可减慢房室结传导,从而消除房室结折返引发的室上性心动过速;钠通道阻滞药和钙通道阻滞药分别使快反应细胞和慢反应细胞的 ERP 延长,钾通道阻滞剂对快反应细胞和慢反应细胞的 ERP 均延长。

二、抗心律失常药的分类

根据抗心律失常药主要作用的离子通道及其电生理作用特点分为 4 类。

1. Ⅰ类钠通道阻滞药 根据对钠通道的阻滞程度和对 APD 的影响分为 A、B、C 3 个亚类。

(1) I_A 类:适度阻滞钠通道,降低动作电位 0 相除极速率,减慢传导,延长 APD,显著延长 ERP。代表药物有奎尼丁、普鲁卡因胺等。

(2) I_B 类:轻度阻滞钠通道,轻度减慢动作电位 0 相除极速率,降低自律性,缩短或不影响 APD。代表药物有利多卡因、苯妥英钠、美西律等。

(3) I_C 类:明显阻滞钠通道,显著降低动作电位 0 相除极速率和幅度,明显减慢传导,对 APD 无明显影响。代表药物有普罗帕酮、氟卡尼等。

2. Ⅱ类 β 受体阻滞剂 本类药物通过阻断心脏 β 受体,抑制交感神经兴奋引起的起搏电流、钠电流和钙电流的增加,从而降低动作电位 0 相除极速率,减慢传导,抑制 4 期自动除极化,降低自律性。代表药物为普萘洛尔等。

3. Ⅲ类延长动作电位时程药 本类药物阻滞多种钾通道,减慢复极化过程,延长 APD 和 ERP。代表药物为胺碘酮等。

4. Ⅳ类钙通道阻滞药 直接阻滞钙通道,降低窦房结自律性,减慢房室结传导速度。代表药物为维拉帕米、地尔硫䓬等。

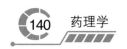

知识拓展

抗心律失常药物的心肌毒性

目前,许多国内外电生理专家认为,单纯的离子通道阻滞药,由于作用靶点单一,抗心律失常谱窄,故致心律失常作用大。如奎尼丁是单纯的钠通道阻滞药,对钠通道抑制过强,易致心律失常,诱发长 Q-T 间期综合征、尖端扭转型室性心动过速等。而多离子通道阻滞药对心脏多个离子通道有不同程度的调控作用,可使失调的离子通道功能恢复平衡,具有较低的致心律失常副作用。

多离子通道阻滞药是人们研究Ⅲ类抗心律失常药物时提出的。临床上,Ⅲ类抗心律失常药物的致心律失常作用具有明显差异性。单纯快速整流钾电流(IKr)阻滞剂如索他洛尔、伊布利特等致尖端扭转型室性心动过速发生率较高,而兼有 IKr 和慢速整流钾电流(IKs)阻滞作用的胺碘酮、决奈达隆、特罗地林、阿齐利特、芬普地尔等尖端扭转型室性心动过速的发生率明显减少。这种差异与不同部位心肌细胞 IKr 和 IKs 成分不同相关。心肌细胞复极钾电流主要包括 IKr 和 IKs 两种成分。心肌中层细胞由于缺少 IKs,故在 IKr 被选择性阻滞后,其复极时间较心内膜层和心外膜层心肌明显延长,导致 3 层心肌的复极离散度加大,易化折返的形成,故单纯的 IKr 选择性阻滞剂引起尖端扭转型室性心动过速的发生率较高。而同时具有 IKr 和 IKs 阻滞作用的Ⅲ类抗心律失常药,由于同时阻滞 IKr 和 IKs,使 3 层心肌的动作电位时程均匀延长,不会增加 3 层心肌的复极离散度,故尖端扭转型室性心动过速的发生率减少。

第三节　常用抗心律失常药

一、Ⅰ类钠通道阻滞药

(一)Ⅰ$_A$类

奎尼丁

奎尼丁(quinidine)是从金鸡钠树皮中提取的一种生物碱,是抗疟药奎宁的右旋体。两者对心脏都有作用,但奎尼丁对心脏的作用比奎宁强 5 ~ 10 倍。

【体内过程】　口服吸收迅速,1 ~ 2 h 血药浓度达峰,生物利用度为70% ~ 80%。血浆蛋白结合率约80%,组织中药物浓度较血中高 10 ~ 20 倍。主要经肝 CYP450 氧化代谢,其羟化代谢产物仍有活性。21% 以原形经肾排泄。$t_{1/2}$ 为 5 ~ 7 h。

【药理作用】　奎尼丁低浓度(1 μmol/L)即可阻滞钠通道,抑制异位起搏和去极化组织的兴奋性和传导性,延长 ERP;较高浓度还可阻滞多种钾通道,延长心房肌、心室肌和浦肯野纤维的 APD;抑制心肌细胞 Ca^{2+} 内流,具有负性肌力作用;具有抗胆碱作用和阻断外周血管 α 受体的作用。

【临床应用】　奎尼丁为广谱抗心律失常药,可用于心房颤动、心房扑动、室上性和室性心动过速的转复和预防,以及频发室上性和室性期前收缩的治疗,是转复心律的重要药物之一。也用于防止心房颤动和心房扑动经电转复后的维持治疗。

【不良反应】 安全范围小。

1. 胃肠道反应 用药初期,常见胃肠道反应,如恶心、呕吐、腹泻等。腹泻引起的低血钾可加重奎尼丁的尖端扭转型室性心动过速的副作用。

2. 心血管方面 较为严重,表现为低血压、心力衰竭、室内传导阻滞、心室复极明显延迟,严重者可发生奎尼丁样晕厥,可由尖端扭转型室性心动过速发展为心室颤动。

3. 金鸡钠反应 血浆奎尼丁浓度过高可引起"金鸡纳反应",表现为恶心、呕吐、头痛、头晕、腹泻、耳鸣、视听力减退等症状。

4. 抗胆碱作用 增加窦性频率、加快房室传导,治疗心房扑动时能加快心室率。

5. 过敏反应 偶见皮疹、血管神经性水肿、血小板减少。

【禁忌证】 严重心肌损害、心功能不全、房室传导阻滞、强心苷中毒、低血压、低血钾及奎尼丁过敏者禁用。

△普鲁卡因胺(procainamide):口服吸收快而完全,45~90 min 血药浓度达峰,肌内注射 15~60 min 血药浓度达峰,静脉注射即刻起效,$t_{1/2}$ 为 3~4 h。约 25% 经肝乙酰转移酶代谢为活性产物 N-乙酰普鲁卡因胺,$t_{1/2}$ 约 6 h,原形及代谢产物主要经肾排泄。对心脏的电生理作用与奎尼丁相似,但无明显的抗胆碱和阻断 α 受体作用。普鲁卡因胺阻滞开放状态的 Na^+ 通道,降低自律性,减慢传导;N-乙酰普鲁卡因胺可阻滞 K^+ 外流,延长 APD 和 ERP。对室性和室上性心律失常均有效,可作为奎尼丁的替换药。静脉注射或静脉滴注用于抢救危急病例,但对于急性心肌梗死时的持续性室性心律失常,不作为首选(首选利多卡因)。口服可引起胃肠反应,静脉给药(血药浓度>10 μg/mL)可引起低血压和传导阻滞;少数患者可出现过敏反应及头晕、抑郁、幻觉、精神失常;长期用药可能引起狼疮样综合征。

(二)I_B类

利多卡因

利多卡因(lidocaine)为局麻药,也是目前治疗室性心律失常的常用药物。

【体内过程】 口服给药吸收良好,但首过消除明显,静脉给药起效快,但作用仅维持约 20 min,常采用静脉滴注维持疗效。血浆蛋白结合率约为 70%,体内分布广泛,主要在肝代谢失活,仅 10% 以原形经肾排泄,$t_{1/2}$ 约 2 h。

【药理作用】 本药主要作用于心室肌和浦肯野纤维,阻滞钠通道,减慢动作电位 4 相自动去极化速率,降低自律性;对去极化心肌组织作用强,因而对缺血或强心苷中毒所致的心律失常有较强抑制作用;抑制动作电位 2 相的少量 Na^+ 内流,缩短或不影响心室肌和浦肯野纤维 APD。对正常心肌电生理特性影响小。

【临床应用】 利多卡因是窄谱抗心律失常药,仅用于治疗室性心律失常,如心脏手术、心导管术、急性心肌梗死或强心苷中毒所致的室性心动过速或心室颤动等,可作为首选药。特别适用于危急病例。

【不良反应】 中枢神经系统反应较多见,表现为头晕、嗜睡、震颤、惊厥、呼吸抑制等;剂量过大可致低血压、心动过缓、房室传导阻滞等。眼球震颤是利多卡因中毒的早期信号。少数患者可发生过敏反应。对利多卡因过敏、严重的心脏传导阻滞、预激综合征、癫痫病史及肝功能不全患者禁用。

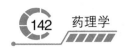

　　△**苯妥英钠**(phenytonin sodium):对心脏的电生理作用与利多卡因相似,阻滞钠通道,降低浦肯野纤维自律性。能与强心苷竞争 Na^+–K^+–ATP 酶,抑制强心苷中毒所致的迟后除极。其主要用于治疗室性心律失常,特别对强心苷中毒所致室性心律失常有效,亦可用于心肌梗死、心脏手术、心导管术等所致室性心律失常。快速静脉注射易引起低血压,高浓度可致心动过缓。常见中枢不良反应有头昏、眩晕、震颤、共济失调等,严重者出现呼吸抑制。低血压时慎用,窦性心动过缓及二度、三度房室传导阻滞者禁用。有致畸作用,孕妇禁用。

　　△**美西律**(mexiletine):为利多卡因衍生物,电生理作用与利多卡因相似。静脉给药可用于治疗急性室性心律失常,口服给药可用于治疗慢性室性心律失常,尤其对心肌梗死后的室性心律失常疗效好,对利多卡因治疗无效者仍有效。不良反应与剂量相关,短期可见胃肠道不适,长期口服可致神经症状,如震颤、共济失调、复视、精神失常等。房室传导阻滞、窦房结功能不全、心室内传导阻滞、有癫痫史、低血压和肝病者慎用。

(三)I$_c$类

普罗帕酮

　　普罗帕酮(propafenone)又称心律平。

　　【体内过程】　口服吸收好,但由于肝脏首过效应,生物利用度仅24%。服药后 $0.5 \sim 1.0$ h 起效,$2 \sim 3$ h 血药浓度达峰,大部分经肝代谢,约1%原形药经肾排泄,$t_{1/2}$ 为 $3 \sim 4$ h。

　　【药理作用】　明显阻滞 Na^+ 通道,也能阻滞 K^+ 通道。能降低浦肯野纤维及心室肌细胞的自律性,减慢传导速度,延长 APD 和 ERP。此外,其化学结构类似于普萘洛尔,具有弱的 β 受体阻断作用;并能阻滞 L 型 Ca^{2+} 通道,具有轻度负性肌力作用。

　　【临床应用】　其为广谱抗心律失常药,用于室上性或室性心动过速及预激综合征伴室上性心动过速、心房扑动或心房颤动;也可用于室上性和室性期前收缩。

　　【不良反应】　常见恶心、呕吐、味觉改变、头痛、眩晕。严重可致心律失常。由于阻断 β 受体,可引起窦性心动过缓和诱发哮喘,也可加重心力衰竭,引起房室传导阻滞。与其他抗心律失常药合用时可能会加重其不良反应。偶见粒细胞缺乏,狼疮样综合征。窦房结功能障碍、严重房室传导阻滞或双束支传导阻滞、严重充血性心力衰竭、心源性休克、严重低血压、支气管哮喘及对该药过敏者禁用。

二、II类β受体阻滞剂

　　常用于抗心律失常的 β 受体阻滞剂有普萘洛尔、美托洛尔、阿替洛尔、艾司洛尔等。

普萘洛尔

　　普萘洛尔(propranolol)又名心得安。

　　【体内过程】　口服吸收完全,首过消除明显,生物利用度约30%,血药浓度达峰时间约 2 h,但个体差异较大;血浆蛋白结合率为93%;主要在肝代谢,主要以代谢产物形式经肾排泄,$t_{1/2}$ 为 $3 \sim$ 4 h,肝功能减退时明显延长。

　　【药理作用】　能降低窦房结、心房及浦肯野纤维自律性,在运动及情绪激动时作用明显。也能降低儿茶酚胺所致的迟后除极幅度而防止触发活动,减慢房室结传导,延长房室交界细胞有效不应期。

【临床应用】 用于治疗室上性心律失常、室性心律失常,特别对儿茶酚胺有关的心律失常(如交感神经兴奋性过高、甲状腺功能亢进及嗜铬细胞瘤等引起的窦性心动过速等室上性心律失常)疗效显著。与强心苷或地尔硫草合用,对控制心房颤动、扑动及阵发性室上性心动过速时的心室率过快效果较好。心肌梗死患者应用该药,可减少心律失常的发生,缩小心肌梗死的范围,降低病死率。对室性期前收缩有效,能改善症状。对由运动或情绪激动所引发的室性心律失常效果良好。

【不良反应】 可引起窦性心动过缓、房室传导阻滞、低血压、精神抑郁、记忆力减退,并可诱发支气管哮喘和心力衰竭。长期应用可引起脂质和糖代谢异常,故高脂血症、糖尿病患者慎用。突然停药可致反跳现象。

三、Ⅲ类延长动作电位时程药

胺碘酮

【体内过程】 胺碘酮(amiodarone)口服吸收缓慢,生物利用度约40%。静脉注射后5 min起效,可持续20 min~4 h。其主要在肝代谢,主要代谢产物仍具药理活性。胺碘酮主要经胆汁排泄,经肾排泄较少。

【药理作用】 阻滞心肌细胞多种离子通道,包括 K^+ 通道、Na^+ 通道、Ca^{2+} 通道,降低心肌细胞自律性和传导性,明显延长 APD 和 ERP,消除折返。还可非竞争性阻断 α 和 β 受体,舒张血管平滑肌,扩张冠状动脉,增加冠状动脉血流量,降低心肌耗氧量。

【临床应用】 胺碘酮为广谱抗心律失常药,可用于各种室上性和室性心律失常,对阵发性心房扑动、心房颤动、室上性心动过速、室性期前收缩、室性心动过速、预激综合征并发的室上性折返性心动过速疗效较好。

【不良反应】 本药的主要不良反应为窦性心动过缓、房室传导阻滞、低血压、Q-T 间期延长,严重者出现尖端扭转型室性心动过速;长期应用可见角膜褐色微粒沉着,不影响视力,停药后可逐渐消失,严重者可致甲状腺功能紊乱、间质性肺炎或肺纤维化。严重窦房结功能异常、心动过缓、严重传导阻滞(除非已有起搏器)及对本药过敏者禁用。长期用药必须定期监测肺和甲状腺功能。

△索他洛尔(sotalol):能抑制心肌细胞钾外流,从而降低心肌细胞自律性、减慢房室结传导,延长 APD 和 ERP。临床可用于各种心律失常,包括心房颤动、心房扑动、室上性心动过速、预激综合征伴发的室上性心动过速、室性期前收缩、室性心动过速、心室颤动,以及急性心肌梗死并发严重心律失常者。不良反应较少,有心动过缓、低血压、支气管痉挛、原有心律失常加重或出现新的心律失常,偶见尖端扭转型室性心动过速等。心动过缓、病态窦房结综合征、严重传导阻滞、低血压、休克、Q-T 间期延长、心力衰竭及对本药过敏者禁用。

四、Ⅳ类钙通道阻滞药

维拉帕米

【体内过程】 维拉帕米(verapamil)口服吸收快而完全,血药浓度达峰时间为 2~3 h,首过效应显著,生物利用度低(20%~35%),静脉注射 0.5~1.0 h 起效;主要在肝代谢,代谢产物去甲维拉帕米仍有活性,主要经肾排泄,$t_{1/2}$ 为 3~7 h。

【药理作用】 选择性阻滞心肌细胞膜钙通道,抑制 Ca^{2+} 内流,降低窦房结、房室结自律性,降低

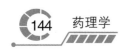

缺血心肌细胞和浦肯野纤维的异常自律性,减少或消除后除极;减慢房室结传导,可终止房室结折返,减慢心房扑动、心房颤动和室上性心动过速所致的心室率过快;延长窦房结和房室结 ERP。

【临床应用】 治疗室上性和房室结折返引起的心律失常效果较好,对急性心肌梗死、心肌缺血及强心苷中毒引起的室性期前收缩有效。其为阵发性室上性心动过速的首选药。

【不良反应】 口服较安全,可出现便秘、腹胀、腹泻、头痛、瘙痒等不良反应。静脉给药可引起血压下降、暂时窦性停搏。二度和三度房室传导阻滞、心功能不全、心源性休克患者禁用此药,老年人、肾功能不全者慎用。

五、其他类

腺苷

腺苷(adenosine)为内源性嘌呤核苷酸。

【体内过程】 腺苷在体内消除迅速,起效快而作用短暂。在许多细胞中存在载体介导的再摄取(包括内皮细胞),并进一步被腺苷脱氢酶代谢,使其 $t_{1/2}$ 极短,仅数秒钟,故静脉注射速度要迅速,否则在其到达心脏之前可能已被消除。

【药理作用】 腺苷通过与心房、窦房结、房室结的腺苷受体 A_1 受体结合而激活 Ach 敏感的钾通道,促进 K^+ 外流,从而引起 APD 缩短和自律性降低。腺苷还能抑制 Ca^{2+} 内流,延长房室结的 ERP,减慢房室传导及抑制交感神经兴奋所引起的迟后除极,从而发挥抗心律失常作用。

【临床应用】 静脉注射用于暂时减慢窦性心率以及房室结的传导,终止阵发性室上性心动过速,以及少数迟后除极引起的室性心动过速。

【不良反应】 不良反应有呼吸困难、胸部不适、眩晕等。可见暂时的心搏骤停,通常持续仅5 s。偶致心房颤动。

📖 知识拓展

心律失常的治疗原则

1. 明确病因 明确基础疾病及其严重程度,对于无明显器质性心脏病且无症状的偶发期前收缩,一般不需要治疗;频发期前收缩且症状明显者,尤其是器质性心脏病伴室性期前收缩、阵发性室性心动过速等需积极应用抗心律失常药。

2. 消除诱因 有明确诱因如低血钾、药物中毒等引起的心律失常仅靠消除诱因和对因治疗即可纠正。对于症状明显、持续时间长和危及生命的心律失常,应积极治疗。

3. 制定合理的治疗方案 通过去除病因或诱因仍不能纠正的心律失常或伴有明显症状者,需根据心律失常的类型及严重程度选择合理的治疗方案。

应用抗心律失常药物时,应密切观察心率、心电图和血压,注意药物对心功能的影响及其致心律失常的副作用。对于反复发作的某些心律失常如阵发性室上性心动过速,可选用介入疗法,已达到根治目的。

问题分析与能力提升

患者,男,60岁,因"胸闷、心悸、气急3 d"入院,心电图示快速心房颤动,完全性右束支传导阻滞(HR 160次/min)。初步诊断:心律失常,阵发性心房颤动,完全性右束支传导阻滞,慢性全心衰竭急性发作。

请分析:请结合所学内容对其进行治疗并说明原因。

思考题

1. 试述抗心律失常药的基本电生理作用。
2. 试述抗心律失常药的分类、基本作用及代表性药物。

（李登云）

第二十章 抗高血压药

课件

高血压是指以体循环动脉血压[收缩压和(或)舒张压]增高为主要特征[收缩压≥18.7 kPa(140 mmHg),舒张压≥12.0 kPa(90 mmHg)],可伴有心、脑、肾等器官的功能或器质性损害的临床综合征。高血压分为原发性高血压与继发性高血压。原发性高血压的发病机制尚未完全阐明;继发性高血压继发于嗜铬细胞瘤、肾动脉狭窄、肾实质病变、原发性醛固酮增多症及妊娠中毒等。高血压的并发症有脑血管意外、肾功能衰竭、心力衰竭、冠心病、眼底病变等。这些并发症大多可致残或致死。长期有效控制血压在目标水平、减轻靶器官损害、降低高血压并发症的发生率及病死率和提高患者的生活质量,是治疗高血压的目的。

第一节 抗高血压药的分类和合理应用

一、抗高血压药的分类

抗高血压药是一类能降低血压、减轻靶器官损伤的药物。根据各种药物的作用部位或作用机制,可将抗高血压药分为以下几类。

1. 利尿药 氢氯噻嗪、吲哒帕胺、呋塞米等。
2. 钙通道阻滞药 硝苯地平、氨氯地平、尼群地平等。
3. 肾素-血管紧张素系统抑制药
(1)血管紧张素转换酶抑制药:卡托普利、依那普利、雷米普利等。
(2)血管紧张素Ⅱ受体阻滞药:氯沙坦、缬沙坦、厄贝沙坦等。
(3)肾素抑制药:雷米克林、阿利吉仑等。
4. 交感神经阻滞药
(1)中枢性抗高血压药:可乐定、甲基多巴、莫索尼定等。

（2）神经节阻滞药:樟磺咪芬、美卡拉明等。

（3）去甲肾上腺素能神经末梢阻断药:利血平、胍乙啶等。

（4）肾上腺素受体阻滞药:β受体阻滞剂:普萘洛尔、美托洛尔等。α_1受体阻滞剂:如哌唑嗪、特拉唑嗪等。α、β受体阻滞剂:拉贝洛尔等。

5.血管扩张药

（1）血管平滑肌扩张药:硝普钠、肼屈嗪等。

（2）钾通道开放药:吡那地尔、米诺地尔等。

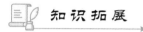
知识拓展

高血压药物治疗新概念

1.有效治疗与终身治疗　确实有效的降压治疗可以有效地减少并发症的发生率。所谓有效治疗,即将血压控制在 140/90 mmHg 以下。高血压病的病因不明,无法根治,需要终身治疗。

2.保护靶器官　高血压的靶器官损伤包括心肌肥厚、肾小球硬化和小动脉重构等。在抗高血压治疗中必须考虑逆转或阻止靶器官损伤。对靶器官的保护作用比较好的药物是血管紧张素转换酶抑制药(angiotensin – converting enzyme inhibitor, ACEI)和长效钙拮抗药。血管紧张素Ⅱ受体(AT_1)阻滞药在抑制细胞的增生等非血流动力学中起重要作用,但较弱。

3.平稳降压　血压不稳定可导致器官损伤。血压在 24 h 内存在自发性波动,在血压水平相同的高血压患者中,血压波动性高者,靶器官损伤严重。目前应注意尽可能减少人为因素造成的血压不稳定,使用短效的降压药使血压波动增大,而真正 24 h 有效的长效制剂或缓释剂较好。

4.联合用药　抗高血压的联合应用往往是有益的,血压控制良好的患者中有 2/3 是联合用药。常用的联合用药方案有:①Ca^{2+}通道阻滞药和 ACEI 或 AT_1受体阻滞药;②ACEI 或 AT_1受体阻滞药和利尿药;③二氢吡啶类 Ca^{2+}通道阻滞药和 β 受体阻滞剂;④Ca^{2+}通道阻滞药和利尿药;⑤利尿药和β受体阻滞剂。

不同作用机制的药物联合应用多数能起到协同作用,这样可使两种药物的用量均减少,副作用得以减轻甚至可以相互抵消某些副作用。

目前国内外应用广泛或称为第一线抗高血压药物的是利尿药、钙通道阻滞药、β受体阻滞剂、血管紧张素转换酶抑制药和血管紧张素Ⅱ受体阻滞药,统称为常用抗高血压药物。中枢性抗高血压药和血管扩张药较少单独使用。

二、抗高血压药的合理应用

高血压药物治疗的最终目标不仅仅是单纯地降低血压,更重要的是改变靶器官的功能和形态,降低并发症的出现,从而提高生活质量,延长寿命。抗高血压药物种类较多,各有其特点,高血压的病理生理情况也有很大差异。因此,必须依据病情并结合药物的特点合理地选择药物,并遵循以下原则。

1.根据高血压程度选用药物

（1）轻度高血压:一般先不用药物治疗,可采用限制钠盐、低脂肪饮食、减轻体重、适度运动、戒烟限酒等非药物疗法治疗。如上述方法无效,则采用药物治疗。

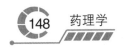

（2）轻、中度高血压：初始药物治疗为单药治疗，世界卫生组织推荐的四大类第一线降压药物是利尿药、β受体阻滞药、ACE 抑制药、钙通道阻滞药。如一种药达不到目的，可 2 种或 3 种药合用，中度高血压在上述药物治疗基础上加用或单用其他药物，如 β 受体阻滞剂、钙拮抗药或血管紧张素转换酶抑制药等。

（3）重度高血压：在上述联合用药基础上，改用或加用胍乙啶或米诺地尔等。高血压危象及高血压脑病，则宜静脉给药以迅速降低血压，可选用硝普钠等，但降压不宜过快，以免造成重要器官的灌流不足。

2. 根据患者特点及并发症选用药物　①高血压合并心功能不全或支气管哮喘者宜选用利尿药、ACE 抑制药、哌唑嗪等，不用 β 受体阻滞剂。②高血压合并窦性心动过速，年龄在 50 岁以下者，宜选用 β 受体阻滞剂。③高血压合并肾功能不全者，宜选用 ACE 抑制药、钙通道阻滞药、甲基多巴。④高血压合并消化性溃疡者，宜用可乐定，禁用利血平。⑤高血压伴潜在性糖尿病或痛风者，宜用 ACE 抑制药、钙通道阻滞药和 α_1 受体阻滞剂，不宜用噻嗪类利尿药。⑥高血压危象及高血压脑病患者，宜用硝普钠、二氮嗪等静脉给药以迅速降低血压。⑦老年高血压患者，上述一线抗高血压药均可应用，应避免使用引起直立性低血压的药物如 α_1 受体阻滞剂等。⑧高血压伴有精神抑郁者，不宜用利血平或甲基多巴。

3. 平稳降压和长期治疗　高血压一旦确诊，就应积极治疗，药物宜从小剂量开始，逐步增加，达到效果后改用维持量，应避免降压过快、过剧。尽量使用中、长效药物，或者多使用缓释、控释制剂，平稳降压有效保护靶器官，从而缓解或减少心、脑、肾等器官并发症的发生，降低患者死亡率。高血压的治疗需要长期用药甚至终身用药，应提高患者对长期治疗重要性的认识，坚持按照医嘱给药，即使血压趋向正常也不能随便停药，更换药物时也应逐步替换。

4. 保护靶器官　高血压的靶器官损伤包括心肌肥厚、肾小球硬化和小动脉重构等。在抗高血压治疗中必须考虑逆转或阻止靶器官损伤。对靶器官的保护作用比较好的药物是 ACEI 抑制药和长效钙拮抗药。AT_1 受体阻断药在抑制细胞的增生等非血流动力学也在其中起重要作用，但较弱。

5. 联合用药　抗高血压的联合用药方案有以下几种。①Ca^{2+} 通道阻滞药和 ACEI 或 AT_1 受体阻断药；②ACEI 或 AT_1 受体阻滞药和利尿药；③Ca^{2+} 通道阻滞药和 β 受体阻滞剂；④Ca^{2+} 通道阻滞药和利尿药；⑤利尿药和 β 受体阻滞剂；⑥α 受体阻滞剂和 β 受体阻滞剂（心功能不全者慎用 α 受体阻滞剂）。

6. 个体化治疗　对每一患者均应采用最好疗效和最少不良反应的原则，对每个患者选择最适宜的剂量。应避免降压过快，以免造成重要器官灌流不足。药物一般宜从小剂量开始，逐步增量，达到满意效果后改用维持量以巩固疗效。应长期、平稳降压。高血压宜长期、系统地进行用药治疗，不应中途随意停药，更换药物时亦应逐步替代。

第二节　常用抗高血压药

一、利尿药

治疗早期高血压的手段之一是限制钠盐的摄入，药物改变体内 Na^+ 平衡成为治疗高血压的主要方法之一。利尿药降低血压的确切机制尚不十分明确。目前认为,用药初期利尿药可减少细胞外液容量及心输出量。长期给药后,心输出量逐渐恢复到给药前水平但是利尿药仍能维持降压作用,此时细胞外液容量仍有一定程度的减少。利尿药长期使用可降低血管阻力,其原因可能是持续的降低体内 Na^+ 浓度及降低细胞外液容量。平滑肌细胞内 Na^+ 减少 $Na^+ - Ca^{2+}$ 交换减少,使细胞内 Ca^{2+} 含量降低,血管平滑肌对缩血管物质的反应性减弱,导致血管平滑肌扩张,血压下降。临床治疗高血压以噻嗪类利尿药为主,其中以氢氯噻嗪最常用。

氢氯噻嗪

氢氯噻嗪(hydrochlorothiazide)是中效能利尿药。

【体内过程】　口服吸收迅速但不完全,体内分布广泛,以肾含量最高,肝次之,2 h血药浓度达峰值,维持 12～18 h,$t_{1/2}$ 为 12 h。

【药理作用】　该药通过排钠利尿产生温和而持久的降压作用,多数患者用药 2～4 周显效。长期应用噻嗪类利尿药可降低心、脑血管并发症的发生率和病死率,还能提高患者的生活质量。老年性高血压患者,长期使用低剂量噻嗪类利尿药能较好地控制血压,也能降低心血管疾病的发生率。噻嗪类利尿药与某些扩血管药、交感神经抑制药合用,可产生协同或相加作用。

【临床应用】　单独应用氢氯噻嗪可治疗轻度高血压,与β受体阻断药、血管紧张素转换酶抑制药、钙通道阻滞药等抗高血压药合用可治疗中、重度高血压,尤其适用于伴有心力衰竭的高血压患者。许多研究发现使用小剂量(12.5 mg)的氢氯噻嗪或噻酮即有降压作用。超过 25 mg 时降压作用并不一定增强,反而不良反应增加。

【不良反应】　小剂量无明显不良反应,长期大量应用氢氯噻嗪可引起低血钾、高尿酸血症、高血糖,血中胆固醇、甘油三酯及低密度脂蛋白含量升高,并可增高血浆肾素活性。使用低剂量的氢氯噻嗪(12.5～25.0 mg/d),配合保钾利尿药或 ACEI 则可避免代谢方面的某些不良反应。

△吲哒帕胺(indapamide):是非噻嗪类氯磺酰胺衍生物,为新型强效、长效降压药。其具有轻度利尿和钙通道阻滞作用,阻滞钙通道可减少 Ca^{2+} 内流,促进内皮舒血管因子(EDRF)的产生。降压作用温和,疗效确切,且有保护心脏的作用,可明显降低脑卒中危险率,作用强而持久。临床可用于伴有高脂血症的患者。单独应用于 I 级、II 级高血压患者,也可与其他降压药合用以增强疗效。不良反应少,偶见头晕、头痛、恶心、失眠、轻度低血钾和高尿酸血症等。对血脂、血糖代谢无明显影响。

二、钙通道阻滞药

钙通道阻滞药是治疗高血压的一类重要药物,能通过减少细胞内钙离子含量而松弛血管平滑肌,使血管扩张,进而降低血压。钙通道阻滞药品种较多,结构各异,从化学结构上可将其分为二氢吡啶类和非二氢吡啶类。前者对血管平滑肌选择性强,血管扩张明显,对心脏影响小,常用药物有硝苯地平、尼群地平、氨氯地平等。后者选择性差,对心脏和血管都有作用,常用药物有维拉帕米、地尔硫䓬等。

硝苯地平

【体内过程】　硝苯地平(nifedipine)口服易吸收,20～30 min 起效,作用维持 6～7 h,舌下含服 5～15 min 起效。与血浆蛋白结合率高达 98%,主要经肾排泄。

【药理作用】 通过作用于血管平滑肌细胞膜 L 型钙通道,抑制细胞外 Ca^{2+} 进入细胞内,降低细胞内 Ca^{2+},导致外周小动脉扩张,降低外周血管阻力,血压下降,降压时能反射性地引起交感神经兴奋、心率增快、心输出量增加,若合用 β 受体阻滞剂可避免这些作用并能增强降压效果。

【临床应用】 硝苯地平对轻、中、重度高血压均有效,硝苯地平可单独使用或与 β 受体阻滞剂、利尿药、血管紧张素转换酶抑制药合用。由于硝苯地平能引起交感神经反射性活动增高,所以伴有缺血性心脏病的高血压患者宜慎用,以免加剧缺血症状。临床多推荐使用缓释片剂,以减轻迅速降压造成的反射性交感活性增加。

【不良反应】 不良反应发生主要与快速扩张血管有关,表现为头痛、眩晕、直立性低血压、心慌、踝部水肿等;连续用药 2 周后,上述不良反应减弱或消失。硝苯地平缓释片可明显降低不良反应发生率。

△**氨氯地平**(amlodipine):为第 3 代钙通道阻滞药。其作用与硝苯地平相似,但降压作用较硝苯地平平缓,降压时间较硝苯地平明显延长,口服 1 次/d。不良反应与硝苯地平相似,但发生率低,由血管扩张引起的头痛、面红、心率加快等不明显。

△**尼群地平**(nitrendipine):与硝苯地平有相似的药动学和药效学特点,但对血管松弛作用较硝苯地平强,降压作用温和而持久,适用于各型高血压。尤其适用于老年性高血压患者,与 β 受体阻滞剂、利尿药或卡托普利合用增加降压效应。1~2 次/d。不良反应较少,少数患者可产生头痛、眩晕、面部潮红、水肿、乏力等不良反应。

△**拉西地平**(lacidipine):血管选择性强,不易引起反射性心动过速和心输出量增加,用于轻、中度高血压。降压作用起效慢,维持时间长,口服 1 次/d,具有抗动脉粥样硬化作用,不良反应有心悸、头痛、面红、水肿等。

三、肾素-血管紧张素系统抑制药

肾素-血管紧张素系统(renin-angiotensin system,RAS)是重要的体液系统,既存在于循环系统,也存在于中枢、肾和肾上腺等组织中,共同参与对靶器官的调节。在调节心血管系统的正常生理功能与高血压、充血性心力衰竭等病理过程中具有重要作用。正常机体情况下,RAS 对于维持心血管系统的正常发育、心血管功能的稳定、电解质和体液平衡等方面发挥重要作用,但是过度的 RAS 系统激活可诱导高血压、心肌肥大、心力衰竭等病理过程。临床常用的抑制 RAS 抗高血压药有血管紧张素转换酶抑制药、血管紧张素 II 受体(AT_1)阻滞药和肾素抑制药(renin inhibitors)(图 20-1)。

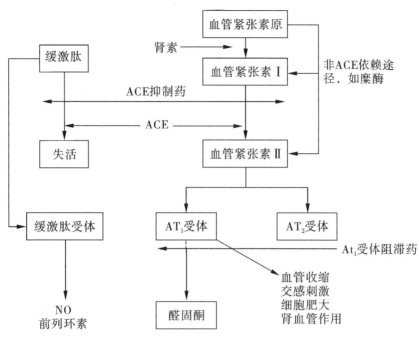

图 20-1 肾素-血管紧张素系统

(一)血管紧张素转换酶抑制药

自 1981 年卡托普利用于临床以来,血管紧张素转换酶抑制药(angiotensin-converting enzyme inhibitor,ACEI)发展很快,已经成为临床治疗高血压、心力衰竭等心血管疾病的重要药物,现已开发研制出一系列的高效、长效、低毒 ACEI。该类药物抑制血管紧张转酶(ACE)活性,使血管紧张素Ⅱ的生成减少以及缓激肽的降解减少,扩张血管,降低血压。ACEI 不仅具有良好的降压效果,而且具有器官保护作用,对高血压患者的并发症有良好的治疗效果,ACEI 也是对伴有糖尿病、左心室肥厚、左心功能障碍及急性心肌梗死的高血压患者的首选药物。

由于化学结构的差异,可将本类药物分为 3 类:含巯基的卡托普利(captopril)、阿拉普利(alacepril);含羧基的依那普利(enalapril)、赖诺普利(lisinopril),喹那普利(quinapril)、培哚普利(perindopril)等;含磷酸基的福辛普利(fosinopril)。

卡托普利

【体内过程】 口服吸收快,服药后 1 h 血药浓度达到高峰,生物利用度为 75%,血浆蛋白结合率约为 30%。食物影响其吸收,因此,在餐前 1 h 服药。体内分布广,在中枢神经系统及哺乳期妇女乳汁中的浓度低,在体内消除较快,$t_{1/2}$ 为 2 h,主要从肾排出。

【药理作用】 卡托普利具有轻、中等强度的降压作用,可降低外周阻力,增加肾血流量,不伴有反射性心率加快。其降压机制如下:①抑制 ACE,使血管紧张素Ⅰ转变为血管紧张素Ⅱ减少,从而产生血管扩张,降低外周血管阻力;②减慢缓激肽降解,升高缓激肽水平,继而促进一氧化氮和前列腺素生成,产生舒血管效应;③抑制血管组织 ACE 活性,防止血管平滑肌增生和血管构型重建,改善动脉顺应性;④减少肾组织中血管紧张素Ⅱ,减弱其抗利尿作用及醛固酮分泌,减轻水钠潴留;⑤减弱血管紧张素Ⅱ对交感神经末梢突触前膜血管紧张素受体的作用,减少去甲肾上腺素释放,并能抑

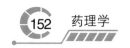

制中枢 RAS,降低中枢交感神经活性,使外周交感神经活性降低。

【临床应用】 适用于各型高血压,为治疗高血压的一线药物。适用于合并糖尿病及胰岛素抵抗、左心室肥厚、慢性心功能不全、急性心肌梗死的高血压患者,可明显改善患者生活质量且无耐受性,连续用药 1 年以上疗效不降低,不出现反跳现象。卡托普利与其他抗高血压药如利尿药、β 受体阻滞剂合用对于重型或顽固型高血压疗效好。在降压的同时,还能逆转高血压左心室肥厚和抑制血管平滑肌细胞增大、增生和重构。

【不良反应】 卡托普利毒性小,耐受性良好。刺激性干咳为常见不良反应,发生率为 5% ~ 20%,女性较为多见。并可出现粒细胞减少,多发生于长期用药、剂量较大或肾功能障碍者,应定期检查血常规。卡托普利禁用于双侧肾动脉狭窄患者及孕妇禁用。

△依那普利:降压机制与卡托普利相似,对 ACE 的抑制作用比卡托普利强约 10 倍,能降低总外周血管阻力,使肾血流量增加,对肾小球滤过率无明显影响。降压作用强而持久。长期应用能逆转左心室肥厚和改善大动脉的顺应性。依那普利对血糖和血脂代谢影响很小。临床用于治疗高血压及慢性心功能不全患者。不良反应、药物相互作用与卡托普利相似。因不含 SH 基,故无典型的青霉胺样反应(皮疹、嗜酸性粒细胞增多等)。

△福辛普利:对心脑 ACE 抑制作用强而持久,对肾 ACE 抑制作用弱而短暂。临床主要适用于轻、中、重度高血压及心力衰竭。可单独使用或与其他降压药物联合使用。治疗心力衰竭时,可与利尿药合用。常见的不良反应是头晕、咳嗽、上呼吸道症状、胃肠道症状、心悸或胸痛、皮疹或瘙痒、骨骼肌疼痛或感觉异常、疲劳或味觉异常。

(二)血管紧张素Ⅱ受体(AT₁)阻滞药

血管紧张素Ⅱ受体分为两类,即 AT_1 受体、AT_2 受体。AT_1 受体分布于血管平滑肌、心肌组织、脑、肾及肾上腺皮质球状带,血管紧张素Ⅱ的心血管作用主要由 AT_1 受体介导,对心血管功能的稳定有调节作用。AT_2 受体主要分布于肾上腺髓质和脑,其生理功能尚未完全清楚。AT_1 受体阻滞药能特异性地与 AT_1 受体结合,阻断血管紧张素Ⅱ作用于 AT_1 受体,故可抑制血管紧张素Ⅱ对心血管的作用。此外,ACEI 抑制激肽酶,使 P 物质、缓激肽堆积而引起咳嗽等不良反应,AT_1 受体阻滞药则无上述不良反应。

目前临床应用的药物有氯沙坦(losartan),缬沙坦(valsartan),厄贝沙坦(irbesartan),坎地沙坦(candesartan)等。

氯沙坦

氯沙坦为选择性 AT_1 受体阻滞药。

【体内过程】 口服易吸收,首过消除明显,生物利用度约为 33%,给药后 0.25 ~ 2.00 h 血药浓度达峰值,$t_{1/2}$ 为 1.3 ~ 2.5 h。大部分在肝脏被细胞色素 P450 酶系统代谢,随胆汁排泄。其活性代谢产物 $t_{1/2}$ 为 4 ~ 9 h,每日服药一次降压作用可维持 24 h。

【药理作用】 氯沙坦竞争性阻断 AT_1 受体,是第一个用于临床的非肽类 AT_1 受体阻断药。氯沙坦及其活性代谢物能选择性地拮抗血管紧张素Ⅱ与 AT_1 受体的结合,降低外周血管阻力,使血压下降;长期应用,抑制血管紧张素Ⅱ介导的肾小管对水和钠的重吸收及醛固酮的释放,使血容量减少;降低心肌细胞和血管平滑肌的增生;抑制中枢及外周交感神经系统的活性,改善压力感受器的敏感性而发挥降压效应;大剂量促进尿酸排泄,明显降低血浆尿酸水平;大规模临床试验证明氯沙坦能降低心血管疾病的病死率。

【临床应用】 氯沙坦可用于各型高血压的治疗,其疗效与利尿药、β受体阻滞剂、钙拮抗药、ACE抑制药相似,可作为抗高血压药的常用药。可用于服用ACEI引起剧烈干咳而不能耐受的高血压患者,能改善左室心肌肥厚及治疗充血性心力衰竭。

【不良反应】 氯沙坦不良反应较少,主要有肾功能障碍、高血钾和与剂量相关的直立性低血压。肝功能不全或循环血量不足时,应减少初始剂量。哺乳妇女和孕妇禁用。

△缬沙坦:是强效的选择性AT_1受体阻滞药,其对AT_1受体的亲和力比对AT_2受体的亲和力强24 000倍。生物利用度约25%,$t_{1/2}$约9 h,口服后4~6 h可获最大降压效果,降压作用持续24 h。缬沙坦长期给药也能逆转左室肥厚和血管壁增厚。可单用或与其他抗高血压药物合用治疗高血压。不良反应发生率较低,有头痛、头晕、疲乏等,咳嗽发生率明显低于ACEI。血容量不足、严重肾功能不全、胆道梗阻患者有可能引起低血压。用药期间慎用保钾利尿药或补钾药。孕妇与哺乳期妇女禁用。

四、肾上腺素受体阻滞药

(一)β受体阻滞剂

普萘洛尔

【体内过程】 普萘洛尔为高度亲脂性化合物,口服吸收完全,首过消除显著,生物利用度约为25%,用量个体差异较大。$t_{1/2}$约为4 h。

【药理作用】 普萘洛尔为非选择性β受体阻滞剂,对$β_1$和$β_2$受体具有同样的亲和力,无内在拟交感活性。可通过多种途径产生降压作用:①阻断心脏$β_1$受体,抑制心肌收缩力,降低心输出量;②阻断肾小球旁器的$β_1$受体,抑制肾素释放,阻碍肾素-血管紧张素-醛固酮系统对血压的调节作用而降低血压;③阻断交感神经末梢突触前膜的$β_2$受体,抑制正反馈作用,使去甲肾上腺素释放减少;④β受体阻滞剂能通过血脑屏障进入中枢,阻断中枢β受体,使外周交感神经活性降低。通过改变中枢血压调节机制而产生降压作用;⑤促进前列环素的生成(与阻断β受体无关)。

【临床应用】 普萘洛尔用于各型原发性高血压。可作为抗高血压的首选药单独应用,也可与其他抗高血压药合用。对心输出量及肾素活性偏高者疗效较好,适用于伴有高心输出量、心绞痛、偏头痛、焦虑症、脑血管病变或肾素偏高的高血压患者。

【不良反应】 一般不良反应有恶心、呕吐、轻度腹泻等消化道症状,偶见过敏性皮疹和血小板减少等。长期应用β受体阻滞剂时如突然停药,可使原来病情加重。禁用于严重左心功能不全、窦性心动过缓、重度房室传导阻滞和支气管哮喘的患者。

△阿替洛尔(atenolol):降压机制与普萘洛尔相同,但对心脏的$β_1$受体有较大的选择性,而对血管及支气管的$β_2$受体影响较小。但大剂量对血管及支气管的$β_2$受体也有作用。无膜稳定作用和内在拟交感活性。口服用于治疗各种程度高血压。降压作用持续时间较长,每日服用1次。

△美托洛尔(metoprolol):为选择性$β_1$受体阻滞剂,无内在拟交感神经活性。美托洛尔的控释剂一次给药后降压作用可维持24 h。用于治疗各种程度高血压。

(二)$α_1$受体阻滞剂

哌唑嗪

【体内过程】 仅能口服,易吸收,口服后1~3 h血药浓度达到峰值。具有显著的首过消除,生

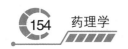

物利用度为 60% 。血浆蛋白结合率约为 90% 。 $t_{1/2}$ 为 2.5 ~ 4.0 h,但其降压效应可持续约10 h。大部分在肝代谢,脱甲基后与葡糖醛酸结合,代谢物主要经胆汁排泄。

【药理作用】 哌唑嗪对血管平滑肌突触后膜 α_1 受体具有高度的选择性阻断作用,能舒张小动脉和静脉,降低外周阻力和回心血量,使血压下降。大剂量应用可直接松弛血管平滑肌而降压,发挥中等偏强的降压作用,对卧位和立位血压均有降压作用。大量临床试验证明 α_1 受体阻断药治疗高血压安全有效。

【临床应用】 哌唑嗪适用于轻度至重度原发性高血压或肾性高血压。单用可治疗轻、中度高血压。常与其他降压药如利尿药和 β 受体阻滞剂合用可增强降压效果。能改善前列腺肥大的排尿困难,适用于高血压合并前列腺肥大患者。也可用于强心苷、利尿药等治疗无效或疗效欠佳的充血性心力衰竭患者。

【不良反应】 常见眩晕、嗜睡、乏力、头痛等,偶见心动过速。其中主要不良反应是部分患者首次给药时出现首过消除,表现为严重的直立性低血压、心悸、眩晕、晕厥等,多见于首次给药后 30 ~ 90 min。原因可能其是阻断内脏交感神经的收缩血管效应,使静脉扩张,回心血量减少所致。若将首次剂量减至 0.5 mg 睡前服用,可避免或减少首过消除。长期用药可致水钠潴留,可加服利尿药维持其降压效果。

(三)α 和 β 受体阻滞剂

△拉贝洛尔(labetalol):能阻断 α 和 β 受体,其阻断 β 受体的作用比阻断 α_1 受体的作用强,对 α_2 受体几乎无作用。拉贝洛尔通过阻断 α_1 和 β 受体,降低外周血管阻力而产生降压作用。降压作用温和,对心排出量与心率影响较小,适用于各型高血压,静脉注射可治疗高血压危象。无严重不良反应。

第三节　其他抗高血压药

一、中枢性抗高血压药

中枢性抗高血压药包括可乐定、甲基多巴、利美尼定、莫索尼定等。

可乐定

可乐定(clonidine)又称可乐宁或氯压定,为咪唑啉衍生物二氯苯胺咪唑啉。

【体内过程】 可乐定口服吸收快而完全,生物利用度为 75% ,口服后 30 min 起效,2 ~ 4 h 血药浓度达高峰,持续 6 ~ 8 h, $t_{1/2}$ 约为 9 h。易透过血脑屏障,30% ~ 50% 经肝代谢,原形和代谢产物主要经肾排泄。

【药理作用】 可乐定降压作用中等偏强,起效快。降压机制是作用于延髓嘴端腹外侧的 I_1-咪唑啉受体,激动抑制性神经元,而使外周交感神经活性降低,血压下降。可乐定还可激动外周去甲肾上腺能神经末梢突触前膜的 α_2 受体及其相邻的咪唑啉受体,通过负反馈调节,减少去甲肾上腺素的释放,参与降压效应。

【临床应用】 适用于中度高血压,常用于其他降压药无效时。降压作用中等偏强,不影响肾血流量和肾小球的滤过率,可用于高血压的长期治疗。因其能抑制胃肠道分泌和运动,故尤其适用于兼有溃疡病的高血压患者。与利尿药合用有协同作用,可用于重度高血压,高血压危象时应静脉滴注给药。口服也用于预防偏头痛或吗啡类镇痛药成瘾者的戒断药。

【不良反应】 常见的不良反应有口干和便秘,发生率约50%。其他不良反应有嗜睡、头痛、眩晕、恶心等,停药后可自行消失。久用可致水、钠潴留发生,合用利尿药能避免。此外,少数患者突然停药,可出现短时的心悸、血压突然升高等交感神经亢进现象。

二、血管扩张药

由于本类药直接扩张血管平滑肌,不良反应较多,且长期单独应用容易出现耐受性。一般不单独用于高血压,仅在利尿药、β受体阻滞剂、ACEI或其他降压药无效时才加用此类药物。

硝普钠

【体内过程】 硝普钠(sodium nitroprusside)口服不吸收,静脉滴注给药后30 s内起效,约2 min内可获最大降压效应,停药后2~10 min血压回升至给药前水平,故可通过调整滴注速度或剂量使血压控制在所需水平。其在体内迅速被代谢,最终代谢物是硫氰酸盐,主要经肾排泄。

【药理作用】 为快速、强效而短暂的血管扩张药。可直接松弛小动脉和静脉血管平滑肌,在血管平滑肌内代谢产生NO,NO具有强大的扩张血管平滑肌作用。近年发现NO与内皮舒血管因子(EDRF)在许多性能上相似,认为EDRF与NO是同一物,NO激活血管平滑肌细胞鸟苷酸环化酶,增加血管平滑肌细胞内环磷酸鸟苷(cGMP)水平,进而导致血管平滑肌扩张。因直接血管扩张药很少影响局部血流分布。一般不降低冠状动脉血流量、肾血流量及肾小球滤过率。

【临床应用】 其主要用于治疗高血压危象、恶性高血压、慢性心功能不全及麻醉时控制高血压。也可用于高血压合并心力衰竭或嗜铬细胞瘤引起的血压升高。

【不良反应】 静脉滴注时可出现头痛、心悸、恶心、呕吐、肌肉痉挛、出汗、发热等症状,与强烈的血管扩张和降压有关。减慢滴速或停药后可使此反应减轻或消失。长期或过量给药可因血中氰化物或硫氰化物浓度升高而发生蓄积中毒,引起定向障碍、急性精神病等,可导致甲状腺功能减退。肾功能不全者禁用。

△肼屈嗪(hydralazine):能直接松弛血管平滑肌而降压。其主要扩张小动脉,对静脉无明显作用,由于小动脉扩张,外周血管阻力降低,引起血压下降。同时通过压力感受性反射,兴奋交感神经,引起心率加快、心肌收缩力加强、心输出量增加,从而部分对抗其降压作用。其还可反射激活肾素-血管紧张素系统,使醛固酮分泌增加,导致水钠潴留。并可增加高血压患者的心肌肥厚程度。临床主要用于中、重度高血压。一般不宜单用,常与β受体阻滞剂或利尿药等合用,以增强疗效,减少不良反应。

三、神经节阻滞药

神经节阻滞药对交感神经节和副交感神经节均有阻断作用,对效应器的具体效应视两类神经对该器官的支配以何种神经占优势而定。由于交感神经对血管的支配占优势,用药后,使血管特别是小动脉扩张,总外周阻力降低,静脉血管扩张,回心血量和心输出量减少,产生显著降压作用。阻断副交感神经节副作用较多,如心率加快、视力模糊、口干、便秘和尿潴留等,且降压作用过强过快导致直立性低血压,因而仅用于高血压危象、主动脉夹层动脉瘤、外科手术中的控制性降压。

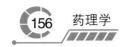

本类药主要有樟磺咪芬（trimetaphan camsilate，咪噻芬）、美卡拉明（mecamy-lamine）、潘必啶（pempidine）和六甲溴铵（hexamethonium bromide）等。

四、去甲肾上腺素能神经末梢阻断药

本类药物主要通过影响儿茶酚胺的摄取、贮存及释放产生降压作用，如利血平及胍乙啶。利血平作用较弱，不良反应较多，目前已不单独应用。常与利尿药等组成复方制剂治疗轻、中度高血压。

胍乙啶降压作用强而不持久，但可引起直立性低血压，减少心、脑、肾血流量，仅用于舒张压较高的重度高血压。

五、钾通道开放药

钾通道开放药（potassium channel openers）又称钾通道激活药，是一类新型的血管扩张药，主要有吡那地尔、米诺地尔、二氮嗪、尼可地尔等。钾通道开放药的作用机制尚未完全阐明，一般认为该类药物促进血管平滑肌细胞膜上 ATP 敏感性 K^+ 通道开放，K^+ 外流增加，导致细胞膜超极化，细胞膜上电压依赖性钙通道难以激活，Ca^{2+} 内流减少。同时又通过 Na^+-Ca^{2+} 交换机制促进细胞内钙离子外流。因而导致血管平滑肌松弛，血管扩张，血压降低。

吡那地尔

【体内过程】　吡那地尔（pinacidil）口服易吸收，1 h 后血药浓度达峰值，生物利用度约 80%，血浆蛋白结合率约 65%。在肝内代谢，其代谢物吡那地尔 N-氧化物仍具有降压活性。吡那地尔及代谢物的 $t_{1/2}$ 分别为 1 h 及 3～4 h，代谢物及少量原形药物经肾排出。

【药理作用】　通过降低外周血管阻力，使收缩压和舒张压均下降，但有反射性加快心率作用。降压作用强于哌唑嗪。用药后 1～3 h 血压下降达最低值，降压作用可维持 6 h。

【临床应用】　临床主要用于轻、中度原发性高血压及肾性高血压病的治疗，单用可有效控制血压。与利尿药和 β 受体阻滞剂合用可提高疗效。

【不良反应】　常见的不良反应为水肿，发生率为 25%～50%，尤其在大剂量应用时更易发生。此外，尚有头痛、嗜睡、乏力、心悸、T 波改变、直立性低血压、鼻黏膜充血及多毛症等不良反应。

△米诺地尔（minoxidil）：其本身没有降压作用，经肝代谢为硫酸米诺地尔-N-氧化物才能发挥作用。临床主要用于严重的原发性或肾性高血压及其他降压药无效的高血压。不宜单用，与利尿药和 β 受体阻滞剂合用可避免药物引起的水钠潴留和反应性交感神经兴奋。不良反应有水钠潴留、心血管反应和多毛症等。

六、肾素抑制药

△阿利克仑（aliskiren）：是第二代肾素抑制药，作用于肾素-血管紧张素-醛固酮系统（RAAS）的第一限速步骤。对天然的血管紧张素具有高度的选择性，可直接抑制肾素而降低肾素活性、血管紧张素 I 和血管紧张素 II 水平。但对血管紧张素转换酶几乎无亲和力，同时也不增加缓激肽和 P 物质水平。不产生反射性心动过速，不影响心功能。长期用药患者会出现严重低血压、皮疹、高钾血症、高尿酸血症等，偶见颈部血管神经性水肿、面部和四肢水肿。一般过敏者和严重肝功能不全、肾功能不全者、肾病综合征患者禁用。

问题分析与能力提升

患者,男,70 岁,农民,患慢性肾炎 6 年,吸烟 20 年(20 支/d),高血压 10 年左右,血压最高时达 24.6/15.0 kPa(185/112 mmHg),无明显症状,服药不规律,否认其他病史,其父有高血压脑出血病史。查体:BP 180/112 mmHg。心电图:左心室高电压,提示心肌肥厚,$V_4 \sim V_6$ 导联 ST 段水平下移 0.1~0.2 mV,且 T 波倒置。诊断:Ⅲ级高血压合并左心室肥厚。医嘱给予卡托普利片 25 mg 口服,3 次/d 治疗。

请分析:该药在治疗过程中有哪些不良反应? 注意事项是什么?

思考题

1. 简述抗高血压药的分类及其代表性药物。
2. 试述普萘洛尔降血压的作用机制、临床应用及不良反应。
3. 简述可乐定的抗高血压作用机制。
4. 试述肾素-血管紧张素转换酶抑制药的药理作用、临床应用和不良反应。
5. 抗高血压药的应用原则有哪些?

(司旭艳)

第二十一章　抗心力衰竭药

课件

心力衰竭(heart failure,HF)是指在适量静脉血回流的情况下,由于心脏收缩和(或)舒张功能降低或障碍,心输出量绝对或相对不足,引起机体组织供氧和代谢的血液供应减少,导致循环功能障碍为主的综合病症。心力衰竭时通常伴有体循环和(或)肺循环的被动性充血,故又称充血性心力衰竭(congestive heart failure,CHF)。充血性心力衰竭可由多种心源性疾病引起,如心肌炎、缺血性心肌病、心肌梗死、心肌代谢障碍等。其他因素如妊娠、大量静脉补充液体、大量摄入钠盐等也可增加心脏负荷而诱发心力衰竭。其中,急性心肌梗死是充血性心力衰竭最常见的诱因,充血性心力衰竭如果没有及时得到正确的治疗,会导致机体严重受损而死亡。目前,药物仍是治疗CHF的主要手段。

第一节　心力衰竭的病理生理及治疗药物

一、心力衰竭时心肌功能及结构变化

1.心肌功能变化　心力衰竭是指各种心脏疾病导致的心肌受损,表现为左心、右心或全心功能障碍。大多数患者以收缩性心力衰竭为主,心肌收缩力减弱,心输出量减少,射血分数下降明显,组织器官灌注不足,正性肌力药物对收缩性心力衰竭者疗效好。少数患者以心肌舒张功能障碍为主,主要表现是心室的充盈异常,心室舒张受限和不协调,心室顺应性降低,心输出量减少,心室舒张末期压增高,体循环和(或)肺循环淤血,其射血分数下降不明显甚至可维持正常,对正性肌力药物疗效差。极少数由于贫血、甲状腺功能亢进症、动静脉瘘等所导致的心力衰竭,心输出量并不减少甚至增加,表现高输出量心力衰竭,该患者用抗心力衰竭药物很难奏效。

2.心脏结构变化　心力衰竭发病过程中,心肌处在长期的超负荷状态,心肌缺血、缺氧、心肌细胞能量生成障碍,心肌过度牵张,心肌细胞 Ca^{2+} 超载等病理生理改变引起心肌细胞肥大、凋亡;心力衰竭时心肌细胞外基质堆积,胶原量增加,心肌组织纤维化,导致心脏的收缩和舒张功能障碍;心力

衰竭时由于心肌长期处于超负荷状态,在神经、体液及其他促生长物质的影响下,心肌组织发生形态学的改变,表现为心肌肥厚、心腔扩大、心脏收缩功能和舒张功能障碍(图21-1)。

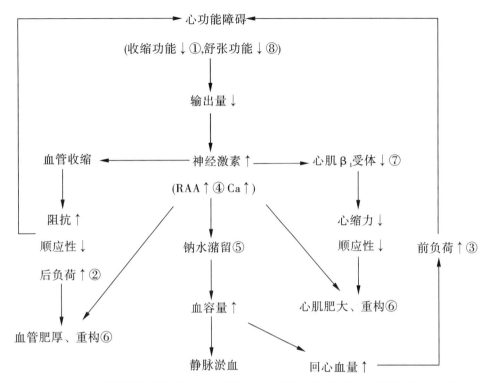

RAA.肾素-血管紧张素-醛固酮;CA.儿茶酚胺;①正性肌力药;②减轻后负荷药;③减轻前负荷药;④抗RAA系统的药;⑤利尿药;⑥改善心血管病理变化的药物;⑦β受体阻断药;⑧改善舒张功能的药物。

图21-1 心力衰竭的病理生理学及药物作用的环节

二、心力衰竭时神经内分泌变化

心功能障碍时神经内分泌调节发生一系列变化。早期改变有适应或代偿的意义,但后期失代偿导致病情加重恶化。心力衰竭时神经内分泌变化主要体现在以下几点。

1. 交感神经系统激活 心力衰竭时,心肌收缩力减弱,心输出量下降,交感神经系统活性会反射性增高,在心力衰竭早期起到一定代偿作用,但长期交感神经系统的激活,加重心脏后负荷和心肌耗氧量,促进心肌肥厚及重构,诱发心律失常及猝死。

2. 肾素-血管紧张素-醛固酮系统激活 心力衰竭时,肾血流量减少,肾素-血管紧张素-醛固酮系统(renin-angiotensin-aldosterone system,RAAS)被激活,使血管紧张素Ⅱ和醛固酮水平升高,在心力衰竭早期起到一定的代偿作用。长期RAAS激活,导致水钠潴留、低钾,增加心脏负荷。同时,RAAS激活,还能够增加去甲肾上腺素、精氨酸升压素(arginine vasopressin,AVP)和内皮素(endothelin,ET)等的释放,增强血管收缩,尚具有促细胞生长、促原癌基因表达及增加细胞外基质合成等作用,从而引起心肌肥厚、心室重塑,增加心脏负荷而使CHF恶化。

3. 其他 精氨酸升压素、心房利钠尿多肽(atrial natriuretic peptide,ANP)和脑钠肽(brain natriuretic peptide,BNP)、内皮素等分泌均增多,AVP使血管平滑肌细胞内Ca^{2+}增加而收缩血管,ET

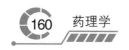

有强烈的收缩血管和正性肌力作用,ANP 和 BNP 产生扩张血管,减少水钠潴留,内皮舒血管因子(endothelium-derived relaxing factor,EDRF)减少等,增加心脏负荷而使 CHF 恶化。

三、心力衰竭时心肌肾上腺素 β 受体信号传导变化

1. β₁ 受体下调　心力衰竭时 β₁ 受体密度降低,数目减少,以减轻去甲肾上腺素对心肌的损害。

2. β₁ 受体与兴奋性 Gs 蛋白脱耦联或减敏　心力衰竭时 Gs 蛋白量减少或活性降低,而抑制性 Gi 蛋白数量增多或活性提高,Gs/Gi 比值下降,使心脏对 β₁ 受体激动剂的反应性降低。同时,腺苷酸环化酶(AC)活性下降,cAMP 生成减少,细胞内 Ca²⁺减少,心肌收缩功能障碍。

3. G 蛋白偶联受体激酶(CRK)活性增加　GRK 是一簇受体特异性激酶,它只能磷酸化已被激动剂占领并与 G 蛋白偶联的受体。受体被 GRK 磷酸化后形成磷酸化受体,后者又与另一称为阻碍素的抑制蛋白结合而与 G 蛋白脱偶联,使受体减敏。

四、抗心力衰竭药的分类

根据药物的作用及作用机制的不同,目前治疗 CHF 的常用药物可分为以下几类。

1. 正性肌力药　①强心苷类:地高辛、毒毛花苷-K 等。②非苷类正性肌力药:磷酸二酯酶抑制药(米力农)、儿茶酚胺类(多巴酚丁胺)。

2. 利尿药　氢氯噻嗪、呋塞米等。

3. β 肾上腺素受体阻滞药　卡维地洛、美托洛尔等。

4. 肾素-血管紧张素-醛固酮系统抑制药　①血管紧张素转换酶抑制药(ACE):卡托普利、依那普利等。②血管紧张素 II 受体(AT₁)阻滞药:氯沙坦、缬沙坦等。③醛固酮受体阻滞剂:螺内酯等。

5. 血管扩张药　硝普钠、肼屈嗪等。

6. 钙增敏药及钙通道阻滞药　硝苯地平、维拉帕米等。

第二节　正性肌力药

一、强心苷类药

强心苷(cardiac glycosides)类药物主要来源于植物,如紫花洋地黄和毛花洋地黄,所以又称洋地黄类(digitalis)药物。某些动物如蟾蜍中也含有强心苷。临床应用的强心苷类药物主要有地高辛(digoxin)、洋地黄毒苷(digitoxin)、毛花苷丙(lanatoside C)、去乙酰毛花苷(deslanoside,西地兰 D)、毒毛花苷 K(strophanthin K)等,其中以地高辛最为常用。

强心苷由苷元(配基)和糖结合而成,其苷元由甾核和一个不饱和脂肪酸内酯环所构成,其糖的部分由洋地黄毒糖、葡萄糖等组成。苷元是强心苷发挥正性肌力作用的基本结构。糖本身无正性肌力作用,但能增强苷元的水溶性,增强苷元对心肌的亲和力并延长其作用时间。

【体内过程】　各种强心苷类药物有不同的药代动力学特征,在起效和作用时间上有快慢之分(表21-1)。洋地黄毒苷极性低而脂溶性高,所以口服吸收好,个体差异小,生物利用度高达100%。

大多经肝代谢后代谢产物经肾排出,也有部分经胆道形成肝肠循环,$t_{1/2}$长达5~7 d,故作用维持时间也较长,属长效强心苷。地高辛极性略高,所以口服吸收略差。制备工艺显著影响其吸收率。生物利用度为60%~80%,个体差异显著。能通过血脑屏障,大约2/3的地高辛经肾排出,$t_{1/2}$为33~36 h,属中效强心苷。肾功能不良者应适当减量。毛花苷丙及毒毛花苷K极性高,口服吸收仅5%,需静脉用药,绝大部分以原形经肾脏排出。显效快而作用时间维持短,$t_{1/2}$为19 h,属短效强心苷。

表21-1 常用强心苷的体内过程及部分药代动力学参数

内容	洋地黄毒苷	地高辛	毛花苷丙	毒花苷K
口服吸收/%	90~100	60~85	20~30	2~5
蛋白结合/%	90~97	25	<20	5
肝-肠循环/%	26	7	少	少
原形肾排泄/%	10	60~90	90~100	100
代谢转化/%	70	20	少	0
分布空积/(L/kg)	0.6	5.1~8.1	4.4	
$t_{1/2}$	5~7 d	36 h	23 h	12~19 h
治疗血浆浓度/(ng/mL)	10~35	0.5~2.0		
中毒血浆浓度/(ng/mL)	≥45	≥3.0		
全效量/mg	0.7~1.2	0.75~1.25	1.0~1.2	0.25~0.50
维持量/(mg/d)	0.05~0.10	0.125~0.500		
常用给药方法	口服	口服	静脉注射	静脉注射

【药理作用】

1. 心脏

(1)正性肌力作用:治疗剂量的强心苷能选择性地作用于心脏,明显加强衰竭心脏的心肌收缩力,增加心输出量,从而解除心力衰竭的症状。其正性肌力作用具有以下特点:①加快心肌纤维缩短速度,使心肌收缩有力而敏捷,舒张期相对延长;②强心苷能够增强衰竭心肌收缩力,心输出量增加,不增加甚至降低心肌耗氧量。

强心苷正性肌力作用机制:强心苷与心肌细胞膜上的强心苷受体Na^+-K^+-ATP酶结合并抑制其活性,导致钠泵失活,引起Na^+-K^+交换减少,结果使细胞内Na^+升高,K^+减少。进而激活Na^+-Ca^{2+}双向交换机制,使Na^+外流增加,Ca^{2+}内流增加;或Na^+内流减少,Ca^{2+}外流减少,并可进一步通过"以钙释钙"的机制促使肌浆网等细胞器释放Ca^{2+}。最终显著升高细胞质内游离Ca^{2+}浓度,心肌的收缩力增强。

中毒量强心苷严重抑制Na^+-K^+-ATP酶活性,使细胞质内Na^+、Ca^{2+}大量增加,也使细胞质内K^+量明显减少,易引起心律失常。

(2)减慢心率(负性频率)作用:治疗量的强心苷对正常人的心率影响小,但对心率加快及伴有心房颤动的CHF患者则可明显减慢其心率。其作用机制主要为应用强心苷后使心肌收缩力增强,心排血量增加,刺激颈动脉窦和主动脉弓压力感受器,反射性兴奋迷走神经降低,从而减慢心

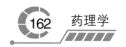

率。此外,强心苷可直接增加心肌细胞对迷走神经的敏感性。

(3)对传导组织和心肌电生理特性的影响:强心苷对心肌电生理特性的影响随用药剂量、心肌部位、心肌状态等的不同而异(表21-2)。

表21-2　地高辛对传导组织和心肌电生理特性的影响

电生理特性	窦房结	心房	房室结	浦肯野纤维
自律性	降低			加快
传导性		加快	减慢	减慢
有效不应期		缩短		缩短

治疗量的强心苷因兴奋迷走神经,引起 K^+ 外流加速,Ca^{2+} 内流减慢,表现为窦房结自律性降低、心房肌不应期缩短、房室结传导减慢。大剂量强心苷因过度抑制 Na^+-K^+-ATP 酶使细胞内低 K^+ 而导致自律性提高,有效不应期缩短,可引起室性心动过速,甚至心室颤动。

(4)对心电图的影响:治疗剂量强心苷最早引起 T 波变化,其幅度减小,波形低平或倒置,S-T 段下降呈鱼钩状;随后 P-R 间期延长,反映房室传导减慢;Q-T 间期缩短,提示浦肯野纤维和心室肌 ERP 及 APD 缩短;P-P 间期延长,说明窦性频率减慢。中毒剂量的强心苷可引起各种类型心律失常,心电图(electrocardiogram,ECG)也会发生相应变化。

2. 神经及内分泌系统　治疗量强心苷类药物可降低交感神经活性,增强迷走神经活性,还能降低 CHF 患者血浆肾素活性,进而减少血管紧张素 II 及醛固酮含量,对心功能不全时过度激活的 RAAS 产生拮抗作用;中毒量强心苷显著增强中枢和外周交感神经的活性,可引起快速型心律失常的发生,可兴奋延髓极后区催吐化学感受区;严重时可引起中枢神经兴奋症状,表现为失眠、谵妄、精神失常,甚至惊厥等。

3. 肾　强心苷对 CHF 患者具有显著的利尿作用。强心苷可直接抑制肾小管 Na^+-K^+-ATP 酶,减少 Na^+ 重吸收,发挥直接利尿作用。也可因血流动力学改善而产生间接利尿作用。

4. 血管　强心苷能直接收缩血管,增加外周阻力,正常人用后外周阻力可上升23%,血压升高。但 CHF 患者用药后,血压不变。因为其直接或间接抑制交感神经活性,超过其缩血管效应,使外周阻力有所下降,局部血流量增加。

【临床应用】　主要用于 CHF 及某些心律失常的治疗。

1. 慢性心功能不全　强心苷多用于以收缩功能障碍为主的 CHF,以及对利尿药、ACEI、β 受体阻滞剂疗效欠佳者,对舒张功能障碍为主的舒张性 CHF 疗效较差。具体而言:①对 CHF 伴心房颤动者疗效较好;②对高血压、先天性心脏病、心瓣膜病等引起的 CHF 疗效良好;③对继发于严重贫血、甲状腺功能亢进症、维生素 B_1 缺乏症的 CHF,因强心苷不能改善其病理状态下的能量障碍,疗效较差;④对肺源性心脏病、严重心肌损伤或活动性心肌炎的 CHF,因心肌缺氧又有能量生成障碍,强心苷疗效差且易发生中毒;⑤对严重二尖瓣狭窄及缩窄性心包炎等左室充盈障碍的 CHF,强心苷难以缓解症状,甚至无效。

2. 治疗心律失常　强心苷可用于治疗心房颤动、心房扑动及阵发性室上性心动过速。

(1)心房颤动:强心苷是临床上治疗房颤的常用药物。心房颤动时过多心房冲动可通过房室结下传达心室,引起心室频率过快,导致严重循环障碍。强心苷可通过兴奋迷走神经及直接抑制窦房结,使较多的心房冲动消失在房室结,减少到达心室的兴奋,降低心室率,纠正循环障碍。

（2）心房扑动：强心苷是临床上治疗心房扑动的常用药物。心房扑动时源于心房的冲动较心房颤动时少而强，易传入心室，使心室率过快且较难控制。强心苷通过缩短心房不应期，使心房扑动转为心房颤动，然后再发挥治疗心房颤动的作用。与心房颤动治疗不同的是，部分患者在转为心房颤动后，停用强心苷类药物后，心房不应期相对延长，有可能恢复窦性节律。

（3）阵发性室上性心动过速：临床有效但已少用。强心苷通过兴奋迷走神经，降低心房兴奋性而达到治疗目的。

【不良反应】　强心苷类药物安全范围较小，临床有效量已达中毒量60%，加之生物利用度个体差异较大等因素，使本类药物不良反应发生率较高。不良反应如下。

1. 胃肠道反应　强心苷可直接兴奋延髓极后区催吐化学感受区，引起厌食、恶心、呕吐、腹痛、腹泻等，为中毒常见且出现较早的临床表现。临床需注意与强心苷用量不足及胃肠道淤血所引起的胃肠道症状相鉴别。

2. 中枢神经系统反应　常见有眩晕、头痛、疲倦、失眠等，严重者可有谵妄、精神抑郁或错乱等。约20%的中毒患者还可出现黄、绿视症（少数可为红、蓝色视）、视力模糊等视觉障碍，为停药指征之一。

3. 心脏毒性　是强心苷中毒常见且严重不良反应。①快速型心律失常：以单发的室性早搏较早出现（约占心脏反应的33%）；也可发生二联律、三联律、室性心动过速，甚至心室颤动。②窦性心动过缓及房室传导阻滞：过量强心苷可降低窦房结自律性，出现窦性心动过缓（心率低于60次/min为中毒先兆，是停药指征之一），严重者可发生窦性停搏；抑制房室结传导，出现二度、三度房室传导阻滞。

【防治措施】

1. 预防　应用强心苷过程中要密切观察患者情况，注意诱发因素，如低血钾、低血镁、酸中毒、高血钙、心肌缺血缺氧等，应注意调整患者体内离子平衡，纠正酸碱失衡等。还应警惕有无中毒先兆症状，如出现心率<60次/min，频发性室性期前收缩、色视障碍等应及时停药。测定强心苷血药浓度有助于及早发现中毒现象，一般地高辛血药浓度>3 ng/mL，洋地黄毒苷>45 ng/mL 即可诊断为中毒。

2. 治疗　对于已出现中毒者，应根据情况采取不同的治疗措施。

（1）快速型心律失常：主要因过度抑制 Na^+-K^+-ATP 酶，细胞内低钾及（或）高钙引起心肌细胞自律性升高和迟后除极所致。可选用下列药物治疗。①轻度中毒口服氯化钾：3~6 g/d，分3~4次服用，重度中毒 1.5~3.0 g 氯化钾溶于5%葡萄糖500 mL 缓慢静脉滴注，因细胞外 K^+ 可阻止强心苷与心肌细胞膜 Na^+-K^+-ATP 酶结合，故能阻止中毒反应的发展。②重症快速型心律失常：需用苯妥英钠救治，苯妥英钠有抗心律失常作用，而且能与强心苷竞争 Na^+-K^+-ATP 酶，恢复其活性，能抑制室性早搏、心动过速。③利多卡因可解救室性心动过速及心室颤动。④对危及生命的极严重中毒者，宜静脉注射地高辛抗体Fab片段，迅速结合并中和地高辛，使地高辛自 Na^+-K^+-ATP 酶的结合中解离出来。

（2）缓慢型心律失常：窦性心动过缓，二度、三度房室传导阻滞等可用阿托品对抗，无效时采用快速起搏。

二、非苷类药

非苷类正性肌力药包括儿茶酚胺类药物和磷酸二酯酶抑制药等。由于这类药物能增加 CHF 患者的病死率，故不宜作常规治疗用药。

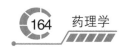
1.儿茶酚胺类药　儿茶酚胺类药物通过兴奋心脏 β_1 受体而增加心肌收缩力,并通过血管平滑肌上的 β_2 和多巴胺受体而扩张血管。因此,短期应用能增加心输出量,改善患者血液流动学。代表药物如多巴胺、多巴酚丁胺及异波帕明。其中多巴酚丁胺主要用于强心苷无效的严重左室功能不全和心肌梗死后心功能不全者;多巴胺多用于急性心力衰竭,常用作静脉滴注;异波帕明用于治疗CHF 时能缓解症状,提高运动耐力,有应用价值。

值得关注的是 β 受体部分激动剂如扎莫特罗(xamoterol),该药具有双向作用,在轻度 CHF 或休息时,交感神经活性较低,扎莫特罗可发挥激动作用;在重症或劳累激动时,交感神经活性较高,其可发挥阻断作用。临床用于 CHF 能增加中、轻度 CHF 患者休息时的心输出量及血压,对重症患者也能缓解症状。其临床应用价值仍在评价之中。

2.磷酸二酯酶抑制药　磷酸二酯酶(phosphodiesterase,PDE)广泛分布于心肌、平滑肌、血小板及肺组织,至少有 7 种亚型。其中 PDE3 型分布于心肌细胞与血管平滑肌细胞的肌浆网中,活性高,是心肌中降解 cAMP 的主要亚型。本类药物能选择性抑制 PDE3 而明显提高心肌细胞内 cAMP含量,增加细胞内钙离子浓度,发挥正性肌力作用;本类药物还可抑制血管平滑肌细胞中的PDE3,引起血管扩张,具有正性肌力和扩张血管双重作用,可降低心脏前、后负荷和肺动脉压,改善心脏收缩功能和舒张功能。磷酸二酯酶主要用于心力衰竭时做短时间的支持疗法,尤其是对强心苷、利尿药及血管扩张药反应不佳的患者。本药代表药物米力农(milrinone)、氨力农(amrinone)及维司力农(vesnarinone)等。

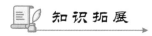

知识拓展

奈西立肽

奈西立肽(nesiritide)为人工合成的基因重组人 B 型利钠肽,与心室肌分泌的天然利钠肽具有相同的 32 个氨基酸序列。奈西立肽能与血管平滑肌和内皮细胞上的鸟苷酸环化酶受体结合,增加细胞内的 cGMP 的含量,cGMP 作为第二信使使动静脉扩张。研究显示,奈西立肽能使内皮素 I 或 α-肾上腺素受体激动剂处理的离体人动脉和静脉舒张。在人体,奈西立肽能剂量依赖性降低心力衰竭患者肺毛细血管楔压和动脉压力。奈西立肽用于急性代偿失调性充血性心力衰竭伴休息时或轻微活动时呼吸困难的患者,降低肺毛细血管楔压,改善呼吸困难症状。

第三节　利尿药和 β 受体阻滞剂

一、利尿药

利尿药(diuretic)是治疗慢性心功能不全的常规用药。其主要用于轻、中度心功能不全的患者,CHF 时因心输出量降低、肾血流减少、肾素分泌增多,导致醛固酮水平升高,引起体内水钠潴留,增加心脏负荷,使心力衰竭恶化。

【药理作用】　利尿药可通过促进 Na^+、水排出,减少血容量,减轻心脏前负荷,改善心功能,缓解 CHF 症状;通过排出 Na^+,降低血管平滑肌细胞对升压物质的敏感;可减少 Na^+–Ca^{2+} 交换,使血管平滑肌细胞内 Ca^{2+} 减少,扩张血管,降低心脏后负荷;部分高效利尿剂(如呋塞米)具有直接扩血管作用,在急性左心衰竭时可快速降低肺毛细血管楔压及外周阻力,缓解肺水肿。

【临床应用】　利尿药作用机制不同、特点不同,CHF 时应根据病情及利尿药特点进行选择。轻度 CHF 时可单独应用噻嗪类利尿药;中度 CHF 可口服高效利尿药或与噻嗪类及保钾类利尿药合用;重度 CHF、慢性 CHF 急性发作、急性肺水肿时,需高效利尿药静脉内给药,以迅速缓解肺淤血、水肿症状。

螺内酯是醛固酮拮抗剂,属弱效利尿药。因其有抑制肾小管排钾及减少心肌细胞钾外流作用,可对抗中、高效利尿药引起的低血钾,降低强心苷中毒发生;更因其对血管、心、脑、肾等靶器官的保护作用,成为 CHF 治疗常用药物。

【不良反应】　大剂量利尿药可减少有效循环血量使心输出量减少;电解质平衡紊乱,尤其排钾利尿药易致低血钾(诱发心律失常的常见原因),故应注意补充钾盐或合用保钾利尿药。长期大量应用噻嗪类利尿药还可导致糖代谢紊乱、高脂血症。

二、β 受体阻滞剂

由于对心脏具有抑制作用,很长一段时间 CHF 被列为 β 受体阻滞剂的禁忌证之一。但后来经过临床试验证明,在使用 ACEI 和利尿药的基础上,长期应用可以改善 CHF 的症状,提高射血分数,改善患者的生活质量,降低死亡率。对 β 受体阻滞剂的重新认识,是 CHF 治疗的重要进展之一。

常用于治疗 CHF 的本类药物有卡维地洛(carvedilol)、美托洛尔(metoprolol)、比索洛尔(bisoprolol)等。

【药理作用】

1. 拮抗交感神经活性　CHF 时交感神经活性增高,过多释放儿茶酚胺使心肌 β 受体数量下调,心脏对正性肌力药的反应性减弱。β 受体阻滞剂可阻断心脏 β 受体、拮抗交感神经活性抑制肾素;抑制血管紧张素 II 对心肌细胞增生的作用,与氯沙坦联合有协同作用;防止过多的儿茶酚胺导致 Ca^{2+} 内流;减低心肌耗氧量,减少乳酸生成,抑制细胞坏死;上调 β 受体,增加心肌对激动剂的敏感性。

2. 对血流动力学的作用　β 受体阻滞剂可通过阻断 RAAS 活性使血管扩张,减轻水钠潴留,减轻心脏前、后负荷,从而改善血液力学。

3. 抗心律失常与抗心肌缺血作用　β 受体阻滞剂可通过减慢心率,降低心肌耗氧量,延长舒张期充盈,延长冠状动脉舒张期灌注时间,从而增加心肌有效血流量,改善心室收缩和舒张功能等,改善心肌缺血,对降低心律失常引起的病死率及猝死率很有意义。

【临床应用】　β 受体阻滞剂用于扩张型心肌病者和缺血性 CHF 尤为合适,可阻止临床症状恶化、改善心功能、降低猝死及心律失常的发生率。治疗 CHF 时必须与常规治疗药物如地高辛、利尿药等联合应用。由于不能排除 β 受体阻滞剂对心脏的抑制作用可能导致心力衰竭加重,临床应用时必须掌握以下原则。①正确选择适应证:β 受体阻滞剂以扩张型心肌病引起 CHF 的疗效最好。②长期用药:一般心功能改善的平均起效时间为 3 个月,心功能改善与治疗呈正相关。③剂量开始:渐增至患者既能耐受又不加重病情的剂量。长期应用不可突然停药。④合并其他抗 CHF 药:经验表明,CHF 时应合并应用利尿药、ACE 抑制药和地高辛。如应用 β 受体阻滞剂时撤除原有的治疗用药或这些治疗力度不够,均可导致 β 受体阻断药的治疗失败。

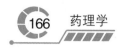

【不良反应】　参见第九章相关内容。

第四节　肾素-血管紧张素-醛固酮系统抑制药

一、血管紧张素Ⅰ转换酶抑制药

血管紧张素Ⅰ转换酶(ACEⅠ)抑制药是用于心功能不全治疗最重要的药物之一。该类药物不仅能够改善血流动力学,缓解 CHF 的症状,提高生活质量,而且可延缓病程进展,显著降低 CHF 的发病率和病死率,改善预后。临床常用有卡托普利(captopril)、依那普利(enalapeil)、西拉普利(cilazapril)、贝那普利(benazapril)、雷米普利(ramipril)等。

【药理作用】

1.改善血流动力学　ACE 抑制剂降低全身血管阻力,增加心输出量,并能降低左室充盈压、左心室舒张末期压,降低室壁张力,改善心脏的舒张功能,降低肾血管阻力,增加肾血流量,用药后症状缓解。

2.防止和逆转心肌肥大和心血管重构　小剂量 ACE 抑制剂可抑制血管紧张素转换酶(ACE),抑制体循环及局部的血管紧张素Ⅰ向血管紧张素Ⅱ的转化,使血液和组织中的血管紧张素Ⅱ减少,从而减弱了血管紧张素Ⅱ收缩血管的作用;ACEⅠ还能抑制缓激肽的降解,使血中缓激肽含量增加,缓激肽可促进 NO 和 PGI_2 生成,防止和逆转心肌和血管重构,提高心血管的顺应性,改善心功能。

3.抑制交感神经活性　血管紧张素Ⅱ可促进去甲肾上腺素(NA)释放,并促进交感神经节和中枢的神经传递功能,加重心肌负荷和损伤。ACE 抑制药通过减少血管紧张素Ⅱ生成而发挥抗交感作用,并恢复下调的 β 受体,增加 Gs 蛋白而使腺苷酸环化酶(AC)活性增加;间接或直接降低血中儿茶酚胺和精氨酸升压素(AVP)、内皮素(ET)含量。

4.其他作用　减少醛固酮生成,减轻水钠潴留,降低心脏前负荷;具有抗氧化作用,可保护血管内皮细胞,也有利于 CHF 的治疗。

【临床应用】　目前 ACE 抑制药已成为 CHF 治疗的一线药物,广泛用于不同程度的 CHF 治疗中,与强心苷、利尿药联合应用能明显改善患者症状,提高运动耐力,降低住院率,延长存活时间,降低病死率。

【不良反应】　参见第二十章相关内容。

二、血管紧张素Ⅱ受体(AT₁)阻滞药

本类药物对 CHF 的作用与 ACEI 相似,也能显著改善症状、预防及逆转心血管的重构,但作用机制不同。体内血管紧张素Ⅱ除来源于 ACE 途径外,也可由非 ACE 途径(如糜蛋白酶等)代谢生成。而血管紧张素Ⅱ在 CHF 中的作用是通过结合于血管紧张素Ⅱ AT₁ 受体实现的。血管紧张素Ⅱ受体阻滞药(angiotensin receptor blocker,ARB)对 AT₁ 受体有选择性高、亲和力强、阻断作用持久的特点。部分药物尚有对 AT₂ 受体轻度兴奋作用。ARB 能够从受体水平阻断血管紧张素Ⅱ对 AT₁ 的兴奋作用,但不影响血管紧张素Ⅱ对 AT₂ 受体的兴奋作用。临床研究显示 ACEI 和 ARB 对心功能和左室重

构方面的作用无显著差异,但 ARB 不影响缓激肽代谢,故无咳嗽、血管神经性水肿等副作用。常用于不能耐受 ACEI 的 CHF 的患者。临床常用的 ARB 有氯沙坦(losartan)、伊贝沙坦(irbesartan)、坎地沙坦(candesartan)等。

三、醛固酮受体阻滞剂

CHF 时血中醛固酮浓度可明显升高 20 倍以上,大量的醛固酮除保钠排钾外,尚有明显的促生长作用,特别是促进成纤维细胞的增殖,刺激蛋白质与胶原蛋白的合成,引起心房、心室、大血管的重构,加速 CHF 恶化。此外,它还可阻止心肌摄取 NA,使其游离浓度增加而诱发冠状动脉痉挛和心律失常,增加 CHF 时室性心律失常和猝死的可能性。

螺内酯是醛固酮受体阻滞剂,该药可阻滞醛固酮受体而对血管、心、脑、肾等靶器官有保护作用。在常规治疗的基础上,加用螺内酯可明显降低 CHF 病死率,防止左心室肥厚;并能有效阻滞 RAAS 激活所致的醛固酮水平增高,增强利尿效果并防止 K^+ 丢失。

第五节　血管扩张药、钙增敏药及钙通道阻滞药

一、血管扩张药

血管扩张药可扩张静脉(容量血管),减少回心血量、降低心脏前负荷,缓解肺淤血症状;扩张小动脉(阻力血管),降低外周阻力,降低心脏后负荷,改善心功能,增加心输出量,使组织供血增加,缓解组织缺血症状。本类药物不能阻止 CHF 的进展,可迅速产生耐受性和反射性激活神经−内分泌机制等,可导致体液潴留,是治疗 CHF 的一种辅助用药。临床常用药物有硝普钠、硝酸酯类、肼屈嗪、哌唑嗪等。

△硝普钠(nitroprusside sodium):可扩张小静脉和小动脉,降低心脏前、后负荷。静脉滴注给药后 2~5 min 即见效,停药后 2~15 min 即消退。故可快速控制危急的 CHF。适用于需迅速降低血压和肺毛细血管楔压的急性肺水肿、高血压危象、急性心力衰竭等危重病例。

△硝酸酯类(nitrate esters):常用药物有硝酸甘油(nitroglycerin,NTG),硝酸异山梨醇酯(isosorbide dinitrate,消心痛)。本类药物的主要作用是扩张静脉,减少回心血量,快速降低心脏前负荷,降低肺毛细血管楔压及左室舒张末压;也略舒张小动脉,降低心脏后负荷,增加心输出量,并可因降低心肌氧耗量、改善心肌供血,改善收缩功能和舒张功能。用药后明显减轻呼吸困难,缓解心力衰竭症状,提高患者运动耐力,降低病死率。常用于需要降低心室充盈压的急性心力衰竭。

△肼屈嗪(hydralazine):直接舒张小动脉,降低肺及外周阻力,减轻心脏后负荷,增加心输出量,也可较明显地增加肾血流量。因能反射性激活交感神经及 RAAS,故长期单独应用时疗效难以维持。主要用于肾功能不全或对 ACE 抑制药不能耐受的患者。

△哌唑嗪(prazosin):是选择性的 α_1 受体阻滞剂,能扩张动脉和静脉,降低心脏前、后负荷,心输出量增加,对缺血性心脏病的 CHF 效果较好。

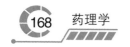

二、钙增敏药

钙增敏药作用于收缩蛋白,能够增加肌钙蛋白 C(troponin C,TnC)对 Ca^{2+} 的亲和力,在不增加细胞内 Ca^{2+} 浓度的条件下,可加强心肌收缩力。因此与其他正性肌力药物相比,本类药物不引起钙超载,不增加心肌耗氧量,不易导致心律失常和细胞损伤。此外,钙增敏药可激活 ATP 敏感的钾通道,使血管扩张,改善心脏的血氧供应,减轻心脏负荷,降低心肌耗氧量,在 CHF 的治疗中具有正性肌力和扩张血管作用,可增加 CHF 患者的运动耐量并改善 CHF 症状。

钙增敏药是抗心力衰竭药物研究的新靶点,疗效及不良反应有待于大规模的临床研究。

三、钙通道阻滞药

钙通道阻滞药治疗 CHF 的机制是具有降低后负荷和抗心肌缺血作用。长效钙通道阻滞药氨氯地平和非洛地平作用时间较慢,维持时间较长,扩张血管作用强,负性肌力作用小,引起的反射性交感神经兴奋作用小,降低左心室肥厚的作用与 ACE 抑制药相当。长期应用可治疗左心室功能障碍伴有心搏骤停、高血压的患者,也可降低非缺血性患者的病死率;短效的钙通道阻滞药如硝苯地平、维拉帕米、地尔硫䓬可使心力衰竭症状加重,增加患者病死率,可能与其负性肌力作用及反射性激活神经内分泌系统有关,因此,不用于治疗心力衰竭。

钙通道阻滞药的最佳适应证是继发于冠心病、高血压及舒张功能障碍的 CHF,尤其是其他药物无效的病例。但对于 CHF 伴有房室传导阻滞、低血压、左室功能低下伴后负荷低及有严重收缩功能障碍的患者,不宜使用钙通道阻滞药。

问题分析与能力提升

患者,女,40 岁,劳累后心悸、气促 2 年。4 d 前因过度劳累后心悸、气促加剧,夜间不能平卧,并咳少量粉色泡沫样痰而入院。体格检查:P 100 次/min,R 25 次/min,BP 130/85 mmHg。半卧位,心率 110 次/min,心律绝对不齐,两肺底湿啰音,肝脾肋下未及,双下肢无水肿。临床诊断:左心衰竭Ⅲ度伴心房颤动。

请分析:

1. 该患者应首选何药治疗?
2. 患者在服用上述药物期间可能会出现哪些不良反应?
3. 应如何防治上述药物出现的不良反应?

思考题

1. 目前治疗心力衰竭的药物分为几类?主要代表药有哪些?
2. 简述 ACEI 治疗心力衰竭的机制。
3. 试述强心苷药物中毒的临床表现及其防治措施。
4. 如何理解 CHF 既是 β 受体阻滞剂的禁忌证又是其适应证?

(司旭艳)

第二十二章　抗心绞痛药

课件

学习目标

1. 掌握硝酸酯类抗心绞痛药的作用机制、临床应用及用法、不良反应；β受体阻滞剂和钙通道阻滞药的临床应用及不良反应。
2. 熟悉发生心绞痛的基本病理生理机制及其临床表现和分型。
3. 了解心绞痛的概念及其主要症状。

心绞痛是因为冠状动脉供血不足所引起的心肌急剧的、短暂的缺血和缺氧综合征。发作时典型临床表现为胸骨后及心前区出现阵发性压榨样疼痛，并可从胸部放射至下颌、颈部及左上肢。各种原因引起的冠状动脉粥样硬化和痉挛，以及心肌肥大和心肌病等是心肌缺血和缺氧的主要原因。心绞痛的主要病理生理特征是心肌耗氧与供氧平衡失调，导致心肌暂时缺血缺氧，大量代谢产物如乳酸、丙酮酸、缓激肽等聚积，刺激心肌交感神经传入纤维而引起疼痛。如果得不到及时缓解则可能发展为急性心肌梗死。

根据世界卫生组织"缺血性心脏病的命名及诊断标准"，目前临床上将心绞痛分为 3 类。

1. **劳力性心绞痛**　又称为典型性心绞痛，约占心绞痛的 2/3。其特点是心绞痛的发作均有明显的诱发因素，比如劳累、情绪波动、运动或其他能使心肌耗氧量增加的因素，经休息或舌下含服硝酸甘油能缓解。根据病情、病程及转归的不同，此类心绞痛又细分为初发型心绞痛、稳定型心绞痛和恶化型心绞痛。

2. **自发性心绞痛**　又称为变异型心绞痛，其发作与心肌耗氧量通常无明显关系，多数发作在安静状态下发生。其发作原因是冠状动脉发生痉挛而致血管管腔狭窄，导致心肌供血绝对不足，从而引起发作。其特点为疼痛程度较重，时程较长，不易被硝酸甘油所缓解。其包括卧位型心绞痛（休息或熟睡时发生）、变异型心绞痛（冠状动脉痉挛所致）、急性冠状动脉功能不全、梗死后心绞痛。

3. **混合性心绞痛**　其特点是在心肌需氧量增加时或无明显增加时都有可能发生，常为冠状动脉狭窄使冠状动脉血流储备量减少所致。临床上常将初发型、恶化型、自发性心绞痛统称为不稳定型心绞痛。

心绞痛主要病理生理特征是耗氧与供氧平衡失调，任何引起心肌组织对氧需求量增加和（或）冠状动脉狭窄、痉挛引起心肌组织供血供氧减少的因素都可诱发心绞痛。影响心肌耗氧量的主要因素包括心肌收缩力、心率和心室壁张力。心室壁张力与心室内压力和心室容积呈正比。心室射血时心室壁张力增大，每搏射血时间延长，心肌耗氧量也增加。临床上常将影响心肌耗氧量的主要因素用"心率×收缩压×左心室射血时间"或"心率×收缩压"作为心肌耗氧量的估计指标。

心肌的供氧量主要取决于动脉和静脉的氧分压差及冠状动脉的血流量。正常情况下，心肌摄氧量已接近极限，因此，增加氧供应主要依靠舒张期冠状动脉血流量的调节。冠状动脉灌注压、灌

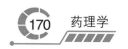

注时间和冠状动脉阻力是影响冠状动脉血流量的主要因素。生理情况下,冠状动脉有很大的储备能力,运动和缺氧时冠状动脉适度扩张,血流量可增加至休息时的数倍,以维持心肌供氧和需氧平衡。冠状动脉分支之间普遍存在着侧支循环,在冠状动脉硬化引起的血管阻塞时,可起到一定的代偿作用。当冠状动脉粥样硬化或痉挛时,会导致血管管腔狭窄或阻塞,使得冠状动脉血流量减少,从而易诱发心绞痛。从上述心绞痛的病理生理基础可见增加心肌组织供血、降低心肌耗氧量是治疗心绞痛的主要对策。

常用的抗心绞痛药主要包括 3 类:硝酸酯类、β 受体阻滞剂、钙通道阻滞药。此外,冠状动脉粥样硬化斑块的形成、血栓形成和血小板聚集是诱发不稳定型心绞痛的重要因素,故他汀类调血脂药、抗血小板药等也有助于心绞痛的防治。

第一节　硝酸酯类

硝酸酯类是一氧化氮供体药物,均有硝酸多元酯结构,脂溶性高,分子中的-O-NO$_2$是发挥疗效的关键结构。硝酸酯类包括硝酸甘油(nitroglycerin),硝酸异山梨酯(isosorbide dinitrate),单硝酸异山梨酯(isosorbide mononitrate)等,其中硝酸甘油最常用。

硝酸甘油

硝酸甘油(nitroglycerin)是硝酸酯类的代表药,至今已有百余年抗心绞痛历史,因其具有起效迅速、疗效稳定、使用方便和经济等优点,仍是目前临床用于防治心绞痛最常用的药物。

【体内过程】　口服首过消除明显,生物利用度仅为 8% ,故不宜口服给药;因脂溶性高,舌下含服后可经口腔黏膜迅速吸收,生物利用度为 80% ,1 ~ 2 min 起效,疗效维持 20 ~ 30 min,血浆 $t_{1/2}$ 为 2 ~ 4 min。硝酸甘油也可由皮肤吸收,2% 硝酸甘油软膏或贴膜贴在胸前或上臂皮肤,药物持续缓慢地透过皮肤吸收至血液发挥作用,明显延长作用时间,宜夜间贴用,贴皮肤的时间不宜超过 8 h。在肝经谷胱甘肽-有机硝酸酯还原酶还原成水溶性较高的二硝酸代谢物、少量单硝酸代谢物、丙三醇和无机亚硝酸盐,其中二硝酸代谢物仍有较弱的扩张血管作用(为硝酸甘油的 1/10)。硝酸甘油的代谢产物与葡糖醛酸结合后经肾排泄。

【药理作用】　硝酸甘油的基本作用是松弛平滑肌,以对血管平滑肌的作用最为显著。可以舒张静脉和动脉血管,且舒张静脉的作用强于舒张动脉。

1.降低心肌耗氧量　硝酸甘油能够舒张体循环血管及冠状血管,降低心脏前、后负荷。低剂量硝酸甘油即可舒张静脉,特别是较大的静脉血管,从而增加静脉容量,减少回心血量,减轻心脏前负荷,引起心室容积和舒张末期压下降,心室壁张力降低,左室射血时间缩短,减少心肌耗氧量。较大剂量硝酸甘油可显著舒张动脉血管,尤其是较大的动脉血管,降低心脏射血阻力,减轻心脏后负荷,从而降低左室内压和心室壁张力,减少心肌耗氧量。

2.改善缺血区心肌供血

(1)选择性扩张较大的心外膜血管、输送血管和侧支血管:尤其在冠状动脉痉挛时作用更为明显,而对小的冠状动脉阻力血管扩张作用较弱。当冠状动脉因粥样硬化或痉挛而发生狭窄时,缺血区的阻力血管因缺氧和代谢产物堆积(腺苷、乳酸等)处于舒张状态,非缺血区阻力就大于缺血区,使用硝酸甘油后血液顺着压力差从非缺血区经侧支血管流向缺血区,改善缺血区的血液供应

（图 22-1）。

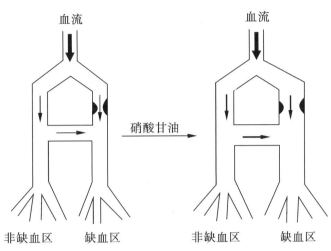

血流　　　　　　　　　　　　　　血流

硝酸甘油

非缺血区　缺血区　　　非缺血区　缺血区

图 22-1　硝酸甘油对冠脉血流分布的影响

（2）增加心内膜下的血液供应：因冠状动脉是从心外膜发出小的分支垂直贯穿心室壁，然后呈网状分布于心内膜下。因此，心内膜下血流特别容易受心室内压力和心室壁张力的影响。当心绞痛发作时，心室内压力和心室壁张力均增高，故心内膜下区域成为心肌缺血最为严重的区域。硝酸甘油可扩张静脉，使回心血量减少，心室容积减小，心室内压力下降，同时它还可以扩张动脉，降低外周血管阻力，继而降低心脏射血阻力和心室壁张力，通过以上作用，可减轻对心室壁的压迫，从而有利于血液自心外膜流向心内膜下缺血区域。

3. 保护缺血的心肌组织，减轻损伤　硝酸甘油释放 NO 后，促进内源性 PGI_2、降钙素基因相关肽等内源性舒血管物质的生成与释放，这些内源性物质对心肌细胞具有直接保护作用。

【作用机制】　硝酸甘油作为 NO 供体，在血管平滑肌细胞内经谷胱甘肽转移酶的催化释放 NO，NO 与胞质中鸟苷酸环化酶（guanylate cyclase，GC）中心的 Fe^{2+} 结合后激活 GC，增加细胞内第二信使 cGMP 的含量，进而激活 cGMP 依赖性蛋白激酶，减少细胞内 Ca^{2+} 释放和细胞外 Ca^{2+} 内流，降低细胞内 Ca^{2+} 浓度，使肌球蛋白轻链去磷酸化，从而松弛血管平滑肌。可见，硝酸甘油松弛血管平滑肌但又不依赖于血管内皮细胞，在内皮有病变的血管仍可发挥作用。

【临床应用】　硝酸甘油是预防和治疗各型心绞痛的首选药物。

1. 心绞痛　硝酸甘油舌下含服、口腔气雾剂等短效制剂能迅速缓解各种类型心绞痛，改善心电图的缺血性改变，提高患者的运动耐力，在进行可能诱发心绞痛的活动前用药也可预防心绞痛的发作。软膏或头皮贴膜可持续释放硝酸甘油，使血药浓度相对稳定，明显延长作用时间，预防心绞痛发生。

2. 急性心肌梗死　硝酸甘油能减少心肌耗氧量，增加缺血区的血液供应，缩小心肌梗死范围。

3. 充血性心力衰竭　硝酸甘油扩张静脉和动脉，可减轻心脏前、后负荷。

【不良反应】　不良反应多由其扩张血管作用所致，如头、面、颈部血管扩张可引起暂时性面颊部皮肤潮红；脑血管扩张可引起搏动性头痛；眼内血管扩张引起眼内压升高等。大剂量使用时还可出现直立性低血压，甚至晕厥。剂量过大时还能导致血压过度下降，冠状动脉灌注压下降，同时反射性兴奋交感神经，使心率加快、心肌收缩力加强，心肌耗氧量增加反而加重心绞痛发作。超剂量使用还可引起高铁血红蛋白血症，导致呕吐、发绀等。连续用药 2 周左右可出现耐受性，停药 1～

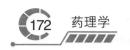

2 周后耐受性可消失。发生机制可能与巯基被耗竭、交感兴奋有关。

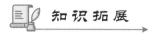

知识拓展

硝酸甘油的由来

硝酸甘油又叫三硝酸甘油酯。它是一种黄色的油状透明液体,最早于 1847 年由意大利化学家索伯雷研制而得,主要作为一种炸药被使用,属化学危险品。但是在炸药生产过程中发现 1 个奇怪现象,工人们称之为"周一病"。那就是工人们每周末都要离开工厂,返回家中休息,一旦他们度完周末,又返回工厂时,这些工人就会感到脸上发烫,还伴有严重的头痛。药理学家们研究发现原来硝酸甘油可以舒张血管,由于脑部血管扩张从而导致出现头痛、脸热等"周一病"的表现。后来在医药领域,硝酸甘油被稀释后制成 0.3% 硝酸甘油含片或气雾剂等,在临床用于心绞痛的治疗。

△**硝酸异山梨酯**(isosorbide dinitrate):属于长效硝酸酯类,舌下含服口腔黏膜易吸收,首过效应明显,口服持续 3～6 h。在肝代谢成异山梨醇-2-单硝酸酯和异山梨醇-5-单硝酸酯,仍具有扩张血管及抗心绞痛作用。该药剂量个体差异较大,大剂量易产生头痛及低血压等副作用,缓释剂可减少不良反应。药理作用及作用机制与硝酸甘油相似,作用特点为起效慢、作用较弱,作用维持时间较长。临床主要用于心绞痛的预防和心肌梗死后心力衰竭的长期治疗。

△**单硝酸异山梨酯**(isosorbide mononitrate):亦属于长效抗心绞痛药,口服后无明显的首过效应,生物利用度接近 100%,给药后 1 h 血药浓度可达峰值,$t_{1/2}$ 约 5 h,作用维持时间长达 8 h。其具有明显的扩张血管作用。临床主要用于心绞痛的预防、冠心病的长期治疗和心肌梗死后的治疗等。

第二节　β 受体阻滞剂

β 受体阻滞剂可减少心绞痛患者的心绞痛发作次数,改善缺血性心电图,增加运动耐力,减少心肌耗氧量,改善缺血区代谢和缩小心肌梗死范围,已作为一线防治心绞痛的药物。目前临床用于抗心绞痛方面的药物主要有普萘洛尔(propranolol)、噻吗洛尔(timolol)、阿替洛尔(atenolol)、美托洛尔(metoprolol)等。

【药理作用】

1. 降低心肌耗氧量　阻断心脏 β 受体,心率减慢,血压下降、心肌收缩力减弱,可明显降低心肌耗氧量。但是需注意的是,因为心率减慢、心肌收缩力减弱可使心室射血时间延长,同时因收缩力减弱继而可引起舒张期心室容积增大,这些作用都会增加心肌耗氧量,但其降低心肌耗氧量的作用抵消掉这部分增加的心肌耗氧量后,此药对心肌耗氧量的总体效应仍是降低心肌耗氧量的。对运动状态下心肌耗氧量的降低尤为明显,从而缓解心绞痛。

2. 改善缺血区血液供应　阻断冠状动脉 β 受体后,冠状动脉收缩,尤其是非缺血区血管收缩明显,而缺血区的血管因缺氧代谢产物(腺苷、乳酸等)堆积而处于扩张状态,有利于血液流向缺血区;阻断 β 受体减慢心率后,心脏舒张期相对延长,有利于血液从心外膜血管流向心内膜,从而增加易缺血的心内膜下层心肌的血液供应;β 受体阻滞剂还具有开放侧支循环、增加缺血区血液灌注量等作用,也有助于改善缺血区血液供应。

3. 改善心肌代谢 心肌缺血时,肾上腺素分泌增加,使游离脂肪酸增多,其代谢需消耗大量氧,加重心肌缺血缺氧。β受体阻滞剂可抑制脂肪分解酶活性,减少心肌游离脂肪酸的含量;改善心肌缺血区对葡萄糖的摄取和利用,改善糖代谢使耗氧减少。β受体阻滞剂可促进氧和血红蛋白解离,从而增加全身组织包括心脏的供氧。

【临床应用】 β受体阻滞剂是临床一线抗心绞痛药,尤其适用于对硝酸酯类不敏感或疗效差的稳定型心绞痛患者。其可使心绞痛发作次数减少,患者运动耐量增加,对伴有心律失常和高血压的患者尤为适用;因变异型心绞痛主要为冠状动脉痉挛所致,而β受体阻滞剂应用后又可导致冠状动脉收缩,所以其不宜用于变异型心绞痛的治疗;β受体阻滞剂还能降低心肌梗死患者心绞痛的发病率和死亡率,但因其抑制心肌收缩力,应慎用。

β受体阻滞剂与硝酸酯类合用,能协同减少心肌耗氧量,通常选用作用时间相近的药物匹配,如普萘洛尔和硝酸异山梨酯。联合用药的药理学基础:①两药协同减少心肌耗氧量,产生协同抗心绞痛作用;②普萘洛尔能对抗硝酸异山梨酯引起的反射性心率加快和心肌收缩力增强效应,而硝酸异山梨酯则能缩小普萘洛尔引起的心室容积扩大和心室射血时间延长,可取长补短;③两药合用,药物用量减少,不良反应减少。

【不良反应】 阻断冠状动脉 β_2 受体后,血管上 α 受体相对占优势,可致冠状动脉收缩。因此,若用于变异型心绞痛患者,反而加重心肌缺血症状;阻断支气管平滑肌上 β_2 受体,M 受体相对占优势,支气管平滑肌收缩,可诱发或加重支气管哮喘,因此,对于伴有支管哮喘或有哮喘既往史的心绞痛患者不宜使用;此外,心动过缓、房室传导阻滞及心功能不全者不宜使用。

第三节 钙通道阻滞药

钙通道阻滞药可以选择性阻滞细胞膜上 L 型电压依赖性钙通道,抑制 Ca^{2+} 内流,降低细胞内游离 Ca^{2+} 浓度,具有广泛的药理作用和临床应用,对各型心绞痛有不同程度的疗效,尤其对变异型心绞痛疗效较好。目前临床用于抗心绞痛方面的药物主要有硝苯地平(nifedipine)、维拉帕米(verapamil)和地尔硫䓬(diltiazem)等。

【药理作用】 钙通道阻滞药通过阻滞 Ca^{2+} 通道,抑制 Ca^{2+} 内流而降低细胞内 Ca^{2+} 浓度而产生抗心绞痛作用。

1. 降低心肌耗氧量 可阻滞心肌细胞膜 Ca^{2+} 通道,减弱心肌收缩力;可阻滞窦房结 Ca^{2+} 通道,使心率减慢;还可阻滞血管平滑肌细胞膜 Ca^{2+} 通道,降低细胞内 Ca^{2+} 浓度而扩张血管平滑肌和降低血压等,以上作用均可使心肌耗氧量减少。

2. 扩张冠状动脉 阻断血管平滑肌细胞膜 Ca^{2+} 通道后,Ca^{2+} 内流减少,较大的输送血管及阻力小血管扩张,尤其是对痉挛状态的冠状动脉具有显著的扩张作用,冠状动脉血流量增加从而增加缺血区血液供应。此外,还能开放侧支循环,同样有利于增加缺血区血液供应。

3. 保护缺血心肌 细胞在心肌处于缺血状态时,细胞膜对 Ca^{2+} 的通透性增加,同时细胞内 Ca^{2+} 排出到细胞外减少,两方面的作用使得细胞内 Ca^{2+} 浓度急剧上升从而导致细胞内 Ca^{2+} 超载,心肌细胞受损。钙通道阻滞药通过阻滞 Ca^{2+} 通道,可抑制外钙内流,减轻缺血心肌细胞内 Ca^{2+} 超载而起到保护心肌细胞的作用。对急性心肌梗死患者,应用钙通道阻滞药也能缩小心肌梗死范围。

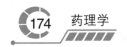

4. 抑制血小板聚集与黏附　不稳定型心绞痛与血小板黏附和聚集、冠状动脉血流减少有关,钙通道阻滞药也可减少血小板内 Ca^{2+} 内流,降低血小板内 Ca^{2+} 浓度,从而发挥抗血小板聚集和黏附的作用。

【临床应用】　对各型心绞痛均有效。对冠状动脉痉挛所致的变异型心绞痛最为有效,也可用于稳定型及不稳定型心绞痛。抗心绞痛方面与 β 受体阻滞剂具有较多的相似之处,但与之相比较而言,又具有其优点,主要包括:舒张冠状动脉作用非常显著,故更适用于变异型心绞痛的治疗;具有松弛支气管平滑肌的作用,故更适用于伴有支气管哮喘的心肌缺血患者;除了舒张冠状动脉外,还能扩张外周血管,可用于伴外周血管痉挛性疾病的心肌缺血患者;对心肌的抑制作用相对较弱,特别是硝苯地平,因此,在治疗的同时,较少诱发心力衰竭。

钙通道阻滞药可与 β 受体阻滞剂联合应用于心绞痛的治疗。临床证实,硝苯地平与 β 受体阻滞剂联合应用安全性较高,硝苯地平可抵消 β 受体阻滞剂收缩血管的作用,而后者又可消除硝苯地平所致的反射性心率加快,两者合用可协同发挥降低心肌耗氧量的作用。

【不良反应】　治疗剂量时的不良反应较轻,常见不良反应有头痛、面部潮红、脚踝水肿、恶心、心悸等,多与血管扩张有关。此外,维拉帕米和地尔硫草具有抑制心肌收缩力、减慢窦房结和房室结传导等作用,故禁用或慎用于伴有心力衰竭、窦性心动过缓或房室传导阻滞的心绞痛患者。

问题分析与能力提升

患者,女,65 岁,劳累后有短暂胸骨后闷痛 3 年,前日因家庭琐事造成情绪激动,突感胸骨后压榨样疼痛伴胸闷、憋气,胸痛向左肩背部及左上肢放射,面色苍白,出冷汗。入院治疗,确诊为稳定型心绞痛。

请分析: 该患者应用何种药物治疗及使用该药的依据是什么?

思考题

1. 硝酸甘油抗心绞痛作用的机制是什么? 其主要不良反应是什么?
2. 试比较硝酸甘油、钙通道阻滞药和 β 受体阻滞剂抗心绞痛作用的异同点。
3. 简述硝酸酯类和普萘洛尔联合应用的优缺点及其注意事项。

(司旭艳)

第二十三章　抗动脉粥样硬化药

课件

动脉粥样硬化(atherosclerosis,AS)是动脉血管壁增厚、变硬、管腔缩小等各种退行性和增生性病变,因在动脉内膜积聚的脂质外观呈黄色粥样而名,主要累及大动脉及中动脉,尤其是冠状动脉、主动脉和脑动脉,是冠心病、脑梗死、外周血管病等心脑血管疾病的主要病理学基础。AS 的病因、病理比较复杂,是遗传和环境因素共同作用的慢性炎症过程。目前临床上常用的防治 AS 的药物主要包括调血脂药、抗氧化药、多烯脂肪酸类药、黏多糖类和多糖类药。

第一节　调血脂药

血脂是血清中胆固醇(cholesterol,Ch)或总胆固醇(total cholesterol,TC)、甘油三酯(triglyceride,TG)、磷脂(phospholipid,PL)和游离脂肪酸(free fatty acid,FFA)等的总称。各种脂质广泛存在于人体中,是细胞的基础代谢物质。血脂不溶于水,必须与特殊的蛋白质即载脂蛋白(apolipoprotein,Apo)结合形成脂蛋白(lipoprotein,Lp)才能溶于血液,被运输至组织进行代谢。根据其密度不同,脂蛋白可分为五大类:乳糜微粒(chylomicrons,CM)、极低密度脂蛋白(verylow density lipoprotein,VLDL)、低密度脂蛋白(LDL)、高密度脂蛋白(HDL)、中间密度脂蛋白(intermediate density lipoprotein,IDL)。

正常人体中各种脂蛋白在血浆中的浓度基本恒定,彼此间保持平衡。如果比例失调则为脂质代谢失常或紊乱,是引起 AS 的重要因素。某些血脂或脂蛋白高出正常范围称为高脂血症或高脂蛋白血症。高脂血症按病因可分为原发性和继发性,原发性者为遗传性脂代谢紊乱。临床上一般分为高胆固醇血症、高甘油三酯血症、混合性高脂血症。目前根据脂蛋白升高类型不同可将其分成 Ⅰ、Ⅱa、Ⅱb、Ⅲ、Ⅳ、Ⅴ共 6 型(表 23-1)。各型的原因、临床表现及治疗原则也不一致,其中Ⅱa、Ⅱb、Ⅲ、Ⅳ型易发冠心病。

表23-1 高脂蛋白血症的分型及各型特点

分型	脂蛋白变化	脂质变化
I	CM↑	TC↑、TG↑↑
IIa	LDL↑	TC↑↑
IIb	VLDL↑、LDL↑	TC↑↑、TG↑
III	IDL↑	TC↑↑、TG↑
IV	VLDL↑↑	TC↑、TG↑↑
V	CM↑、VLDL↑↑	TC↑、TG↑↑

血浆脂蛋白水平与 AS 的形成有着密切的关系。血脂与脂蛋白长期升高,脂蛋白及其分解产物可沉积于血管内壁,并伴有纤维组织增生,最终使血管变窄,弹性降低,形成 AS。血浆 TC、低密度脂蛋白-胆固醇(LDL-C)、极低密度脂蛋白-胆固醇(VLDL-C)水平升高,氧化修饰型低密度脂蛋白(Ox-LDL)形成,LDL 受体活性降低或数量减少,血浆 HDL 或 HDL-C 水平的降低均可能导致 AS 发生。近年来认为血浆 TG 浓度的升高可通过升高 LDL 和降低 HDL 水平,以及抑制纤溶系统的功能等间接促进 AS 的形成和发展,因此,将降血脂药称为"调血脂药"较确切。

目前常用的调血脂药包括 4 类:3-羟基-3-甲戊二酸单酰辅酶 A 还原酶抑制剂、胆汁酸结合树脂、苯氧酸类、烟酸类。

一、3-羟基-3-甲戊二酸单酰辅酶 A 还原酶抑制剂

3-羟基-3-甲戊二酸单酰辅酶 A(3-hydroxy-3-mechylglutaryll CoA,HMG-CoA)还原酶是肝细胞合成 Ch 的限速酶,催化 HMG-CoA 生成甲羟戊酸(mevalonic acid,MVA)。MVA 是内源性 Ch 合成的关键步骤。因此,抑制 HMG-CoA 还原酶,则减少内源性 Ch 的合成。HMG-CoA 还原酶抑制剂又称他汀类(statins),通过抑制 HMG-CoA 还原酶,能非常有效地降低血浆 Ch 浓度的药物,用于治疗高胆固醇血症。

1987 年全球首个他汀类药物洛伐他汀获 FDA 批准上市,从此调血脂药进入了他汀时代。目前临床应用的有洛伐他汀(lovastatin)、辛伐他汀(simvastatin)、普伐他汀(pravastatin)、氟伐他汀(fluvastatin)和阿托伐他汀(atorvastatin)等。

【体内过程】 他汀类药物首过效应均较高,生物利用度很低。大多数药物口服吸收不完全,且易受食物的影响。普伐他汀和氟伐他汀经体内代谢成无活性或活性很低的代谢产物;而洛伐他汀和辛伐他汀为前体药,必须经肝代谢生成具有活性的代谢产物才能产生作用。除洛伐他汀主要经胆汁排泄外,其他药物大部分经肝代谢灭活,小部分经肾以原形排出。

【药理作用】

1.调血脂作用 在治疗剂量下,HMG-CoA 对 LDL-C 的降低作用最强,TC 次之,降 TG 作用很弱,而 HDL-C 略有升高。调血脂作用呈剂量依赖性,用药 2 周后出现明显疗效,4~6 周达高峰。长期服用可促进 AS 斑块消退,减轻冠状动脉狭窄的程度。

HMG-CoA 还原酶抑制剂通过多种途径发挥作用:①他汀类与 HMG-CoA 还原酶结构相似,且亲和力高出数千倍,竞争性抑制 HMG-CoA 还原酶活性,阻断肝内 Ch 合成,这是其主要作用机制;②通过负反馈机制,使肝细胞表面 LDL 受体代偿性合成增加或活性增强,促进血浆内大量 LDL 被摄

取,经 LDL 受体途径代谢为胆汁酸而排出体外,降低血浆 LDL 水平;③此作用又可进一步加速 VLDL 的代谢,同时肝合成与释放 VLDL 减少,也导致 VLDL 和 TG 相应下降(表23-2)。

表23-2　常用他汀类药物调脂作用特点

药物及剂量/(mg/d)	血脂及脂蛋白的变化/%			
	降低 TC	降低 LDL-C	降低 TG	升高 HDL
洛伐他汀(10)	30.0	37.9	20.1	3.0
辛伐他汀(10)	27.4	35.5	18.3	4.2
普伐他汀(20)	23.7	31.5	12.0	3.1
氟伐他汀(40)	21.4	30.1	7.3	11.2
阿托伐他汀(20)	34.5	44.3	33.2	12.1

2.非调血脂作用　他汀类药物的其他作用将更多地介入其作用机制,称他汀类的非调血脂性作用,又称多效能作用,比如:①改善血管内皮功能,提高血管内皮对扩血管物质的反应性;②抑制血管平滑肌细胞的增殖和迁移,促进其凋亡;③减少动脉壁巨噬细胞及泡沫细胞的形成,使 AS 斑块稳定和缩小;④降低血浆 C 反应蛋白,减轻动脉粥样硬化过程中的炎症反应;⑤抑制单核细胞-巨噬细胞的黏附和分泌功能;⑥抑制血小板聚集和提高纤溶酶活性;⑦抗氧化作用,降低脂蛋白的氧化。以上作用均有助于对抗 AS。

【临床应用】

1.调节血脂　用于各种原发性和继发性高胆固醇血症,可作为一线治疗药物。他汀类药物主要用于杂合子家族性和非家族性Ⅱa、Ⅱb 及Ⅲ型高脂蛋白血症,也可用于 2 型糖尿病和肾病综合征引起的高胆固醇血症。对病情较严重者可合用胆汁酸螯合剂。

2.肾病综合征　他汀类药物具有一定程度的保护和改善肾功能的作用,除了和调血脂作用相关外,还可能与其抑制肾小球膜细胞增殖、延缓肾动脉粥样硬化有关。

3.心、脑血管疾病　他汀类药物能增加粥样斑块的稳定性或使斑块缩小,故减少缺血性脑卒中、稳定型和不稳定型心绞痛发作、心肌梗死的发生;对冠心病一级和二级预防有效安全,可使冠心病发病率和死亡率明显降低。抑制血管成形术后再狭窄、心脑血管急性事件的预防及缓解器官移植后的排斥反应和治疗骨质疏松症等。

【不良反应】　不良反应较少且轻,常见有胃肠道反应、皮肤潮红、头痛等;具有肝毒性,约1%患者可有转氨酶升高,发生率与剂量有关,发生后应立即停药,一般 2~3 个月即可恢复。横纹肌溶解症的发生率<0.1%,主要特征为肌痛。若及时停药可以逐渐恢复,否则可因横纹肌溶解而导致急性肾功能衰竭等。因此,若用药过程中患者出现肌痛,应立即检测 CK,必要时停药。儿童、孕妇、哺乳期妇女、肝功能和肾功能异常者不宜应用。原有肝病史者慎用。

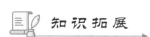

知识拓展

他汀类药物预防缺血性卒中有效性机制的研究

1.降血脂作用　他汀类药物通过降低血中 LDL-C、甘油三酯的水平,减少脂质在血管内皮细胞

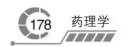

的沉积,抑制血管平滑肌的增殖和迁移,减缓动脉粥样硬化,从而减少缺血性卒中的发生。

2.稳定动脉粥样硬化斑块 部分缺血性卒中的发生是由于动脉粥样斑块突然发生崩解破裂。栓子进入血液循环而造成的。他汀类药物在不同方面发挥稳定斑块的作用。

3.减缓动脉粥样硬化的进展和逆转粥样斑块 目前认为强化降血脂有更多获益。

4.抗炎作用 他汀类具有强有力的抗炎功效,抑制许多炎症因子的表达和降低许多血清炎症标志物,对炎症反应过程各阶段有抑制作用。

5.血栓栓塞的保护作用 他汀类药物治疗能够提高左心室功能,减少心肌梗死后左心室肥大,同时减少左心室附壁血栓的形成,因此,减少了缺血性脑卒中的栓子来源。

6.调节血小板功能 抑制血栓形成。

△洛伐他汀(lovastatin):为第一个新型的他汀类调血脂药。调血脂作用稳定可靠,可用于原发性高胆固醇血症(Ⅱa、Ⅱb型),也用于以高胆固醇血症为主的混合性高脂血症患者。口服吸收约30%,与食物同服可增加吸收。一般用药2周效果明显,4~6周疗效较佳,呈剂量依赖性。

△辛伐他汀(simvastatin):为洛伐他汀的甲基衍生物。调脂作用较洛伐他汀强,而升高 HDL-C 和载脂蛋白 AⅠ的作用则强于阿托伐他汀。如长期使用辛伐他汀,在调脂的同时,可显著延缓 AS 病变进展和病情恶化,减少心血管事件和不稳定型心绞痛的发生。

△普伐他汀(pravastatin):调脂作用较洛伐他汀强,对降低 Ch 的作用较明显,对 TG 几乎无效。除降脂作用外,还可使单核-巨噬细胞向内皮的黏附与聚集受到抑制,发挥一定的抗炎作用,从而减少心血管疾病的发展。研究发现,急性冠脉综合征患者早期服用普伐他汀后可迅速改善内皮功能,降低冠状动脉再狭窄和心血管事件的发生率。

△氟伐他汀(fluvastatin):为人工合成的第1个他汀类药物,口服吸收迅速完全,不受饮食影响,经肝代谢后大部分转化为无活性的代谢产物排出体外。能同时阻断 HMG-CoA 还原酶的底物和产物,进而抑制 MVA 生成胆固醇发挥调血脂作用,同时具有增加 NO 活性,直接抑制动脉平滑肌细胞增殖、延缓内膜增厚,预防斑块形成。有报道此药还具有降低血清脂蛋白(a)[Lp(a)]水平、降低血小板活性、改善胰岛素抵抗等作用。

△阿托伐他汀(atorvastatin):作用和适应证与氟伐他汀相似,但是降低 TG 作用较强,大剂量给药可对纯合子家族性高胆固醇血症产生疗效。

二、胆汁酸结合树脂

胆汁酸结合树脂进入肠道后与胆汁酸牢固结合,阻止胆汁酸的肝肠循环与反复利用,最终导致胆固醇被大量消耗,使得血浆中 TC 和 LDL-C 水平降低。该类药物有考来烯胺(cholestyramine,消胆胺)、考来替泊(colestipol,降胆宁)。

【药理作用】 胆汁酸结合树脂在肠道通过离子交换和胆汁酸结合后发生下列作用。①被结合的胆汁酸失去活性,减少食物中脂类的吸收,同时阻碍胆汁酸在肠道的重吸收;②由于大量胆汁酸丢失,肝内胆固醇经7α-羟化酶作用转化为胆汁酸;③由于肝细胞中胆固醇减少,导致肝细胞表面 LDL 受体数目增加或活性增强,大量的 LDL-C 进入肝细胞,使血浆 TC 和 LDL-C 水平降低;④HMG-CoA还原酶继发性活性增加,但不能补偿胆固醇的减少,若与他汀类合用,有协同作用。

本类药能降低 TC 和 LDL-C,其强度与剂量有关,也相应降低载脂蛋白 B(Apo B),但对 HDL 几乎无改变,对 TG 和 VLDL 的影响较小。

【临床应用】 适用于治疗Ⅱa、Ⅱb型及家族性杂合子高脂蛋白血症,如用于Ⅱb型高脂蛋白血症的治疗,需与可降低 TG 和 VLDL 的药物联合应用。

【不良反应】 本类药物应用剂量大,且有特殊的臭味和一定的刺激性,常见恶心、腹胀、消化不良、食欲减退、便秘等胃肠道症状,一般在两周后消失。偶致短时转氨酶升高、高氯酸血症或脂肪痢等。

三、苯氧酸类

苯氧酸类又称为贝特类。氯贝丁酯具有降低 TG 和 VLDL 的作用,曾被广泛用于临床,后经大规模和长期临床试验发现其不良反应较多,特别是肝胆系统并发症,且不降低冠心病的发病率,现已少用。目前临床应用新型贝特类药物,如吉非贝齐(gemfibrozil)、非诺贝特(fenofibrate)、苯扎贝特(benzafibrate)等。

【体内过程】 口服吸收快而完全,在血液中与血浆蛋白结合,不易分布到外周组织。大部分在肝代谢,少量以原形经肾排出。吉非贝齐、苯扎贝特具活性酸形式,吸收后发挥作用快、持续时间短,$t_{1/2}$ 为 1~2 h;非诺贝特需水解成活性酸形式发挥作用,$t_{1/2}$ 为 13~20 h。

【药理作用】 此类药物具有调脂作用:能降低血浆中 TG、TC、VLDL-C、LDL-C 水平,升高 HDL-C 水平,其中又以吉非贝齐、非诺贝特、苯扎贝特作用更强。此类药物亦有非调血脂作用,具有抗凝血、抗血栓及抗炎作用等。两方面作用协同发挥抗 AS 效应。

苯氧酸类药物具体作用机制不明确,可能与激活核膜上的类固醇激素受体类核受体—过氧化物酶体增殖激活受体 α(peroxisome proliferator-activated receptor α,PPARα)有关。PPARα 活化后可调节 LPL、Apo CⅢ、Apo AⅠ等基因的表达,增加淋巴浆细胞性淋巴瘤(LPL)、Apo AⅠ的合成,减少 Apo CⅢ 的转录,同时还促进肝对脂肪酸的摄取,并抑制 TG 的合成;PPARα 活化后还可增加诱导型一氧化氮合酶活性,使 NO 生成增多,从而使巨噬细胞表达基质金属蛋白酶-9(MMP-9)减少,其减少有利于粥样斑块的稳定;PPARα 还属于炎症调节因子,具有抑制 AS 过程中炎症反应、减少血管半滑肌细胞(VSMC)增殖和血管成形术后再狭窄等作用。

此外,贝特类还具有降低某些促凝血因子活性,减少纤溶酶原激活物抑制物(PAI-1)生成等作用,这些作用亦可发挥抗 AS 效应。

【临床应用】 主要用于治疗原发性高 TG 血症、Ⅲ型高脂蛋白血症、混合型高脂蛋白血症;还可用于 2 型糖尿病所伴随的高脂蛋白血症的治疗。

【不良反应】 不良反应发生率低,主要有食欲减退、恶心、腹胀等消化道反应;其次可出现乏力、头痛、失眠、皮疹、阳痿等症状;偶致肌痛、尿素氮增加、转氨酶升高等,停药后可恢复。而氯贝丁酯不良反应较多且严重,可致心律失常、胆囊炎和胆结石症及增加胃肠道肿瘤的发病率。肝病患者、孕妇、儿童及肾功能不全者禁用。该类药物可增加口服抗凝药的抗凝活性;与他汀类药物联合应用可能增加横纹肌溶解的风险。

△吉非贝齐(gemfibrozil):口服吸收快而完全,达峰时间 1~2 h,$t_{1/2}$ 为 1.5~2.0 h,主要经尿排出。能降低血浆中 TG 和 VLDL 水平,作用稳定,适用于治疗血浆 TG 增高明显、同时伴有 HDL 降低或 LDL 升高的高脂蛋白血症患者,长期应用可明显降低冠心病的死亡率。少数患者出现一过性转氨酶升高,停药后可恢复。

△非诺贝特(fenofibrate):口服吸收快且较完全,达峰时间约 4 h,血浆蛋白结合率高达 99%,在肠道或肝代谢后转为活性物质,$t_{1/2}$ 约 22 h,主要经尿排泄,肾功不全者慎用。除调血脂作用外,能明显降低血浆纤维蛋白原和血尿酸水平,降低血浆黏稠度,改善血流动力学。主要用于高胆固醇血症、高甘油三酯血症及混合型高脂蛋白血症。肾功能不全者慎用。

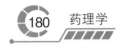

四、烟酸类

烟　酸

烟酸(nicotinic acid)为水溶性维生素,大剂量时对多种高脂蛋白血症均有效。现在临床多用的是烟酸衍生物,如阿昔莫司(acipimox)、烟酸肌醇酯(inositol)等。

【体内过程】　口服吸收快而完全,达峰时间为 30 ~ 60 min,与血浆蛋白结合率低,$t_{1/2}$ 为 20 ~ 45 min。小剂量时药物主要在肝转化为代谢产物烟尿酸经肾排泄,大剂量时则有较多药物以原形经肾排出体外。

【药理作用】　大剂量时能使血浆 TG 和 VLDL 水平降低,且用药后 l ~ 4 h 即可生效。也能降低血浆 LDL-C 水平,但作用慢且弱,用药 5 ~ 7 d 才生效,通常需 3 ~ 6 周达到最大效应。若与胆汁酸结合树脂合用,其降低 LDL-C 的作用可增强。如再加上他汀类,则该作用还可进一步增强。还能增加 HDL-C 水平。最近研究还证实烟酸是少有的可降低 Lp(a) 的药物。

其作用机制与下列多个方面有关。①降低血浆 TG 和 VLDL:烟酸升高血浆 HDL,降低 LP(a)。烟酸降低细胞 cAMP 的水平,使脂肪酶的活性降低,脂肪组织中的 TG 不易分解出 FFA,肝合成 TG 的原料不足、减少 VLDL 的合成和释放,也使 LDL 来源减少。②升高 HDL:由于 TG 浓度降低导致 HDL 分解代谢减少所致。HDL 的增加有利于胆固醇的逆行转运,阻止动脉粥样硬化病变的发展。③烟酸还抑制 TXA_2 的生成,增加 PGI_2 的生成,发挥抑制血小板聚集和扩张血管的作用。

【临床应用】　是广谱调血脂药,其中对Ⅱb、Ⅳ型疗效最好。适用于治疗混合型高脂蛋白血症、高 TG 血症、低 HDL 血症和高 Lp(a) 血症。若与他汀类或贝特类合用,可增强疗效。

【不良反应】　较多,常见皮肤潮红及瘙痒、尿酸升高、刺激胃黏膜加重或引起消化性溃疡,长期应用可致皮肤干燥、色素沉着或棘皮症。偶有肝功能异常、血尿酸增多,糖耐量降低等。停药后可恢复。溃疡病、糖尿病、痛风及肝功能异常者禁用。

△阿昔莫司(acipimox):化学结构与烟酸类似。口服吸收快而完全,作用较强而持久,大部分以原形由肾排出。药理作用与烟酸相似,能抑制脂肪组织的分解,减少 FFA 的释放,从而降低 TG 在肝中的合成,明显降低 TG;抑制 LDL 和 VLDL 的合成;抑制肝脏脂肪酶的活性,减少 HDL 的分解使血浆 HDL 升高。与胆汁酸结合树脂合用可加强其降 LDL-C 作用。此外,其还具有降低血浆纤维蛋白和血液黏稠度的作用。主要用于Ⅱb、Ⅲ和Ⅳ型高脂蛋白血症的治疗,亦适用于高 LP(a) 血症和 2 型糖尿病伴随的高脂血症的治疗。不良反应较少而轻,可因皮肤血管扩张出现灼热、瘙痒和红斑等。消化性溃疡者禁用。

第二节　抗氧化药

氧自由基(oxygen free radiical,OFR)在 AS 的发生和发展过程中发挥了重要作用。机体中自由基与脂质氧化密切相关,其中 LDL 被自由基氧化修饰成为氧化修饰型 LDL(Ox-LDL)后影响 AS 发生和发展的多个过程,如:①损伤血管内皮,促进单核细胞向内皮黏附并向内皮下转移;②阻止进入内皮下的单核细胞所转化的巨噬细胞返回血流;③巨噬细胞可无限制地摄取 Ox-LDL 而成为泡沫细胞;④促进内皮细胞释放血小板活化生长因子等,导致血管平滑肌细胞增殖和迁移;⑤泡沫细胞的脂质积累形成脂质条纹和斑块;⑥被损伤的内皮细胞还可导致血小板聚集和血栓形成。因此,防止氧自由基对脂蛋白的氧化修饰,已成为阻止 AS 发生和发展的重要措施。常见的抗氧化药有普罗布考、维生素 E、维生素 C 等,其中普罗布考对 AS 有良好的防治效果,临床应用较多。

普罗布考

【体内过程】　普罗布考(probucol)口服吸收率低且不规则,口服仅吸收 2% ~ 8%,饭后服用可促进其吸收。吸收后主要集中在脂肪组织和肾上腺,经胆道和粪便排出。

【药理作用】　具有强大的抗氧化作用,抑制 LDL 在体内的氧化修饰,抑制泡沫细胞的形成,促进 AS 病变的减轻和消退;能抑制 HMG-CoA 还原酶,并能通过受体及非受体途径增加 LDL 的清除,从而降低血浆 TC 和 LDL-C,通过提高胆固醇酯转移蛋白和 ApoE 的血浆浓度,而 HDL-C 及 Apo A I 同时明显下降,对血浆 TG 和 VLDL 基本无影响;较长期应用可使冠心病发病率降低,已形成的动脉粥样硬化病变停止发展或消退,黄色瘤明显缩小或消除。

【临床应用】　适用于各型高胆固醇血症;也适用于继发于肾病综合征和糖尿病的 II 型高脂蛋白血症;长期服用,还能消退肌腱黄色瘤、阻止动脉粥样硬化病变进展甚至促使病变消退;可用于预防经皮腔内冠状动脉成形术(PTCA)后的再狭窄。

【不良反应】　少而轻,以胃肠道反应为主。偶有嗜酸性粒细胞增多、肝功能异常、高尿酸血症、高血糖、血小板减少、肌痛等。用药期间注意心电图的变化。

第三节　多烯脂肪酸类

多烯脂肪酸类(poyenoic fatty acids)又被称为多不饱和脂肪酸类(polyunsaturated fatty acids, PUFAs),可以降低血浆中的甘油三酯、胆固醇,对动脉粥样硬化具有抑制作用。根据不饱和键在脂肪酸链中开始出现的位置,将其分为 $n-3$($\omega-3$)型和 $n-6$ 型($\omega-6$)型 2 类。

一、$n-3$ 型多烯脂肪酸

该类脂肪酸在藻类中合成,海洋动物摄入体内储存,在海鱼脂肪中含量丰富。其主要有二十碳五烯酸(eicosapentaenoic acid,EPA)和二十二碳六烯酸(docosahexaenoic acid,DHA),其调血脂作用强,临床应用疗效肯定。

【药理作用】　该类药物能直接或间接地产生抗 AS 作用,可能是通过促进 Ch 自粪便排出,抑制肝内脂质与脂蛋白合成,从而降低 TG 和 VLDL,升高 HDL;可抑制血小板聚集,降低全血黏度,减弱血小板与血管内皮反应。长期服用还能预防 AS 斑块形成并使斑块消退。

【临床应用】　主要用于 TG 水平升高为主的高脂蛋白血症,亦可用于糖尿病并发高脂血症等。对心肌梗死患者的预后有明显改善。

【不良反应】　一般无不良反应,长期或大剂量用药,由于减弱 TXA_2 合成、抑制血小板聚集可使出血时间延长,免疫反应降低。

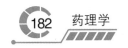

二、n-6 型多烯脂肪酸

该类脂肪酸主要有亚油酸(linoleic acid,LA)、γ-亚麻酸(γ-linolenic,γ-LNA)等,主要来源于植物油,如玉米油、亚麻籽油、月见草油等。n-6 型多烯脂肪酸可降低血浆中 TF、TG、LDL,并能升高 HDL。一般多与其他调血脂药或抗氧化药制成复方制剂用于治疗高脂蛋白血症和防治 AS。

第四节　黏多糖类和多糖类药

预防动脉内皮损伤也是防治 AS 的一个重要途径。目前临床常用的保护动脉内皮的药物主要有黏多糖类和多糖类药,是由氨基己糖或其衍生物与糖醛酸构成的二糖单位多次重复组成的长链,代表药物是肝素(heparin)。肝素的抗动脉粥样硬化作用如下:①降低 TC、TG、LDL、VLDL,同时升高 HDL;②可中和动脉内皮多种血管活性物质,减轻它们对动脉内皮的损伤作用;③抑制白细胞与血管内皮的黏附及向内皮下转移的作用;④抑制 VSMC 的增殖与迁移;⑤增强酸性成纤维细胞生长因子(aFGF)的促微血管生成作用;⑥抗血栓作用等。但其抗凝作用太强,且不能口服给药,因此,目前用于临床的动脉内皮保护药主要是低分子量肝素和天然类肝素。

△**低分子量肝素**(low molecular weight heparin,LMWH):为肝素解聚而成的短链肝素制剂,平均分子量为 4～6 kD。其具有明显的抗血栓作用,抗凝血作用不强。其主要是强而持久地抑制凝血因子 Ⅹa,对凝血因子 Ⅱa 的抑制作用较弱。常用制剂有依诺肝素(enoxaparin)、替地肝素(edelparin)、弗希肝素(fraxiparine)、洛吉肝素(logiparin)及洛莫肝素(lomoparin)等。临床主要用于不稳定型心绞痛、急性心肌梗死及 PTCA 后再狭窄等的治疗。

△**天然类肝素**(natural heparinoids):包括硫酸乙酰肝素(heparan sulfate)、硫酸皮肤素(dermatan sulfate)、硫酸软骨素(chondroitin sulfate)及冠心舒等,是一类生物体内存在的类似肝素结构的物质。冠心舒为含硫酸乙酰肝素、硫酸皮肤素和硫酸软骨素的复合物,主要从猪肠黏膜提取获得。作用特点同低分子量肝素,临床主要用于心及脑缺血性疾病的治疗。

问题分析与能力提升

患者,男,55 岁,司机。1 个月前自觉头晕,去医院门诊检查:血清 TC 6.55 mmol/L,TG 5.8 mmol/L,LDL-C 4.75 mmol/L,诊断为高脂血症。

请分析:针对该患者的情况,可选用哪些药物进行治疗? 为什么?

思考题

1. 调血脂药主要包括哪几类? 各类调脂药的特点是什么?
2. 他汀类药物调血脂的作用机制是什么? 调血脂的特点如何?
3. 对于高胆固醇血症、高甘油三酯血症、混合型高脂血症及低密度脂蛋白血症的患者最佳使用的调血脂药是哪些?

(司旭艳)

第二十四章 利尿药及脱水药

课件

第一节　利尿药

　　利尿药(diuretics)是一类作用于肾,通过影响肾小球的滤过、肾小管的重吸收和分泌等功能,减少肾小管对 Na^+ 和 Cl^- 等的重吸收,促进体内电解质和水分的排出而增加尿量,消除水肿的药物。临床上主要用于治疗各种原因引起的水肿;也可用于某些非水肿性疾病,如高血压、肾结石、高钙血症等的治疗。

一、利尿的生理学基础

　　尿液的生成过程包括肾小球滤过、肾小管和集合管的重吸收和分泌。利尿药作用部位不同,产生的利尿作用强弱不同。肾泌尿生理学基础及各类利尿药的作用部位见图24-1。

(一)肾小管滤过

　　正常人肾小球滤过率为 125 mL/min,原尿量约为 180 L/d,但每天排尿仅 1~2 L,仅有 1% 的原尿排出,原尿中 99% 的水和钠在肾小管和集合管中被重吸收。强心苷、氨茶碱、多巴胺等药物可通过增强心肌收缩力、扩张肾血管、增加肾血流量和肾小球滤过率,使原尿生成增加,但由于肾脏存在球-管平衡的调节机制,这些药物并不能使终尿量明显增多,利尿作用较弱。

(二)肾小管和集合管

　　肾小管的重吸收作用对 Na^+ 和 Cl^- 的转运及潴留极为重要。根据肾小管对 Na^+ 和 Cl^-,以及水的转运特点,将其分为近曲小管、髓袢升支粗段髓质部和皮质部、远曲小管和集合管。

　　1.近曲小管　近曲小管是 Na^+ 重吸收的主要部位,原尿中 Na^+ 的 60%~70% 在此段被重吸收。在近曲小管,管腔内 Na^+ 顺浓度梯度和电位差通过管腔侧进入肾小管上皮细胞,再由细胞基底膜侧

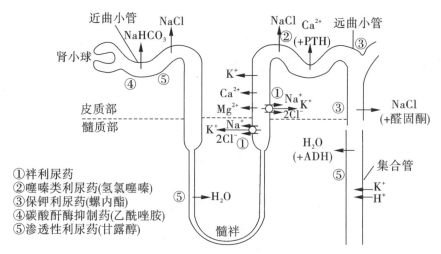

①袢利尿药
②噻嗪类利尿药(氢氯噻嗪)
③保钾利尿药(螺内酯)
④碳酸酐酶抑制药(乙酰唑胺)
⑤渗透性利尿药(甘露醇)

图24-1 各类利尿药的作用部位及机制

Na^+-K^+-ATP酶驱动进入管周毛细血管;通过近曲小管管腔膜上的Na^+-H^+交换体,按$1:1$将细胞内的H^+分泌到管腔内,同时将管腔中的Na^+转移至细胞内,再由Na^+-K^+-ATP酶转运至组织间液中。H^+分泌进入管腔与HCO_3^-形成H_2CO_3,后者进一步脱水形成CO_2和水,然后迅速进入细胞,在细胞内再次水化成为H_2CO_3。H_2CO_3在细胞内分解后,H^+用于Na^+-H^+交换,HCO_3^-经一种特殊的转运子转运通过基质侧膜入血。管腔内的脱水反应和细胞内的再水化反应均由碳酸酐酶(carbonic anhydrase,CA)的催化。

H^+的产生:
$$CO_2+H_2O \xrightleftharpoons{\text{碳酸苷酶}} HCO_3^-+H^+$$

乙酰唑胺是作用于近曲小管的利尿剂,通过抑制碳酸酐酶,减少H^+的生成,使H^+-Na^+交换减少,进而Na^+的吸收减少而产生利尿作用。但由于利尿作用弱,且易致代谢性酸血症,故现已少用。

2.髓袢升支粗段髓质部和皮质部 该段功能与利尿药作用关系密切,原尿中30%~35%的Na^+在此段被吸收,因对水不通透,故不伴有水的再吸收。其对Na^+的再吸收过程如下:①通过管腔膜共同转运系统($Na^+-K^+-2Cl^-$ Co-transporter)将2个Cl^-、1个Na^+和1个K^+同向转运到细胞内。②该协同转运的能量来自Na^+浓度差的势能,而Na^+的浓度差是由管周膜Na^+-K^+-ATP酶对细胞内Na^+的泵出所致。由于管腔膜转运系统和管周膜Na^+-K^+-ATP酶的中介,使细胞内K^+浓度增高,K^+沿管腔膜上特异性钾通道进入管腔,形成腔液正电位,以致驱动腔液中Ca^{2+}和Mg^{2+}经细胞间通道进入管周血液而被吸收。③此段不通透水,因而在尿的稀释和浓缩功能中具有重要意义。随着髓袢升支粗段对Na^+和Cl^-的再吸收,而水未被重吸收,管腔内尿液逐渐稀释;管腔内渗透压逐渐降低,同时肾髓质间液则因Na^+和Cl^-等物质的重吸收而成高渗状态,当尿液流经集合管时,在抗利尿激素(antidiuretic hormone,ADH)的作用下,大量水分被重吸收,从而使尿液浓缩。

高效利尿药,如呋塞米等能选择性地抑制髓袢升支粗段髓质部和皮质部的$Na^+-K^+-2Cl^-$共转运子,既降低肾对尿液的稀释功能,又由于无法维持髓质的高渗而降低肾对尿液的浓缩功能,从而产生强大的利尿作用。

3.远曲小管和集合管 滤液中5%~10%的NaCl在远曲小管被重吸收。Na^+重吸收的方式主要通过以下几种方式进行。①远曲小管近端的Na^+-Cl^-同向转运系统:该转运子可将Na^+、Cl^-转运入细胞,再由钠泵将Na^+泵出到组织间隙,Cl^-则被动重吸收。噻嗪类利尿药通过阻断Na^+-Cl^-同向转运系统而产生作用。但此段与肾髓质间液高渗的形成无关,故不影响肾对尿液的浓缩过程,仅影响尿液的稀释过程,利尿作用呈中等强度。②远曲小管远端及集合管存在 $Na^+ - H^+$ 交换和 $Na^+ - K^+$ 交换,药物主要影响 $Na^+ - K^+$ 交换。该段管腔膜侧存在着 Na^+ 和 K^+ 通道,管腔液中的 Na^+ 与细胞内的 K^+ 形成 $Na^+ - K^+$ 交换。此过程主要受醛固酮的调节,低效利尿药中,螺内酯是醛固酮受体阻滞剂,通过抑制醛固酮与醛固酮受体的结合,间接抑制 $Na^+ - K^+$ 交换,增加 Na^+ 和水的排出,产生利尿作用;而氨苯蝶啶则可直接抑制 Na^+ 通道,抑制 $Na^+ - K^+$ 交换,减少 Na^+ 和水的重吸收,而产生利尿作用。两药利尿作用均较弱,且可造成 K^+ 的排泄减少,故又称留钾利尿药。

除保钾利尿药外,其他利尿药都能促进钾排泄。故这些利尿药又称排钾利尿药。

二、利尿药的分类

常用利尿药按利尿作用的效能、作用部位和作用机制,分为以下 3 类。

1. 高效能利尿药 高效能利尿药又称袢利尿药。其主要作用于髓袢升支粗段皮质部和髓质部,抑制 $Na^+ - K^+ - 2Cl^-$ 的转运系统,影响肾的稀释和浓缩功能,产生强大的利尿作用。代表药为呋塞米,同类药物尚有布美他尼、托拉塞米、依他尼酸等。

2. 中效能利尿药 中效能利尿药又称噻嗪类利尿药。其主要作用于远曲小管近端,抑制 Na^+ 和 Cl^- 的转运系统,影响肾的稀释功能,产生中等强度的利尿作用。代表药为氢氯噻嗪,同类药物有苄氟噻嗪、氢氟噻嗪、三氯噻嗪、环戊噻嗪等。

3. 低效能利尿药 低效能利尿药包含保钾利尿药和碳酸酐酶抑制剂。前者主要作用于远曲小管远端和集合管上皮细胞,后者主要作用于近曲小管。保钾利尿药抑制 Na^+ 的重吸收,增加 Na^+ 和 Cl^- 排泄而产生利尿作用,并能减少 K^+ 排出,从而起到保钾利尿药的作用,利尿作用弱,代表药为螺内酯、氨苯蝶啶等。碳酸酐酶抑制剂通过抑制碳酸酐酶活性,干扰 $Na^+ - K^+$ 交换发挥弱利尿作用,代表药为乙酰唑胺。

三、常用利尿药

(一)高效能利尿药

高效能利尿药主要作用于髓袢升支粗段皮质部和髓质部,选择性地抑制 Na^+ 和 Cl^- 的重吸收,又称为袢利尿药。常用的有呋塞米、依他尼酸、布美他尼。

呋塞米

【体内过程】 呋塞米(furosemide,速尿)吸收迅速但不完全,生物利用度为 50% ~70% ,口服后 30 ~60 min 起效,1 ~2 h 血药浓度达峰值,作用维持时间为 6 ~8 h。静脉注射 5 ~10 min 起效,$t_{1/2}$ 约为 1 h,作用维持时间为 4 ~6 h。大部分以原形经近曲小管分泌,并随尿排出。反复给药不易蓄积。可透过胎盘,经乳汁分泌。

【药理作用】

1. 利尿作用 作用强大、迅速而短暂。其作用机制为特异性地与髓袢升支粗段皮质部和髓质部 $Na^+ - K^+ - 2Cl^-$ 的共同转运载体蛋白可逆性结合,干扰肾的尿液稀释与浓缩功能,排出大量接近于等渗的尿液。同时,由于 K^+ 的重吸收减少,降低了 K^+ 的再循环导致管腔正电位,减少了 Ca^{2+}、Mg^{2+} 重吸收的驱动力,使它们的重吸收减少,排泄增加。输送到远曲小管和集合管的 Na^+ 增加又促使 $Na^+ - K^+$ 交换增加,从而使 K^+ 的排泄进一步增加。因此,袢利尿药不仅抑制 Na^+ 和 Cl^- 的再吸收,也抑

制 Ca^{2+}、Mg^{2+}、K^+ 的再吸收,尿中 Na^+、Cl^-、Ca^{2+}、Mg^{2+}、K^+ 排出增多,HCO_3^- 排泄也增加。

2. 对血管的调节作用 能扩张肾血管,增加肾血流量和肾小球滤过率;对心力衰竭者,在其利尿作用发生前可产生有效的舒张血管作用,扩张小静脉,减轻心脏负荷,降低左心室充盈压,减轻肺水肿。其作用机制可能与增加 PG 合成、降低对缩血管因子的反应性,以及对动脉阻力血管产生钾离子通道开放的作用有关。袢利尿药促进肾 PG 的合成,因此,非甾体抗炎药如吲哚美辛可减弱呋塞米的扩血管作用;另外非甾体抗炎药抑制环氧合酶的活性,减少 PG 的生成,故可减弱其利尿作用。尤其是肾病综合征和肝硬化患者,这种干扰作用更加明显。

【临床应用】

1. 严重水肿 可用于心、肝、肾性水肿,主要用于其他利尿药无效的严重水肿。如充血性心力衰竭、肝硬化、肾病等多种原因引起的严重水肿。紧急情况或不能口服者,可静脉注射给药。

2. 急性肺水肿和脑水肿 可作为急性肺水肿的首选药,静脉注射呋塞米能扩张容量血管,减少回心血量,降低左心室负荷,迅速缓解急性肺水肿症状,对肺水肿合并左心衰者疗效更佳;对于脑水肿患者,其强大的利尿作用,使血液浓缩,血浆渗透压增高,有利于降低颅内压,消除脑水肿,常与脱水药合用以增强疗效。

3. 急、慢性肾功能衰竭 ①呋塞米促进排钠利尿、冲洗肾小管;②扩张肾血管、增加肾血流量和肾小球滤过率,减轻细胞水肿和急性肾小管的萎缩和坏死,但不延缓肾功能衰竭的进程。可用于各种原因导致的肾血流量灌注不足,如失水、休克、中毒、麻醉意外及循环功能不全等,也可用于甘露醇无效的少尿者。

4. 高钙血症 静脉滴注呋塞米和生理盐水,可明显抑制 Ca^{2+} 的重吸收,促进 Ca^{2+} 的排泄,使血 Ca^{2+} 降低,迅速控制高钙血症。

5. 加速毒物排泄 配合大量输液,使尿量 1 d 内达 5 L 以上,可加速某些毒物的排泄,仅对以原形从肾排出的药物中毒有效,如长效巴比妥类、水杨酸类、碘化物、氟化物等药物中毒的解救。

【不良反应】

1. 水与电解质紊乱 长期或大剂量应用可引起低血容量、低血钾、低血钠、低氯性碱血症、低血镁等。低血钾可增强强心苷对心脏的毒性,对肝硬化患者可能诱发肝性脑病,应注意及时补钾或加服保钾利尿药。当低血钾和低血镁同时存在时,应注意同时纠正低血镁,才能最终纠正低钾血症。

2. 耳毒性 表现为眩晕、耳鸣、听力障碍,甚至暂时性耳聋,呈剂量依赖性。见于大剂量静脉注射时,与其他耳毒性药物合用时更易发生。耳毒性原因可能与引起内耳淋巴液、电解质浓度迅速改变和耳蜗外毛细胞损伤有关。肾功能不全者慎用,忌与氨基糖苷类抗生素合用,以免产生永久性耳聋。

3. 高尿酸血症 长期用药时可减少尿酸排泄,诱发痛风,原因是该药和尿酸均通过肾有机酸分泌系统排泄,产生竞争性抑制,故对痛风患者禁用。

4. 其他 可出现恶心、呕吐腹泻,大剂量可见胃肠道出血;过敏反应如皮疹、嗜酸性粒细胞增多、间质性肾炎等;偶见骨髓抑制,如白细胞、血小板减少等。

△**布美他尼**(bumetanide):利尿作用、机制及临床应用与呋塞米相同,作用强而持久,利尿作用强度为呋塞米的 40～60 倍,具有高效、速效、短效和低毒的特点。口服吸收迅速完全,后生物利用度为 80%,血浆蛋白结合率为 95%。其主要以原形经肾排泄。本药主要用于治疗各种顽固性水肿及急性肺水肿,对急、慢性肾功能衰竭尤为适宜。某些肾功能衰竭患者用大剂量呋塞米无效时,本品可能有效。不良反应与呋塞米相似而较轻。耳毒性最低,为呋塞米的 1/6。大剂量时可出现肌肉疼痛和痉挛。

△依他尼酸(etacrynic acid):化学结构不同于呋塞米,但利尿作用和机制相似。利尿作用比呋塞米弱,临床应用于充血性心力衰竭、急性肺水肿、肾性水肿、肝硬化腹腔积液、肝癌腹腔积液、血吸虫病腹腔积液、脑水肿及其他水肿。不良反应较严重,如胃肠道反应,耳毒性的发生率高于其他袢利尿药,且可能发生永久性耳聋,现已少用。

(二)中效能利尿药

噻嗪类利尿药物是临床广泛应用的口服利尿药,基本化学结构相似(含有苯并噻二嗪核和磺酰胺基),各药的作用部位和作用机制相同,利尿效能相似,而效价强度差别较大,作用维持时间也各不相同。本类药物毒性小,安全范围较大。氢氯噻嗪(hydrochlorothiazide)是本类药物的原形药物,常用的还有氯噻嗪(chlorothiazide)、环戊噻嗪(cyclopenthiazide)、吲达帕胺(indapamide)、美托拉宗(metolazone)等。

氢氯噻嗪

【体内过程】 氢氯噻嗪脂溶性较高,口服吸收迅速而完全,血浆蛋白结合率为64%。口服后1~2 h起效,4~6 h血药浓度达峰值,作用可持续6~12 h。可通过胎盘进入胎儿体内。其主要以原形通过肾小球滤过及近曲小管分泌而排出,少量由胆汁排泄。尿毒症患者氢氯噻嗪清除率下降,$t_{1/2}$延长。

【药理作用】

1. 利尿作用 该药利尿作用温和持久。其作用机制是:抑制远曲小管近端 Na^+-Cl^- 共同转运系统,抑制 Na^+、Cl^- 的重吸收,从而增强 Na^+ 和 Cl^- 及水的排出。由于转运至远曲小管的 Na^+ 增加,促进了 K^--Na^+ 交换。尿中除排出 Na^+ 和 Cl^- 外,K^+ 的排出也增多,长期服用可引起低钾血症。对碳酸酐酶有一定的抑制作用,略增加 HCO_3^- 的排泄。

此外,与高效利尿药相反,该类药物能促进远曲小管由甲状旁腺激素(parathyroid hormone,PTH)调节的 Ca^{2+} 重吸收,可能由于 Na^+ 重吸收减少,肾小管上皮细胞 Na^+ 减少,促进基侧质膜的 Na^+-Ca^{2+} 交换,减少尿 Ca^{2+},使 Ca^{2+} 从肾排出减少。

2. 抗利尿作用 该药可减少尿崩症患者的尿量和减轻烦渴的症状,其作用机制可能为:抑制磷酸二酯酶,增加远曲小管及集合管细胞内 cAMP 的含量,从而提高远曲小管对水的通透性,使水的重吸收增加,从而减少尿崩症患者的尿量;由于增加 NaCl 的排出,导致血浆渗透压降低而减轻口渴感,饮水量减少,尿量减少。

3. 降压作用 其为常用的一线降压药,用药早期通过利尿、血容量减少而降低;长期用药则通过低钠,使 Na^+-Ca^{2+} 交换减少,血管平滑肌内 Ca^{2+} 减少,扩张外周血管而产生降压作用。

【临床应用】

1. 水肿 可用于治疗各种原因引起的水肿。氢氯噻嗪是轻、中度心源性水肿的首选药,是治疗慢性心功能不全的常用药物之一。对肾性水肿的疗效与肾功能的损害程度有关,损害轻者疗效较好,重者较差。对肝硬化腹水或肝性水肿患者要注意防止低血钾诱发肝性脑病。

2. 高血压 是治疗高血压病的基础药物之一,多与其他降压药合用治疗高血压,可增强疗效,减少不良反应。

3. 尿崩症 可用于治疗肾性尿崩症及升压素无效的垂体性尿崩症。

4. 高尿钙伴有肾结石者 通过增强远曲小管对钙的重吸收,减少钙的排泄和在管腔内的沉积,防止肾结石的形成。

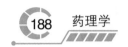

【不良反应】

1. 电解质紊乱　长期大量应用可引起低血钾、低血钠、低血镁、低氯性碱血症等。表现为口干、乏力、恶心、呕吐、肌痛、腱反射消失等。

2. 高尿酸血症　本类药物可与尿酸竞争有机酸排泄途径。抑制尿酸的排泄,少数人可诱发痛风。

3. 代谢变化　长期使用可导致高血糖,可能是其抑制胰岛素的分泌以及减少组织利用葡萄糖。纠正低钾血症后可部分翻转高血糖效应。也可使血清胆固醇增高,并增加低密度脂蛋白含量,导致高脂血症。

4. 其他　引起肾血流量减少、肾小球滤过率降低、血尿素氮增高、高钙血症等;少数有胃肠道反应;与磺胺类有交叉过敏反应,可见皮疹、光敏性皮炎等过敏反应。偶见严重的溶血性贫血、坏死性胰腺炎等。

△环戊噻嗪(cyclopenthiazide navidrex):作用比氢氯噻嗪强 100 倍,作用持久,排 Na^+ 作用明显,但排 K^+ 不明显,故短期内用药无须同时服用氯化钾。临床用于心、肝、肾源性水肿。另外与其他降压药合用于治疗原发性高血压,不良反应较氢氯噻嗪少见。用药期间不必忌盐,长期应用应补充 K^+。肝性脑病或有肝性脑病趋势者禁用。

(三)低效能利尿药

低效能利尿药物分为保钾利尿药和碳酸酐酶抑制药。低效能利尿药作用较弱,较少单用,临床上一般不作为首选药,常与其他利尿药合用。保钾利尿药在远曲小管后段及集合管直接或间接对抗醛固酮的作用,具有保钾排钠效应。药物可分为:①醛固酮受体阻滞剂,代表药为螺内酯(spironolactone);②肾小管上皮细胞 Na^+ 通道阻滞剂,代表药为氨苯蝶啶、阿米洛利。

螺内酯

【体内过程】　口服易吸收,生物利用度大于90%,血浆蛋白结合率在90%以上,$t_{1/2}$ 仅 10 min。螺内酯需经肝脏代谢为有活性的坎利酮(canrenone)才能发挥利尿作用,口服后 1 d 左右起效,2~3 d 后作用达高峰,停药后可持续2~3 d。有明显的首过效应和肝肠循环。多以结合型无活性代谢产物经肾和胆道排泄,约 10% 以原形经肾排泄。

【药理作用】　螺内酯是醛固酮的竞争性拮抗药。该药及其代谢产物结构与醛固酮相似,在远曲小管和集合管与醛固酮竞争受体,干扰醛固酮的作用,抑制 Na^+ 的重吸收和减少 K^+ 的分泌,表现为保钾排钠的利尿作用,利尿作用依赖于体内醛固酮水平。

【临床应用】　醛固酮利尿作用弱,起效慢,作用持久,仅在体内有醛固酮存在时才产生利尿作用。

1. 用于醛固酮增多的顽固性水肿　如肝硬化、慢性心功能不全、肾病综合征等引起的水肿,常与噻嗪类或袢利尿药合用以增强利尿药效果并减少 K^+ 的丢失。

2. 充血性心力衰竭　醛固酮用于治疗充血性心力衰竭,可明显改善患者症状,降低病死率,其原因除排钠利尿消肿外,还与能抑制心肌纤维化、改善心力衰竭患者血管内皮功能等多方面作用有关。

【不良反应】

1. 高钾血症　长期应用可引起高钾血症,尤其是肾功能不全者,常表现为嗜睡、极度疲惫、心率减慢及心律失常等。

2. 胃肠道反应　表现为恶心、呕吐、胃痉挛和腹泻,尚有报道可致消化性溃疡。

3. 其他　偶有低钠血症;长期应用可产生性激素样副作用,表现为男性乳房发育、性功能障碍、女性乳房胀痛、多毛症、月经失调等;长期应用可产生中枢神经系统反应,表现为头痛、倦息、行走不协调及精神异常等。

△**依普利酮**(eplerenone):是选择性醛固酮受体阻滞剂,其抗醛固酮受体的作用为螺内酯的2倍,对醛固酮受体具有高度的选择性,而对肾上腺糖皮质激素、孕酮和雄激素受体的亲和力较低,从而减少了螺内酯的性激素样副作用。用于高血压、心力衰竭等疗效较好,副作用较小,具有广阔的应用前景。

氨苯蝶啶、阿米洛利

【体内过程】　氨苯蝶啶(triamterene)在肝代谢,其活性形式及代谢物也从肾排泄,$t_{1/2}$ 为4.2 h,需频繁用药;阿米洛利(amiloride)主要以原形从肾排出,$t_{1/2}$ 为 6 ~ 9 h。

【药理作用】　虽然氨苯蝶啶(triamterene)和阿米洛利(amiloride)的化学结构不同,但是两药有相同的药理作用。其作用机制是作用于远曲小管末端和集合管,通过阻滞管腔 Na^+ 通道而减少 Na^+ 的重吸收,同时管腔的负电位减低,导致驱动分泌 K^+ 的动力减少,抑制了 K^+ 的分泌,从而产生排Na^+ 利尿和保 K^+ 的作用。

【临床应用】　临床上常与排钾利尿药合用治疗因心力衰竭、肝硬化和肾炎等引起的水肿。

【不良反应】　不良反应较轻。少数服用可引起高钾血症,肾功能不全、糖尿病者及老年人较易发生,故严重肝肾功能不全、有高钾血症倾向者禁用;偶见嗜睡、恶心、呕吐、腹泻等胃肠道反应;氨苯蝶啶还能抑制二氢叶酸还原酶,可引起叶酸缺乏;肝硬化者可发生巨幼细胞贫血。

△**乙酰唑胺**(acetazolamide):通过抑制肾小管上皮细胞中的碳酸酐酶,减少 $H^+ - Na^+$ 交换,近曲小管 Na^+ 重吸收减少,水的重吸收减少,但集合管 Na^+ 重吸收会大大增加,K^+ 分泌相应增加。利尿作用弱,易引起酸中毒,目前很少用于利尿。乙酰唑胺还抑制肾以外部位碳酸酐酶依赖的 HCO_3^- 的转运,如抑制眼睫状体上皮细胞向房水中分泌 HCO_3^- 和脉络丛向脑脊液分泌 HCO_3^-,从而减少房水和脑脊液的产生,使眼内压下降。临床主要用于治疗青光眼、急性高山病,并能碱化尿液,纠正代谢性碱中毒等。常见不良反应有嗜睡、面部和四肢麻木感。长期应用可发生低钾血症、代谢性酸中毒,偶有粒细胞缺乏及过敏反应。肝、肾功能不全患者慎用。

第二节　脱水药

脱水药又称渗透性利尿药,是指能提高血浆渗透压、产生组织脱水作用的药物。当药物通过肾时不易被重吸收,使水在髓袢升支和近曲小管的重吸收减少,增加水和部分离子的排出,产生渗透性利尿作用。本类药物一般具有以下特点:①静脉注射后不易通过毛细血管进入组织;②易经肾小球滤过,不易被肾小管重吸收;③在机体不被代谢;④对机体无毒性作用和过敏反应。

甘露醇

甘露醇(mannitol)属单糖类,可溶于水,临床常用20%的高渗水溶液静脉注射或静脉滴注。

【体内过程】　甘露醇口服不吸收,静脉注射后迅速进入细胞外液而不进入细胞内,10 min 即能

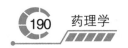

增加尿量,2~3 h 达高峰,作用持续6~8 h。降低颅内压作用于静脉注射后20 min 内出现,作用维持时间6 h 以上。约20%可进入肝,转变为糖原。大部分以原形经肾排出。

【药理作用】

1. 脱水作用 甘露醇静脉注射后不易透过毛细血管渗入组织,可迅速提高血浆渗透压,使组织间液向血浆转移,产生组织脱水作用。可降低颅内压和眼压。

2. 利尿作用 静脉注射后经肾小球滤过,但不被肾小管重吸收,因提高肾小管液渗透压,减少髓袢升支及集合管对 NaCl 和水的重吸收,使尿量增加。尿中 Na^+、K^+、Ca^{2+}、Mg^{2+}、Cl^-、HCO_3^- 等电解质排出同时增加。

3. 导泄 口服用药则产生渗透性腹泻,可用于从胃肠道消除毒性物质。

【临床应用】

1. 脑水肿 甘露醇是降低颅内压,治疗脑水肿的首选药。

2. 青光眼 可用于青光眼急性发作及术前应用,降低眼内压。

3. 急性肾功能衰竭 在少尿时及时应用甘露醇,通过脱水作用,可减轻肾间质水肿。同时渗透性利尿效应可维持足够的尿量,稀释肾小管内有害物质,可防止肾小管萎缩、坏死;此外,还能改善急性肾功能衰竭早期的血流动力学变化,对肾功能衰竭伴有低血压者效果较好。

4. 其他 某些药物过量中毒(如巴比妥类、水杨酸盐等)时,应用甘露醇可促进毒物排泄;也可用于肠道术前准备等。

【不良反应】 少见,可出现水和电解质紊乱,注射太快可引起一时性头痛、头晕和视力模糊;个别出现严重过敏反应,漏出血管致局部肿胀;细胞外液增加而引起血容量增大。

△**山梨醇**(sorbitol):为甘露醇的同分异构体,药理作用与临床应用同甘露醇,易溶于水,临床上常用25%高渗液。因进入人体内大部分在肝转化为果糖,故作用弱,持续时间较短。

△**高渗葡萄糖**:50%的高渗葡萄糖可产生脱水及渗透性利尿作用,但因葡萄糖可部分从血管弥散进入组织中,且易被代谢,故作用弱而不持久。停药后可出现颅内压回升而引起反跳。临床上常与甘露醇或山梨醇合用,治疗脑水肿和急性肺水肿。

问题分析与能力提升

患者,女,20岁,肾病综合征,水肿明显,医生给予强的松片和氢氯噻嗪片治疗。几日后,患者出现肌肉无力、腹胀。

请分析:患者出现肌肉无力、腹胀的原因是什么?

思考题

1. 简述各类利尿药的作用部位及利尿机制。

2. 简述氢氯噻嗪、螺内酯、甘露醇的药理作用及临床应用。

3. 简述高效能、中效能、低效能利尿药与脱水药对电解质代谢的影响有何不同。

4. 分析各类利尿药对尿液钾离子排泄的影响及机制。

第二十五章　作用于血液及造血系统的药

课件

学习目标

1. 掌握肝素、铁剂、叶酸、维生素 B_{12}、右旋糖酐的药理作用、临床应用和不良反应。
2. 熟悉抗凝血药、促凝血药、抗贫血药和血容量扩充药的药理作用及作用机制。
3. 了解抗凝血药导致出血的解救原理;凝血和抗凝机制。

机体在正常生理情况下,血液凝固与抗凝血,纤维蛋白溶解与抗纤维蛋白溶解系统的动态平衡,保证了血液既能在血管内处于流动状态,又不会发生出血。此外,血液的成分和循环中的有效血容量也是维持机体正常生理功能的重要因素。各类血细胞数量或功能的改变可导致血液系统功能障碍,如贫血、粒细胞减少、再生障碍性贫血等。大量失血等引起的血容量的降低,会造成机体重要器官的灌注不足,甚至引发休克。

作用于血液及造血系统的药物包括抗凝血药、抗血小板药、纤维蛋白溶解药、促凝血药、抗贫血药、促进白细胞增生药及血容量扩充药。其中抗凝血药、抗血小板药用于预防血栓形成,溶栓药则用于促进血栓溶解。这 3 类药都影响正常止血功能,必然会引起出血的危险。而促凝血药和抗纤维蛋白溶解药则相反,可以发挥止血作用,用于出血性疾病,统称为止血药。

第一节　凝血过程和抗凝血药

一、凝血过程

血液凝固是由 12 种凝血因子(表 25-1)和前激肽释放酶(prekallikrein, PK)、激肽释放酶(kallikrein, Ka)、高分子量激肽原(high molecular weight kininogen, HMWK)及血小板磷脂(PL 或 PF_3)等参与,按一定顺序相继激活的一系列复杂的蛋白质的有限水解活化过程。凝血因子大多在肝合成,其中凝血因子Ⅱ、Ⅶ、Ⅸ及Ⅹ的活化需要维生素 K 的参与。

表 25-1　凝血因子及其常用同义名

凝血因子	常用同义名	凝血因子	常用同义名
I	纤维蛋白原	VIII	抗血友病球因子
II	凝血酶原	IX	血浆凝血激酶
III	组织凝血激酶	X	Struart-Prower 因子
IV	Ca^{2+}	XI	血浆凝血激酶前质
V	前加速素	XII	接触因子
VII	前转变素	XIII	纤维蛋白稳定因子

　　凝血过程可分为凝血酶原酶复合物形成、凝血酶原激活及纤维蛋白生成 3 个环节。其中凝血酶原酶复合物形成有内源性凝血途径和外源性凝血途径。两条途径的主要区别在于启动方式和参与的凝血因子不同。内源性凝血途径是指完全依靠血浆中的凝血因子逐步激活因子 X 的凝血通路；外源性凝血途径则指受损伤的血管外组织释放组织因子 III，再逐步激活因子 X 的凝血通路（图 25-1）。随后是共同通路，即从内源性或外源性通路激活的因子 X 开始，到纤维蛋白形成的过程。

二、抗凝血药

　　抗凝血药是指能通过干扰机体生理性凝血过程的某些环节而阻止血液凝固的药物。其在临床主要用于血栓栓塞性疾病的预防和治疗，防止血栓的形成和进一步发展。抗凝血药主要有肝素、香豆素类。

肝　素

　　肝素因最初来自肝而得名，目前我国药用制剂主要从猪肠黏膜和猪、牛肺中提取。肝素是一种带负电荷的硫酸化糖胺聚糖，因与硫酸和核酸共价结合而具有酸性。肝素可分为普通肝素和低分子量肝素。普通肝素又称为传统的肝素或未分组分的肝素，以区别于低分子量肝素，分子量为 3 ~ 30 kD，平均 15 kD，存在于肥大细胞、血浆及血管内皮细胞中。

　　【体内过程】　肝素是带大量负电荷的大分子物质，不易通过生物膜，故口服不吸收。皮下注射血浆浓度低，肌内注射易引起局部出血和刺激症状，临床多采用静脉给药。静脉注射后 80% 与血浆蛋白结合，很快进入组织、胎盘和乳汁，是分布容积最小的药物之一。肝素主要在肝中经肝素酶分解代谢；低剂量肝素受单核吞噬细胞系统清除和降解。其降解产物或肝素原形（高剂量时）经肾排出。肝素的 $t_{1/2}$ 因剂量而异，个体差异较大，例如静脉注射 100、400、800 IU/kg，其 $t_{1/2}$ 分别为 1、2.5、5 h 左右。

　　【药理作用】

　　1. 抗凝作用　肝素在体内和体外均有迅速而强大的抗凝作用，静脉注射后，抗凝作用立即发生。肝素的抗凝作用主要通过激活抗凝血酶 III（AT III）而实现（图 25-1）。肝素能明显增强 AT III 与凝血酶的亲和力，催化血浆中 AT III 对一些凝血酶的抑制作用，加速凝血酶灭活。AT III 可抑制内源性和共同通路活化的凝血因子，包括 XIIa、XIa、Xa、IXa 和 IIa。肝素与 AT III 赖氨酸残基形成可逆性复合物，使 AT III 构象改变，暴露出精氨酸活性位点，后者与凝血因子 IIa、IXa、Xa、XIa、XIIa 的丝氨

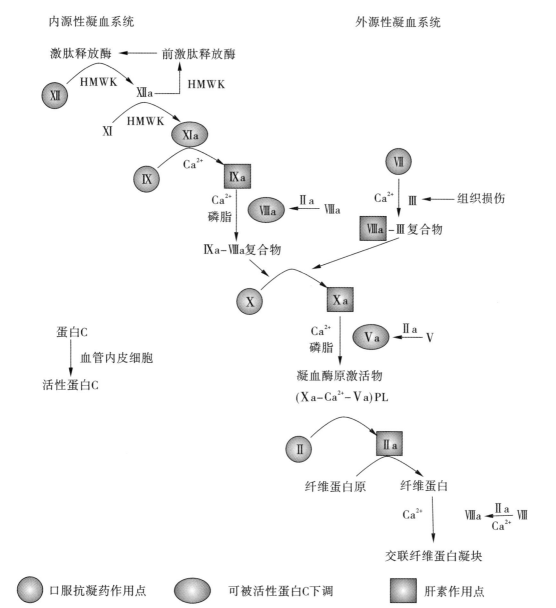

图 25-1 血液凝固过程及抗凝药作用靶点

酸活性中心结合,形成稳定的复合物而使这些因子失活,发挥显著的抗凝血作用。

2.降血脂 肝素可促进血管内皮细胞释放脂蛋白酶,水解血中乳糜微粒和极低密度脂蛋白,发挥调血脂作用。

3.抗炎 肝素还可抑制白细胞的黏附、游走而具有抗炎作用。

【临床应用】

1.血栓栓塞性疾病 肝素能防止血栓形成和扩大,但对已形成的血栓无溶解作用。可用于深部静脉血栓、肺栓塞、脑栓塞、外周动脉栓塞及急性心肌梗死等的治疗。

2.弥散性血管内凝血 用于各种原因引起的弥散性血管内凝血(disseminate intravascular coagulation,DIC),如细菌脓毒血症、胎盘早剥、恶性肿瘤细胞溶解所致的 DIC 等。早期应用可改善

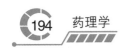

微循环,防止纤维蛋白原及其他凝血因子消耗而引起的继发性出血。

3.其他　作为体外抗凝剂,常用于心血管手术、心导管检查、血液透析及体外循环等。

【不良反应】

1.出血　主要的不良反应表现为各种黏膜出血、关节腔积血和伤口出血等,是肝素的主要不良反应。轻度出血患者停药即可,出血严重时可静脉注射硫酸鱼精蛋白急救,每 1 mg 鱼精蛋白可中和 100 U 肝素。硫酸鱼精蛋白是强碱性蛋白质,带有正电荷,与肝素结合成稳定的复合物而使肝素灭活。

2.血小板减少症　发生率高达 5% ~6%,一般是肝素引起的一过性血小板聚集作用所致,多数发生在用药 7~10 h,与免疫反应有关。

3.其他　孕妇长期应用可致骨质疏松和自发性骨折,于分娩 1 年后可恢复正常。偶见皮疹、药物热等过敏反应。

△低分子量肝素(low molecular weight heparin,LMWH):是指分子量小于 7 kD 的肝素,是从普通肝素中分离或普通肝素降解后再分离而得。由于其药动学的特性优于普通肝素,近年来发展很快。与普通肝素相比,低分子量肝素有以下特点:①抗凝血因子 Xa/Ⅱa 活性比值明显增加。LMWH 具有选择性抗凝血因子 Xa 活性,而对凝血酶及其他凝血因子影响较小。其抗凝血因子 Xa/Ⅱa 活性比值为 1.5~4.0,而普通肝素为 1.0 左右。分子量越低,抗凝血因子 Xa 活性越强。这样就使抗血栓作用与出血作用分离,保持了肝素的抗血栓作用而降低了出血的危险。②可皮下注射,生物利用度高,$t_{1/2}$ 较长,体内不易被消除。③分子量较小的 LMWH,不易受血小板第 4 因子(PF$_4$)抑制,不易引起血小板减少症。临床常用于深部静脉血栓或手术后引起的血栓栓塞性疾病,也可以用于急性心肌梗死、不稳定型心绞痛及血液透析、体外循环等。常用的低分子量肝素有依诺肝素(enoxaparin)、替地肝素(tedelparin)、阿地肝素(ardeparin)。

华法林

华法林(warfarin)、双香豆素(dicoumarol)和醋硝香豆素(acenocoumarol)等均为香豆素类抗凝药,化学结构与维生素 K 类似,故称为维生素 K 拮抗剂。这类药口服有效,也称为口服抗凝药。目前临床常用的制剂为华法林。

【体内过程】　口服吸收完全,生物利用度几乎达 100%,血浆蛋白结合率高达 99%,60~90 min 血药浓度达到峰值。其主要分布于肝、肺、脾、肾等脏器,经肝代谢失活后由尿和粪便中排泄,$t_{1/2}$ 为 6~60 h。可通过胎盘,并经乳汁分泌。醋硝香豆素大部分以原形经肾排出。

【药理作用】　华法林只在体内抗凝有效,体外抗凝无效。其抗凝机制是竞争性拮抗维生素 K,阻止维生素 K 的反复利用,妨碍凝血因子 Ⅱ、Ⅶ、Ⅸ 和 Ⅹ 的激活。

已知凝血因子 Ⅱ、Ⅶ、Ⅸ 和 Ⅹ 的蛋白质氨基末端谷氨酸残基经 γ-羧化酶作用后才具有活性,而 γ-羧化作用需要氢醌型维生素 K 参与。华法林阻断维生素 K 的环氧化物转变为氢醌型,因而使这 4 种凝血因子 γ-羧化作用发生障碍,肝只能合成这些凝血因子的前体蛋白质,虽有抗原性但无活性,从而发挥抗凝作用。华法林对已形成的活化因子 Ⅱ、Ⅶ、Ⅸ 和 Ⅹ 无影响,必须等体内这些因子耗竭后才能出现抗凝作用,因而这类药物显效迟缓,用药早期可与肝素并用。

【临床应用】　华法林主要用于防治血栓栓塞性疾病,如肺栓塞、脑栓塞、静脉血栓、心肌梗死等,也可用于人工心脏瓣膜置换术、关节固定术等术后预防静脉血栓形成。优点是口服有效,作用维持时间较长,缺点是药效出现缓慢,剂量不易控制。临床上常先用肝素,然后再用香豆素类维持的序贯疗法。

【不良反应】　口服过量易致自发性出血,常见有皮肤黏膜、胃肠道、泌尿生殖道出血,严重者可见颅内出血。可给予大剂量维生素 K 对抗,必要时可输新鲜血浆或全血。偶有胃肠道反应、过敏、致畸等,早孕妇女禁用。

△枸橼酸钠(sodium citrate):为体外抗凝血药,其分子中的枸橼酸根与血浆中的 Ca^{2+} 结合成难解离的可溶性络合物而使血浆中 Ca^{2+} 降低,发挥抗凝作用。常用作输血时的抗凝剂,大量输血可致血钙降低,出现手足抽搐、心功能不全、血压下降等,可缓慢注射氯化钙或葡萄糖酸钙进行对抗。

第二节　抗血小板药

抗血小板药也称血小板抑制药,主要通过抑制花生四烯酸代谢,增加血小板内 cAMP 浓度等机制而抑制血小板黏附、聚集和分泌功能。临床主要用于动脉血栓栓塞性疾病的防治。

△双嘧达莫(dipyridamole):又称潘生丁,为环核苷酸磷酸二酯酶抑制药,主要抑制血小板的聚集,发挥抗血栓作用。口服吸收缓慢,个体差异大,生物利用度为 27% ~ 59%,血浆蛋白结合率为 91% ~ 99%,$t_{1/2}$ 为 10 ~ 12 h,在肝转化为葡糖醛酸偶联物。自胆汁排泄,可因肝肠循环而延缓消除,少量自尿排出。双嘧达莫能抑制血小板的黏附性,防止其黏附于血管壁的损伤部位。而且可抑制磷酸二酯酶的活性,减少 cAMP 的水解。双嘧达莫还能抑制血小板生成 TXA_2,降低其促进血小板聚集的作用,也可能通过增强内源性 PGI_2 而发生作用。一般与口服抗凝血药香豆素合用,治疗血栓栓塞性疾病,可增强疗效。与阿司匹林合用预防血栓性疾病疗效较好。可有头痛、眩晕、恶心、腹泻等。长期大量应用时可致出血倾向。心肌梗死、高血压患者慎用。

△噻氯匹啶(ticlopidine):为噻烯吡啶类药物,是一种强效血小板抑制剂,为第一代 ADP 受体拮抗药。口服吸收良好,1 ~ 3 h 血药浓度达峰值。经肝代谢,其代谢产物 2-酮代谢物的抗血小板作用比原药强 5 ~ 10 倍。60% 从肾排出,23% 从胆汁和肠道排泄。$t_{1/2}$ 为 12 ~ 22 h。连续服药 2 ~ 4 d 可产生抗血小板活性,2 周后可达血药稳态浓度。主要机制:①抑制 ADP 诱导血小板糖蛋白受体上纤维蛋白原结合位点的暴露,因而阻止纤维蛋白原与受体结合,产生抗血小板聚集和解聚作用。②抑制 ADP 诱导的 α 颗粒分泌,从而抑制血管壁损伤的黏附反应。用于预防脑血管、心血管及周围动脉硬化伴发的血栓栓塞性疾病。其也可用于外周血管闭塞性疾病及糖尿病视网膜病。常见的有消化道反应,如恶心、腹泻等,饭后服用可减少其发生;偶有白细胞、中性粒细胞、血小板减少,故用药期间须定期检查血常规。

△阿司匹林(aspirin):主要是通过减少血小板中 TXA_2 合成而抑制血小板聚集。在体内能延长出血时间,减少血栓的形成。另外,它还可使血小板膜蛋白乙酰化,并抑制血小板膜糖蛋白酶,也有助于抑制血小板功能。由于内皮细胞内的 COX 活性也被阿司匹林抑制,使扩张血管和抑制血小板聚集的 PGI_2 合成也减少,又部分对抗了阿司匹林防止血栓形成的有利作用。小剂量的阿司匹林即可显著减少 TXA_2 水平而对 PGI_2 的合成无明显影响。阿司匹林是抗血小板药中临床应用最广泛的药物,常用于心绞痛、心肌梗死等缺血性心脏病及脑梗死等缺血性脑血管病的预防和治疗。

第三节　纤维蛋白溶解药

纤维蛋白溶解药是一类能使纤维蛋白溶解酶原转变为纤维蛋白溶解酶,从而降解纤维蛋白和纤维蛋白原,使血栓溶解的药物,故也称溶栓药。在生理条件下,纤溶酶原转变为纤溶酶通常是由血液中的激活因子所激活。在正常条件下,纤维蛋白在血管内不断地微量形成,也不断地被溶解,既保持血液的流动性,又不会引起出血。用溶栓药激活纤溶系统,使血栓溶解,能有效地治疗血栓栓塞性疾病。

△链激酶(streptokinase,SK,溶栓酶):是溶血性链球菌培养液中制得的一种不具有酶活性的蛋白质,现用基因工程技术制成重组链激酶。链激酶能与纤溶酶原结合形成复合物引起酶构象变化,从而使纤溶酶原转化为纤溶酶,迅速水解血栓中纤维蛋白及血浆中的纤维蛋白原,导致血栓溶解。其在临床主要用于血栓栓塞性疾病,对深静脉血栓、肺栓塞、眼底血管栓塞均有效。对新鲜血栓(形成时间在6 h以内)效果好,对已机化的血栓无溶解作用。常见不良反应为出血,一般为注射部位出现血肿,无须停药,可继续治疗,严重出血可给予氨基己酸或氨甲苯酸对抗溶栓酶的作用,更严重者可补充纤维蛋白或全血。在使用本品过程中,应尽量避免肌内注射及动脉穿刺,因其可能引起血肿。链激酶具有抗原性,还可引起发热、过敏反应等。溶解本品时,不可剧烈振荡,以免使活力降低。

△尿激酶(urokinase,UK):是从健康人尿中提取或从人肾细胞组织培养液中制得的一种蛋白水解酶,无抗原性。尿激酶能直接促进纤溶酶原转为纤溶酶,产生溶解血栓的作用。其用于急性心肌梗死、肺栓塞、脑血栓等疗效明显,也用于眼部炎症、外伤性组织水肿、血肿等。本品是目前国内应用最广泛的溶栓药。不良反应主要为出血,可见皮疹、支气管痉挛等过敏反应,偶见过敏性休克。

△组织型纤溶酶原激活物(tissue-type plasminogen activator,t-PA):为人体内生理性纤溶酶原激活剂,主要由血管内皮细胞合成并释放入血。现已经能用DNA重组技术制备。能选择性地激活已与纤维蛋白结合的纤溶酶原,使其转变为纤溶酶仅对血栓中的纤维蛋白有溶解作用,而不破坏血浆中的纤维蛋白和其他凝血因子,出血反应较少。现主要用于治疗急性心肌梗死、肺栓塞和脑栓塞。

△单链尿激酶型纤溶酶原激活物(single chain urokinase-type plasminogen activators,cu-PA):最初从尿和血浆中分离获得,目前通过重组DNA技术已经获得重组单链尿激酶型纤溶酶原激活物。与组织纤溶酶原激活因子相似,对凝块中的纤维蛋白有选择性的溶解作用,对血浆中的纤溶酶原激活较弱,但大剂量或长期应用也有引起出血的倾向。临床应用与组织纤溶酶原激活因子相同。

知识拓展

近年来,针对传统抗血栓药物不能口服给药和易引起出血等副作用,我国药物科学家对新型抗血栓药物进行了广泛而深入的研究与开发,利用人工合成、生物发酵、蛋白质组学和基因工程等手段发现了一些更为安全有效的抗血栓药物。在诸多抗血栓靶标中,FXa、凝血酶、ADP和AA受体等已成为我国科学家关注的焦点,其中对凝血酶抑制剂和抗ADP及AA诱导的血小板聚集药物的研究颇为深入,而对FXa作为抗血栓靶标的研究相对较薄弱,与国外存在较大差距。另外,从中草药和海洋生物中发现抗血栓药物,一直以来都是国内研究的热点。可以相信,随着人们对抗血栓靶标及药物的深入研究和探索,必将会有更多新型抗血栓药物开发上市,使得抗血栓治疗变得更加安全、方便、有效。

第四节　促凝血药

维生素 K

维生素 K(vitamin K)是一类甲萘醌衍生物,广泛存在于自然界。维生素 K_1 存在于绿色植物中,维生素 K_2 是人体肠道细菌的代谢产物,两者均为脂溶性维生素,须胆汁协助吸收。维生素 K_3、K_4 均为人工合成品,为水溶性维生素,可直接吸收。

【体内过程】　口服维生素 K_1 时,应同时给予胆盐帮助吸收。维生素 K 代谢、排泄均迅速,一般维生素 K_1 显效较快,可在数小时后发挥作用,作用维持时间可达 24 h。如情况紧急,仍应先输血。

【药理作用】　维生素 K 作为 γ-羧化酶的辅酶,参与肝合成 II、VII、IX 和 X 等凝血因子。维生素 K 缺乏或过氧化物还原酶还原反应受阻,因子 II、VII、IX 和 X 合成停留在前体状态,使凝血酶原时间延长,引起出血。由于维生素 K 来源较广泛,因此一般不易缺乏。但在胆汁缺乏、肠道菌群被抑制、新生儿和早产儿或大量服用对抗维生素 K 的药物等情况下,可能发生维生素 K 缺乏,引起消化道、泌尿道和鼻黏膜等出血。

【临床应用】

1. 止血　用于维生素 K 缺乏引起的出血。如梗阻性黄疸和胆漏患者、长期服用抗生素、水杨酸类药、口服抗凝药、新生儿出血及其他原因导致的凝血酶原过低引起的出血。

2. 胆绞痛　用于治疗胆石症和胆道蛔虫症引起的胆绞痛。

【不良反应】　维生素 K 毒性小,维生素 K_1 静脉注射过快可出现颜面潮红、呼吸困难、胸闷、血压剧降。肌内注射或皮下注射可能发生局部疼痛或出血。可致肝损害。维生素 K_3、维生素 K_4 对新生儿和早产儿可引起溶血性贫血、高胆红素血症和黄疸。

凝血因子制剂

凝血因子制剂是由健康人体或动物血液中提取,经分离提纯、冻干后制备的制剂,主要用于凝血因子缺乏时的补充治疗。

△凝血酶原复合物(prothrombin complex concentrate):是由健康人静脉血分离而得的含有凝血因子 II、VII、IX、X 的混合制剂。上述 4 种凝血因子的凝血作用均依赖维生素 K 的存在。临床主要用于治疗乙型血友病(先天性凝血因子 IX 缺乏)、严重肝病、香豆素类抗凝剂过量和维生素 K 依赖性凝血因子缺乏所致的出血。

△抗血友病球蛋白(antihemophilic globulin):含凝血因子 VIII 及少量纤维蛋白原。临床主要用途为甲型血友病(先天性因子 VIII 缺乏症)的治疗。还可用于治疗溶血性血友病、抗因子 VIIIc 抗体所致的严重出血。静脉滴注过速能引起头痛、发热、荨麻疹等症状。

△纤维蛋白原(fibrinogen):从健康人血浆中提取而得,输注后可迅速提高血中纤维蛋白原浓

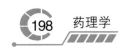

度,在凝血酶作用下转变为纤维蛋白,达到促进血凝和止血的目的。适用于原发性低纤维蛋白原血症,也可用于由于严重肝损害、产科并发症、外伤、大手术、内脏出血所致的继发性纤维蛋白原缺乏症。

△**凝血酶**(thrombin):是从猪、牛血提取精制而成的无菌制剂。直接作用于血液中的纤维蛋白原,使其转变为纤维蛋白,发挥止血作用。此外,其还有促进上皮细胞有丝分裂,加速创伤愈合的作用。用于通常止血困难的小血管、毛细血管及实质性脏器出血的止血,也用于创面、口腔、泌尿道及消化道等部位的止血,还可缩短穿刺部位出血的时间。局部止血时,用灭菌生理盐水溶解成 50 ~ 1 000 U/mL 溶液喷雾或敷于创面。

△**氨甲苯酸**(aminomethylbenzoic acid,PAMBA):结构与赖氨酸类似,能竞争性地抑制纤溶酶原激活因子,使纤溶酶原不能转变为纤溶酶,从而抑制纤维蛋白的溶解,产生止血作用。本药主要用于纤维蛋白溶解症所致的出血,如肺、肝、胰、前列腺、甲状腺及肾上腺等手术所致的出血及产后出血、前列腺肥大出血、上消化道出血等,因这些脏器及尿内存在有较大量纤溶酶原激活因子。对癌症出血、创伤出血及非纤维蛋白溶解引起的出血无止血效果。不良反应少,但应用过量可致血栓形成或诱发心肌梗死,有血栓形成倾向者、有血管栓塞病史者及肾功能不良患者慎用或禁用。

△**氨甲环酸**(tranexamic,AMCHA,凝血酸):作用及用途与氨甲苯酸相同,但作用较强。

第五节　抗贫血药

贫血是指单位容积的循环血液中红细胞数量或血红蛋白含量低于参考值。贫血轻者引起组织缺氧,严重者则出现心脏病变。临床常见的贫血有缺铁性贫血、巨幼细胞贫血和再生障碍性贫血,后者治疗比较困难。铁、维生素 B_{12} 和叶酸是生成红细胞的必需营养物质。缺铁性贫血是由于铁的摄入量不足或损失过多,导致体内供造血的铁不足所致,常见于急慢性失血、生长期儿童、妊娠期和哺乳期妇女等,可用铁剂治疗。巨幼细胞贫血是由于缺乏叶酸和(或)维生素 B_{12},使细胞内 DNA 合成障碍,可用叶酸和维生素 B_{12} 治疗。对于营养不良、婴儿期及妊娠期的巨幼细胞贫血,主要采用叶酸治疗,辅以维生素 B_{12};对恶性贫血,则用维生素 B_{12} 治疗,辅以叶酸。对贫血首先应进行病因治疗,抗贫血药只是补充治疗。

铁　剂

临床常用口服铁剂为硫酸亚铁(ferrous sulfate)、枸橼酸铁铵(ferric ammoniumcitrate)、富马酸亚铁(ferrousfumarate);注射铁剂为右旋糖酐铁(iron dextran)、山梨醇铁(ironsorbit)。

【**体内过程**】　口服铁剂或食物中外源性铁都以 Fe^{2+} 形式在十二指肠和空肠上段吸收。胃酸、维生素 C 和食物中的还原型物质(如果糖、半胱氨酸)等有助于 Fe^{3+} 还原成 Fe^{2+},可促进吸收。胃酸缺乏、抗酸药、食物中高磷和高钙、植物药(如茶叶中鞣酸)等物质都可使铁盐沉淀,阻碍其吸收。四环素与铁形成络合物,也不利于铁的吸收。体内铁量的 65% 在血红蛋白中,30% 以铁蛋白或含铁血黄素形式储存于肝、脾和骨髓中,少数在肌红蛋白和组织酶中,血浆铁仅有 0.12% 左右。转运吸收入肠黏膜细胞中的 Fe^{2+},一部分转为 Fe^{3+},与去铁蛋白结合成铁蛋白而储存;另一部分 Fe^{2+} 转运到血液中,立即氧化为 Fe^{3+},并与血浆转铁蛋白结合,转运到肝、脾和骨髓中。铁主要通过肠道黏膜细胞的脱落及胆汁、尿液、汗液等途径而排出体外,每天约 1 mg。

【药理作用】　铁是构成机体中血红蛋白、肌红蛋白、细胞染色质及某些组织酶（细胞色素酶、细胞色素氧化物、过氧化酶等）必不可少的物质。在红细胞成熟阶段合成血红素的过程中,进入骨髓的铁先被有核红细胞膜吸收,并进入细胞内的线粒体,与原卟啉结合形成血红素。后者再与珠蛋白结合,形成血红蛋白,进而发育成成熟的红细胞。

【临床应用】　可用于各种原因引起的缺铁性贫血的治疗及预防,如慢性失血（月经过多、痔疮出血）、营养不良、妊娠、儿童发育期等引起的缺铁性贫血。硫酸亚铁吸收良好,价格低廉,最为常用。枸橼酸铁铵为三价铁,吸收差,但可制成糖浆供小儿用。右旋糖酐铁供注射用,仅限严重贫血又不能口服的患者应用。

【不良反应】

1. 消化道反应　口服铁剂对胃肠道有刺激性,可引起恶心、呕吐、腹痛、腹泻等。

2. 便秘　铁与肠腔中硫化氢结合使硫化氢减少,可使肠蠕动减弱出现便秘。

3. 急性铁中毒　长期使用铁剂,过多的铁在组织器官沉积可引起肝硬化、心力衰竭等慢性中毒。小儿误服 1 g 以上铁剂可引起急性中毒,引起强烈胃肠刺激症状,表现为恶心、呕吐、腹痛、血性腹泻、休克、昏迷、呼吸困难,甚至死亡。

叶　酸

叶酸（folic acid）由蝶啶核、对氨苯甲酸及谷氨酸 3 个部分组成,广泛存在于动、植物食品中,为水溶性 B 族维生素,动物细胞自身不能合成叶酸。

【体内过程】　食物中的叶酸及叶酸制剂在十二指肠和空肠上段黏膜细胞内经水解、还原和甲基化形成甲基四氢叶酸而吸收入血,广泛分布于体内,在肝中分布较多。$t_{1/2}$ 约为 40 min。叶酸及其代谢物主要经肾排泄,少部分经胆汁和肠道排出,可形成肝肠循环。因此,体内甲基四氢叶酸的水平是由食物摄取和肝肠循环共同维持的。

【药理作用】　食物中的叶酸和叶酸制剂进入机体后可被叶酸还原酶及二氢叶酸还原酶还原为四氢叶酸。后者与多种一碳单位结合成四氢叶酸类辅酶,传递一碳单位,参与体内核酸和氨基酸的合成,并与维生素 B_{12} 共同促进红细胞的增殖和成熟。其中,dTMP 的合成是 DNA 合成的限速环节。当叶酸缺乏时,上述反应受影响,特别是 dTMP 合成受阻,导致 DNA 合成障碍。由于红细胞是机体中增殖最快的一类细胞,故叶酸缺乏对红细胞的发育和成熟的影响特别显著,造成巨幼细胞贫血。

【临床应用】　用于各种原因所致的巨幼细胞贫血,为补充治疗。由于营养不良或婴儿期、妊娠期对叶酸的需要量增加所致的营养性巨幼细胞贫血,以叶酸为主,与维生素 B_{12} 合用效果更佳。对氨甲蝶呤、乙胺嘧啶、甲氧苄啶等所致巨幼细胞贫血,由于二氢叶酸还原酶被抑制,应用叶酸无效,应以亚叶酸钙治之。对维生素 B_{12} 缺乏所致"恶性贫血",大剂量叶酸治疗可以纠正血象,但不能改善神经症状,故应以维生素 B_{12} 为主,叶酸为辅。叶酸小剂量（日剂量小于 0.8 mg）下,可以有效地预防胎儿神经管畸形。

【不良反应】　罕见过敏反应,长期服用可出现厌食、恶心、腹胀等。

维生素 B_{12}

维生素 B_{12}（vitamin B_{12}）为一类含钴化合物,属水溶性 B 族维生素,广泛存在于动物内脏、牛奶和蛋黄中。药用维生素 B_{12} 有氰钴胺素、羟钴胺素、甲钴胺素等,作用相同。

【体内过程】　维生素 B_{12} 必须与胃壁细胞分泌的糖蛋白即"内因子"结合,才免受胃液消化而进入空肠吸收。吸收后绝大部分储存于肝内,主要从肾排泄。正常人每天只需 1 μg 维生素 B_{12},食物

中有足够维生素 B_{12}，肝中又有大量储存，因此一般不会发生维生素 B_{12} 缺乏。注射维生素 B_{12} 超过肝、肾储存量时，可迅速从尿中排出。

【药理作用】　维生素 B_{12} 为细胞合成核苷酸的重要辅酶，参与体内甲基转换及叶酸代谢，促进四氢叶酸的合成。还促使甲基丙二酸转变为琥珀酸，参与三羧酸循环。维生素 B_{12} 既与细胞分裂有关，又为维持神经组织髓鞘完整所必需。维生素 B_{12} 缺乏可致巨幼细胞贫血，又可引起神经症状。前者可用叶酸纠正，后者必须用维生素 B_{12} 治疗。

【临床应用】　维生素 B_{12} 主要用于治疗恶性贫血，也与叶酸合用治疗巨幼细胞贫血，还可用于神经系统疾病（如神经炎、神经萎缩等）、肝脏疾病、再生障碍性贫血等的辅助治疗。

【不良反应】　肌内注射偶致皮疹、瘙痒、腹泻、哮喘，甚至过敏性休克，不宜滥用。恶性贫血须终身使用，不能静脉注射，口服无效。对维生素 B_{12} 有过敏史、有家族遗传性球后视神经炎及弱视症者禁用。

促红细胞生成素

促红细胞生成素（eythrpoietic，EPO）是一种由肾和肝分泌含有唾液酸的糖蛋白激素，能调节红细胞生成，促使原始红细胞增殖、分化和成熟。现由基因工程合成。

【药理作用】　EPO 能刺激红系干细胞生成，促进红细胞成熟，加速红细胞分裂增殖和血红蛋白合成；促进骨髓内网织红细胞和成熟红细胞释放入血；通过肾感受器对血液中氧含量的变化起调节作用，在失血、贫血、肺源性心脏病所致缺氧情况下，可促进体内产生 EPO，从而加速红细胞的生成。EPO 还能改善血小板功能，有助于止血。

【临床应用】　EPO 主要用于各种原因所致的红细胞生成素缺乏性贫血，如慢性肾功能衰竭需要施行血液透析的贫血患者，也用于慢性肾功能不全、肿瘤化疗及艾滋病药物治疗引起的贫血。

【不良反应】　不良反应较少。主要有血压升高、注射部位血栓形成及流感症状，偶有癫痫发作。因红细胞造血而动用体内储存铁，应同时补充铁剂。本品有致畸的作用，妊娠及哺乳期妇女不宜使用。用药期间应监测转铁蛋白、血钾水平。

第六节　促进白细胞增生药

人体血液中的白细胞在免疫系统中发挥着重要的作用，包括吞噬异物、产生抗体等。但当白细胞数量不足或功能异常时，机体的免疫功能会受到影响，从而引发严重的感染。造成白细胞缺乏的原因很多，最为常见的是肿瘤化疗和放疗引起的骨髓造血功能受抑制。维生素 B_4、鲨肝醇等药物虽然应用多年，但疗效较差。克隆技术的基因重组则为集落刺激因子的生产和应用创造了条件。

△**非格司亭**（filgrastim）：也称重组人粒细胞集落刺激因子，是粒细胞集落刺激因子（granulocyte colony stimulating factor，G-CSF）的基因重组产物。天然品是由血管内皮细胞、单核细胞和成纤维细胞合成的糖蛋白，药用品是由 DNA 重组技术生产的。非格司亭可刺激粒细胞系造血，促进中性粒细胞的成熟，并促进成熟的粒细胞从骨髓释放入血，增强中性粒细胞的趋化及吞噬功能。用于骨髓移植及肿瘤化疗后严重中性粒细胞缺乏症。可缩短中性粒细胞缺乏时间，降低感染的发病率，对先天性中性粒细胞缺乏症也有效，对某些骨髓发育不良或骨髓损害患者，可增加中性粒细胞数量。可部分或完全逆转艾滋病患者中性粒细胞缺乏。

可出现过敏反应,如皮疹、低热。极少数情况下,可能会发生严重过敏性休克。大剂量过久使用,可产生轻、中度骨痛,皮下注射可有局部反应。对本品或其他 G-CSF 制剂过敏者禁用。

△沙格司亭:由 T 淋巴细胞、单核细胞、成纤维细胞以及血管内皮细胞合成。与白介素-3(interleukin-3)共同作用于多向干细胞和多向祖细胞,从而产生以下效应:①刺激造血前体细胞增殖、分化;②刺激中性粒细胞、单核细胞和 T 淋巴细胞生长,诱导生成粒细胞、巨噬细胞集落形成单位及粒细胞-巨噬细胞集落形成单位;③促进巨噬细胞和单核细胞对肿瘤细胞的裂解作用。对红细胞增生也有间接影响。沙格司亭主要用于骨髓移植、肿瘤化疗、某些脊髓造血不良、再生障碍性贫血及艾滋病等引起的白细胞或粒细胞缺乏症。可引起骨痛、不适、发热、腹泻、呼吸困难、皮疹等不良反应。首次静脉滴注时可出现潮红、低血压、呕吐、呼吸急促等症状,应给予吸氧及输液处理。

第七节　血容量扩充药

血容量扩充药又称血浆代用品,主要通过提高血浆胶体渗透压,扩充有效循环血容量,临床可用于大量失血、失血浆及大面积烧伤等所致的血容量降低、休克等急症。血容量扩充药一般具有以下特点:①有一定胶体渗透压,可在血管内保持血容量;②排泄较慢,但亦不持久蓄积在体内;③无抗原性,不引起不良反应。临床常用的药物有不同分子量的右旋糖酐、羟乙基淀粉、人血清白蛋白等,最常用的是右旋糖酐。

右旋糖酐

右旋糖酐(dextran)是葡萄糖的聚合物。根据聚合的葡萄糖分子数目不同,右旋糖酐可分为中、低、小分子量右旋糖酐,分子量分别为 70、40 和 10 kD,也称右旋糖酐 70、右旋糖酐 40、右旋糖酐 10。

【体内过程】　右旋糖酐 70 在血液中存留时间较久,24 h 约自肾排出 50%,作用维持时间 12 h。右旋糖酐 40,24 h 自肾排出 70%,$t_{1/2}$ 约 3 h。右旋糖酐 10,静脉注射后 10 min 即在尿中出现,作用维持时间仅 3 h。

【药理作用】

1. 扩充血容量　静脉滴注右旋糖酐后可提高血浆胶体渗透压,扩充血容量,维持血压。作用强度与维持时间依其分子量减少而逐渐降低和缩短。

2. 抗血栓　低分子和小分子右旋糖酐能抑制血小板、红细胞的黏附和聚集,抑制纤维蛋白聚合,还能抑制凝血因子的活性,从而降低血液黏滞性,有效防止血栓形成并改善微循环。小分子右旋糖酐作用更佳。

3. 渗透性利尿　小分子右旋糖酐从肾排出,产生强大渗透性利尿作用。

【临床应用】

1. 低血容量休克　如烧伤、急性失血和创伤性休克。低分子和小分子右旋糖酐改善微循环作用较佳,用于中毒性、外伤性、失血性休克,以及防止休克后期 DIC。

2. 血栓栓塞性疾病　用于防治心肌梗死、脑血栓形成、血管闭塞性脉管炎和视网膜动静脉血栓等。

【不良反应】　少数患者可出现过敏反应如发热、荨麻疹、胸闷、血压下降、呼吸困难等,严重者发生过敏性休克。连续应用时,制剂中的少量大分子右旋糖酐蓄积可致凝血障碍和出血。禁用于

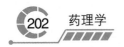

血小板减少和出血性疾病患者,心功能不全及肾功能不全者慎用。

问题分析与能力提升

　　患者,女,出生4周,单纯母乳喂养。可见皮肤紫癜、黏膜出血,吐咖啡色奶块、有黑便。入院检查凝血时间及凝血酶原时间延长,血中维生素K含量减低。诊断为新生儿出血。

　　请分析:

　　1.应该对该患者用何种药物进行治疗? 为什么?

　　2.为预防不良反应,应注意什么?

思考题

　　1.简述肝素和华法林抗凝机制、临床应用及不良反应。

　　2.简述维生素K的用途。

　　3.影响铁剂量在消化道吸收的因素有哪些?

　　4.试比较叶酸和维生素B_{12}的作用与用途。

（司旭艳）

第二十六章　组胺类药

学习目标

1. 掌握 H_1 受体和 H_2 受体拮抗剂的药理作用、临床应用及不良反应。
2. 熟悉组胺的生理作用,组胺受体的分类、分布及其效应。
3. 了解组胺与变态反应的关系。

课件

组胺属于自体活性物质,又称局部激素,是具有明显和广泛生物活性的内源性物质。其存在于体内多种组织中,以旁分泌形式到达邻近部位的多种靶器官,产生特定的生理效应或病理反应。自体活性物质与递质不同,前者由作用本身的靶组织产生,而后者则由特定的神经组织释放。自体活性组织又不同于激素,不需要经血液循环运送到远处的靶器官发挥作用。

第一节　组胺及其受体激动剂

组胺(histamine,HA)是机体重要的自体活性物质之一,是由组氨酸经组氨酸脱羧酶脱羧产生,具有明显和广泛的生物活性,主要分布于皮肤、支气管黏膜、肠黏膜、平滑肌、肺、心肌和神经系统等。天然组胺以无活性形式(结合型)存在。当组织创伤、炎症、神经刺激、某些药物和抗原抗体反应等外界刺激后,组胺以活化的形式(游离型)释放至细胞外,与靶细胞上特异性的组胺受体结合后改变细胞的兴奋性,从而发挥广泛的生理及病理效应。而在中枢神经系统的组胺则由特定的神经细胞合成,作为组胺能神经元的递质。组胺本身无治疗用途,但其拮抗药却广泛用于临床。

【组胺受体与效应】　当组织受变应原或理化刺激时,引起肥大细胞释放组胺,通过与其受体相结合,在急性和慢性过敏反应以及免疫调节过程中发挥重要的生理和病理生理作用。组胺受体的功能决定了组胺的生物学特征。目前发现的组胺受体主要有 4 种亚型,分别是 H_1、H_2、H_3 和 H_4 受体,其中 H_1 和 H_2 受体主要分布于突触后膜,H_1 受体与变态反应有关,H_2 受体与胃肠道疾病有关,H_3 受体主要分布于突触前膜,参与中枢、外周神经末梢合成和释放组胺时的负反馈调节过程。H_4 受体主要分布于造血干细胞,尤其是在嗜酸性粒细胞、嗜碱性粒细胞和肥大细胞中,促进炎症和过敏反应。组胺受体的分布及其主要特性见表 26-1。

表 26-1　组胺受体的分布及其主要特性

受体	分布组织	生物效应	激动剂	拮抗剂
H_1	支气管、胃肠、子宫平滑肌、皮肤血管、毛细血管	收缩血管扩张、增加血管通透性、血管水肿	甲基组胺	苯海拉明、氯苯那敏
H_2	心房、房室结	增加收缩、传导减慢	英普咪定	西咪替丁
	心室、窦房结	增加收缩、加快心率		雷尼替丁
	中枢	调节睡眠与觉醒周期		
	胃壁细胞	增加胃酸分泌		
	血管	扩张		
H_3	突触前膜	抑制组胺合成和释放	α甲基组胺	氨砜拉嗪
	组胺能神经末梢	负反馈调节		
	心耳	负性肌力		
H_4	骨髓、外周造血细胞、中性粒细胞、嗜酸性粒细胞等	参与粒细胞的分化；介导肥大细胞和嗜酸性粒细胞的趋化	布立马胺	氨砜拉嗪

【药理作用及机制】

1. **血管**　组胺作用于血管平滑肌的 H_1 和 H_2 受体,使小动脉、小静脉扩张,外周阻力降低,回心血量减少,引起血压下降。静脉注射大剂量组胺,可出现强而持久的血压下降,甚至休克。皮下注射小量组胺,可出现"三联反应":首先注射部位因毛细血管扩张而出现红斑,随后因毛细血管通透性增加而在红斑位置形成肿块,继而由于轴索反应引起小动脉舒张而出现范围较广的红晕。对于局部神经受损者,如麻风病患者皮内注射组胺后"三联反应"常不完全,可作为麻风病的辅助诊断。

2. **平滑肌**　组胺通过作用于平滑肌细胞 H_1 受体,使支气管平滑肌收缩,引起呼吸困难,支气管哮喘者对此尤为敏感,健康人的支气管敏感性较低;组胺还可兴奋胃肠平滑肌和子宫平滑肌而引起痉挛性腹痛。

3. **腺体**　组胺激动胃壁细胞的 H_2 受体,激活腺苷酸环化酶,使细胞内 cAMP 增加,经过一系列生化反应,使壁细胞顶端囊泡上的 H^+-K^+-ATP 酶激活,泵出 H^+,使胃酸分泌增加。组胺也可作用于胃主细胞使胃蛋白酶增加,对唾液腺和支气管腺的分泌亦有较弱的促进作用。同时 H_2 受体的兴奋还可引起唾液、泪液、肠液和支气管腺体等分泌增加,但作用较弱。

4. **心脏**　注射组胺可引起心率加快,这是由降压引起的神经反射和组胺通过 H_2 受体对心脏的直接作用导致。此外,组胺可促进 Ca^{2+} 内流,增加心肌收缩力,可诱发心律失常。组胺还可通过作用于 H_1 受体减慢房室传导。

5. **血小板**　血小板膜上存在 H_1 和 H_2 受体。H_1 受体可激活磷脂酶 A_2,导致花生四烯酸的释放,调节细胞内 Ca^{2+} 的水平,促进血小板聚集;作用于 H_2 受体可增加血小板细胞内 cAMP 水平,对抗血小板的聚集。因此,对血小板的影响取决于两者功能平衡的变化。

【临床应用】　主要作为诊断药物。

1. **鉴别真假**　胃酸缺乏症者晨起空腹皮下注射磷酸组胺 0.25~0.50 mg,若仍无胃酸分泌,即为真性胃酸缺乏症,见于胃癌和恶性贫血患者。由于五肽胃泌素的应用,组胺的应用日渐减少。

2.作为对照物　作为哮喘和变应性皮肤病的阳性对照物。

【不良反应】　常见不良反应有头痛、颜面潮红和直立性低血压等。支气管哮喘患者禁用。

常用组胺受体激动剂如下。

△**倍他司汀**(betahistine)：为组胺 H_1 受体激动剂，具有扩张毛细血管的作用，能改善微循环，扩张脑血管、心血管，特别是对椎基底动脉系统有较明显的扩张作用，显著增加心、脑及周围循环血流量。口服易吸收，临床用于：①内耳眩晕病，能减轻眩晕、耳鸣、恶心及头痛等症状，近期治愈率较高；②慢性缺血性脑血管病；③缓解多种原因引起的头痛。不良反应偶有食欲减退、恶心、呕吐、口干、头痛、心悸、皮炎等。消化性溃疡、支气管哮喘、肾上腺髓质瘤患者慎用。

△**英普咪定**(impromidine)：为组胺 H_2 受体激动剂，能刺激胃酸分泌，用于胃功能检查。还可增强心室收缩功能，用于心力衰竭的辅助治疗。

第二节　组胺受体拮抗药

组胺受体拮抗药又称为组胺受体阻断药、抗组胺药，在临床上广泛使用。目前常用的组胺受体拮抗药主要是 H_1 受体拮抗剂、H_2 受体拮抗剂，H_3 受体拮抗剂与 H_4 受体拮抗剂的研究尚处于临床前研究阶段。

一、H_1 受体拮抗剂

H_1 受体拮抗剂的作用机制是通过竞争性地与 H_1 受体结合而阻断组胺与 H_1 受体的结合，从而抑制组胺发挥其生物学效应。临床上根据其药代动力学特征、对中枢镇静作用的大小等，将 H_1 受体拮抗剂分为第1代、第2代和第3代。

1.第1代 H_1 受体拮抗剂　多数脂溶性强，作用持续时间短，受体特异性差，易穿过血脑屏障产生显著的中枢镇静作用和抗胆碱作用，常用药物有苯海拉明(diphenhydramine)、异丙嗪(promethazine)、氯苯那敏(chlorpheniramine)、曲吡那敏(pyribenzamine)、布可立嗪(buclizin)、美可洛嗪(meclizine)、赛庚啶(eyproheptadine)、苯茚胺(phenindamine)等。

2.第2代 H_1 受体拮抗剂　中枢镇静作用较第1代明显减弱，极少产生中枢抑制作用，消化道不良反应较少，某些药物作用时间较持久，常用药物有西替利嗪(cetirizine)、阿司咪唑(astemizole)、氯雷他定(desloartadjne)、左卡巴斯汀(levocabastine)、咪唑斯汀(mizolastine)、阿伐斯汀(acrivastine)等。本药具有大多长效，无嗜睡作用，对喷嚏、清涕、鼻痒效果好，对鼻塞效果差等特点。

3.第3代抗组胺药物　代表药物有非索非那定(fexofenadine)、左旋西替利嗪(levocetirizine)和地氯雷他定(desloratadine)等，与前两代相比，这代药物抗组胺作用强，疗效更佳，心脏毒性少，副作用少。

常用 H_1 受体拮抗剂分类及作用特点见表26-2。

表 26-2 常用 H_1 受体拮抗剂分类及作用特点

药物		镇静催眠	防晕止吐	临床用途
第1代	苯海拉明	+++	++	皮肤黏膜过敏、晕动病
	茶苯海明	+++	+++	晕动病
	氯苯那敏	+	−	皮肤黏膜过敏
	异丙嗪	+++	++	皮肤黏膜过敏、晕动病
第2代	西替利嗪	±	−	皮肤黏膜过敏
	氯雷他定	−	−	变应性鼻炎、慢性荨麻疹
	阿司咪唑	−	−	变应性鼻炎、过敏性结膜炎
	左卡巴斯汀	−	−	变应性鼻炎、结膜炎
	咪唑斯汀	−	−	皮肤黏膜过敏
第3代	非索非那定			季节变应性鼻炎
	左旋西替利嗪	±	±	变应性鼻炎、慢性特发性荨麻疹
	地氯雷他定	−	−	变应性鼻炎、慢性荨麻疹

【体内过程】 H_1 受体拮抗剂口服或注射吸收迅速,口服后多数在 15~30 min 起效,1~2 h 血药浓度达峰值,第 1 代药物作用维持 4~6 h,第 2 代药物持续时间长达 24 h 或更长,每天只需服药 1 次。大部分经肝代谢,由肝脏微粒体(酶)系统中的细胞色素 P450 肝药酶系统代谢,代谢物经肾排出体外。但是第 2 代抗组胺药除阿伐斯汀、西替利嗪外,几乎不经肝代谢。阿司咪唑口服后达峰时间为 2~4 h,排泄缓慢,由于其去甲基代谢产物仍具有 H_1 受体阻断活性,且存在肠肝循环,故其半衰期可长达 10 d 以上。

【药理作用】

1. H_1 受体 H_1 受体兴奋可通过 G 蛋白激活磷脂酶 C(PLC),产生三磷酸肌醇(IP_3)和二酰甘油(DG)。IP_3 引起内质网 Ca^{2+} 快速释放,DG 和 Ca^{2+} 激活蛋白激酶 C(PKC),从而磷酯化特定的蛋白质,最终导致胃肠及支气管平滑肌收缩。而 Ca^{2+} 又激活靶细胞内的磷脂酶 A_2(PLA_2),促进 PGI_2 和内皮舒血管因子的释放,使小血管扩张、毛细管通透性增加,引起水肿。H_1 受体拮抗剂可在受体水平阻断这些效应。用药后可完全对抗组胺引起的支气管、胃肠道平滑肌的收缩。但对组胺引起的血管扩张,血压下降只能部分拮抗,因为 H_2 受体也参与心血管功能的调节。对 H_2 受体兴奋所致胃酸分泌无影响。

2. 中枢抑制 第 1 代抗组胺药多数可通过血脑屏障,阻断中枢的 H_1 受体,在治疗量时即可产生镇静与嗜睡作用,作用强度因个体敏感性和药物品种而异,以异丙嗪、苯海拉明的作用最强,氯苯那敏较弱,苯茚胺偶尔引起轻度中枢兴奋。第 2 代药物不易透过血脑屏障,故在治疗剂量使用时极少产生中枢镇静作用及抗胆碱不良反应。

3. 其他 多数第 1 代 H_1 受体拮抗剂有抗晕、镇吐作用,可能与其中枢抗胆碱作用有关,以苯海拉明、异丙嗪最强。第 2 代、第 3 代 H_1 受体拮抗剂无抗胆碱作用。

【临床应用】

1. 皮肤黏膜变态反应性疾病 多用于局部变态反应性疾病,如防治变应性鼻炎、过敏性结膜炎和慢性荨麻疹等疾病时,可作为首选药物,多选用第 2 代药物。在变应性鼻炎的治疗中,第 2 代药物对控制和预防过敏反应速发相的鼻痒、流涕和喷嚏症状。鼻用剂型起效快,作用强于或等于口服 H_1 受体拮抗剂,治疗季节性变应性鼻炎可缓解鼻塞症状,对口服 H_1 受体拮抗剂无效的患者和血管运动性鼻炎患者有效。口服或眼用 H_1 受体拮抗剂可治疗过敏性结膜炎的眼痒、流泪、充血和水肿等症状。H_1 受体拮抗剂如氯雷他定、西替利嗪等可减轻荨麻疹患者瘙痒症状,减少皮丘和红斑的数量、大小和持续时间。对昆虫咬伤所致的皮肤瘙痒和水肿亦有效。对血清病、药疹和接触性皮炎也有一定疗效。对支气管哮喘疗效差,对过敏性休克无效。

2. **防晕止吐** 苯海拉明、茶苯海明、异丙嗪等对预防晕动病(晕车或晕船)和眩晕有效,应在乘车、船前 15～30 min 服用;有较强的镇吐作用,可用于防治放射病、手术后呕吐,药物引起的恶心呕吐。

3. **镇静催眠** 某些具有明显镇静作用的 H_1 受体拮抗剂如苯海拉明可短期应用,治疗失眠。苯海拉明和异丙嗪可单独或与其他药物联合应用于围手术期镇静、自觉性镇静和镇痛。

4. **其他** 第 1 代 H_1 受体拮抗剂常作为感冒药的复方成分应用,如白加黑夜片中含盐酸苯海拉明 25 mg,新康泰克中含马来酸氯苯那敏 4 mg,泰诺酚麻美敏片中含马来酸氯苯那敏 2 mg 等。苯海拉明的抗胆碱作用可以治疗早期的帕金森病,也可防治精神病药物引起的锥体外系副作用。

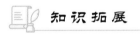 **知识拓展**

过敏患者用药注意事项

(1)如患者已明确对某种药物、食物过敏,应尽量避免接触这类变应原。有些变应原如尘螨、花粉、真菌类,很难做到完全避免接触,但也应采取相关措施尽量避免。

(2)花粉过敏患者在花粉播散高峰期可佩戴口罩、尽量避免户外活动;尘螨过敏患者应注意定期清洁卧室,包括床单、枕垫,减少室内物品堆积,保持室内干燥通风,降低螨虫繁殖水平,有条件者可使用防螨布料制品。

(3)应熟悉过敏的预警信号,如喷嚏、瘙痒、呼吸不畅等,及时就诊。

(4)使用第 1 代抗组胺药期间勿驾驶车船和高空作业,以免发生意外。若出现厌食、恶心、呕吐、便秘或腹泻等消化道反应,宜在餐后服用以减轻症状。

【不良反应】

1. **中枢神经系统** 第 1 代药物异丙嗪、苯海拉明最易产生镇静、嗜睡、乏力等中枢抑制现象,在推荐剂量下还可损伤警觉功能、认知力、学习能力、快速反应和觉醒记忆等,特别是在从事驾驶或高空作业者不宜使用。第 2 代药物在推荐剂量下几乎没有中枢神经系统的抑制作用。

2. **抗胆碱作用** 可致瞳孔散大、眼干、口干、便秘、排尿困难、记忆损伤等。

3. **其他** 偶见粒细胞减少及溶血性贫血。美克洛嗪及布克力嗪可致动物畸形,孕妇禁用。阿司咪唑禁用于妊娠及哺乳期妇女。过量阿司咪唑还可引起心律失常。偶见过敏反应,多发生于局灶性应用时。

二、H_2 受体拮抗剂

H_2 受体拮抗剂可拮抗组胺引起的胃酸分泌,对 H_1 受体无作用,主要用于治疗消化性溃疡。该类药物的药理作用及临床应用详见作用于消化系统药。当前临床常用的药物有西咪替丁

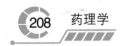

（cimetidine）、雷尼替丁（ranitidine）、法莫替丁（famotidine）和尼扎替丁（nizatidine）等。

三、H₃和 H₄受体拮抗剂

H₃受体最早发现于中枢神经系统组胺能神经的神经末梢上，发挥反馈调节组胺合成和释放作用。此后发现，H₃受体还广泛存在于许多组织中，可调节乙酰胆碱、去甲肾上腺素、多巴胺和5-羟色胺等递质的释放，进而调节中枢和外周器官的活动。H₃受体与阿尔茨海默病、注意缺陷多动症、帕金森病等神经行为失调有关，H₃受体激动剂可能被开发为胃黏膜保护药、抗炎药和治疗心血管疾病、脓毒症休克的药物，其拮抗剂则能改善大鼠的学习与记忆能力。另外，H₃受体拮抗剂可能具有减肥的作用。氨砜拉嗪是第一个实验用特异性 H₃受体拮抗剂，噻普酰胺（thioperamide）、GT2277 等受体拮抗剂均具有良好的应用前景，目前正在进行临床试验。

H₄受体是新发现的组胺受体，主要在炎症反应相关的组织和造血细胞中表达。它被认为可能是一种重要的炎症受体，参与粒细胞的分化、肥大细胞和嗜酸性粒细胞的趋化等，提示 H₄受体拮抗剂可能作为炎症和过敏的治疗药物。

问题分析与能力提升

患者，女，41 岁。全身起疙瘩 2 年余，开始吃抗过敏药缓解，近半年加重，全身散在大片风团，经医生诊断为慢性荨麻疹。医生开具下列药物：地氯雷他定片 60 mg，2 次/d；雷尼替丁 0.15 mg，2 次/d；甘露聚糖肽胶囊 10 mg，3 次/d，治疗后好转。

请分析：

1. 使用 H₁受体拮抗剂时应提醒患者注意哪些问题？
2. 为何选择 H₁受体拮抗剂和 H₂受体拮抗剂合用？

思考题

1. 简述 H₁受体拮抗剂的药理作用。
2. 简述 H₁受体拮抗剂的临床应用。

（马　霄）

第二十七章　作用于呼吸系统的药

学习目标

1. 掌握选择性 β_2 受体激动剂、氨茶碱和糖皮质激素的平喘作用、临床应用及主要不良反应。

2. 熟悉可待因、喷托维林、异丙托溴铵、色甘酸钠的药理作用和临床应用;祛痰药的药理作用和临床应用。

3. 了解咳嗽、咳痰、哮喘三者之间的关系。

咳嗽、咳痰、哮喘是呼吸系统疾病的常见临床症状,三者常同时存在并相互影响。因此,在应用抗微生物药进行对因治疗的同时,及时使用平喘药、镇咳药、祛痰药进行对症治疗也非常重要。这些药物不仅能缓解临床症状,而且可以防止气胸、手术切口裂开等并发症的发生。本章主要介绍平喘药、镇咳药和祛痰药。

第一节　平喘药

支气管哮喘(简称哮喘)是一种慢性变态反应性炎症疾病,是由嗜酸性粒细胞、肥大细胞和 T 淋巴细胞等多种炎症细胞参与的气道慢性炎症,这种炎症使易感者对各种激发因子具有气道高反应性,并可引起气道缩窄,表现为反复发作的喘息、呼吸困难、胸闷和咳嗽,常在夜间和(或)清晨发作、加剧,多伴广泛多变的可逆性气流受限,常可自行或治疗后缓解。多发于青少年和幼年。另外,慢性喘息性支气管炎或慢性阻塞性肺疾病(COPD)也常常伴有气喘、咳嗽等症状。

平喘药是指能够预防、缓解或消除哮喘症状的药物,其主要适应证为哮喘和喘息性支气管炎。主要包括抗炎平喘药、支气管扩张药和抗过敏平喘药。

一、抗炎平喘药

抗炎平喘药通过抑制气道炎症反应,可以起到长期预防哮喘发作的作用,是目前治疗哮喘的一线药物,其中糖皮质激素是其代表药物。

(一)糖皮质激素

糖皮质激素(glucocorticoids)因其不良反应较多,主要以吸入方式应用,具有强大的局部抗炎作用,且全身性不良反应轻微。常用的吸入药物主要包括丙酸倍氯米松(beclomethasonedipropionate,

BDP)、丙酸氟替卡松(fluticasonepropionate,FP)及布地奈德(budesonide,BUD)等。

【药理作用】 抑制多种细胞因子、趋化因子、黏附分子及炎症介质的产生,同时抑制多种参与哮喘发病的炎症细胞、免疫细胞及免疫球蛋白的产生,降低毛细血管的通透性。减弱哮喘患者吸入抗原、冷空气及运动后的支气管收缩反应,抑制支气管高反应性。增强支气管及血管平滑肌对儿茶酚胺的敏感性。

【临床应用】 主要用于慢性哮喘和哮喘急性发作的治疗。慢性哮喘患者常采用气雾吸入的给药方式,气道局部浓度高、治疗效果好,同时可减少全身不良反应,长期应用可减少或中止哮喘的发作。糖皮质激素是治疗哮喘急性发作的一线药物,哮喘急性发作时应全身用药。

【不良反应】 吸入给药的患者,不良反应不明显,少数患者会发生口腔真菌感染与声音嘶哑,吸入后应立即漱口,以减少药物残留。过大剂量吸入或全身给药时,会对下丘脑-垂体-肾上腺素功能产生抑制作用。

(二)磷酸二酯酶-4 抑制剂

磷酸二酯酶-4 主要存在于肥大细胞、巨噬细胞、嗜酸性粒细胞、淋巴细胞等炎症细胞和免疫细胞,以及气道上皮细胞和平滑肌细胞内,是特异性 cAMP 水解酶,能降低细胞内 cAMP 水平。磷酸二酯酶-4(PDE4)抑制剂,可以通过抑制 PDE4 的活性,提高 cAMP 的水平,进而减少炎症细胞释放炎症因子,减轻炎症反应。

罗氟司特

罗氟司特(roflumilast)是新型的慢性阻塞性肺疾病的治疗药物,分别于 2010 年和 2011 年被欧盟和美国批准上市。

【体内过程】 口服容易吸收,生物利用度为 80%。主要在肝代谢,代谢产物主要经肾排泄。$t_{1/2}$ 约为 17 h。

【药理作用】 可选择性地抑制 PDE4,减轻气道内中性粒细胞、嗜酸性粒细胞、巨噬细胞等炎症细胞的聚集和活化,减少炎症因子的释放,较强地缓解气道炎症。还具有减轻肺部炎症、增强气道黏膜纤毛清除能力、缓解肺纤维化和气道重构及抗氧化应激的作用。

【临床应用】 主要用于重度慢性阻塞性肺疾病(COPD),尤其伴慢性支气管炎、有急性加重史及糖皮质激素效果差者。对慢性喘息性支气管炎和 COPD 伴有喘息症状者也有较好疗效。

【不良反应】 常见的不良反应为食欲减退、恶心、腹泻、头痛、头晕等,多随持续治疗而消失。少数患者出现神经系统症状如失眠、焦虑和抑郁,甚至有自杀倾向。

二、支气管扩张药

支气管扩张药包括肾上腺素受体激动剂、茶碱类和抗胆碱药,通过松弛支气管平滑肌、降低气道阻力而平喘,是临床常用的平喘药。

(一)肾上腺素受体激动药

支气管平滑肌保持稳定张力,靠胞内的第二信使环磷酸腺苷(cAMP)与环鸟苷酸(cGMP)平衡。cAMP 可使支气管扩张,而 cGMP 则能引起气道平滑肌收缩,导致嗜碱性粒细胞脱颗粒,炎症介质加速释放并诱发哮喘。气道的收缩和松弛程度主要由气道内细胞 cAMP 的水平及其与 cGMP 的比率所决定。因此,大多数治疗哮喘的药物都是通过改善 cAMP 的代谢并提高其浓度及 cAMP/cGMP 的比值以发挥作用。本类药物能较强地激动支气管平滑肌细胞膜上的 β_2 受体,激活兴奋性G蛋白,活化腺苷酸环化酶,催化细胞内ATP转化为cAMP,细胞内的cAMP水平增加,进而激活cAMP依赖蛋白激酶(PKA),通过细胞内游离钙浓度的下降,肌球蛋白轻链激酶(MCLK)失活和钾通道开放等途径,最终松弛气道平滑肌。

△**肾上腺素**:能同时激动α、β受体。激动β₂受体引起支气管平滑肌松弛;激动肥大细胞膜和嗜碱性粒细胞膜上的β₂受体,抑制过敏介质的释放;激动α受体,使黏膜血管收缩。本药通过上述作用改善了通气功能。但激动β₁受体会引起血压升高、心动过速,甚至心律失常,故目前仅用于控制支气管哮喘的急性发作。

△**异丙肾上腺素**:对β₁、β₂受体有强大的激动作用,平喘起效迅速、作用强大,可用于控制支气管哮喘的急性发作。使用间隔时间应在2 h以上,过量吸入可致心悸、肌震颤、心律失常,甚至心室颤动。现已多被选择性β₂受体激动剂取代。

△**麻黄碱**:药理作用与肾上腺素相似但强度较弱。口服有效,起效缓慢,作用温和持久。常用于预防哮喘发作或用于治疗轻度哮喘及喘息性支气管炎。本品短期反复使用会出现快速耐受性,不良反应主要为中枢兴奋作用。

沙丁胺醇

【**体内过程**】 沙丁胺醇(salbutamol)是一种短效选择性β₂肾上腺素能受体激动剂。口服30 min起效,1～3 h可达峰浓度,$t_{1/2}$为2.7～5.0 h;气雾剂吸入后,5～15 min起效,作用可维持5～6 h,$t_{1/2}$为3.8 h。缓释剂型作用时间延长,适用于预防夜间哮喘发作。原形及代谢产物主要经肾以尿液形式排出。临床一般采用气雾吸入给药。

【**药理作用**】 沙丁胺醇可选择性激动气管平滑肌的β₂受体,使支气管平滑肌松弛。另外,还能抑制肥大细胞释放过敏介质、抑制毛细血管通透性增高、提高黏液-纤毛系统清除功能。通过上述作用,减轻哮喘的症状。该药对呼吸道选择性高,对支气管的扩张作用与异丙肾上腺素相近,且作用更持久。由于其对β₁受体作用弱,故对心脏影响小。

【**临床应用**】 用于哮喘、喘息性支气管炎及伴有支气管痉挛的呼吸道疾病。该类药物起效快,气雾吸入给药可迅速缓解哮喘急性发作症状;口服给药用于慢性哮喘控制症状或预防发作;静脉给药仅用于急需缓解呼吸道痉挛的患者。

【**不良反应**】 少数患者可出现恶心、头痛、手指震颤等。大剂量可见心动过速、血压波动、血钾降低。

(二)茶碱类

目前常用的茶碱类药物有氨茶碱、多索茶碱、二羟丙茶碱等。该类药物有多种类型,如普通片剂、针剂、缓释片等。

氨茶碱

【**体内过程**】 氨茶碱(aminophylline)可口服及静脉给药,其平喘作用可维持12～24 h,昼夜血药浓度平稳。该药碱性较强,局部刺激性大,口服容易引起胃肠道刺激症状,口服疗效不及静脉给药。

【**药理作用**】 氨茶碱为非选择性PDE抑制剂,通过非特异性地抑制PDE,使cAMP的水解速度减慢,升高细胞内cAMP水平,降低细胞内钙离子水平,从而扩张支气管平滑肌。该药还可拮抗腺苷引起的气道肥大细胞释放组胺和白三烯引起气道收缩,可预防腺苷所致哮喘患者的气道收缩作用。

氨茶碱还能促进肾上腺髓质释放儿茶酚胺,间接促进支气管扩张;抑制肥大细胞、嗜酸性粒细胞、巨噬细胞和T淋巴细胞,减少炎症介质的释放,降低微血管的通透性,从而降低炎症反应。该药还可加速黏膜纤毛的清除速度,有助于哮喘急性发作时的治疗。另外,此药尚有松弛胆道平滑肌、强心、利尿作用。

【临床应用】 该药控制哮喘急性发作的作用不及 β_2 受体激动剂,故一般不作为哮喘急性发作的一线药物。常静脉注射或静脉滴注用于中、重度哮喘急性发作或哮喘持续状态,可迅速缓解症状。该药还可用于慢性阻塞性肺疾病(COPD)、呼吸暂停综合征、老年人慢性肺源性心脏病等。

【不良反应】 氨茶碱生物利用度个体差别大,安全范围较窄,不良反应较多见。不良反应发生率与血药浓度有关,血药浓度>20 mg/L 时易发生。常出现的不良反应有胃肠道不适(恶心、呕吐、胃食管反流等)、中枢兴奋(失眠、头痛、震颤等)、急性中毒(出现心律失常、心动过速、血压骤降等),更为严重的甚至可引起呼吸心搏骤停而死亡。

(三)抗胆碱药

常用的抗胆碱类平喘药有异丙托溴铵、氧托溴铵和噻托溴铵等。

△异丙托溴铵(pratropium bromide):为阿托品的异丙基衍生物溴铵盐。其主要采用雾化吸入法给药。雾化吸入后仅 10% 左右的药物进入肺内。吸入后 5 min 左右起效,30~90 min 作用达峰值,平喘作用维持 4~6 h。其主要由粪便与尿排出体外。$t_{1/2}$ 为 3.2~3.8 h。异丙托溴铵为竞争性 M 胆碱受体拮抗剂,对 M_1、M_2、M_3 无选择性。通过竞争性阻断乙酰与 M 受体结合,抑制胆碱能神经兴奋而收缩气道平滑肌,从而导致支气管平滑肌松弛、气道舒张。本品主要用于解除支气管哮喘、喘息性支气管炎和 COPD 患者的支气管痉挛。本品与 β_2 受体激动剂或氨茶碱合用可增强疗效。部分对吸入激素疗效较差者,加用本品可收到较好疗效。不良反应较为少见,常见口干、口苦、偶见干咳和喉部不适。在大剂量用药后少数患者出现肌肉震颤、心悸。极少见过敏反应。阿托品类过敏者禁用。

三、抗过敏平喘药

抗过敏平喘药具有抑制过敏介质释放和轻度抗炎作用,起效缓慢,适用于预防哮喘发作。本类药物包括炎性细胞膜稳定剂、H_1 受体拮抗剂和白三烯拮抗药。

(一)炎症细胞膜稳定剂

△色甘酸钠(cromolyn sodium):本品口服几乎不吸收,主要为吸入给药,包括干粉吸入、雾化超声吸入、气雾剂吸入,吸入后有 5%~10% 到达肺部并被吸收入血,血浆蛋白结合率为 75%,原形通过胆汁和肾排泄。$t_{1/2}$ 为 11~20 min。色甘酸钠能够稳定肥大细胞膜,通过抑制细胞的钙内流,阻止肥大细胞脱颗粒。通过减少过敏介质的释放和抑制磷酸二酯酶,抑制气道炎症反应。抑制二氧化硫、冷空气、运动等刺激因素引起的非特异性的支气管收缩,降低气道高反应性。本品主要用于预防各种哮喘发作,需在哮喘诱因接触前 7~10 d 用药。本品不能直接扩张支气管平滑肌,对正在发作的哮喘患者无效。此外,本品还可用于变应性鼻炎、溃疡性结肠炎的治疗,不良反应较少。少数患者出现咽喉和器官刺激征,表现为胸部紧迫感,甚至诱发哮喘,必要时同时吸入 β_2 受体激动剂预防上述不良反应。

(二)H_1受体拮抗剂

△酮替芬(ketotifen):是一种可口服的强效药物,除能抑制肥大细胞释放过敏介质外,还有较强的抗组胺作用。对多种原因所致的哮喘均有预防作用,尤其对外因性哮喘效果好,儿童疗效优于成

人,对已发作的哮喘无效。此外,对变应性鼻炎、皮炎、瘙痒症、慢性荨麻疹也有一定疗效。不良反应较轻,可有嗜睡、乏力、头晕、口干等。

(三)白三烯拮抗药

白三烯是花生四烯酸经5-脂氧合酶的代谢产物,是机体内的重要炎症介质。通过与其特异性受体结合激活受体,参与体内多种炎症和过敏反应,如引起支气管收缩、黏液分泌增加、血管通透性增加,甚至引发肺水肿等。白三烯拮抗药通过阻断白三烯受体或者抑制白三烯合成,从而阻断白三烯的效应。

△**扎鲁司特**(zafirlukast):为特异性白三烯拮抗药。口服吸收良好,但食物会减少其吸收,达峰时间约3 h。血浆蛋白结合率大于90%。本品主要经肝代谢,80%以上经肠道排泄,少量经肾排泄,$t_{1/2}$约为10 h。扎鲁司特为白三烯类(LTC4、LTD4及LTE4)拮抗药,与位于支气管平滑肌等部位的白三烯受体(CysLT1)选择性结合,起到阻断白三烯的作用。其主要适用于成人及7岁以上儿童慢性哮喘的长期预防和治疗,但不适用于哮喘发作期的解痉治疗。不良反应为轻度头痛、咽炎及胃肠道反应等,偶见皮疹、转氨酶升高。

△**孟鲁司特**(montelukast sodium,顺尔宁):与白三烯受体竞争性地结合,通过减少气道组织和分泌物中的炎症标志物,如嗜酸性粒细胞、肥大细胞、激活的淋巴细胞、巨噬细胞等,降低气道的高反应性。抑制变态反应原:寒冷或干燥的空气、运动等引起的支气管痉挛和吸入抗原引起的速发性哮喘反应及迟发性哮喘反应。可用于儿童及成年人哮喘的预防,包括预防白天和夜间的哮喘症状。可以减少患者哮喘急性发作的次数、减少糖皮质激素的用量、缩短发作持续的时间、延长无症状的时间。但不用于治疗急性哮喘发作。还可用于控制变应性鼻炎和荨麻疹。一般不良反应轻微。偶见精神系统紊乱包括躁狂、焦虑、夜梦异常和幻觉、抑郁、失眠、易激惹、烦躁不安。

第二节　镇咳药

咳嗽是呼吸系统疾病的常见症状,是呼吸道的一种保护性反射活动,可促进呼吸道内痰液及误入的异物排出。因此,轻度咳嗽有利于排痰,一般无须应用镇咳药。但长期或剧烈的咳嗽不仅给患者带来痛苦,还可引起多种并发症。因此需合理使用镇咳药。

镇咳药按其作用机制分为两类:①中枢性镇咳药,通过直接抑制延髓咳嗽中枢而起效;②外周性镇咳药,通过抑制咳嗽反射弧中的感受器、传入神经、传出神经或效应器而起效。有些药物兼具中枢和外周两方面的作用。

一、中枢性镇咳药

中枢性镇咳药一般是通过直接抑制延髓咳嗽中枢而产生镇咳作用的。本类药物又可分为成瘾性中枢性镇咳药和非成瘾性中枢性镇咳药两类。成瘾性中枢性镇咳药以吗啡类生物碱及其衍生物为代表,镇咳作用强,但具有成瘾性,限制了其应用。非成瘾性中枢性镇咳药无成瘾性,故临床应用更广泛。

(一)成瘾性中枢性镇咳药

△**可待因**(codeine):为阿片生物碱类药物。口服吸收迅速完全,生物利用度为40%～70%,可

部分透过血脑屏障,脑组织中的药物浓度仍低于血药浓度;能透过胎盘,少量药物经乳汁分泌。口服后30～45 min起效,作用约维持4 h。肌内或皮下注射后10～30 min起效,作用维持1 h。其主要经肝代谢,约10%在肝脱甲基后转化为吗啡。大部分以无活性代谢物形式经肾排泄。

药理作用与吗啡相似,对延髓的咳嗽中枢有直接的抑制作用,镇咳作用强而迅速,类似于吗啡,但其作用强度仅为吗啡的1/4。除了镇咳作用外,本品还有镇痛和镇静作用。其镇痛作用的强度约为吗啡的1/12。临床主要用于各种原因引起的剧烈干咳,尤其干咳伴胸痛者尤为适宜。

不良反应较少见,偶有恶心、呕吐、便秘及眩晕等;大剂量明显抑制呼吸中枢,也可引起兴奋、烦躁不安等症状;长期应用可产生依赖性,停药时可出现戒断综合征。孕妇和哺乳期妇女慎用;老人和小儿对本品敏感,易发生呼吸抑制,应慎用。

(二)非成瘾性中枢性镇咳药

△右美沙芬(dextromethorphan):为人工合成的吗啡衍生物。口服吸收良好,服药后15～30 min起效,作用可维持3～6 h。肝内代谢,肾排泄。右美沙芬抑制延髓咳嗽中枢而起镇咳作用。镇咳强度与可待因相似,但无镇痛作用。治疗剂量无呼吸抑制作用。成瘾性及耐受性较弱。本品用于各种原因引起的咳嗽,是目前临床应用最广的镇咳药,也常用于抗感冒复方制剂中。本品安全范围大,偶有头晕、头痛、困倦、食欲减退、便秘等不良反应。

△喷托维林(pentoxyverine,咳必清):是人工合成的非成瘾性镇咳药,能选择性地抑制咳嗽中枢,镇咳强度约为可待因的1/3。此外,本品还具有局部麻醉作用和轻度阿托品样作用,能抑制呼吸道感受器及传入神经末梢、解除支气管平滑肌痉挛。适用于上呼吸道炎症引起的干咳、阵咳。偶有轻度头痛、头昏、口干、便秘等不良反应。

二、外周性镇咳药

外周性镇咳药通过抑制咳嗽反射弧中的末梢感受器、传入神经或传出神经的传导而发挥镇咳效果。

△苯佐那酯(benzonatate):为丁卡因的衍生物,有较强的局部麻醉作用,通过抑制肺的牵张感受器及感觉神经末梢,阻止咳嗽反射冲动的传入而镇咳。镇咳作用强度略弱于可待因,对刺激性干咳、阵咳及外科手术后刺激性咳嗽治疗效果好,也可用于支气管镜检、喉镜检查或支气管造影前预防呛咳。由于其有一定的局麻作用,服用时切勿嚼碎以免引起口腔麻木。不良反应有轻度嗜睡、头晕、头痛、鼻塞等,偶见变应性皮炎。

第三节　祛痰药

祛痰药(expectorants)是一类能增加呼吸道分泌使痰液变稀、黏稠度降低,或加速呼吸道黏膜上皮纤毛运动,使痰液易于咳出(排出)的药物。祛痰药根据其作用机制不同,可分为痰液稀释药和黏痰溶解药。

一、痰液稀释药

△氯化铵(ammonia chloride):是祛痰合剂的主要成分之一,口服后能局部刺激胃黏膜而引起轻

度恶心,反射性地兴奋气管支气管腺体的迷走神经,促使腺体分泌增加,痰液稀释而易于咳出。本品祛痰作用较弱,大剂量又可产生恶心、呕吐,故很少单独应用,常制成复方制剂。临床常用于急、慢性呼吸道炎症且痰黏稠不易咳出者。大量服用可致恶心、呕吐、口渴、胃痛、高氯性酸中毒。为减轻对胃的刺激,片剂宜溶于水中,饭后服用。溃疡病患者慎用;严重肝、肾功能不良者禁用,以防引起酸血症和高血氨症。

除氯化铵外,本类药物还有碘化钾、愈创甘油醚等。

二、黏痰溶解药

痰液的黏性成分主要是黏蛋白和 DNA。黏蛋白由气管、支气管腺体和杯状细胞分泌,黏蛋白分子依靠二硫键和氢键等交叉连接,形成一种黏度更高的凝胶网;DNA 则来自呼吸道感染后大量炎症细胞细胞核的破坏。黏痰溶解药通过分解黏痰中的黏蛋白及 DNA,降低其黏稠度,从而使其易于咳出。

△乙酰半胱氨酸(acetylcysteine,痰易净):分子中的巯基(-SH)能使痰液中糖蛋白的二硫键断裂,使糖蛋白分解,黏痰液化,黏稠度降低而易于咳出。本品适用于浓稠黏痰液过多阻塞呼吸道而咳痰困难者,非紧急情况气雾吸入给药,紧急情况气管内滴入,滴入后气管内可产生大量分泌液,故应及时使用吸痰器排痰。对呼吸道黏膜有刺激作用,可能引起呛咳,甚至支气管痉挛。β_2受体激动剂可缓解支气管痉挛症状;另外,水溶液有硫化氢的臭味,可引起部分患者恶心、呕吐。

△溴己新(bromhexine):可抑制痰液中酸性黏多糖蛋白的合成,并可使痰中的黏蛋白纤维断裂,降低痰液黏稠度,使黏痰变稀而易于咳出。适用于支气管炎、哮喘、支气管扩张及肺气肿等有黏痰而不易咳出的患者,可改善黏痰阻塞所引起的气促。少数患者出现恶心、胃部不适及血清转氨酶升高的不良反应,消化性溃疡、肝功能不良者慎用。

问题分析与能力提升

患者,男,20 岁,自述因气候变化而出现咳嗽、咳痰、气短不能平卧。检查患者发现其烦躁不安,发绀明显,胸廓呈桶状,呼气性呼吸困难,双肺满布哮鸣音。经吸入沙丁胺醇后症状缓解,诊断为支气管哮喘。

请分析:缓解哮喘发作的药物有哪些?

思考题

1. 简述平喘药的分类、作用机制及用药注意事项。
2. 简述氨茶碱的平喘作用机制及用药注意事项。
3. 某患者连续 3 年春季出现鼻痒、打喷嚏及呼吸困难的症状,该患者可能是患了什么疾病? 试给出药物治疗方案。

(马　霄)

第二十八章　作用于消化系统的药

课件

消化系统疾病为临床常见病和多发病,其种类繁多,治疗药物广泛而复杂。近年来随着胃肠生理学和病理生理学研究的不断深入,治疗药物也不断地发展,使消化系统疾病尤其是消化性溃疡的药物疗效不断提高。本章主要介绍抗消化性溃疡药、助消化药、镇吐药、泻药、止泻药等。

第一节　抗消化性溃疡药

消化性溃疡包括胃溃疡和十二指肠溃疡,是由多种因素引起的消化系统的常见病和多发病。其发病原因很复杂,目前认为由对胃、十二指肠黏膜的侵袭因素(胃酸分泌过多、幽门螺杆菌感染、长期使用非甾体抗炎药等)及黏膜自身的防御因素(黏液-碳酸氢盐屏障、局部血液循环、前列腺素等)之间失去平衡所致。抗消化性溃疡药治疗主要通过降低胃液酸度和胃蛋白酶活性,根除幽门螺杆菌或增强胃肠黏膜保护功能。目前临床上常用的治疗消化性溃疡的药物包括抗酸药、抑制胃酸分泌药、胃黏膜保护药、抗幽门螺杆菌药。

一、抗酸药

抗酸药(antacids)为一类弱碱性化合物,口服后能缓冲和中和胃酸、升高胃内 pH、降低胃蛋白酶活性,从而缓解溃疡病的疼痛并促进溃疡愈合。此外,某些抗酸药如氢氧化铝、三硅酸镁等还能形成胶状保护膜,覆盖于溃疡面和胃黏膜,发挥保护作用。理想的抗酸药应具有起效快、作用强、不产气、能收敛和保护黏膜及溃疡面等特点。现有抗酸药单独使用均不理想,故多组成复方制剂以增强抗酸效应、减少不良反应。常用抗酸药的作用特点见表28-1。

表 28-1　常用抗酸药的作用特点

常用药物	作用特点							
	抗酸强度	起效	维持时间	黏膜保护	收敛作用	碱血症	产 CO_2	排便影响
碳酸氢钠	强	快	短暂	无	无	有	有	无
碳酸钙	较强	快	持久	无	有	无	有	便秘
氢氧化铝	较强	缓慢	持久	有	有	无	无	便秘
三硅酸镁	弱	缓慢	持久	有	无	无	无	轻泻
氢氧化镁	较强	较快	较长	无	无	无	无	腹泻
氧化镁	强	缓和	持久	无	无	无	无	腹泻

1. 碳酸钙　中和胃酸作用较快、较强、较持久。中和胃酸后产生的 CO_2 可致嗳气和腹胀,进入肠内的 Ca^{2+} 可促进胃泌素的分泌,继发性胃酸分泌增加,胃内压力增加可能诱发溃疡穿孔,患严重消化性溃疡的患者禁用。

2. 碳酸氢钠　俗称小苏打,起效快、作用强但较为短暂。中和胃酸后产生的 CO_2 可致嗳气、腹胀,可引起继发性胃酸分泌增多。

3. 氧化镁　中和胃酸作用强而持久,产生的氯化镁可致轻度腹泻。

4. 氢氧化镁　中和胃酸作用较快、较强,产生的氯化镁可致轻度腹泻。

5. 三硅酸镁　中和胃酸作用慢而弱但较为持久,产生的二氧化硅为胶状物质,对溃疡面和黏膜有保护作用,产生的氯化镁可致轻度腹泻。

6. 氢氧化铝　中和胃酸作用较强、起效缓慢,作用持久。产生的氯化铝有收敛、止血和致便秘的作用。对阿司匹林或乙醇所致胃黏膜损伤有较好的保护作用。长期使用影响肠道对磷酸盐的吸收。

本类药物通常应在餐后 $1.0\sim1.5$ h 和晚上临睡前服用。

二、抑制胃酸分泌药

(一)H_2 受体阻滞剂

H_2 受体阻滞剂曾是治疗胃、十二指肠溃疡的主要药物,但随着质子泵抑制剂的广泛应用,其临床重要性已显著下降。此类药物有西咪替丁(cimetidine)、雷尼替丁(ranitidine)、法莫替丁(famotidine)和尼扎替丁(nizatidine)等。常用 H_2 受体阻滞剂的特点比较见表 28-2。

表 28-2　H_2 受体阻滞剂的比较

类别	西咪替丁	雷尼替丁	法莫替丁	尼扎替丁
生物利用度/%	65	50	40	>90
抑酸相对强度	1	5~10	32	5~10
血浆半衰期/h	1.5~2.3	1.6~2.4	2.5~4.0	1.1~1.6
疗效持续时间/h	6	8	12	8
抑制 P450 相对强度	1	0.1	0	0
抗雄激素作用	明显	较弱	几乎无	几乎无

西咪替丁

【体内过程】　口服吸收迅速,生物利用度为60% ~70%,1 h左右血药浓度达峰值,$t_{1/2}$为2~3 h,作用持续5~6 h。可透过血脑屏障,可通过胎盘屏障。少量药物在肝内代谢,代谢物及药物原形经肾排出。

【药理作用】　西咪替丁可竞争性阻断胃壁细胞的H_2受体,对人和动物胃酸分泌具有强大的抑制作用。对消化性溃疡病患者,可抑制基础和夜间胃酸分泌,减轻疼痛和减少抗酸药用量,明显促进胃和十二指肠溃疡的愈合。同时,其也抑制胃蛋白酶的分泌。

【临床应用】　本品主要用于胃和十二指肠溃疡,能减轻疼痛,促进溃疡愈合。还可用于胃肠黏膜糜烂引起的出血、胃酸分泌过多症(卓-艾综合征)和反流性食管炎。

【不良反应】　口服时有轻微腹泻、眩晕、乏力、便秘、肌肉痛等。静脉注射时,可出现头痛、眩晕、语言不清和幻觉等中枢神经系统反应,亦有粒细胞缺乏和再生障碍性贫血报道。该药还有抗雄激素作用,可出现男性乳腺增生及女性溢乳症。还可抑制肝药酶。

(二)H^+-K^+-ATP 酶抑制药

H^+-K^+-ATP酶抑制药(proton pump - inhibitor, PPI)又称质子泵抑制剂,主要有奥美拉唑(omeprazole)、兰索拉唑(lansoprazole)、泮托拉唑(pantoprazole)等。

奥美拉唑

【体内过程】　口服易吸收,首次给药生物利用度约35%,反复多次给药后可达60%,达峰时间为1~3 h。血浆蛋白结合率为95%。奥美拉唑主要在肝代谢,80%经肾排泄,部分经胆汁排出,$t_{1/2}$为0.5~1.5 h。由于壁细胞酸性小管的低pH对于药物活化是必须的,且食物又可促进胃酸的分泌,故本类药物应于餐前约30 min服用。

【药理作用】　质子泵位于胃壁细胞上,其可将H^+从壁细胞转运到胃腔中,同时将K^+泵入胃壁细胞。奥美拉唑能与胃壁细胞H^+-K^+-ATP酶不可逆结合并灭活该酶,从而抑制胃酸分泌。对多种因素引起的胃酸分泌均能抑制,且作用强大而持久,同时使胃蛋白酶的分泌减少。还有抑制幽门螺杆菌作用,能够促进溃疡愈合。

【临床应用】　本品用于治疗反流性食管炎、消化性溃疡、上消化道出血及胃酸过多症。治疗溃疡病,通常服药4~6周,溃疡愈合率高达97%。

【不良反应】　不良反应发生率较低,主要有口干、恶心、呕吐、腹胀、腹泻等消化道反应;神经系统症状有头痛、头昏、嗜睡、肌肉及关节疼痛、外周神经炎等。

【药物相互作用】　奥美拉唑抑制肝微粒体细胞色素P450氧化酶系,降低香豆素类抗凝药、地西泮、苯妥英钠等药物的代谢,合用时应注意调整剂量。

△兰索拉唑(lansoprazole):为第2代H^+-K^+-ATP酶抑制药。口服容易吸收,生物利用度约85%。抑制胃酸分泌作用及抗幽门螺杆菌作用较奥美拉唑强,作用机制及临床应用与奥美拉唑一致,不良反应少见。

(三)M 受体阻断药

目前治疗消化性溃疡多选用选择性M_1受体阻断药,此类药物包括哌仑西平(pirenzepine),替仑西平(telenzepine)和唑仑西平(zolenzepine)。

△哌仑西平：口服吸收不完全，生物利用度为 25% ，体内分布广泛，但不易透过血脑屏障，主要以原形排泄。食物影响其吸收，宜餐前服用。通过选择性阻断胃壁细胞的 M_1 胆碱受体，抑制胃酸的分泌；阻断肠嗜铬样细胞（ECL细胞）和G细胞上的 M_1 胆碱受体，减少组胺和胃泌素释放，间接减少胃酸的分泌。此外，本品还具有抑制胃蛋白酶分泌作用和解痉作用，用于胃及十二指肠溃疡。症状缓解较慢，与西咪替丁合用可增强疗效。该药因其抑制胃酸分泌作用比 H_2 受体阻滞剂弱，与M受体相关的副作用较多，现已较少用于溃疡病的治疗。不良反应较轻，仅有轻微的口干、视力调节障碍及心动过速。

（四）胃泌素受体阻断药

△丙谷胺（proglumide，二丙谷酰胺）：为胃泌素受体阻滞剂。口服吸收迅速，主要分布于肝、肾及胃肠道。化学结构与胃泌素相似，能竞争性阻断胃壁细胞膜上的胃泌素受体，减少胃酸及胃蛋白酶的分泌。此外，其还能促进胃黏液的分泌，具有增强黏膜的屏障作用。本品主要用于消化性溃疡及胃炎的治疗，现较少使用。

三、胃黏膜保护药

胃黏膜屏障包括细胞屏障与胃黏液-碳酸氢盐屏障。细胞屏障由胃黏膜细胞顶部的细胞膜和细胞间的紧密连接组成，有抵抗胃酸和胃蛋白酶的作用。胃黏液-碳酸氢盐屏障是双层黏稠的、胶冻状黏液，可防止胃酸、胃蛋白酶损伤胃黏膜细胞。当胃黏膜屏障作用减弱或功能受损时，便可导致溃疡病的发生。增强胃黏膜屏障的药物主要通过增强胃黏膜的细胞屏障，胃黏液-碳酸氢盐屏障或同时增强两种屏障以发挥抗溃疡病作用。

△米索前列醇（misoprostol）：为前列腺素 E_1 的衍生物。口服吸收较快，血浆蛋白结合率为 80% ~90% 。体内代谢快，主要以代谢物形式经肾排泄，$t_{1/2}$ 为 1.6 ~1.8 h，作用可持续 5 h。能与胃壁细胞和胃黏膜浅表细胞基底侧的前列腺素 E_2 受体结合，主要抑制胃壁细胞的胃酸分泌，除能抑制基础胃酸的分泌外，对组胺、胃泌素等介导的胃酸分泌也有抑制作用，胃蛋白酶的分泌也受到抑制。还能促进胃黏膜浅表细胞黏液和 HCO_3^- 的分泌。此外，其还能增加胃黏膜的血流量，促进胃黏膜受损上皮细胞的修复和增殖，从而促进溃疡愈合。临床用于治疗胃溃疡、十二指肠溃疡，并可预防其复发。还可预防非甾体抗炎药引起的溃疡及急性胃黏膜损伤出血等。治疗溃疡病时，服用时间通常为餐前和睡前，疗程 4~8 周。不良反应为腹泻、恶心、腹痛、头痛、头晕等，发生率约 13% ，孕妇及前列腺素过敏者禁用。

△硫糖铝（sucralfate）：口服后在胃酸作用下能解离为氢氧化铝和硫酸蔗糖复合物。氢氧化铝具有抗酸作用，硫酸蔗糖复合物黏稠多聚体，能够黏附在黏膜及溃疡表面，形成保护膜，促进胃黏膜、十二指肠黏膜合成前列腺素 E_2 ，增加胃黏液-碳酸氢盐的分泌，进而增强胃黏膜的屏障作用。临床主要用于治疗消化性溃疡、慢性糜烂性胃炎、反流性食管炎。不良反应较轻，最常见为便秘，偶见口干、恶心、胃部不适、腹泻、皮疹等。

△枸橼酸铋钾（bismuth potassium citrate）：在溃疡面形成保护膜而抵御胃酸、胃蛋白酶对溃疡面的侵袭作用；还有降低胃蛋白酶活性，促进黏膜合成前列腺素，促进胃黏液分泌，抑制幽门螺杆菌的作用。用于治疗胃、十二指肠溃疡，疗效与 H_2 受体阻滞剂相似，且复发率低。服药期间有轻度便秘、黑便。

四、抗幽门螺杆菌药

幽门螺杆菌（helicobacter pylori，Hp）主要存在于胃上皮细胞表面和黏液层。它能分泌尿素

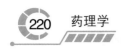

酶,并释放白三烯及多种细胞毒素,从而损害胃黏膜。因此,在治疗消化性溃疡时,根除幽门螺杆菌,对提高治愈率,降低复发率具有重要意义。

幽门螺杆菌对多种抗生素非常敏感,使用单一抗生素很难将其根除,因此常采用联合用药方案进行治疗:①奥美拉唑+阿莫西林+甲硝唑,疗程 7 ~ 14 d;②奥美拉唑+克拉霉素+甲硝唑,疗程 7 d;③枸橼酸铋钾+克拉霉素+甲硝唑,疗程 7 d。

第二节　调节消化功能药

调节消化功能药包括助消化药、镇吐药、增强胃肠动力药、泻药、止泻药和利胆药等。

一、助消化药

助消化药多为消化液中的成分或促进消化液分泌的药物,能促进食物消化,用于腹胀、嗳气、消化不良、食欲减退等。

稀盐酸能增加胃内酸度,提高胃蛋白酶活性,用于胃液分泌不足的患者。胃蛋白酶来源于动物胃黏膜,常与稀盐酸同服,不宜与碱性药物合用。可辅助治疗由于胃酸或消化酶分泌过少引起的消化不良和其他胃肠疾病。胰酶来自动物胰脏,含蛋白酶、淀粉酶和脂肪酶,用于消化不良。其易被胃酸破坏,多制成肠溶片吞服(不宜嚼碎服用)。乳酶生为干燥的活乳酸杆菌制剂,在肠内可分解糖类产生乳酸,从而降低肠内的 pH,抑制肠内腐败菌繁殖,减少发酵和产气。适用于消化不良、腹胀及小儿消化不良性腹泻。不宜与抗菌药或吸附剂同时服用,以免降低疗效。

二、镇吐药

镇吐药是指防止或减轻恶心和呕吐的药物。恶心、呕吐是一种复杂的反射活动,由多种原因引起,如恶性肿瘤化疗、胃肠疾病、内耳眩晕病、晕动病、怀孕早期及外科手术等。呕吐中枢接受来自催吐化学感受区(CTZ)、前庭和内脏等传入冲动,通过迷走神经、膈神经和脊髓支配腹部肌肉的神经,引起胃肠道平滑肌痉挛而呕吐。已知与呕吐反射有关的受体有 D_2、H_1、M、$5-HT_3$。阻断上述受体即可抑制呕吐反射,缓解和防止呕吐。因此,镇吐药包括多巴胺 D_2 受体阻断药、H_1 受体滞剂、M 受体阻断药和 $5-HT_3$ 受体拮抗药 4 类。

(一)多巴胺 D_2 受体阻断药

△甲氧氯普胺(metoclopramide):口服吸收迅速,分布广泛,1.2 ~ 1.6 h 达到血药浓度峰值,$t_{1/2}$ 为 5 ~ 6 h。可透过血脑屏障,具有中枢及外周双重作用,通过阻断中枢 CTZ 多巴胺 D_2 受体,较大剂量时也阻断 $5-HT_3$ 受体,产生止吐作用;外周作用表现为阻断胃肠多巴胺 D_2 受体和 $5-HT_3$ 受体,产生促进食管至小肠近端的胃肠蠕动作用,包括增加贲门括约肌张力,阻止食物反流进食管;松弛幽门并增强胃蠕动,促进胃排空。临床主要用于胃肠功能失调引起的恶心、呕吐、腹胀;以及因放射、药物、手术、内耳眩晕、前庭受刺激等引起的呕吐,也可用于反流性食管炎等。不良反应多为嗜睡、疲倦等轻微反应,偶有锥体外系反应、男性乳房发育、溢乳、月经紊乱等。

△多潘立酮(domperidone,吗丁林):口服后吸收迅速,但生物利用度低,15 ~ 30 min 达峰值血药浓度。胃肠局部药物浓度最高,血浆次之,几乎不通过血脑屏障。肝内代谢,$t_{1/2}$ 为 7 h。多潘立酮为

选择性外周多巴胺受体阻断药。通过阻断胃肠 D_2 受体，促进食道至小肠近端的胃肠运动，从而防止食物反流，促进胃排空，协调胃肠运动，同时产生止吐作用。本品常用于偏头痛、颅脑外伤、放射治疗、化学治疗等引起的恶心、呕吐；也用于胃肠功能障碍性疾病以及胃肠道动力降低所致的消化不良、恶心呕吐、胃潴留等。本品不良反应轻，偶见短暂的腹痛、腹泻、口干、皮疹、头痛、乏力等。无锥体外系副作用，可升高血清催乳素水平，停药后可自行恢复正常。注射给药可引起心律失常。

（二）H_1 受体阻滞剂

H_1 受体阻滞剂有中枢镇静和止吐作用，本类药物有苯海拉明、茶苯海明、美克洛嗪等，可用于预防和治疗晕动病及内耳眩晕病等。

△**苯海拉明**（diphenhydramine）：为第一代组胺 H_1 受体阻滞剂，有中枢抑制、止吐和抗过敏作用，常用于防治晕动病、内耳眩晕病等的呕吐。

（三）M 受体阻断药

本类药物的代表是东莨菪碱，通过阻断 M 受体，降低迷路感受器的敏感性和抑制前庭小脑通路传导，可预防和治疗恶心、呕吐，产生抗晕动病作用。

（四）5-HT$_3$ 受体拮抗药

△**昂丹司琼**（ondansetron）：能选择性阻断中枢及迷走神经传入纤维中的 5-HT$_3$ 受体，从而有效对抗肿瘤化疗和放疗，诱发小肠嗜铬细胞释放 5-HT$_3$，而引起的恶心、呕吐。镇吐作用强而快。临床上主要用于肿瘤化疗或放疗引起的恶心、呕吐。其主要不良反应为轻微的头痛、疲乏、便秘、腹泻等。

三、增强胃肠动力药

增强胃肠动力药是指能促进和协调胃肠运动，增强胃排空和肠内容物推进的药物。若胃肠动力不足导致胃肠运动功能紊乱，可引起呕吐、反流性食管炎、胆汁反流性胃炎等。增强胃肠动力药物主要包括 M 胆碱受体激动药和胆碱酯酶抑制药、多巴胺 D_2 受体阻断药和 5-HT$_4$ 受体激动剂。常用 5-HT$_4$ 受体激动剂包括西沙必利（cisapride）、莫沙必利（mosapride）等。

△**西沙必利**（cisapride）：口服吸收快，生物利用度为 30%～40%。血浆蛋白结合率为 98%。主要经肝代谢后以代谢物形式随粪及尿排出，$t_{1/2}$ 为 7～10 h。能选择性激动肠壁肌层胆碱能神经元及肌间神经丛的 5-HT$_4$ 受体，促进乙酰胆碱释放，增加食管下部括约肌张力，又可拮抗 5-HT$_3$ 受体，因而其胃肠促动作用较强，可增强并协调从食道至肛门的全段胃肠运动。临床上主要用于胃肠功能低下引起的消化不良、胃潴留、便秘；胃肠功能紊乱引起的反流性食管炎、胆汁反流性胃炎等。不良反应有头晕、胃肠痉挛、低血压等，大剂量可致心律失常。

四、泻药

泻药（laxatives）是能刺激肠蠕动或增加肠内水分，软化粪便或润滑肠道而促进粪便排出的药物。临床常用于功能性便秘的治疗，按其作用机制分为容积性泻药、接触性泻药和润滑性泻药 3 类。

（一）容积性泻药

容积性泻药（bulk laxatives）也称渗透性泻药（osmotic laxatives）。口服后很少吸收，能增加肠内渗透压，阻止肠对水分的吸收，使肠内容积增加，刺激肠壁，增加肠蠕动，从而产生泻下作用。

△**硫酸镁**（magnesium sulfate，泄盐）：口服后，Mg^{2+} 在胃肠道中难被吸收，肠内渗透压升高，阻止

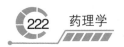

肠道对水的吸收,从而增加肠腔容积,扩张肠道,刺激肠蠕动,产生泻下作用;还具有利胆和促进胰液及肠液分泌的作用。静脉给药后,Mg^{2+} 和 Ca^{2+} 化学性质相似,可以特异性地竞争 Ca^{2+},拮抗 Ca^{2+} 的作用,导致骨骼肌松弛,血管扩张,产生降压作用;Mg^{2+} 能产生中枢抑制作用。其主要用于急性便秘、外科手术前或结肠镜检查前排空肠内物、辅助排出肠内寄生虫或毒物。还可用于慢性胆囊炎、胆结石、阻塞性黄疸等。注射硫酸镁可用于治疗高血压危象,还可用于缓解子痫、破伤风等惊厥。本品泻下作用较强烈,可反射性引起盆腔充血和脱水,故月经期、妊娠期及老年人禁用。

△乳果糖(lactulose):为含半乳糖和果糖的双糖。口服后不吸收,到达结肠后被细菌分解成乳酸,提高肠内渗透压,引起粪便容积增加,促进排便。其还能降低肠内 pH,减少肠内氨的生成与吸收,具有降低血氨的作用。

(二)接触性泻药

接触性泻药(contact cathartics)也称刺激性泻药。通过刺激肠黏膜,促进肠蠕动,同时改变肠黏膜的通透性,使电解质及水分向肠腔扩散,从而增加肠内容积,产生泻下作用。

△酚酞(phenolphthalein):口服后在肠道内与碱性肠液形成可溶性钠盐,既能促进结肠蠕动,也抑制水分的吸收。泻下作用温和,适用于治疗慢性习惯性便秘。口服酚酞约15%被吸收后从尿液排出,当尿液为碱性时呈现红色。吸收后的酚酞部分由胆汁排泄,存在肝肠循环而使其作用时间延长。长期使用可致水、电解质紊乱和结肠功能障碍。

△蒽醌类(anthroquinones):泻药为大黄、番泻叶、芦荟等含蒽醌苷类的植物。口服后被肠内细菌分解为蒽醌,刺激结肠推进性蠕动并减少水、电解质的吸收。常用于急、慢性便秘。蒽醌类少量被机体吸收后经尿液排出,在酸性尿液中呈黄色、碱性尿液中呈红色,在使用前应向患者说明。

(三)润滑性泻药

润滑性泻药(emolient laxatives)主要通过润滑肠壁,软化粪便而产生泻下作用。其泻下作用温和,较适于老年、儿童及有高血压、动脉瘤或痔疮的患者及术后排便困难的患者使用。

△液体石蜡(liquid paraffin):为无色透明矿物油,口服肠道不吸收,但肠内脂溶性物质可溶解其中,长期使用可影响脂溶性物质如维生素 A、维生素 D、维生素 K 及钙、磷的吸收。

△甘油(glycerin):以栓剂或50%溶液直肠给药,通过刺激肠壁引起便意及局部润滑作用,可在数分钟内引起排便。本品适用于老年人及儿童。

五、止泻药

止泻药(antidiarrheal drugs)是指能抑制肠道蠕动或保护肠道免受刺激而制止腹泻的药物。

△地芬诺酯(diphenoxylate):为人工合成的哌替啶的衍生物。对肠道运动的影响类似吗啡,主要作用于外周,对中枢作用较弱。临床主要用于各种原因引起的急、慢性功能性腹泻,减少排便次数。不良反应较少而轻,可有嗜睡、口干、恶心、呕吐、腹胀、腹部不适等,长期应用可产生依赖性,过量可致中枢抑制,甚至昏迷,不宜与其他中枢抑制药合用。

△鞣酸蛋白(tannalbin):为收敛剂,口服后在肠内分解释出鞣酸,后者使肠黏膜表面的蛋白质凝固、沉淀,形成保护膜,一方面阻止肠内毒物对肠黏膜的刺激,另一方面抑制炎性渗出物的渗出,从而产生收敛止泻作用。本品在临床上可用于各种腹泻。

六、利胆药

利胆药(choleretic drugs)是一类能促进胆汁分泌或胆汁排出的药物。

△**去氢胆酸**(dehydrocholic acid)：能增加胆汁中水分泌，使胆汁稀释，流动性增强，有清洗胆道的作用。本品用于胆囊术、胆石症及急、慢性胆道感染，禁用于胆道空气梗阻及严重肝、肾功能减退者。

△**熊去氧胆酸**(ursodeoxycholic acid)：本品可促进胆汁酸的分泌，减少胆酸和胆固醇的吸收，抑制胆固醇合成与分泌，降低胆汁中胆固醇的含量，促进胆结石表面胆固醇的溶解。其主要用于治疗胆固醇型胆结石。不良反应少且较轻，少于5%的患者发生腹泻。胆道完全阻塞和严重肝功能减退者及孕妇禁用。

 知识拓展

幽门螺杆菌疫苗

采用疫苗预防幽门螺杆菌感染是当前研究的热点领域之一。细菌和病毒等病原体对人体具有致病性。应用化学或分子生物学技术改变它们的致病基因，可降低它们的毒性。将减毒病原体作为疫苗传递载体，就是利用它们穿透宿主细胞的能力，将疫苗抗原运载至抗原提呈细胞，促进机体的免疫应答。目前，已有研究者尝试研制用鼠伤寒沙门菌、枯草芽孢杆菌、脊髓灰质炎病毒、杆状病毒和腺病毒、尿素酶等载体介导的幽门螺杆菌尿素酶疫苗。

问题分析与能力提升

张某，女，40岁，患有失眠症，常服用地西泮帮助改善睡眠。近期，张某感觉消化不良、食欲减退、胃部灼烧痛，去医院诊断为胃溃疡，遵医嘱服用奥美拉唑。最近张某感到明显嗜睡、早起困难且白天困倦乏力。

请分析：

1. 患者的症状是否属于用药问题？请分析原因。
2. 患者在合用两种药物的过程中，医生应如何指导其用药？

思考题

1. 治疗消化性溃疡的药物分为几类？说出各类代表药并简述其临床应用。
2. 简述镇吐药的分类和作用机制。

（马　霄）

第二十九章　作用于生殖系统的药

课件

性激素是性腺分泌的激素,属甾体化合物,包括雌激素、孕激素和雄激素三大类。临床应用的性激素类药物是人工合成品及其衍生物,除用于治疗某些疾病外,主要用作避孕药。常用避孕药多为雌激素和孕激素的复合制剂。

性激素的分泌与调节受下丘脑-垂体前叶的调节。下丘脑分泌促性腺激素释放激素(gonadotropin releasing hormone, GnRH),促进垂体前叶分泌促性腺激素促卵泡激素(follicle stimulating hormone, FSH)和黄体生成素(luteinizing hormone, LH)。对于女性,FSH 促进卵巢中的卵泡生长发育,使其分泌雌激素,同时使 LH 受体数目增加。LH 则可促进卵巢黄体生成,并促使卵巢黄体分泌孕激素。对于成年男性而言,FSH 则促进睾丸曲细精管的成熟和睾丸中精子的生成,LH 可促进睾丸间质细胞分泌雄激素。

性激素对垂体前叶的分泌功能具有正反馈和负反馈两方面的调节作用。在排卵前,雌激素水平较高,可直接或间接通过下丘脑促进垂体分泌 LH,导致排卵,这一反馈过程是正反馈调节。而在黄体期,血中雌激素、孕激素升高,导致 GnRH 分泌减少,抑制排卵,这一反馈过程是负反馈调节。常用的甾体避孕药就是根据这一负反馈设计的。上述反馈途径是性激素对下丘脑及腺垂体的反馈作用,也称为"长反馈"。垂体促性腺激素 FSH、LH 的水平也能影响下丘脑 GnRH 的释放,这种反馈途径称为"短反馈"。还有超短反馈,是腺体内的自行正反馈调节,下丘脑分泌的 GnRH 反作用于下丘脑,可促进 GnRH 释放,从而实现自我调节。

性激素的作用机制是通过与靶细胞内的性激素受体特异性结合,在细胞核内作用于 DNA,影响 mRNA 转录和蛋白质合成,产生生物学效应。

第一节　雌激素类药及抗雌激素类药

一、雌激素类药

雌激素具有广泛而重要的生理作用,对中枢神经、心血管、生殖系统、骨骼系统等的生长、发育与功能调节方面等均有重要意义。雌二醇(estradiol,E_2)是卵巢和睾丸分泌的主要天然雌激素(estrogens),效应最强,而雌酮(estrone,E_1)和雌三醇(estriol,E_3)为雌二醇的肝代谢产物,从孕妇尿中提取得到。

天然的雌激素活性较低,常用的雌激素类药物是以雌二醇为母体,人工合成许多高效、长效且口服有效的衍生物,如炔雌醇(ethinylestradiol)、炔雌醚(quinestrol)及戊酸雌二醇(estradiol valerate)等。此外,一些结构简单的非甾体类药物也具有雌激素样作用,如己烯雌酚(diethylstilbestrol)、己烷雌酚(hexestrol),口服有效,作用维持时间长。

【体内过程】　口服天然雌激素经胃肠道吸收,经肝迅速破坏,生物利用度低,需注射给药。血浆中的雌激素主要与性激素结合球蛋白结合,也可与白蛋白结合。代谢产物雌酮和雌三醇大部分以葡糖醛酸或硫酸酯结合的形式从肾排出,小部分从胆道排泄并形成肝肠循环。人工合成的炔雌醇、炔雌醚、己烯雌酚等在肝中代谢缓慢,炔雌醇、炔雌醚吸收后,贮存于体内脂肪组织中,口服疗效高,维持时间长。经酯化的衍生物如苯甲酸雌二醇等,肌内注射后吸收缓慢,其作用时间延长。雌二醇贴片经皮给药,药物可通过皮肤缓慢而稳定地吸收,无肝首过消除,其血药浓度比口服给药稳定。

【生理及药理作用】

1.对未成年女性　雌激素可促使未成年女性性器官发育和成熟,促进子宫发育、乳腺管增生及脂肪分布变化等,维持女性第二性征。

2.对成熟女性　雌激素继续保持女性第二性征,并在孕激素协同下,使子宫内膜产生周期性变化,形成月经周期。

3.内分泌功能调节　较大剂量雌激素可抑制下丘脑 GnRH 的分泌,从而抑制排卵;乳腺水平干扰催乳素作用,抑制乳汁分泌;此外雌激素还有抗雄激素的作用。

4.对代谢的影响　雌激素能激活肾素-血管紧张素-醛固酮系统,有轻度水钠潴留和升高血压作用;雌激素在儿童能增加骨骼的钙盐沉积,加速长骨骨骺闭合,在成人则能增加骨量,改善骨质疏松,并能预防绝经期妇女骨质丢失。此外,雌激素还可降血清胆固醇、磷脂及低密度脂蛋白,升高高密度脂蛋白。

5.其他作用　雌激素可增加凝血因子 Ⅱ、Ⅶ、Ⅸ、Ⅹ 的活性,促进血液凝固。雌激素还有抗雄激素作用。

【临床应用】

1.绝经期综合征　更年期妇女由于卵巢功能降低,雌激素分泌不足,垂体前叶分泌促性腺激素增多,内分泌平衡失调导致一系列症状,主要有恶心、失眠、情绪不安和面部潮红等。雌激素可抑制垂体促性腺激素的分泌而减轻各种症状。

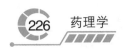

2. 卵巢功能不全和闭经　原发性或继发性(双侧卵巢切除术后)卵巢功能低下患者,用雌激素替代疗法,促进子宫、外生殖器及第二性征的发育。雌激素和孕激素合用,可产生人工月经。

3. 功能性子宫出血　雌激素可促进子宫内膜增生,修复出血创面,使不规则出血停止,也可适当配伍孕激素,以调整月经周期。

4. 乳房胀痛和退乳　哺乳期妇女停止哺乳,乳汁继续分泌而导致乳房胀痛,可用大剂量的雌激素。大剂量雌激素能干扰催乳素对乳腺的刺激作用,使乳汁分泌减少而退乳消痛。

5. 前列腺癌　大剂量雌激素可抑制垂体前叶促性腺激素的分泌,使睾丸萎缩及雄激素分泌减少,同时又能拮抗雄激素的作用。

6. 晚期乳腺癌　对于绝经后晚期乳腺癌不宜手术患者,雌激素能缓解其症状。但禁用于绝经前乳腺癌患者,因为雌激素可促进肿瘤的生长。

7. 痤疮　青春期痤疮是由于雄激素分泌过多,刺激皮脂腺分泌,皮脂腺腺管阻塞及继发感染所致。雌激素可抑制雄激素分泌,并拮抗雄激素的作用。

8. 骨质疏松　对绝经后或老年女性骨质疏松症的患者,可减少骨质吸收,防止骨折的发生。

9. 其他　与孕激素合用可用于避孕。小剂量雌激素对阿尔茨海默病有一定的治疗作用。

【不良反应】

(1)常见恶心、呕吐、食欲减退等,宜从小剂量开始,逐渐增加剂量。

(2)长期大量应用可引起子宫内膜过度增生及子宫出血,有子宫出血倾向者、子宫内膜炎患者慎用。

(3)大剂量雌激素可引起水钠潴留,导致水肿;肝功能不良者可导致胆汁淤积性黄疸。高血压、肝功能不良者慎用。

(4)雌激素还可增加子宫癌的发病率。除前列腺癌及绝经期后乳腺癌患者外,禁用于其他肿瘤患者。

二、抗雌激素类药

抗雌激素类药是指能与雌激素受体结合,竞争性地拮抗雌激素作用的一类药物,又称雌激素拮抗剂。抗雌激素类药在生殖系统有对抗雌激素的作用,而在骨骼和心血管系统发挥弱的雌激素样作用,又称为雌激素受体调节剂。常用的药物有氯米芬(clomiphene)、他莫昔芬(tamoxifen)、雷洛昔芬(raloxifene)、萘福西定(nafoxidine)等。

【药理作用】　有中等程度的抗雌激素作用和较弱的雌激素活性。能促进垂体前叶分泌促性腺激素,诱发排卵。这可能是通过阻断下丘脑的雌激素受体,从而消除雌二醇的负反馈性抑制。

【临床应用】　用于功能性不孕症、长期使用避孕药后发生的闭经和月经紊乱、功能性子宫出血、乳房纤维囊性疾病和晚期乳癌等。

【不良反应】　连续大剂量应用时可引起卵巢肥大,故卵巢囊肿患者禁用。

第二节　孕激素类及抗孕激素

一、孕激素类

天然孕激素是由黄体分泌的孕酮（progesterone，黄体酮）。妊娠 3～4 个月后，黄体萎缩而由胎盘分泌，直至分娩。临床应用的多是人工合成品及其衍生物。其按化学结构可分为以下两类。

1.17α-羟孕酮类　由孕酮衍生而得，包括甲羟孕酮（medroxyprogesterone）、甲地孕酮（megestrol）、氯地孕酮（chlormadinone）和长效的己酸孕酮（17-hydroxyprogesterone caproate）等。

2.19-去甲睾酮类　包括炔诺酮（norethisterone）、双醋炔诺酮（ethynodiol diacetate）、炔诺孕酮（norgestrel）等。这类药物除有孕激素作用外，都还具有轻微雄激素样作用。

【体内过程】　各种途径给药孕酮均能迅速吸收，口服首过效应大，需肌内注射或舌下给药。采用油溶液肌内注射可发挥长效作用。血浆蛋白结合率高，在肝代谢，代谢产物多与葡糖醛酸结合，从肾排出。人工合成的高效的炔诺酮、甲地孕酮等，肝代谢较慢，可口服给药。

【生理及药理作用】

1.生殖系统　月经后期，在雌激素作用的基础上，孕激素促进子宫内膜继续增厚、充血、腺体增生分支，使其由增殖期转变为分泌期，为受精卵着床作准备，妊娠期促进胚胎发育。孕激素降低子宫对缩宫素的敏感性，可抑制子宫收缩，起到保胎作用。孕激素与雌激素一起促进乳腺腺泡发育，为哺乳作准备。一定剂量的孕激素可抑制 LH 的分泌，从而抑制排卵，达到避孕目的。

2.代谢　通过竞争性地对抗醛固酮的作用，引起 Na^+ 和 Cl^- 排泄增加，利尿。还可促进蛋白质分解代谢，增加尿素氮的排泄。

3.神经系统　影响下丘脑体温调节中枢，使月经周期的黄体相基础体温轻度升高。还有中枢抑制和催眠作用。

【临床应用】

1.功能性子宫出血　黄体功能不全可引起子宫内膜不规则成熟与脱落，导致子宫持续性地出血，应用孕激素类药物，可使增生期子宫内膜协调一致地转为分泌期内膜，停药 3～5 d 发生撤退性出血。通常用雌激素、孕激素、雄激素组成三合激素治疗。

2.痛经和子宫内膜异位症　雌、孕激素复合药能抑制子宫痉挛性收缩而止痛，还可使异位的子宫内膜萎缩退化。

3.先兆流产和习惯性流产　可用于黄体功能不足所致，可用大剂量孕激素治疗以达到安胎目的。但对习惯性流产，疗效不确切。应选用 17α-羟孕酮类，不宜使用 19-去甲睾酮类，因具有雄激素样作用，使女性胎儿男性化。

4.前列腺肥大和前列腺癌　大剂量孕激素可负反馈抑制垂体前叶分泌促性腺激素，减少雄激素的分泌，使前列腺细胞萎缩退化。

5.子宫内膜癌　大剂量孕激素能使子宫内膜癌细胞分泌耗竭而退化。

【不良反应】　常见不良反应有子宫出血、经量改变，甚至停经，偶见头晕、恶心、呕吐及乳房胀痛。有些不良反应与雄激素活性有关，如性欲改变、多毛或脱发、痤疮。大剂量的 19-去甲睾酮类可

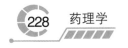

致肝功能障碍。大剂量孕酮可导致胎儿生殖器畸形。

二、抗孕激素

米非司酮

米非司酮(mifepristone)属炔诺酮的衍生物,由丙炔基取代炔诺酮的 17α 位上的乙炔基,提高与孕激素受体的亲和力,是孕激素受体的阻断药。

【体内过程】　口服给药吸收迅速,生物利用度高,血浆蛋白结合率高,血浆 $t_{1/2}$ 长达 20 ～ 40 h,连续用药可延长下个月经周期,不宜持续给药。90% 由肝代谢,经胆汁由消化道排出,其余经肾排泄。

【药理作用】　米非司酮具有抗孕激素和抗糖皮质激素作用,同时还具有较弱的抗雄激素作用。机制是阻断孕激素受体,在受体水平拮抗了孕激素的作用,在妊娠早期使用,可破坏蜕膜,使子宫肌收缩加强,宫颈软化、扩张,有利于胎囊排出,终止早孕。由于不能引发足够的子宫活性,抗早孕单用时,不全流产率较高,但能增加子宫对前列腺素的敏感性,增强子宫平滑肌的收缩。

【临床应用】　抗早孕,与前列腺素类药物序贯使用,终止停经 49 d 内的早期妊娠;避孕补救措施,用作无防护性性生活或避孕失败后 72 h 内,预防意外妊娠的补救措施。

【不良反应】　较常见的不良反应为恶心、腹痛和腹泻。个别妇女可出现皮疹。还可引起子宫出血延长,但一般无须特殊处理。贫血、正在接受抗凝治疗和糖皮质激素治疗的女性患者不宜使用该药。

第三节　子宫兴奋药

子宫兴奋药(oxytocics)是一类选择性地兴奋子宫平滑肌,使子宫产生节律性或强直性收缩的药物。它的作用在较大程度上受体内女性激素水平的影响。随着用药剂量的不同及子宫的生理状态而不同,可使子宫产生节律性收缩或强直性收缩。临床主要用于催产、引产、产后子宫出血及加速子宫复原。常用药物包括垂体后叶激素类、麦角生物碱类和前列腺素类。

一、垂体后叶激素类

缩宫素

缩宫素(oxytocin,又名催产素 pitocin),它的前体物质(前激素)由丘脑下部合成,前激素和后叶激素运载蛋白(neurophysin)结合成复合体,沿下丘脑-垂体束转运至垂体后叶,在转运过程中前激素转化为缩宫素和抗利尿激素,当神经冲动到达时激素由毛细血管进入血液循环。目前临床应用的缩宫素是从牛、猪的脑垂体后叶中分离提纯而得,也能人工合成。

【体内过程】　口服在消化道被酶破坏,故口服无效。气雾吸入、舌下给药可经鼻腔或口腔黏膜吸收。肌内注射吸收良好,3 ～ 5 min 起效,$t_{1/2}$ 为 5 ～ 12 min,作用维持 20 ～ 30 min。静脉注射起效快,维持时间短,故需要静脉滴注维持药效。可透过胎盘屏障。大部分经肝及肾迅速破坏,少部分以结合型由尿排出。

【药理作用】

1.兴奋子宫平滑肌　缩宫素直接兴奋子宫平滑肌,加强子宫的收缩力和收缩频率。其作用强度取决于药物剂量及子宫所处的生理状态。小剂量(2～5 IU)加强子宫的节律性收缩,其收缩性质与正常分娩相似,选择性对子宫底部产生节律性收缩,子宫颈部则松弛,促进胎儿娩出;大剂量缩宫素(5～10 IU)使子宫产生持续强直性收缩,子宫底和子宫颈都收缩,不利于胎儿娩出。子宫平滑肌对缩宫素的敏感性受雌激素及孕激素的影响。雌激素提高子宫对缩宫素的敏感性,而孕激素则降低其敏感性。妊娠早期,体内孕激素水平高,子宫对缩宫素不敏感,可保证胎儿安全发育;妊娠后期,雌激素水平高,对缩宫素的敏感性大大增加,临产时子宫对缩宫素最敏感,有利于胎儿娩出。

2.催乳作用　吮吸及机械刺激均可促进缩宫素的分泌,引起乳腺周围的平滑肌收缩,促进乳汁从乳房排出,但不增加乳腺乳汁的分泌量。

3.其他作用　因与抗利尿激素结构相似,大剂量可产生抗利尿作用,严重时可出现水中毒,引起昏迷甚至死亡。大剂量时还可引发低血压和反射性心动过速。该作用易产生快速耐受性。催产剂量的缩宫素对血压无明显影响。

【临床应用】

1.催产和引产　当宫口已开全,胎位正常、头盆相称、无产道障碍而宫缩乏力的难产者可用小剂量缩宫素催产以增强子宫节律收缩,促进分娩。对死胎、过期妊娠或妊娠合并心脏病、肺结核等严重疾病须提前终止妊娠者,可用小剂量缩宫素诱发宫缩引产。

2.子宫出血　产后或流产后因宫缩无力或子宫复原不良引起的子宫出血,应立即皮下或肌内注射较大剂量的缩宫素(5～10 IU),使子宫肌强直收缩,压迫肌层内血管而止血。

3.排乳　滴鼻给药有助于乳汁自乳房排出,但无促进乳汁生成作用,仅用于协助产后1周分泌的初乳排出。在开始哺乳前2～3 min,采用坐姿,向两侧鼻孔各喷入1次。

【不良反应】　催产及引产时,缩宫素静脉滴注速度过快或用药过量,引起子宫高频率收缩,甚至持续强直性收缩,可致胎儿窒息或子宫破裂。缩宫素的生物制剂偶见过敏反应;大剂量使用时,如果患者输液过多或过快,可出现水钠潴留。

△垂体后叶激素(pituitrin):是从牛、猪的垂体后叶中提取的粗制品,内含缩宫素和抗利尿激素。两者均可人工合成,其作用相似,仅有强弱不同。因本药对子宫平滑肌作用选择性低,不良反应多,作为子宫平滑肌兴奋药现已少用,仅利用其升压素的血管收缩作用来治疗子宫出血、肺出血及尿崩症。其主要不良反应有心悸、胸闷、恶心、腹痛及过敏反应等。如出现这些不良反应,应立即停药。

二、麦角生物碱类

麦角(ergot)是寄生在黑麦或其他禾本科植物上的一种麦角菌的干燥菌核,因在麦穗上突出如角而得名。麦角中含有多种生物碱,均为麦角酸的衍生物。麦角生物碱类按化学结构分为2类。①胺生物碱类包括麦角新碱(ergometrine)和甲基麦角新碱(methylergometrine),易溶于水,对子宫平滑肌兴奋作用快而强,作用维持时间较短;②肽生物碱类包括麦角胺(ergotamine)和麦角毒(ergotoxine),难溶于水,对血管作用显著,起效缓慢,但作用维持时间久。临床以麦角新碱和麦角胺最常用。

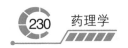

【药理作用】

1. 兴奋子宫平滑肌　麦角新碱和甲基麦角新碱能选择性兴奋子宫平滑肌,其中以麦角新碱作用强而迅速。与缩宫素不同,剂量稍大可引起子宫强直性收缩,对子宫体和子宫颈的作用无显著差异,不适用于催生和引产,只适用于产后止血和子宫复旧。

2. 收缩血管　麦角胺能直接作用于动、静脉血管使血管收缩;大剂量还会损伤血管内皮细胞,长期使用导致肢端干性坏疽。麦角胺能使脑血管收缩,减少脑动脉搏动幅度,从而减轻偏头痛。

3. 阻断 α 受体　肽生物碱类有阻断 α 受体作用,使肾上腺素升压作用翻转。本类药物尚有 α 受体部分激动作用,使血压升高,对 DA、5-HT 受体也有影响,作用性质可因剂量、组织器官、生理及内分泌状态的改变而改变。

【临床应用】

1. 子宫出血　产后或流产后因宫缩无力或子宫复原不良引起的子宫出血可用麦角新碱,它能使子宫平滑肌强直性收缩,压迫肌层内血管而止血。

2. 产后子宫复原　产后子宫复原缓慢者,容易发生出血或感染,临床常用麦角流浸膏加速子宫复原。

3. 偏头痛　偏头痛可能与脑动脉扩张及搏动幅度加大有关。麦角胺与咖啡因合用可提高麦角胺的口服生物利用度,通过收缩脑血管,减少搏动幅度而治疗偏头痛。本类药物中二甲基麦角碱更常用,对经常性轻度偏头痛或偶发的重症偏头痛有效,但因个体差异较大,疗效不完全一致。

4. 中枢抑制　麦角毒的氢化物具有中枢抑制和血管扩张作用,与异丙嗪、哌替啶合用,组成冬眠合剂。

【不良反应】　一般剂量下,仅有恶心、呕吐等现象。当用药时间过长或剂量过大时,可能导致血管功能障碍,包括心肌缺血。由于动脉血管收缩所造成四肢坏疽,特别对患有肝或周围血管疾病者更为敏感,严重者出现呼吸困难,长期使用可损害血管内皮细胞。

三、前列腺素类

前列腺素(prostaglandin,PG)是广泛存在于体内的不饱和脂肪酸,最早是从人精液和羊精囊获得,目前大都已经可以人工合成或半合成。对心血管、呼吸、消化及生殖系统有广泛作用。作为子宫兴奋药应用的 PG 类药物有地诺前列酮(dinoprostone,PGE_2,前列腺素 E_2)、地诺前列素(dinoprostum,$PGF_{2\alpha}$,前列腺素 $F_{2\alpha}$)、硫前列酮(sulprostone)和卡前列素(carboprost,15 - Me - $PGF_{2\alpha}$,15-甲基前列腺素 $F_{2\alpha}$)等。

【体内过程】　天然前列腺素因 15-羟基易被胰液中的前列腺素脱氢酶破坏而灭活,肝对其也有破坏作用,其代谢物部分从肾排出,小部分从胆汁排出。

【药理作用】　本类药物能显著兴奋妊娠各期子宫,对子宫兴奋作用与生理性收缩相似。与缩宫素不同的是对妊娠初期和中期子宫的兴奋作用明显,妊娠末期子宫更为敏感,能引起类似正常分娩时的收缩,同时也可使子宫颈松弛。

【临床应用】　可用于早期的药物性人工流产,中期妊娠、足月引产及过期妊娠、葡萄胎、死胎的引产。一般中期妊娠、过期妊娠、葡萄胎、死胎引产采用宫腔内或羊膜腔内给药。足月引产可采用静脉注射。

【不良反应】　常见恶心、呕吐、腹痛、腹泻等胃肠道兴奋症状;能收缩支气管诱发哮喘,支气管哮喘患者禁用;过量可致子宫强直性收缩,应严密观察宫缩情况,防止子宫破裂;可升高眼压,青光眼患者禁用。

第四节 雄激素类药和同化激素类

一、雄激素类药

天然雄激素主要是由睾丸间质细胞分泌的睾酮(testosterone,睾丸酮,睾丸素)。肾上腺皮质、卵巢和胎盘也分泌少量的睾酮。目前临床使用的雄激素系人工合成的睾丸素及其衍生物,如甲睾酮(methyltestosterone)、丙酸睾酮(testosterone propionate)及苯乙酸睾酮(testosterone phenylacetate)等。

睾酮

【体内过程】 睾酮(testosterone)口服易吸收,但在肝脏被迅速破坏,生物利用度低,口服无效。睾酮的酯类化合物极性较低,溶于油液中肌内注射后,吸收缓慢,持续时间也较长,制成片剂植于皮下,吸收缓慢,作用可长达6周。血液中的睾酮大部分与蛋白结合。代谢物与葡糖醛酸或硫酸结合失去活性,经尿排泄。甲睾酮不易被肝脏破坏,口服有效,也可舌下给药。

【药理作用】

1. 对生殖系统的作用 睾酮可促进男性生殖器官发育和第二性征形成,并保持其成熟状态,促进正常精子的生成及成熟。大剂量雄激素负反馈抑制垂体前叶分泌促性腺激素;对女性可减少雌激素分泌,并有直接抗雌激素作用。

2. 同化作用 雄激素能显著地促进蛋白质合成(同化作用),减少蛋白质分解(异化作用),促进生长发育,使肌肉增长,体重增加,尿排氮量减少,呈正氮平衡;并可出现水、钠、钙、磷潴留现象,促进骨质形成。

3. 提高骨髓造血功能 在骨髓功能低下时,较大剂量的雄激素能刺激骨髓造血功能,特别是红细胞生成,机制可能是促进肾脏分泌促红细胞生成素和直接刺激骨髓合成亚铁血红素。

4. 免疫增强作用 雄激素能促进免疫球蛋白的合成,增强机体的免疫功能和抗感染能力,此外尚有类似糖皮质激素的抗炎作用。

5. 心血管系统调节作用 通过激活雄激素受体和偶联 K^+ 通道,降低胆固醇,调节凝血和纤溶过程,还可扩张血管平滑肌,降低血管张力。

【临床应用】

1. 睾丸功能不全 无睾症(先天或后天双侧睾丸缺损)或类无睾症(睾丸功能不足),可用睾酮作替代治疗。

2. 功能性子宫出血 雄激素有抗雌激素作用,使子宫平滑肌及其血管收缩、内膜萎缩而止血。更年期患者较适用本药。对严重出血病例,可注射己烯雌酚、孕酮和丙酸睾酮三药的混合物,达到止血的目的,停药后易出现撤退性出血。

3. 晚期乳腺癌 雄激素可使部分晚期乳腺癌及乳腺癌转移者病情得到缓解,其治疗效果与癌细胞中雌激素受体含量有关,含量高者疗效较好。这可能与其对抗雌激素作用有关,也可能通过抑制促性腺激素分泌,减少卵巢分泌雌激素,及对抗催乳素刺激乳腺的作用。

4. 贫血和再生障碍性贫血 用雄激素类制剂可使骨髓造血功能得到明显改善,特别是红细胞

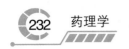

生成加速,但起效较慢,一般在用药2~4个月才出现疗效。

5. 体质虚弱 可用小剂量的雄激素治疗各种消耗性疾病、骨质疏松、肌肉萎缩、生长延缓、长期卧床、损伤、放疗等虚弱患者,雄激素可增加其食欲,促进蛋白质合成改善体质,加快恢复。

6. 前列腺增生 降低前列腺内双氢睾酮水平,防止良性前列腺增生症的发生,但对后者的治疗效果不显著。

【不良反应】 长期用于女性患者可引起多毛、痤疮、声音变粗、闭经、乳腺退化、性征改变等男性化现象。男性患者可能发生性欲亢进,也可出现女性化现象,如乳房肿大,这是雄激素在性腺外组织转化为雌激素所致;长期用药后的负反馈作用可使睾丸萎缩,精子生成减少。

二、同化激素类

雄激素虽有较强的同化作用,但用于女性或非性腺功能不全的男性,因其雄激素样作用,临床应用受到限制。同化激素(anabolic hormone)则以同化作用为主,对生殖系统影响作用弱。如苯丙酸诺龙(nandrolone phenylpropionate)、去氢甲基睾丸素(methandienone)、司坦唑醇(stanozolol)等。

同化激素类药物能够明显促进蛋白质合成,减少蛋白质的分解与尿素合成,尿素排泄减少,正氮平衡,促进生长发育,促使肌肉发达,体重增加。本类药物主要用于蛋白质同化或吸收不良,以及蛋白质分解亢进或损失过多等患者,如营养不良、严重烧伤、术后恢复期、慢性消耗性疾病、老年骨质疏松和肿瘤晚期等。用药时应同时增加食物中的蛋白质成分。

长期应用可引起水钠潴留,女性轻微男性化现象,有时引起肝内毛细胆管胆汁淤积而发生黄疸。肾炎、心力衰竭和肝功能不良者慎用,孕妇及前列腺癌患者禁用。

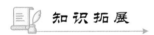 知识拓展

皮下埋植缓释剂及其在避孕中的应用

皮下埋植缓释剂是将药物原粉装在高分子化合物制成的棒状胶囊内,可使药物避免了经肝代谢产生的首过效应,直接通过皮下组织吸收进入血液循环系统,提高了药物生物利用度。最早广泛成功应用于临床的皮下埋植缓释剂是避孕药。目前用于计划生育比较成熟的皮下埋植释放系统是释放左旋-18甲基炔诺酮(LNG)的皮下埋植剂Norplant。该埋植剂是由美国人口理事会发明的第一个皮下埋植释放系统,该制剂是将6根4 mm、直径2.4 mm的细棒经手术埋植于患者上臂内侧。Norplant是一种高效、安全、可逆且接受性高的长效避孕方法,但由于其放置有效期满5年后必须取出,既增加了使用者的痛苦和花费,又增加了避孕失败的危险。由美国三角研究院研制出的在体内自动降解的聚己内酯材料制作的胶囊载体的皮下埋植避孕剂Capronor(单根长4.0 cm),有效避孕时间可达1年,其避孕效率、安全性及可接受性与Norplant相似,胶囊结构可持续18~24个月保持完整,最后变形、碎裂及逐步降解,无须手术取出且减轻了患者的痛苦。

问题分析与能力提升

患者,女,58岁,绝经已经5年,为预防骨质疏松症、冠心病和心肌梗死等疾病一直补充雌激素。近几日出现阴道流血现象,无其他异常。医生给予己烯雌酚进行治疗。

请分析:患者出血的原因及己烯雌酚在治疗该患者时所起的作用。

思考题

1. 比较雌激素、孕激素的药理作用、临床应用和不良反应的异同点。

2. 简述抗雌激素类药的药理作用特点及主要用途。

3. 孕妇,32 岁,孕 40 周,正常顺产后,阴道活动性出血,色鲜红,约 600 mL,查胎盘胎膜完整。请问该患者该如何用药?

(马　霄)

第三十章　肾上腺皮质激素类药

课件

肾上腺皮质激素是肾上腺皮质受脑垂体前叶分泌的促肾上腺皮质激素刺激所产生激素的总称,其基本结构为甾体类化合物。根据其生理功能可分为3类。①盐皮质激素,由球状带分泌,有醛固酮和去氧皮质酮等,主要调节机体的水盐代谢。②糖皮质激素,由束状带合成和分泌,有氢化可的松和可的松等(图30-1)。其分泌和生成受促肾上腺皮质激素(ACTH)调节,主要调节糖、蛋白质和脂肪。③性激素,由网状带所分泌,有雄激素和雌激素等,参与维持机体的第二性征。临床常用的肾上腺皮质激素类药是指糖皮质激素。

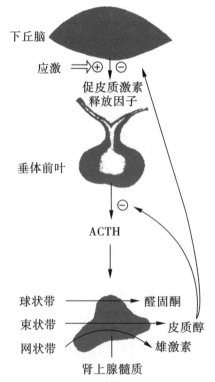

图30-1　肾上腺皮质激素的分泌与调节

第一节 糖皮质激素类

糖皮质激素类药的作用广泛而复杂,且随剂量不同而异。在生理剂量下,其主要影响机体的物质代谢,正常人每天分泌的氢化可的松为 15 ~ 30 mg,缺乏时,将引起代谢失调以致死亡;应激状态时,机体分泌大量的糖皮质激素,可达正常分泌量的 10 倍,通过允许作用等方式,使机体能适应内外环境变化所产生的强烈刺激。超生理剂量(药理剂量)则具有抗炎、抗毒、抗免疫和抗休克等广泛的药理作用,而其对物质代谢的影响多超出了机体的生理需要,可产生多种不良反应和并发症,甚至危及生命。为了提高临床疗效,降低副作用,研究者曾对该类药物的化学结构进行改造,合成了一系列的糖皮质激素类药,主要是提高抗炎作用而减少对水盐代谢的影响。糖皮质激素类药按其作用时间分为短效、中效和长效三大类(表30-1)。

表 30-1 常用糖皮质激素类药的特点

药物		药理活性			等效剂量 /mg	半衰期 /min	作用持续时间/h
		水盐代谢(比值)	糖代谢(比值)	抗炎作用(比值)			
短效	氢化可的松	1.0	1.0	1.0	20.00	90	8 ~ 12
	可的松	0.8	0.8	0.8	25.00	30	8 ~ 12
中效	泼尼松	0.8	4.0	3.5	5.00	60	12 ~ 36
	泼尼松龙	0.8	4.0	3.5	5.00	200	12 ~ 36
	甲泼尼龙	0.5	5.0	5.0	4.00	180	12 ~ 36
	曲安西龙	0	5.0	5.0	4.00	>200	12 ~ 36
长效	地塞米松	0	20 ~ 30	30	0.75	100 ~ 300	36 ~ 54
	倍他米松	0	20 ~ 30	25 ~ 35	0.60	100 ~ 300	36 ~ 54

【体内过程】 糖皮质激素脂溶性强,口服、注射均可吸收,也可从皮肤、黏膜、滑囊、眼结膜等局部给药。可的松和氢化可的松口服后,1 ~ 2 h 血药浓度达峰值,作用持续 8 ~ 12 h。氢化可的松约90% 与血浆蛋白结合,其中80% 与皮质激素转运蛋白(CBG)结合,10% 与白蛋白结合。糖皮质激素主要在肝灭活,在肾排泄。可的松与泼尼松需在肝内分别转化为氢化可的松和泼尼松龙才有活性,故严重肝病患者宜使用氢化可的松和泼尼松龙。与肝药酶诱导剂如苯巴比妥、苯妥英钠和利福平等合用时需加大糖皮质激素的用量。

【药理作用及机制】

1. 对代谢的影响

(1)糖代谢:糖皮质激素是调节机体糖代谢的重要激素之一,能够增加肝、肌糖原含量和升高血糖。其机制是:①促进糖原异生,特别是利用肌肉蛋白质代谢中的一些氨基酸及其中间代谢物作为原料合成糖原;②减缓葡萄糖氧化分解过程,有利于中间代谢产物如丙酮酸和乳酸等在肝和肾再合成葡萄糖,增加血糖来源;③减少机体组织对葡萄糖的作用。

（2）蛋白质代谢：糖皮质激素可提高蛋白分解酶的活性，促进淋巴、胸腺、肌肉和骨等组织蛋白的分解，并使滞留在肝中的氨基酸转化为糖和糖原而减少蛋白质合成，形成负氮平衡。大剂量糖皮质激素还可抑制蛋白质的合成。长期大量用药后可引起胸腺萎缩，肌肉蛋白质含量降低，成骨细胞活力减退，而致骨质疏松等，进而出现生长缓慢、肌肉消瘦、伤口愈合困难、皮肤变薄等。

（3）脂肪代谢：促进脂肪分解，抑制脂肪合成。大剂量长期使用糖皮质激素类药可增加血胆固醇含量，并激活四肢皮下脂酶，使四肢脂肪减少，还使脂肪重新分布于面部、胸部、背部、腹部及臀部，形成满月脸、水牛背和向心性肥胖的特殊体形。

（4）水和电解质代谢：糖皮质激素有弱的盐皮质激素样作用，能保钠排钾。在继发性醛固酮增多症时，它能增加肾小球滤过率和拮抗抗利尿激素，产生利尿作用。长期使用可造成骨质脱钙，发生低血钙，这可能与其减少小肠对钙的吸收和抑制肾小管对钙的重吸收，促进尿钙排泄有关。

（5）核酸代谢：糖皮质激素对各种代谢的影响，主要是通过影响敏感组织中的核酸代谢来实现的。有实验发现，氢化可的松可诱导合成某种特殊的 mRNA，表达一种抑制细胞膜转运功能的蛋白质，从而抑制细胞对葡萄糖、氨基酸等能源物质的摄取，以致细胞合成代谢（包括 RNA 合成）受到抑制，而分解代谢增强。但是皮质激素又能促进肝细胞中多种 RNA 及某些酶蛋白的合成，进而影响糖和脂肪的代谢。

2. 允许作用　糖皮质激素对有些组织细胞无直接效应，但可给其他激素发挥作用创造有利条件，称为允许作用。例如，糖皮质激素可增强儿茶酚胺的血管收缩作用和胰高血糖素的血糖升高作用。

3. 抗炎作用　糖皮质激素具有强大的抗炎作用，对各种原因（包括理化、生物、免疫等）所致的炎症和炎症发展的不同阶段均有强大的抑制作用。其能提高机体对包括炎症在内的各种有害刺激的耐受力，降低机体对致病因子的反应性。在炎症早期可收缩局部血管，降低毛细血管通透性，减轻渗出、水肿、白细胞浸润及吞噬反应，从而缓解红、肿、热、痛等症状。在炎症后期可抑制毛细血管和成纤维细胞的增生，缓解肉芽组织生长，防止粘连和瘢痕形成，减少后遗症。糖皮质激素类药物对病原体并无抑制、杀灭作用。炎症反应是机体的一种防御功能，炎症后期的反应更是组织修复的重要过程。因此，糖皮质激素在抑制炎症、减轻症状的同时，也降低机体的防御功能，可致感染扩散、阻碍创口愈合。因此，应用该类药物抗炎时必须同时采用针对病因的治疗措施。

糖皮质激素抗炎作用的主要机制是基因效应，可通过增加或减少基因转录而抑制炎症过程的某些环节，如对细胞因子、炎症介质及一氧化氮合成酶等的影响等，具体表现主要如下。

（1）对炎症抑制蛋白及某些靶酶的影响：①诱导炎症抑制蛋白脂皮质素 1 的生成，继之抑制磷脂酶 A_2，影响花生四烯酸代谢的连锁反应，并使具有扩血管作用的前列腺素如 PGE_2、PGI_2 等和有趋化作用的白三烯类（LTA_4、LTB_4、LTC_4 和 LTD_4）等炎症介质减少，从而产生抗炎作用。②抑制诱生型一氧化氮合酶和环氧合酶-2（cycloxygenase 2，COX-2）等的表达，从而阻断相关介质的产生，发挥抗炎作用。③诱导血管紧张素转换酶的生成，以降解可引起血管扩张和致痛作用的缓激肽。

（2）对细胞因子及黏附分子的影响：多数炎性疾病均伴有细胞因子及黏附分子的异常改变。糖皮质激素不仅抑制多种炎症细胞因子如 TNF-α、IL-1、IL-2、IL-5、Il-6、IL-8 的产生，而且可在转录水平上直接抑制黏附分子如 E-选择素及细胞间黏附分子-1（inttcellular adhesion m1ecule 1，ICAM-1）的表达；此外，还影响细胞因子及黏附分子生物效应的发挥。

（3）对炎症细胞凋亡的影响：参与炎症反应的单核细胞、多型核粒细胞、巨噬细胞及血小板等，称为炎症细胞。本类药物能诱导炎症细胞凋亡，系由糖皮质激素受体介导基因转录变化，激活脱天蛋白酶（caspase）和特异性核酸内切酶所致。目前认为，诱导和保护正常细胞凋亡的作用是内源性和外源性糖皮质激素抗炎作用的重要分子机制之一。

4. 免疫抑制作用与抗过敏作用

(1)对免疫系统的抑制作用:糖皮质激素对免疫系统有多方面的抑制作用,可抑制巨噬细胞对抗原的吞噬和处理;促进淋巴细胞的破坏和解体,促其移出血管而减少循环中淋巴细胞数量,以致淋巴结、脾和胸腺中淋巴细胞耗竭,表现为胸腺缩小,脾淋巴结减少,血中淋巴细胞迅速减少;小剂量时主要抑制细胞免疫;大剂量时抑制浆细胞和抗体生成而抑制体液免疫功能。

(2)抗过敏作用:在免疫过程中,由于抗原-抗体反应引起肥大细胞脱颗粒而释放组胺、5-羟色胺、过敏性慢反应物质、缓激肽等,从而引起一系列过敏性反应症状。糖皮质激素能减少上述过敏介质的产生,抑制因过敏介质所致的炎症反应,而呈现抗过敏作用,缓解过敏性疾病的症状,如水肿、皮疹、平滑肌痉挛等。

5. 抗内毒素作用 糖皮质激素对细菌内毒素(多由革兰氏阴性菌产生)具有显著的对抗作用,能提高机体对细菌内毒素的耐受力,降低机体细胞对内毒素的毒性反应(如高热、乏力、食欲减退等毒血症状),减轻其对机体造成的损害。这可能与它稳定溶酶体膜、减少内热源的释放和降低体温中枢对致热源的敏感性有关。但不能中和、破坏内毒素,对细菌外毒素也无作用。

6. 抗休克作用 糖皮质激素广泛用于各种休克,早期大剂量应用于感染性休克效果较好;对于其他休克,如过敏性休克、心源性休克,低血容量性休克也有一定的治疗作用。其机制除抗炎、免疫抑制及抗内毒素等原因外,还与下列因素有关:①扩张痉挛收缩的血管和兴奋心脏、加强心脏收缩力、增加心排出量。②抑制某些炎症因子的产生,减轻全身炎症反应综合征及组织损伤,使微循环血流动力学恢复正常,改善休克状态。③稳定溶酶体膜,减少或阻止蛋白水解酶的释放,减少心肌抑制因子(myocardial depressant factor,MDF)的形成和释放,防止由其引起的心肌收缩减弱和内脏血管收缩和网状内皮细胞吞噬功能降低等病理变化,阻断休克的恶性循环。此外,水解酶释放减少也可减轻组织细胞的损害。④提高机体对细菌内毒素的耐受力。对败血症中毒性休克患者,糖皮质激素能对抗细菌内毒素对机体的刺激,减轻细胞损伤,缓解毒血症症状,发挥保护机体的作用,但对外毒素则无防御作用。

7. 其他作用

(1)退热作用:对严重的中毒型感染者,如伤寒、脑膜炎、败血症和晚期癌症等引起的发热,使用糖皮质激素类药物常有迅速、良好的退热作用。机制可能与抑制体温调节中枢对致热原的敏感性、稳定溶酶体膜、减少内源性致热原的释放有关。但是在未明确诊断发热病因前,不可滥用,以免延误诊断。

(2)血液与造血系统作用:①糖皮质激素能刺激骨髓造血功能,使红细胞和血红蛋白含量增加;大剂量可使血小板增多,并提高纤维蛋白原浓度,缩短凝血时间。②刺激骨髓中的中性粒细胞释放入血,使中性粒细胞数目增多,但其游走、吞噬、消化等功能降低,因而减弱对炎症区的浸润与吞噬作用。③对淋巴组织也有明显影响,在肾上腺皮质功能减退者,淋巴组织增生,淋巴细胞增多;而在肾上腺皮质功能亢进者,淋巴细胞减少,淋巴组织萎缩。

(3)中枢神经系统作用:可通过减少脑中 γ-氨基丁酸的浓度而提高中枢神经系统的兴奋性,出现欣快、激动、失眠等症状,偶可诱发精神失常;降低大脑电兴奋阈值,促使癫痫发作;大剂量会引起儿童惊厥。

(4)消化系统作用:能增加胃酸和胃蛋白酶的分泌,增强食欲,促进消化。此外,由于对蛋白质代谢的影响,使胃黏液分泌减少,上皮细胞的更新率降低,胃黏液自我保护及修复能力减弱。故长期超生理量使用时有诱发或加重溃疡形成的危险。

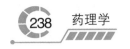

（5）对骨骼的作用：长期大量应用本类药物可出现骨质疏松，特别是脊椎骨，故可有腰背痛，甚至发生压缩性骨折、鱼骨样及楔形畸形。其机制可能是糖皮质激素抑制成骨细胞活力，减少骨中胶原合成，促进胶原和骨基质分解，使骨质形成发生障碍。

【临床应用】

1. 替代疗法　也叫补充疗法，主要用于急、慢性肾上腺皮质功不全，垂体前叶功能减退和肾上腺次全切除术后的替代疗法。

2. 严重急性感染或炎症　①糖皮质激素原则上应限于严重感染、病情危急、组织破坏严重，并伴有中毒或休克症状严重的急性感染的危重患者。如中毒性菌痢、暴发型流行性脑脊髓膜炎、急性粟粒性肺结核、急性重型肝炎、中毒性肺炎、猩红热及败血症等。在应用足量有效的抗生素治疗的前提下，可加用糖皮质激素作辅助治疗。大剂量应用糖皮质激素可迅速缓解症状，减轻炎症，保护心和脑等重要脏器，减轻组织损害，从而帮助患者度过危险期；对结核病的急性期所用剂量宜小，一般为常用剂量的 $1/2 \sim 2/3$。②目前缺乏有效抗病毒药，对病毒性感染一般不主张应用糖皮质激素，以免降低机体的防御能力而使感染扩散，如水痘和带状疱疹患者用后可加剧。但对严重病毒感染（如严重的严重急性呼吸综合征、重度肝炎、流行性腮腺炎、麻疹和乙型脑炎）所致病变和症状已对机体构成严重威胁时，须用糖皮质激素迅速控制症状，防止或减轻并发症。③糖皮质激素应用的同时给予足量的、有效的抗菌药，达到目的后先停糖皮质激素类药后停抗菌药。

3. 某些炎症后遗症　发生在人体重要器官或关键部位的炎症，由于炎症损害或恢复时产生粘连和瘢痕，将引起严重功能障碍时，如脑膜炎、心包炎、风湿性心瓣膜炎、损伤性关节炎、睾丸炎及烧伤后疤痕挛缩等，早期应用糖皮质激素类药可减少炎性渗出，减轻愈合过程中纤维组织过度增生及粘连，以达到防止后遗症的效果；对虹膜炎、角膜炎、视网膜炎和视神经炎等非特异性眼炎，应用后也可迅速消炎止痛、防止角膜混浊和瘢痕粘连的发生。

4. 自身免疫性疾病和过敏性疾病

（1）自身免疫性疾病：多发性皮肌炎是一种皮肤和肌肉的弥漫性炎症性疾病，是自身免疫性结缔组织病之一，是一种横纹肌呈慢性非化脓性炎症改变伴肌无力为特征，同时伴有多种形态的皮损。对多发性皮肌炎本类为首选药。严重风湿病热、风湿性心肌炎、风湿性关节炎、类风湿关节炎、全身性红斑狼疮、自身免疫性贫血和肾病综合征等应用糖皮质激素类药可缓解症状，停药后易复发。应采用综合疗法，不宜单用，以免引起不良反应。

（2）过敏性疾病：对此类疾病如血清病、花粉症、药物过敏、接触性皮炎、荨麻疹、血管神经性水肿、过敏性休克、鼻炎等，治疗主要应用肾上腺素受体激动药和抗组胺药。对严重病例或其他药物无效时，可应用本类激素作辅助治疗，目的是抑制抗原-抗体反应所引起的组织损害和炎症过程，但不能根治。

（3）器官移植排斥反应：可抑制异体器官移植所致的免疫排斥反应。一般术前 $1 \sim 2\,d$ 开始用药，术后依据反应可调整药量。若与环孢素 A 等免疫抑制剂合用，疗效更好，并可减少两者药量。

5. 治疗休克　可早期、短时间突击使用大剂量糖皮质激素治疗各种休克，对于感染中毒性休克，须与足量有效的抗菌药物合用，待微循环改善、脱离休克状态时立即停用糖皮质激素，继续使用抗菌药物；对过敏性休克，应首选肾上腺素，病情较重者可同时静脉滴注氢化可的松，以后视病情增减剂量；对心源性休克，须结合病因治疗。对低血容量性休克，在补液、补电解质或输血后效果不佳者，可合用超大剂量的糖皮质激素。对感染中毒性休克效果最好。

6. 血液系统疾病　多用于治疗儿童急性淋巴细胞白血病，目前采用与抗肿瘤药物联合的多药并用方案。对再生障碍性贫血、粒细胞减少症、血小板减少症、过敏性紫癜等均有一定的疗效，但效果不持久,停药后易复发。

7.局部应用 临床上多采用氢化可的松、泼尼松龙或氟轻松等软膏、霜剂或洗剂局部用药。对接触性皮炎、湿疹、肛门瘙痒、牛皮癣等皮肤病都有效,对剥脱性皮炎等严重病例,仍需配合全身用药。肌肉韧带或关节劳损,可将醋酸氢化可的松或醋酸泼尼松龙加入1%普鲁卡因注射液,肌内注射,也可注入韧带压痛点或关节腔内,用以消炎止痛,也称为封闭疗法。

8.恶性肿瘤糖皮质激素 可以用于控制晚期和转移性乳腺癌。对骨转移、肝转移引起的疼痛,肺转移引起的呼吸困难、脑转移引起的颅内压迫症状均有一定的疗效。

【不良反应】 生理剂量作为替代疗法或急症时大量短时间使用,很少引起副作用。长期应用超生理剂量的糖皮质激素可致严重的不良反应和并发症。

1.长期用药引起的不良反应

(1)医源性肾上腺皮质功能亢进(库欣综合征):是由于长期过量使用糖皮质激素引起的机体糖、蛋白质、脂肪及水盐代谢紊乱。其主要表现有满月脸、水牛背、皮肤变薄、痤疮、多毛、肌无力、骨质疏松、低血钾、水肿、高血压、糖尿病、易感染等。一般停药后可自行消退,无须特殊治疗。严重患者可补充钙、氯化钾、加用利尿药、抗高血压药和抗糖尿病药等措施减轻症状。

(2)诱发和加重感染:由于糖皮质激素可降低机体防御能力,故长期应用可诱发感染或使潜在的感染灶扩散,常见有金黄色葡萄球菌、真菌、病毒感染和结核病灶的扩散,往往在隐蔽的无症状表现时已经发生。特别是在某些使抵抗力降低的疾病患者中,比如白血病、再生障碍性贫血、肾病综合征等尤甚。使用过程中需要有效、足量的抗菌药合用。

(3)诱发和加重溃疡:糖皮质激素能增加胃酸和胃蛋白酶的分泌,减少胃黏液的产生和分泌,抑制蛋白质合成和组织修复能力,同时抑制前列腺素合成,使其对胃黏膜的保护作用减弱,故长期应用可诱发或加重胃及十二指肠溃疡,严重时造成出血或穿孔。对少数患者可诱发胰腺炎或脂肪肝。

(4)心血管系统并发症:长期应用本类药物,由于水钠潴留和血脂升高,可引发高血压和动脉硬化,还可引起脑卒中、高血压心脏病等。

(5)眼部并发症:局部和全身应用糖皮质激素均可引起白内障,长期使用可出现眼压升高,诱发青光眼或使青光眼加重,儿童易发生;眼疱疹或其他使角膜变薄的疾病,用糖皮质激素可致角膜穿孔。因此,在使用糖皮质激素类药物时,要定期检查眼压、眼底、视野,减少糖皮质激素青光眼的发生。

(6)骨质疏松、骨坏死和伤口延缓愈合:可抑制成骨细胞,减少骨生成;增加钙、磷的排泄,降低肠内钙吸收导致骨质疏松,多见于儿童、绝经期妇女和老人,严重者可发生自发性骨折。糖皮质激素促进蛋白分解,抑制蛋白合成,可延缓伤口愈合。

(7)其他:抑制儿童生长发育;有欣快、易激动、神经过敏、失眠等神经精神异常症状,可诱发癫痫;在妊娠早期3个月使用可引起胎儿畸形。

2.停药反应

(1)医源性肾上腺皮质功能不全:长期大剂量应用糖皮质激素,通过负反馈作用抑制下丘脑-腺垂体-肾上腺皮质轴系统,抑制其释放ACTH,造成肾上腺皮质失用性萎缩,分泌糖皮质激素的功能减退。长期应用特别是连续给药的患者,减量过快或突然停药,尤其是遇到感染、创伤、手术等严重应激情况时,可引起肾上腺皮质功能不全或危象,即患者可出现肾上腺皮质功能减退症状,表现为全身不适、肌无力、恶心、呕吐、低血糖、低血压、休克等,需要及时抢救。因此,长期用糖皮质激素的患者停药时,应逐渐减量,不可突然停药。可在停药前给予促皮质素(ACTH)7 d左右,促进肾上腺皮质功能的恢复,以减少停药反应。在逐渐减量过程中或停药后1年内,如遇应激情况,要及时给予足量糖皮质激素。肾上腺皮质功能的恢复时间与剂量、用药时间长短和个体差异有关。停用激素后,垂体分泌 ACTH 的功能一般需经 3 ~ 5 个月才能恢复;肾上腺皮质对 ACTH 起反应功能的恢复需 6 ~ 9 个月,甚至 1 ~ 2 年才能恢复。

(2)反跳现象及停药反应:长期使用激素减量过快或骤然停药而致原病复发或恶化的现象称为反跳现象。发生原因可能是患者对激素产生了依赖性或病情没有完全控制,需要加大剂量重新治疗,待症状缓解后再逐渐减量、停药。此外,长期用激素突然停药时患者出现一些原来疾病没有的症状,如肌痛、肌强直、关节痛、情绪消沉、疲乏无力、发热等,称为停药反应。

【用法】

1. 小剂量替代疗法 适用于慢性肾上腺皮质功能减退、垂体前叶功能减退及肾上腺皮质次全切除术后。一般用可的松每日 12.5 ~ 25.0 mg 或氢化可的松每日 10 ~ 20 mg。

2. 大剂量突击疗法 用于严重感染及各种休克等危重患者,如严重感染、中毒性休克、哮喘持续状态、器官移植急性排斥期、全身红斑狼疮危象等。为使患者度过危险期,常于短时间内给予大剂量糖皮质激素。常采用氢化可的松,静脉滴注,首次 200 ~ 300 mg,每日 1 ~ 2 次,一日量可超过 1 g,以后逐渐减量,疗程为 3 ~ 5 d。大剂量应用时宜并用氢氧化铝凝胶等以防急性消化道出血。

3. 一般剂量 长程疗法适用于结缔组织病、肾病综合征、顽固性支气管哮喘、中心视网膜炎、各种恶性淋巴瘤、淋巴细胞白血病等反复发作、累及多种器官的慢性病。一般开始用泼尼松 10 ~ 20 mg,一日 3 次,产生疗效后逐渐减少至最少维持量,持续数月或更长时间。对于需长期治疗的疾病,隔日疗法是相对安全有效的给药方法。根据内源性肾上腺皮质激素分泌的昼夜节律性,上午 8 ~ 10 时为高峰,随后逐渐下降,到午夜最低,这是由促肾上腺皮质激素的昼夜规律所引起的。临床用药可随这种节律性进行,恰好与正常的分泌高峰一致,以减小对肾上腺皮质功能的抑制,减轻长期用药引起的不良反应。目前有两种用法。①每日给药法:即每晨 7 ~ 8 时给药 1 次,用短时间作用的可的松或氢化可的松等。②隔日给药法:即每隔 1 日,早晨 7 ~ 8 时给药 1 次,应选用中效的泼尼松、泼尼松龙,而不用长效的糖皮质激素,以免引起对下丘脑-腺垂体-肾上腺皮质轴系统的抑制。

【禁忌证】 糖皮质激素的禁忌证有抗菌药不能控制的严重感染、活动性结核、胃或十二指肠溃疡、严重高血压、动脉硬化、糖尿病、角膜溃疡、骨质疏松、孕妇、创伤或手术修复期、骨折、肾上腺皮质功能亢进症、严重精神病和癫痫等。一般来说,适应证和禁忌证并存时,应全面分析,权衡利弊,慎重决定。当病情危急时,虽有禁忌证存在,又非使用激素不可时,可考虑使用,待危急情况过去后,即应尽早停药或减量。

常用的糖皮质激素类药物有氢化可的松、可的松、泼尼松、泼尼松龙、地塞米松等。

△**氢化可的松**(hydrocortisone):是最早发现的天然糖皮质激素,现已人工合成。不溶于水,制成溶液稀释后,可用于静脉注射。因本药注射剂中含有 50% 乙醇,故必须充分稀释至 0.2 mg/mL 后供静脉滴注用。有中枢抑制或肝功能不全的患者慎用。口服约 1 h 血药浓度达峰值,血中 90% 以上的氢化可的松与血浆蛋白相结合。作用可持续 1.25 ~ 1.50 d。大多数代谢产物结合成葡糖醛酸酯,极少量以原形经尿排泄。临床主要用于肾上腺皮质功能减退症的替代治疗及治疗先天性肾上腺皮质增生症,多是口服给药,有严重应激时改为静脉滴注。也可用于炎症性和过敏性疾病。静脉注射常用于各种危重患者的抢救。局部给药用于治疗眼科和皮肤科疾病。不良反应多发生在应用药理剂量时,与疗程、剂量、用药种类、用法及给药途径等有密切关系。

△**可的松**(cortisone):是肾上腺皮质分泌的生理来源的糖皮质激素,本身无活性,需在肝内代谢成氢化可的松才能起作用,某些肝病影响其疗效。可的松主要用于肾上腺皮质功能减退症的替代治疗,但现在氢化可的松已优先用于此症。不良反应较大,治疗剂量时多见水钠潴留,故一般不用于炎症和过敏性疾病的治疗。

△**泼尼松**(prednisone):人工合成的糖皮质激素,其抗炎作用及对糖代谢的影响比可的松强4~5倍,对水盐代谢比可的松小,故比较常用。临床主要用于炎症、过敏性与自身免疫病,适用于结缔组织病、系统性红斑狼疮、重症多发性肌炎、严重的支气管哮喘、皮肌炎、血管炎、器官移植排斥反应等。还可用于急性白血病、恶性淋巴瘤及某些眼科疾病和某些疾病的辅助诊断。不良反应主要表现为较大剂量易引起糖尿病、消化性溃疡、骨质疏松症和医源性肾上腺皮质功能亢进综合征。

△**泼尼松龙**(methylprednisolone):疗效与泼尼松相当,极易自消化道吸收。临床主要用于过敏性与自身免疫性炎症疾病,如风湿病/类风湿关节炎、系统性红斑狼疮、严重支气管哮喘、肾病综合征、湿疹等。水盐代谢作用很弱,故不适用于原发性肾上腺皮质功能不全患者。

△**地塞米松**(dexamethasone):抗炎、抗过敏、抗休克作用比泼尼松更显著,而对水、钠潴留和促进排钾作用很轻,对下丘脑-垂体-肾上腺轴功能的抑制作用较强。临床主要用于过敏性、自身免疫性、炎症性疾病(如结缔组织病、严重的支气管哮喘、皮炎等过敏性疾病、溃疡性结肠炎、急性白血病、恶性淋巴瘤等)。此外,还可以用于某些肾上腺皮质疾病的诊断,如地塞米松抑制试验。还可以用于预防新生儿呼吸窘迫综合征,降低颅内高压。地塞米松潴钠作用极弱,故不适用于肾上腺皮质功能不全的替代治疗。较大剂量易引起糖尿病、消化道溃疡和类肾上腺皮质功能亢进综合征及精神症状。

第二节　盐皮质激素、促肾上腺皮质激素及皮质激素抑制药

一、盐皮质激素

盐皮质激素包括醛固酮(aldosterone)和去氧皮质酮(desoxycortone),为肾上腺皮质球状带合成并分泌,能促进肾远曲小管对钠、水的重吸收和钾的排出,对维持机体水、电解质代谢起着重要作用。临床上盐皮质激素常与氢化可的松等合用作为替代疗法,治疗慢性肾上腺皮质机能减退症,以纠正患者失钠、失水和钾潴留等,恢复水和电解质的平衡。替代疗法的同时,须补充食盐每日6~10 g。如伴有其他原发疾病者,尚应积极进行原发疾病的治疗。

二、促肾上腺皮质激素

促肾上腺皮质激素(adrenocoticotrophic hormone, ACTH)是由垂体前叶嗜碱性粒细胞合成分泌,是一种由39个氨基酸组成的多肽。它的合成与分泌受下丘脑促皮质素释放激素的调节,对维持机体肾上腺正常形态和功能具有重要作用。ACTH的作用主要是促进肾上腺皮质分泌糖皮质激素,但只有在皮质功能完好时方能发挥。后者又对下丘脑及垂体前叶起负反馈作用。在生理情况下,下丘脑、垂体和肾上腺三者处于相对的动态平衡中。ACTH缺乏,将引起肾上腺皮质萎缩,分泌功能减退。临床可以用于诊断腺垂体-肾上腺皮质功能水平及防止长期使用糖皮质激素患者发生皮质功能萎缩和皮质功能不全。

ACTH口服后在胃内被胃蛋白酶破坏而失效,只能注射应用。血浆$t_{1/2}$约为10 min。一般在给药后2 h,肾上腺皮质才开始分泌氢化可的松。由于ACTH制剂多来自牛、羊、猪垂体提取,临床应用易过敏,人工合成的ACTH免疫原性明显降低,故过敏反应显著减少。临床上可用于诊断脑垂体前

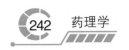

叶-肾上腺皮质功能水平状态及长期使用皮质激素的停药前后的皮质功能水平,以防止因停药而发生皮质功能不全。此外,临床上用 ACTH 治疗婴儿痉挛症有明显疗效,是目前治疗婴儿痉挛症主要的有效药物。

三、皮质激素抑制药

皮质激素抑制药可代替外科的肾上腺皮质切除术,临床常用的有米托坦和美替拉酮等。

△米托坦(mitotane):能选择性使肾上腺皮质束状带及网状带细胞萎缩坏死,但不影响分泌醛固酮的球状带,主要用于不可手术的皮质癌、切除复发癌及皮质癌术后辅助治疗。可有消化道不适、中枢抑制及运动失调等反应,减小剂量可消失。若由于严重肾上腺功能不全而出现休克,或发生严重创伤时,可给予肾上腺皮质类固醇类药物。

△美替拉酮(metyrayone):能抑制肾上腺皮质 11β-羟化酶活性,干扰 11-去氧皮质酮转化为皮质酮,抑制 11-去氧氢化可的松转化为氢化可的松,而降低其血浆水平;又能反馈性地促进 ACTH 分泌,导致 11-去氧皮质酮和 11-去氧氢化可的松代偿性增加,故尿中 17-羟类固醇排泄也相应增加。临床用于治疗肾上腺皮质肿瘤和产生 ACTH 的肿瘤所引起的氢化可的松过多症和皮质癌。还可用于垂体释放 ACTH 功能试验。不良反应较少,可有眩晕、消化道反应等。孕妇应用可损害新生儿的皮质类固醇的生物合成。

△氨鲁米特(aminoglutethimide):肾上腺皮质激素抑制药和抗肿瘤药,抑制氢化可的松和醛固酮的合成。能有效减少肾上腺肿瘤和 ACTH 过度分泌时氢化可的松的增多,也能与美替拉酮合用,治疗由垂体所致 ACTH 过度分泌诱发的库欣综合征。为了防止肾上腺功能不足,可给予生理剂量的氢化可的松。

△酮康唑(ketoconazole):是一种抗真菌药,可阻断真菌类固醇合成。大剂量可有效抑制肾上腺皮质和性激素的合成。目前,酮康唑主要用于治疗肾上腺皮质功能亢进(库欣综合征)和前列腺癌。

问题分析与能力提升

有文献报道,44 例严重急性呼吸综合征患者应用大剂量糖皮质激素类药物治疗,治疗结束后 3 个月进行了双侧髋关节、肩关节、膝关节和踝关节的 MRI 检查,观察到有骨缺血的表现,发生率为 22.7%。还有报道,大剂量应用糖皮质激素类药物可致罕见部位(如肱骨头、足跟、距骨、腕舟骨、坐骨等)骨坏死。提示大剂量使用糖皮质激素可能会导致骨缺血性坏死。

请分析:其产生的可能原因是什么?

思考题

1. 依据糖皮质激素的抗炎作用及抗免疫作用分析激素用于严重感染时的利与弊。
2. 糖皮质激素有哪些不良反应?如何防治这些不良反应?滥用糖皮质激素类药物对机体有何危害?
3. 为什么对于小儿和老年人要慎用糖皮质激素?
4. 如何防治糖皮质激素引起的停药反应?

(仝　雷)

第三十一章　甲状腺激素和抗甲状腺药

课件

━━━ 学习目标 ━━━

1. 掌握硫脲类药物、碘和碘化物的抗甲状腺作用、临床应用及不良反应。

2. 熟悉甲状腺激素的生理作用和用途；大剂量碘抗甲状腺作用的机制、临床应用、不良反应和注意事项。

3. 了解甲状腺激素的生物合成、分泌与调节；放射性碘与 β 受体阻滞剂的抗甲状腺作用和用途。

甲状腺激素（thyrioid hormone，TH）是由甲状腺滤泡上皮细胞合成和分泌的，是维持机体组织细胞新陈代谢、促进生长发育和控制基础代谢所必需的激素，也是一类含碘氨基酸。甲状腺激素包括甲状腺素（thyroxine，T_4）和三碘甲状腺原氨酸（triiodothyronine，T_3）。甲状腺激素分泌过少引起甲状腺功能减退（简称甲减），需补充甲状腺激素；甲状腺激素分泌过多引发甲状腺功能亢进（简称甲亢），典型表现为高代谢、弥漫性甲状腺肿、突眼以及神经、心血管、胃肠等多系统受累。治疗甲亢可用手术切除，也可用药物暂时或长期消除甲亢症状，这类药物统称为抗甲状腺药。目前常用的抗甲状腺药有硫脲类、碘和碘化物、放射性碘和 β 肾上腺素受体拮抗药等。

第一节　甲状腺激素

一、甲状腺激素的合成、贮存、释放与调节

1. 合成　甲状腺激素在体内的合成过程如下。

（1）碘的摄取：食物中的碘经小肠吸收后，甲状腺滤泡上皮细胞膜上的碘泵主动转运血中的碘进入滤泡上皮细胞内。正常时甲状腺腺泡内碘离子是血浆中碘离子的 20～50 倍，腺泡受到刺激时，可大于 100 倍。碘离子转运系统受促甲状腺激素（thyroid-stimulating hormone，TSH）刺激和受自控调节机制控制。当甲状腺内碘离子浓度下降时，摄取就会增加；反之则减少摄取。

（2）碘的活化和酪氨酸碘化：摄入滤泡上皮细胞的碘于滤泡上皮细胞顶膜与滤泡腔的交界处在甲状腺过氧化物酶的作用下被氧化成活性碘，活性碘与甲状腺球蛋白（thyroglobulin，TG）分子中的酪氨酸残基结合发生碘化，生成一碘酪氨酸和二碘酪氨酸。

（3）偶联：在过氧化物酶的作用下，2 分子的 DIT 缩合成 T_4，1 分子 DIT 和 1 分子 MIT 缩合成 T_3。

以上过程中碘的活化、酪氨酸碘化及缩合均需过氧化物酶参与。

2. 贮存　生成的 T_4、T_3 仍结合在 TG 上,贮存在腺泡腔内胶质中。正常时,合成 T_4 量多于 T_3,当体内碘离子减少时,T_3 生成会增多,使甲状腺激素活性维持平衡。

3. 释放　当甲状腺受到适宜的刺激后,在蛋白水解酶的作用下,甲状腺球蛋白分解并释放出 T_3、T_4 进入血液。其中 T_4 占分泌总量的 90% 以上,T_3 分泌量较少,但 T_3 的生物活性比 T_4 大 5 倍左右。血液中的 T_3 一部分由 T_4 在肝肾等外周组织中在 5′脱碘酶的作用下脱碘形成,因此 T_3 的水平不仅与甲状腺功能还与外周组织 5′脱碘酶的活性相关。甲状腺功能亢进时,甲状腺中 T_4 合成及外周组织中 T_4 转换成 T_3 均增加。因此,甲亢时 T_3 增加更为显著,有时只有 T_3 升高而 T_4 正常。

4. 调节　下丘脑分泌的促甲状腺激素释放激素(thyrotropin-releasing hormone,TRH),顺血液流入垂体前叶,与腺细胞膜上特异受体结合,促进腺垂体分泌促甲状腺激素(TSH),TSH 可促进甲状腺合成分泌 T_4 和 T_3。当血中 T_4 和 T_3 浓度增高时,又能反馈抑制 TRH 和 TSH 的合成和分泌。总之,下丘脑-垂体-甲状腺轴系统的反馈控制作用维持甲状腺激素分泌的相对恒定。人体每天需摄入约 70 mg 碘以供合成甲状腺激素。碘摄入减少导致甲状腺激素产生减少,引起 TSH 分泌增加。长时间缺碘导致 TSH 过度分泌,最终产生甲状腺腺体增生、肥大(图 31-1)。

【体内过程】　T_3、T_4 口服易吸收,生物利用度分别为 90%～95% 和 50%～70%。T_4 的吸收率因肠内容物等因素的影响而不恒定。严重黏液性水肿患者口服吸收不良,故须肠外给药。两药与血浆蛋白的结合率高达 99% 以上,但 T_3 与蛋白的亲和力低于 T_4,T_3 游离量是 T_4 的 10 倍。故 T_3 作用快、强、短,$t_{1/2}$ 为 2 d;T_4 作用慢、弱、久,$t_{1/2}$ 为 5 d。T_3 的活性是 T_4 的 5 倍。两药 $t_{1/2}$ 均超过 1 d,故 1 次/d。T_3、T_4 主要在肝、肾线粒体内脱碘,并与葡糖醛酸或硫酸结合而经肾排泄。T_3、T_4 可以通过胎盘和进入乳汁,因此妊娠和哺乳期应慎用。

【生理作用和药理作用】

1. 维持正常生长发育　甲状腺激素为人体正常生长发育所必需,适量的甲状腺激素能促进蛋白质合成,促进骨骼和神经系统的生长发育。甲状腺激素是胎儿和新生儿脑发育的关键激素。在脑发育期,甲状腺功能不足可抑制神经元增殖、分化,突起和突触形成障碍,胶质细胞生长和髓鞘形成延缓,产生智力低下;同时甲状腺激素与生长激素(growth hormone,GH)调控幼年期生长发育,缺乏可导致长骨生长缓慢和骨骺愈合延迟,身材矮小,形成呆小病(cretinism,克汀病);成人甲状腺功能不全时,组织功能蛋白合成减少,黏液蛋白合成增加,引起黏液性水肿,表现为中枢神经兴奋性降低、组织间隙水肿、记忆力减退等。

2. 促进代谢和产热　甲状腺激素能促进蛋白质、糖、脂肪代谢,促进物质氧化增加耗氧量,提高基础代谢率,使产热增多。甲状腺功能不全时,患者出现心率减慢、心排出量下降、怕冷、皮肤干燥无汗,严重时会引起黏液性水肿等症状,甚至发生浆膜腔积液(包括心包积液、胸腔积液以及关节腔积液);甲状腺功能亢进时基础代谢率升高,产生易饥多食、怕热多汗等症状。

3. 增强交感神经系统功能　甲状腺激素能提高机体对儿茶酚胺的反应性,甲亢时出现神经过敏、烦躁、易激动、震颤、心率加快、心肌收缩力加强、心输出量增加及血压升高等现象。

【作用机制】　甲状腺激素的作用是通过甲状腺激素受体(thyroid hormone recepyor,TR)介导的。TR 属于细胞核激素受体超家族,是具有 DNA 结合能力的非组蛋白,表达在垂体、心、肝、肾、骨骼肌、肺和肠组织的细胞膜、线粒体、核内等。T_3、T_4 可与膜上受体结合,也可被动转运进入胞内,与胞浆结合蛋白(cytosol binding protein,CBP)结合并与游离的 T_3、T_4 形成动态平衡。游离的激素进入细胞核内与受体蛋白形成激素-受体复合物而启动靶基因转录,促进 mRNA 的形成,加速相关蛋白和酶的生成,从而产生生理效应。

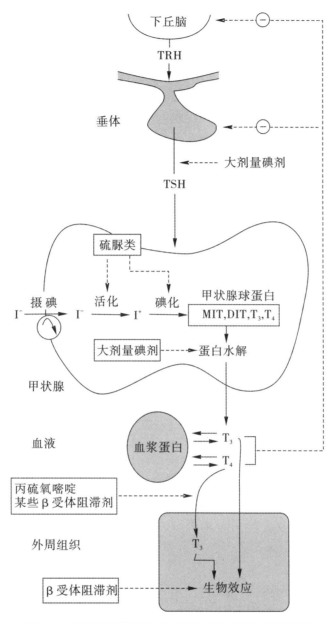

图 31-1　甲状腺激素的合成、贮存、分泌、调节与抗甲状腺
药物作用部位

此外,甲状腺激素还有"非基因作用",通过核蛋白体、线粒体和细胞膜上的受体结合,影响转录后的过程、能量代谢及膜的转运功能,增加葡萄糖、氨基酸等摄入细胞内,结果多种酶和细胞的活性增强,进一步产生生物效应。

【临床应用】

1. 呆小病　常用甲状腺素片,小剂量开始使用,逐渐增加剂量,至症状明显好转时即以此量维持,并根据病情随时调整剂量。对婴幼儿的治疗越早越好,若治疗过晚,虽躯体发育正常,但智力仍低下,须终身治疗。孕妇摄取足量的碘化物可预防婴幼儿患呆小病。

2. **黏液性水肿** 一般服用甲状腺片,从小量开始,逐渐增大至足量。2～3周后,水肿、缓脉、体温低、困倦等症状可消除,然后改为维持剂量。老年人及心血管疾病患者增量宜缓慢,以防诱发或加重心脏病变;对于垂体功能减速的患者宜先用糖皮质激素,再用甲状腺激素,防止发生急性肾上腺皮质功能不全;对于黏液性水肿昏迷的患者,须立即注射大量 T_3,直至清醒后改为口服。若无静脉注射剂,也可改为 T_3 片剂研碎后加水鼻饲,同时给予足量氢化可的松。

3. **单纯性甲状腺肿** 其治疗取决于病因。由于缺碘或其他原因导致体内甲状腺激素不足的患者应补碘。临床上无明显病因者可给予适量甲状腺激素,以补充内源性 T_4、T_3 的不足,并可抑制促甲状腺激素(TSH)过多分泌,以缓解甲状腺组织代偿性增生肥大。常规剂量为 60～120 mg/d,疗程为 3～6 个月。结节若不能消失,须进行手术。

4. **其他** 甲亢患者服用抗甲状腺药时,加服 T_4 有利于减轻突眼、甲状腺肿大,以及防止甲状腺功能减退;因 T_4 不易通过胎盘屏障,不能防止抗甲状腺药剂量过大对胎儿甲状腺功能的影响,故甲亢孕妇一般不加服 T_4;甲状腺癌术后应用 T_4,可抑制残余甲状腺癌变组织,减少复发,用量需较大; T_3 抑制试验中对摄碘率高者作鉴别诊断用。服用 T_3 后,摄碘率比用药前对照值下降 50% 以上者,为单纯性甲状腺肿;摄碘率下降小于 50% 者为甲亢; T_4 还能用于内分泌性突眼的治疗。

【不良反应】 甲状腺激素过量可出现心悸、手震颤、多汗、体重减轻、失眠等不良反应,重者可腹泻、呕吐、发热、脉搏快而不规则,尤其对老年人、心脏患者易致心绞痛、心肌肥厚、心肌梗死、心力衰竭、肌肉震颤或痉挛,一旦出现应立即停用,并用 β 受体阻滞剂对抗,停药 1 周后再从小剂量开始应用。长期服用 T_4 能引起骨质疏松,可能降低癫痫发作阈值,偶尔诱发癫痫发作,冠心病、糖尿病、快速型心律失常患者禁用。甲状腺激素可通过胎盘和进入乳汁,妊娠和哺乳期应注意。

二、常用甲状腺激素

△**左甲状腺素**(levothyroxine,T_4):为人工合成的四碘甲状腺原氨酸,为临床最常用的甲状腺激素替代治疗药物,常用其钠盐。临床主要用于:①单纯性甲状腺肿;②甲状腺肿切除术后,预防甲状腺肿的复发;③各种原因引起的甲状腺功能减退的补充治疗;④甲状腺癌的术后控制治疗,可抑制残余的甲状腺癌变组织,减少复发;⑤甲状腺抑制试验。一般无不良反应。个别患者由于对剂量不耐受或者服用过量,特别是由于治疗开始时剂量增加过快,可能出现典型的甲状腺功能亢进症状,停药后消失。

△**促甲状腺激素**(thyroid-stimulating hormone,TSH):能促进甲状腺合成并分泌 TH,但如甲状腺已被破坏,则不能产生此作用。临床主要用于以下几个方面。①TSH 试验:用于区别原发性或继发性甲状腺功能减退症。②因 TSH 能刺激 TH 的合成与释放,增加甲状腺组织对碘的吸收,因此甲状腺癌切除术后,治疗应用 TSH,可以使转移病灶的 ^{131}I 吸收增强,疗效增强。少数患者可产生过敏反应,冠心病患者禁用。

第二节 抗甲状腺药

甲亢是甲状腺功能亢进症的简称,是由多种原因引起的甲状腺激素分泌过多所致的一组常见内分泌疾病。甲亢的治疗包括外科手术切除及内科药物控制。抗甲状腺药是治疗各种原因引起的甲状腺功能亢进的有效药物。目前常用的有硫脲类、碘和碘化物、放射性碘和β受体阻滞剂4类。

一、硫脲类

硫脲类是最常用的抗甲状腺药,分为硫氧嘧啶类(thiouracils)和咪唑类(imidazoles)。前者包括甲硫氧嘧啶(methylthiouracil)和丙硫氧嘧啶(propylthiouracil),后者包括甲巯咪唑(thiamazole)、他巴唑(tapazole)和卡比马唑(carbimazole)。

【体内过程】 硫氧嘧啶类药物口服后吸收迅速,2 h血药浓度可达高峰,生物利用度为50% ~80%。血浆蛋白结合率约75%,在体内分布较广,较多集中于甲状腺,易进入乳汁和通过胎盘。其主要在肝内代谢,约60%被破坏,部分结合葡糖醛酸后排出,$t_{1/2}$为2 h。甲巯咪唑的血浆$t_{1/2}$约为6 h,但在甲状腺组织中药物浓度可维持16 ~24 h,其疗效与甲状腺内药物浓度有关,而后者的浓度高低又与给药量呈正相关。卡比马唑为甲巯咪唑的衍生物,在体内转化成甲巯咪唑而发挥作用,因而作用缓慢,不宜用于甲状腺危象治疗。

【药理作用】

1. 抑制甲状腺激素的合成 硫脲类的基本作用是抑制甲状腺过氧化物酶活性,而药物本身则作为过氧化物酶的底物被碘化,影响酪氨酸的碘化及偶联,从而抑制甲状腺激素的生物合成。该类药不影响碘的摄取,对已合成的甲状腺激素无效,故显效缓慢,须用药3 ~4 周后才使储备的T_4水平下降,一般症状改善常需2 ~3周,基础代谢率恢复正常需1 ~2个月。患者如在服抗甲状腺药前应用过含碘药或含碘较多的食品,甲状腺激素排出延缓,药物起效就慢。

2. 抑制外周组织的T_4转化为T_3 丙硫氧嘧啶不仅能抑制甲状腺激素的合成,还能抑制外周组织的T_4转化为T_3,从而迅速控制血清中生物活性较强的T_3水平,故在重症甲亢、甲亢危象时可作为首选药。而甲巯咪唑的这种作用相对较弱。

3. 减弱β受体介导的糖代谢 硫氧嘧啶能减少心肌、骨骼肌的β肾上腺素受体数目,降低腺苷酸环化酶活性,因而减弱β受体介导的糖代谢。

4. 免疫抑制作用 硫脲类药能轻度抑制免疫球蛋白的生成,降低血液循环中促甲状腺免疫球蛋白(thyroid-stimulating immunoglobulin,TSI)的水平。甲状腺功能亢进的发病与自体免疫机制异常也有关,因此,该类药物除能控制高代谢症状外,对甲亢病因也有一定的治疗作用。

【临床应用】 主要用于甲状腺功能亢进症。

1. 甲亢的内科治疗 适用于轻症和不宜手术或放射性[131]I治疗患者,如儿童、青少年、术后复发。中重度患者而年老体弱或有合并其他心血管、肝、肾、出血性疾病患者,开始治疗给大剂量以对甲状腺激素合成产生最大抑制作用,经1 ~3个月症状明显减轻。当基础代谢率接近正常时,药量即可递减,直至维持量,疗程1 ~2年。若治疗过程中遇到感染或其他应激情况应酌情加量。内科治疗可使40% ~70%患者不再复发。

2. 甲亢手术治疗的术前准备 为减少甲状腺次全切除手术患者在麻醉和手术后的合并症,防止术后发生甲状腺危象。在手术前应先服用硫脲类药物,使甲状腺功能恢复或接近正常。但由于用硫脲类后血清甲状腺素降低可反馈性增加TSH分泌而引起腺体代偿性增生,腺体增大、组织脆而充血,增加手术出血的危险性,因此,在手术前两周左右应加服大剂量碘剂,使腺体坚实,减轻充血,有利于手术的进行。

3. 甲状腺危象的治疗 甲亢或者在感染、外伤、手术、情绪激动等诱因影响下,可致大量甲状腺激素突然释放入血,使患者发生高热、虚脱、心力衰竭、肺水肿、水和电解质紊乱等症状,称为甲状腺危象。治疗除消除诱因,对症处理外,应给予大剂量碘剂以抑制甲状腺激素的释放,并同时应用大剂量硫脲类(常用丙硫氧嘧啶)以阻断新甲状腺激素的合成作辅助,用量约为治疗量的两倍,疗程一般不超过1周。

【不良反应】 有3%~12%用药患者发生不良反应,且复发率较高。常见的不良反应如下。

1. 过敏反应 最常见,多为瘙痒、药疹等,少数伴有发热,多数情况下无须停药,必要时可用糖皮质激素处理。

2. 消化道反应 有恶心、呕吐、厌食、腹痛、腹泻等。

3. 粒细胞缺乏症 这是硫脲类药物的最严重的不良反应,发生率为0.3%~0.6%。一般发生在治疗后的2~3个月,故应定期检查血常规;若用药后出现咽痛或发热,应立即停药。特别要注意与甲亢本身所引起的白细胞总数偏低相区别。

4. 甲状腺肿 长期用药后,可使血清甲状腺激素水平呈显著下降,反馈性增加TSH分泌而引起腺体代偿性增生、充血肿大,重者可产生压迫症状;还可诱导甲状腺功能减退,及时发现并停药常可恢复。

【药物相互作用】 磺胺类、对氨基水杨酸、对氨基苯甲酸、保泰松、巴比妥类、酚妥拉明、磺酰脲类、维生素B_{12}等都能不同程度地抑制甲状腺功能,如与硫脲类合用,可增强其抗甲状腺效应。患者服用硫脲类期间应避免摄入高碘食物和含碘药物,以免病情加重,导致疗效降低。

二、碘及碘化物

我国现存最早的药学专著《神农本草经》就有记载我国古人通过进食海带,用于预防和治疗甲状腺肿,即"瘿瘤",这是最早用含碘食物治疗甲状腺病的文献。碘和碘化物:常用的有10%碘化钾,碘化钠和复方碘溶液等,都以碘化物形式从胃肠道吸收,以无机碘离子形式存在于血液,除被甲状腺摄取外也可见于唾液、胆汁、汗、泪及乳汁中。

【药理作用】 不同剂量的碘化物对甲状腺功能可产生不同的作用。

1. 小剂量碘 是合成甲状腺激素的原料,用于预防单纯性甲状腺肿。缺碘地区在食盐中按1:100 000~1:10 000的比例加入碘化钾或碘化钠,可有效地防止单纯性甲状腺肿,对早期患者还有一定的治疗作用;但对腺体肿大已产生压迫症状者,应考虑手术治疗。

2. 大剂量碘

(1)有抗甲状腺作用:产生抗甲状腺作用,主要是抑制甲状腺激素的释放,机制可能是抑制了蛋白水解酶,使T_3、T_4不能和甲状腺球蛋白解离所致。此外大剂量碘还可抑制甲状腺激素的合成。作用快而强,用药1~2 d起效,10~15 d最大效应,疗效最多维持2周。此时若继续用药,反使碘的摄取受抑制、胞内碘离子浓度下降,因此失去抑制激素合成的效应,甲亢的症状又可复发。因此不能作为常规的抗甲状腺药。

(2)抑制TSH所致的腺体增生作用:大剂量碘有抑制TSH促进腺体增生,使腺体缩小,血管增生减轻,质地变韧,便于手术。

【临床应用】

1. 防治单纯性甲状腺肿 补充小剂量碘可以防治单纯甲状腺肿和呆小病,缺碘地区可用含碘食盐或海带及其他含有机碘的海产品,一般一日补碘100 μg来预防;对早期患者用碘化钾(15 mg/d)或卢戈液(0.1~0.5 mL/d)疗效好;如腺体太大已有压迫症状,应考虑手术治疗。

2. 甲状腺功能亢进症的手术前准备 先用硫脲类控制病情,术前2周给予复方碘溶液(卢戈液Lugol's solution)以使甲状腺组织退化、血管减少,腺体缩小变韧、利于手术进行及减少出血。

3. 甲状腺危象的治疗 可将碘化物加到10%葡萄糖溶液中静脉滴注,也可服用复方碘溶液,并在 2 周内逐渐停服,需同时配合服用硫脲类药物。

【不良反应及注意事项】

1. 过敏反应　可于用药后立即或几小时后发生,主要表现为发热、皮疹、皮炎,血管神经性水肿,上呼吸道水肿及严重喉头水肿引起窒息。一旦发生立即停药,一般停药可消退,也可通过加服食盐和增加饮水量促进碘排泄。必要时采取抗过敏措施。碘过敏者禁用。

2. 诱发甲状腺功能紊乱　长期服用碘制剂可诱发甲亢;已用硫脲类控制症状的甲亢患者,也可因服用少量碘而复发。碘化物也可诱发甲减和甲状腺肿大。碘可进入乳汁和通过胎盘引起新生儿甲状腺肿,故妊娠及哺乳期妇女应慎用。

3. 慢性碘中毒　表现为口腔及咽喉烧灼感、唾液分泌增多,眼刺激症状等,停药后可消退。

三、放射性碘

临床所用的放射性碘是指碘同位素[131]I(常用其钠盐),$t_{1/2}$ 为 8 d,用药后 1 个月可消除其放射能的 90% ,56 d 可消除 99% 以上。

【药理作用】　利用甲状腺高度摄碘能力,口服或注射[131]I 后可被甲状腺摄取浓集,并可产生 β 射线(占 99%)。在组织内的射程仅 0.5 ~ 2.0 mm,因此其辐射作用只限于甲状腺内,破坏甲状腺实质,而很少波及周围组织,疗效类似手术切除。[131]I 还产生 γ 射线(占 1%),射程远,可在体外测得,故可用作甲状腺摄碘功能的测定。

【临床应用】

1. 甲状腺功能亢进症的治疗　[131]I 适用于不宜手术或手术后复发及硫脲类无效或过敏者,[131]I 能使腺泡上皮破坏,萎缩、减少分泌。同时可降低腺泡内淋巴细胞从而减少抗体产生。一般用药后 1 个月见效,3 ~ 4 个月甲状腺功能恢复正常。

2. 甲状腺功能检查　小量[131]I 可用于检查甲状腺功能。甲状腺功能亢进时,摄碘率高,摄碘高峰时间前移。反之,甲状腺功能减退症患者摄碘率降低,摄碘高峰时间后延至 24 h 之后。

【不良反应及注意事项】　剂量过大易致甲状腺功能减退,故应严格掌握剂量和密切观察,一旦发生甲状腺功能减退可补充甲状腺激素对抗。由于儿童甲状腺组织处于生长期,对辐射效应较敏感;卵巢对放射性碘有集聚的能力,[131]I 可致异常染色体出现,对遗传可能有不良影响。因此,20 岁以下患者、妊娠或哺乳期妇女及肾功能低下者不宜使用。此外,甲状腺危象、重症浸润性突眼症及甲状腺不能摄碘者禁用。[131]I 是否有致癌和诱发白血病作用尚待确定。

四、β 受体阻滞剂

普萘洛尔、美托洛尔、阿替洛尔等 β 受体阻滞剂是无内在拟交感活性的 β 受体阻滞剂,可作为甲亢及甲状腺危象的辅助治疗药,适用于不宜用抗甲状腺药、不宜手术及[131]I 治疗的甲亢患者。通过阻断 β 受体而改善甲亢所致的心率加快、心肌收缩力增加等交感神经活性增强的症状,拮抗中枢 β 肾上腺素受体减轻焦虑,也有减少甲状腺激素分泌的作用。此外还能抑制外周 T_4 脱碘成为 T_3 的作用。

β 受体阻滞剂不干扰硫脲类药物对甲状腺的作用,且作用迅速。甲状腺危象时,静脉注射 β 受体阻滞剂能帮助患者度过危险期。术前用大剂量 β 受体阻滞剂可避免甲状腺充血,以利于手术。但单用时其控制症状的作用有限,与硫脲类药物合用则疗效迅速而显著。

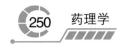

问题分析与能力提升

李某,女性,29 岁,因乏力、记忆力减退、毛发脱落、便秘 1 个月就诊。查体:T 35. 6 ℃,
P 70 次/min,R 14 次/min,BP 90/60 mmHg。面色苍白,表情淡漠,面颊及眼睑水肿,声音嘶哑,皮肤
干燥,舌体肥大,甲状腺质地中等,结节样改变。测定血清中 T_3、T_4 水平偏低,TSH 水平偏高,诊断为
甲状腺功能减退症。

请分析:该患者的治疗方案是什么?

思考题

1. 针对甲状腺功能亢进症,临床如何合理选择抗甲状腺药物?

2. 大剂量碘剂为什么起效快而强,而疗效不持久且不能长时间使用?

3. 甲亢患者作甲状腺次全切除术时,用硫脲类和大剂量碘剂的目的是什么?

(仝　雷)

第三十二章　胰岛素和口服降血糖药

课件

　　糖尿病是由遗传和环境因素相互作用引起的内分泌代谢障碍性疾病。其基本病理生理学改变是体内胰岛素相对或绝对不足或靶细胞对胰岛素敏感性降低,导致糖、脂肪和蛋白质,以及继发的水、电解质代谢紊乱,以慢性高血糖为特征。临床上表现为多饮、多食、多尿和体重减少(即“三多一少”)。如不进行积极防治,可使一些组织或器官发生形态结构改变和功能障碍,并发酮症酸中毒、肢体坏疽、多发性神经炎、失明和肾功能衰竭等,将降低糖尿病患者的生活质量、缩短生存寿命甚至会危及生命。临床一般分为两种类型:1 型即胰岛素依赖型糖尿病(insulin-dependent diabetes mellitus,IDDM)和 2 型即非胰岛素依赖型糖尿病(non-insulin-dependent diabetes mellitus,NIDDM)。1 型糖尿病多发生于青少年,多为胰岛 β 细胞发生细胞介导的自身免疫性损伤而引起,胰岛细胞破坏,导致胰岛素分泌缺乏,大多发病较快,病情较重,症状明显且严重,呈酮症酸中毒倾向,必须用外源性胰岛素治疗。2 型糖尿病所占的比例约为90%,多见于成年肥胖者,发病缓慢,病情相对较轻。肥胖患者发病后也会体重减轻,在感染等应激条件下可诱发酮症酸中毒,很少自发性发生。

　　由于目前还不能根治糖尿病,所以治疗目的主要是降低血糖水平,纠正代谢紊乱,防止或延缓慢性并发症,降低病死率。糖尿病的治疗措施除饮食控制、体育锻炼外,主要采用胰岛素和口服降血糖药。近年胰岛素增敏剂及促进胰岛素分泌剂等新型药物的上市,为 NIDDM 的治疗提供了崭新的用药选择。IDDM 的常规治疗是定期注射胰岛素。吸入性胰岛素的成功研制,克服了用药的不便。近来胰岛细胞移植为糖尿病的治疗开辟了新的方向。

第一节　胰岛素

　　胰岛素是由胰岛 β 细胞分泌的分子量为 56 kD 的酸性蛋白质,由51 个氨基酸残基排列成 A、B 两条肽链。A 链含21 个氨基酸残基,B 链含30 个氨基酸残基。它们中间通过两个二硫键以共价键相连。药用胰岛素多从猪、牛胰腺中提取。胰岛素结构有种属差异,虽不直接妨碍其在人体发挥作用,但可成为抗原,引起过敏反应。药用胰岛素还有通过 DNA 重组技术人工合成的人胰岛素,在临

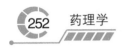

床应用比例渐增。此外,人胰岛素亦可由半合成法制得,即用酶或微生物法,选择性地使猪胰岛素 B 链第 30 位上丙氨酸被苏氨酸取代。

【体内过程】 胰岛素属蛋白质,易被消化酶破坏,口服无效,需注射给药。一般为皮下注射,尤以前臂外侧和腹壁皮下注射明显,但作用快慢与持续时间长短存在个体差异。动物胰岛素皮下注射给药后 0.5 ~ 1.0 h 起效,2 ~ 4 h 作用达峰,有效作用持续为 6 ~ 8 h;人胰岛素皮下注射给药后,0.5 h 内起效,1 ~ 3 h 达峰,作用持续时间大约 8 h。静脉注射后 10 ~ 30 min 起效,持续 0.5 ~ 1.0 h,在血液循环中 $t_{1/2}$ 为 5 ~ 10 min。血浆蛋白结合率低于 10%。胰岛素主要经肝、肾灭活,经谷胱甘肽转氨酶还原二硫键,再由蛋白水解酶水解成短肽或氨基酸,也可被肾胰岛素酶直接水解,10% 以原形自尿液排出。因此,严重肝肾功能不良会影响其的灭活。

为延长胰岛素的作用时间,可在普通胰岛素中加入碱性蛋白质,使等电点提高到 7.3,接近体液 pH,再加入微量锌使之稳定。这类制剂溶解度降低,稳定性增加,经皮下及肌内注射后,在注射部位发生沉淀,再缓慢释放、吸收,作用持续时间延长。根据起效快慢、达峰时间和作用持续时间长短,可将胰岛素制剂分为短效、中效和长效胰岛素(表 32-1)。

表 32-1 胰岛素制剂及其作用时间

分类	药物	注射途径	作用时间/h			给药时间
			开始	高峰	维持	
短效	常规胰岛素 (regular insulin)	静脉	立即	0.5	2	急救
		皮下	0.5 ~ 1.0	2 ~ 3	6 ~ 8	餐前 0.5 h,3 ~ 4 次/d
中效	低精蛋白锌胰岛素 (isophane insulin)	皮下	2 ~ 4	8 ~ 12	18 ~ 24	早餐或晚餐前 1 h,1 ~ 2 次/d
	珠蛋白锌胰岛 (globin zinc insulin)	皮下	2 ~ 4	6 ~ 10	12 ~ 18	
长效	精蛋白锌胰岛素	皮下	3 ~ 6	16 ~ 18	24 ~ 36	早餐或晚餐前 1 h,1 ~ 2 次/d

【药理作用】 胰岛素是调节糖代谢,维持血糖于正常水平的主要激素,对碳水化合物、蛋白质、脂肪的代谢和贮存起多方面的作用,总的效应以增强合成代谢为主。

1. 糖代谢 胰岛素能促进糖原的合成和贮存,加速葡萄糖的氧化和酵解,并抑制糖原的分解和异生。因此,胰岛素有降低血糖的作用。胰岛素分泌过多时,血糖下降迅速,脑组织受影响最大,可出现惊厥、昏迷,甚至引起胰岛素休克。相反,胰岛素分泌不足或胰岛素受体缺乏常导致血糖升高;若超过肾糖阈,则糖从尿中排出,引起糖尿;同时由于血液成分改变(含有过量的葡萄糖),可导致高血压、冠心病和视网膜血管病等病变。

胰岛素降血糖是多方面作用的结果:①促进肌肉、脂肪组织等处的靶细胞细胞膜载体将血液中的葡萄糖转运入细胞。②通过共价修饰增强磷酸二酯酶活性、降低 cAMP 水平、升高 cGMP 浓度,从而使糖原合成酶活性增加、磷酸化酶活性降低,加速糖原合成、抑制糖原分解。③通过激活丙酮酸脱氢酶磷酸酶而使丙酮酸脱氢酶激活,加速丙酮酸氧化为乙酰辅酶 A,加快糖的有氧氧化。④通过抑制羧激酶的合成及减少糖异生的原料,抑制糖异生。⑤抑制脂肪组织内的激素敏感性脂肪酶,减缓脂肪动员,使组织利用葡萄糖增加。

2. 脂肪代谢 胰岛素能促进脂肪合成并抑制脂肪分解,减少游离脂肪酸和酮体的生成。抑制脂肪酶,使脂肪分解减慢,促进脂肪酸进入细胞,增加脂肪合成酶活性,促进脂肪合成及贮存。

3.**蛋白质代谢** 胰岛素一方面促进细胞对氨基酸的摄取和蛋白质的合成,一方面抑制蛋白质的分解,因而有利于生长。

4.**促进钾离子转运** 胰岛素可激活 Na^+-K^+-ATP 酶,促进 K^+ 内流,增加细胞内 K^+ 浓度,降低血钾。

【临床应用】

1.**糖尿病** 胰岛素是治疗 1 型糖尿病的唯一药物,对胰岛素缺乏的各型糖尿病均有效。其主要用于下列情况:①1 型糖尿病;②经饮食控制和口服降血糖药不能控制的 2 型糖尿病;③伴有急性或严重并发症的糖尿病,如酮症酸中毒、非酮症性高渗性昏迷、乳酸性酸中毒伴高血糖等;④糖尿病合并重症感染、消耗性疾病、高热、妊娠、创伤及手术的各型糖尿病;⑤对于新诊断的 2 型糖尿病患者,如有明显的高血糖症状和(或)血糖或糖化血红蛋白(HbA_1c)水平明显升高,在初治时可考虑胰岛素治疗,加或不加其他药物。

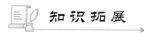 **知识拓展**

糖化血红蛋白

糖化血红蛋白是人类血液中红细胞内的血红蛋白与血糖结合的产物。它是通过缓慢、持续及不可逆的糖化反应形成。糖化血红蛋白与血糖浓度呈正比,可保持 120 d 左右,生成糖化血红蛋白的反应是不可逆反应,所以可以观测到 120 d 之前的血糖水平。糖化血红蛋白的英文代号为 HbA_1c。糖化血红蛋白是国际公认的监测糖尿病的“金标准”。其检测意义在于:①评价血糖总体控制水平。进行糖化血红蛋白含量测试通常可以了解患者近 8 ~ 12 周的血糖控制情况。不受偶尔一次血糖升高或降低的影响,因此也不受饮食影响。美国糖尿病协会(ADA)建议糖化血红蛋白应控制在 7% 以下,国际糖尿病联盟(IDF)建议控制在 6.5% 以下,我国糖尿病指南建议控制在 6.5% ~ 7.0%。对于糖尿病患者来说,当糖化血红蛋白≤7% 时,表明血糖控制比较理想;如果>8%,则提示应采取强化措施控制血糖。②指导治疗方案的调整。③有助于糖尿病慢性并发症的预测及防治。

2.**细胞内缺钾** 临床上将葡萄糖、胰岛素、氯化钾联合组成极化液(GIK)合剂,可促进钾离子内流,纠正细胞内缺钾,防治心肌梗死等心脏病导致的心律失常,降低死亡率。

【不良反应】

1.**低血糖症** 为胰岛素最常见也是最严重的不良反应,多为胰岛素用量过大或未按时进食或运动量过大所致。早期表现为饥饿感、虚弱、出汗、心悸、震颤、焦虑等症状。严重时出现低血糖休克,如不及时抢救可引起死亡。为防止低血糖所致的严重后果,要教会患者知其前兆或轻微症状,随身携带糖类食品,以便随时补充。轻者可饮用糖水或进食,严重者应立即静脉注射 50% 葡萄糖。在临床上必须在糖尿病患者中鉴别低血糖昏迷和酮症酸中毒昏迷及非酮症性糖尿病昏迷。

2.**过敏反应** 较多见,一般反应轻微,会出现皮肤瘙痒、红斑、丘疹等,偶可出现全身性荨麻疹,甚至引发过敏性休克,系胰岛素及其制剂的抗原性或纯度低所致。可改用其他种属动物的胰岛素,或用高纯度制剂,或用人胰岛素制剂。必要时用 H_1 受体阻滞剂和糖皮质激素治疗。

3.**胰岛素抵抗** 糖尿病患者应用超过常用量的胰岛素后未出现明显的低血糖反应,即发生胰岛素耐受,通常将患者每日用量超过 200 IU 时称为胰岛素耐受现象。急性抵抗常由于并发感染、创

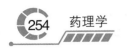

伤、手术、情绪激动等应激状态,应去除诱因,并在短时间内增加胰岛素剂量。慢性抵抗的原因较为复杂,可能是体内产生了抗胰岛素受体抗体或靶细胞膜上葡萄糖转运系统失常。此时应换用其他动物胰岛素或改用高纯度胰岛素,并适当调整剂量。

4.局部反应　注射部位可出现红肿、硬结、皮下脂肪萎缩等,女性多于男性。换用高纯度胰岛素制剂或人胰岛素后已少见。

【药物相互作用】

1.增加本品降血糖作用的药物　有口服降血糖药、血管紧张素转换酶抑制药、贝特类、氟西汀、单胺氧化酶抑制药、普萘洛尔等 β 受体阻滞剂、抗肿瘤药氨甲蝶呤、奥曲肽、抗凝血药、水杨酸盐类药,以及磺胺类抗菌药物等。

2.减弱本品降血糖作用的药物　有糖皮质激素、二氮嗪、噻嗪类利尿药、胰高血糖素、异烟肼、雌激素和孕酮、口服避孕药、吩噻嗪衍生物、苯妥英钠、生长激素、拟交感药(如肾上腺素、沙丁胺醇、特布他林)和甲状腺激素等。

第二节　口服降血糖药

在糖尿病患者中,绝大多数为 2 型糖尿病患者。口服降糖药对这些患者的治疗发挥着极为重要的作用。根据药物的化学结构和基本作用方式,目前常用的口服降血糖药包括磺脲类、双胍类、α 葡糖苷酶抑制药、促进胰岛素分泌剂及胰岛素增敏剂等。口服降血糖药的使用较胰岛素方便,但作用慢而弱,主要用于轻、中度 2 型糖尿病的治疗,尚不能完全代替胰岛素。

一、磺脲类

磺脲类(sulfonylureas,SU)是应用最早、品种最多、临床应用也最广泛的口服降血糖药,磺酰脲类药有 3 代之分,其共同结构是苯磺酰脲。第 1 代药物有甲苯磺丁脲(tolbutamide,D_{860})、氯磺丙脲(chlorpropamide);第 2 代药物有格列本脲(glibenclamide),格列吡嗪(glipizide)及格列美脲;第 3 代药物有格列齐特(gliclazide)。第 2、3 代药物不仅可降血糖,还能抑制血小板的黏附与聚集,阻止糖尿病微血管病变的发生。

【体内过程】　磺脲类降糖药口服易吸收,除氯磺丙脲外大多数药物吸收较快,食物和高血糖可抑制其吸收。吸收后与血浆蛋白结合率较高,格列美脲血浆蛋白结合率可达 99.5%。多数药物主要在肝经肝药酶 P450 代谢,代谢物迅速由肾排出。氯磺丙脲大部分以原形经肾排出,易在体内蓄积而致低血糖,因此肝肾功能不良患者及老年人慎用。常用磺酰脲类药物的药动学特点见表 32-2。

表 32-2 磺脲类药物的药动学特点

药物	$t_{1/2}$/h	维持时间/h	血浆蛋白结合率/%	达峰时间/h	给药方法/（次/d）
甲苯磺丁脲	3～5	6～12	96	3～5	2～3（餐前）
氯磺丙脲	33～36	30～60	90	10	1（餐前）
格列本脲	10～16	16～24	99	2～6	1～2（餐前）
格列吡嗪	2～4	6～10	95	1～2	1～2（餐前）
格列喹酮	1.5	8		2～3	1～2（餐前）
格列齐特	10～12	12～24		2～6	1～2（餐前）

【药理作用】

1. 降血糖 该类药对正常人及胰岛功能尚存的糖尿病患者均有降血糖作用,但对 1 型糖尿病患者或完全切除胰腺的糖尿病患者无效。其作用机制如下。①刺激胰岛 β 细胞释放胰岛素:胰岛 β 细胞膜含有磺脲受体,当磺脲类药物与受体结合后,可阻滞钾外流,致使细胞膜去极化,增强电压依赖性钙通道开放,胞外钙内流,胞内游离钙浓度增加后,触发胞吐作用及胰岛素的释放。②增强胰岛素作用:抑制胰岛素代谢、提高靶细胞对胰岛素的敏感性、增加靶细胞膜上胰岛素受体的数目与亲合力。③促进糖利用:促进细胞血糖的摄取、利用及糖原合成。④减少胰高血糖素分泌:减少升血糖因素。

2. 抗利尿 格列本脲、氯磺丙脲通过促进抗利尿激素(ADH)分泌并增强其作用,而发挥抗利尿作用,但不降低肾小球滤过率,可用于尿崩症治疗。

3. 对凝血功能的影响 第 2、3 代磺脲类有抑制血小板黏附、刺激纤溶酶原合成和恢复纤溶酶活性的作用,还能降低微血管对血管活性胺类的敏感性,具有抗凝、改善微循环的作用,对预防和减轻糖尿病患者的微血管并发症有一定的作用。

【临床应用】

1. 糖尿病 主要用于单用饮食控制无效的胰岛功能尚存的轻、中度 2 型糖尿病。与胰岛素或双胍类药物合用有协同作用。对胰岛素产生耐受性的患者加用本类药物可刺激内源性胰岛素分泌,增强胰岛素的作用。

2. 尿崩症 口服氯磺丙脲 0.125～0.500 g/d,可使患者尿量明显减少。

【不良反应及注意事项】

1. 胃肠反应 较常见,主要表现为恶心、呕吐、胃痛、厌食和腹泻等,多与剂量有关,减少剂量或继续服药可消失。

2. 低血糖反应 是磺脲类药物常见的严重副作用,常因药物过量所致,处理不当可引起不可逆性损伤或死亡,老年患者和肝肾功能不良者更易发生,故忌用磺脲类药物。严重的低血糖反应则需给予葡萄糖治疗,并密切监视血糖 24 h 以上。而新型磺脲类降糖药较少引起低血糖。

3. 皮肤过敏反应 表现为皮疹、红斑、瘙痒、荨麻疹等。有过敏史,特别是对磺脲类药物过敏患者不宜使用。

4. 神经系统反应 大剂量氯磺丙脲还可引起中枢神经系统症状,如精神错乱、嗜睡、眩晕、共济失调。

5. 其他 也可引起粒细胞减少、血小板减少及溶血性贫血等。偶见肝损伤和胆汁淤积性黄

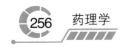

疸,应注意定期检查肝功能。

【药物相互作用】 由于磺脲类有较高的血浆蛋白结合率,能与如保泰松、水杨酸钠、吲哚美辛、青霉素、双香豆素等药物发生竞争性置换,使游离药物浓度上升而引起低血糖反应。消耗性患者血浆蛋白低,黄疸患者血浆胆红素水平高,也能竞争血浆蛋白结合部位,更易发生低血糖。氯丙嗪、糖皮质激素、噻嗪类利尿药、口服避孕药等因抑制胰岛素的释放,均可降低磺酰脲类药物的降血糖作用。

二、双胍类

常用药物有甲福明(metformin,二甲双胍)、苯乙福明(phenformin,苯乙双胍)。

【体内过程】 两药口服均易吸收,二甲双胍在体内不与血浆蛋白结合,经肝代谢少,几乎全部以原形经肾排出,$t_{1/2}$约 1.5 h,肾功能不全者及老年人慎用。苯乙双胍主要在肝代谢,约 1/3 以原形从尿排出,$t_{1/2}$约 3 h,作用持续时间为 4~6 h,缓释胶囊剂可延长到 8~14 h。

【药理作用】 本类药物对胰岛 β 细胞功能是否有无的糖尿病患者均可明显降低血糖,但对正常人血糖无影响,可以有效降低体重,并防止和延缓糖耐量异常向糖尿病的进展。其降低血糖机制可能是促进组织对葡萄糖的摄取和利用(无氧酵解),减少葡萄糖经肠道吸收,抑制肝糖原异生,抑制胰高血糖素的释放;促进脂肪生成,增加胰岛素的敏感性等。

【临床应用】 本药主要用于肥胖性轻、中度 2 型糖尿病,尤其是有胰岛素耐受的患者。也可与胰岛素和(或)磺酰脲类药物合用于中、重度患者,以增强疗效,减少胰岛素用量。二甲双胍单药治疗,不会引起低血糖,运动前后也无须调整剂量;但是,当与胰岛素、促进胰岛素分泌剂(格列美脲、格列吡嗪、那格列奈等)联用时,需防范低血糖风险。

【不良反应及注意事项】 二甲双胍不良反应的发生率较苯乙双胍为低。常见胃肠反应,如食欲减退、恶心、呕吐、腹部不适及腹泻、口中有金属味等。长期大剂量应用可影响维生素 B_{12} 及叶酸吸收,但导致巨幼细胞贫血罕见。偶有过敏反应,表现为皮肤红斑、荨麻疹等。少数患者可见酮症、乳酸血症等严重不良反应。肝、肾功能不全,充血性心力衰竭和尿酮体阳性者应禁用。

三、α 葡糖苷酶抑制药

α 葡糖苷酶抑制药(α-glucosaminsidase inhibitor)主要源于动物、植物、微生物,目前临床常用的药物有阿卡波糖(acarbose)、伏格列波糖(voglibose)和米格列醇(miglitol)等。

【药理作用】 降低餐后血糖水平,其作用机制是:抑制小肠上皮刷状缘 α 葡糖苷酶,使淀粉分解为葡萄糖的速度减慢,从而延缓葡萄糖的吸收,降低餐后血糖。

【临床应用】 本品主要用于轻度糖尿病患者,也可与磺酰脲类或双胍类配合用于餐后血糖控制不理想的 2 型糖尿病患者。对于胰岛素疗效不佳者,加用本类药可降低餐后血糖,减少血糖波动,减少胰岛素用量。

【不良反应】 患者无全身不良反应,但可引起胃肠反应,表现为腹胀、暖气、肛门排气增多,甚至腹痛或腹泻,这与碳水化合物在肠道滞留和酵解产气有关。溃疡病、肠道炎症、腹泻患者慎用。本药可增加磺酰脲类和双胍类的低血糖反应,合用时需调整剂量。用药期间应增加饮食中碳水化合物的比例,并减少单糖的摄入量以增加疗效。

四、促进胰岛素分泌剂

促进胰岛素分泌剂,又称餐时血糖调节药。

△**瑞格列奈**(repaglinide) :为苯甲酸衍生物,1998 年第一个餐时血糖调节剂上市,它是一种非磺脲类促胰岛素分泌剂,优点是促进糖尿病患者胰岛素生理性分泌曲线的恢复,并对功能受损的胰岛细胞起保护作用。其作用机制可能是通过与胰岛 β 细胞膜上的特异性受体结合,促进与受体偶联的 ATP 敏感性 K^+ 通道关闭,抑制 K^+ 外流,使细胞膜去极化,从而开放电压依赖的 Ca^{2+} 通道,Ca^{2+} 流入增加,促进胰岛素分泌。本品促胰岛素分泌作用较磺脲类快。口服给药后迅速经胃肠道吸收入血,15 min 起效,1 h 内达峰值浓度,$t_{1/2}$ 仅 $0.5 \sim 1.0$ h,这个特点适合多次餐前用药,通过肝药酶 P450系统代谢,其中 92% 随胆汁进入消化道经粪便排出,其余 8% 经尿排出。其主要适用于 2 型糖尿病患者,尤其是老年和肥胖患者,与双胍类合用有协同作用。因其结构中不含硫,对磺脲类过敏者仍可使用。

五、胰岛素增敏剂

胰岛素抵抗和胰岛素 β 细胞功能受损是目前糖尿病治疗所面临的两大难题,改善患者的胰岛素抵抗状态对糖尿病治疗具有重要意义。药物研究已从单纯增加胰岛素的数量转移到增加对胰岛素的敏感上来。噻唑烷酮类化合物是新型的胰岛素增敏剂,主要药物有罗格列酮(rosiglitazone)、吡格列酮(pioglitazone)、曲格列酮(troglitazone)、环格列酮(ciglitazone)、恩格列酮(englitazone)等。

【**药理作用**】

1. 改善胰岛素抵抗　该类药能提高细胞对葡萄糖的利用,可使患者空腹血糖、餐后血糖、血浆胰岛素及游离脂肪酸水平明显降低。与磺酰脲类或二甲双胍联合应用可显著降低胰岛素抵抗,并改善胰岛 β 细胞功能,在口服常规降血糖药失效而改用胰岛素仍控制欠佳的患者中,加用噻唑烷二酮类也可明显减少每日所需的胰岛素用量,使血糖和糖化血红蛋白稳定地维持在理想水平。

2. 改善胰岛 β 细胞功能　可增加患者胰岛的面积、密度和胰岛中胰岛素含量,但对胰岛素的分泌无影响。可降低高胰岛素血症和血浆游离脂肪酸水平,通过减少细胞死亡来阻止 β 细胞衰退。

3. 改善脂代谢紊乱　可纠正胰岛素依赖患者的脂质代谢紊乱,能显著降低血浆中游离脂肪酸、甘油三酯水平,增加高密度脂蛋白(HDL)水平,增加低密度脂蛋白(LDL)对氧化修饰的抵抗力。

4. 对糖尿病血管并发症有防治作用　抑制血小板聚集、炎症反应及内皮细胞增生,抗动脉粥样硬化,降低血管并发症的病死率。

【**临床应用**】　本品主要用于 2 型糖尿病,尤其是有胰岛素抵抗者。可单独应用,也可与胰岛素或其他类型口服降血糖药合用。

【**不良反应**】　本类药具有良好的安全性和耐受性,低血糖发生率较低,不良反应有嗜睡、水肿、贫血、头痛、肌肉和骨骼痛、胃肠反应、转氨酶升高等,应监测肝功能。该类药物曲格列酮上市后不久就出现了肝毒性的报告,其肝毒性危害已经超过了其治疗作用,该药已在全世界被停止使用。

问题分析与能力提升

一名 18 岁女大学生在接受健康体检时,尿常规发现糖尿阳性。该女生将自己的种种不适归于住校后的焦虑不适:症状包括过去 3 个月体重减少 5 kg,烦渴,夜间多尿,乏力;上大学前患过几次上呼吸道感染。实验室检查结果如下:空腹血糖 14.5 mmol/L(正常值 $3.9 \sim 6.1$ mmol/L),尿糖和尿酮体呈阳性。家族糖尿病史呈阴性。在上述证据和其他检查结果的基础上,确诊为 1 型糖尿病。

请分析:该患者主要的治疗方案是什么?

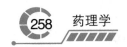

思考题

1. 试述胰岛素的药理作用、作用机制、临床应用和不良反应。
2. 对胰岛功能丧失的糖尿病患者可选用哪些药物？为什么？
3. 比较胰岛素和口服降血糖药物的作用机制、临床应用和不良反应。

（仝　雷）

第三十三章　维生素类药

░░░░░ 学习目标 ░░░░░

1. 掌握维生素类药的分类及代表药的药理作用和临床应用。
2. 熟悉维生素类药的作用机制。
3. 了解常用维生素类药的作用特点。

维生素是一类维持机体正常代谢和生理功能所必需的低分子有机化合物。它是人体六大营养要素(糖、脂肪、蛋白质、盐类、维生素和水)之一,大多数必须从食物中获得,仅少数可在体内合成或由肠道细菌产生。维生素和维生素前体广泛存在于肉、菜、果、粮等食物中,如饮食适当,机体吸收能力正常且无特殊需要,一般可由饮食摄入满足需要。维生素缺乏可导致机体的物质代谢障碍。维生素的主要用途是防治维生素缺乏症,也可用于某些疾病的辅助治疗。根据维生素的理化特性,一般分为水溶性维生素和脂溶性维生素两大类。

第一节　水溶性维生素

水溶性维生素易溶于水,多作为辅酶参与机体生化代谢。各种原因的水溶性维生素缺乏可影响生物代谢而引起疾病。除了治疗相应的缺乏症外,水溶性维生素也用于多种疾病的辅助治疗。常用的有维生素 B_1、维生素 B_2、维生素 B_6、维生素 C 等。

维生素 B_1

维生素 B_1(硫胺)在糙米、麦麸、酵母、大豆、瘦肉中含量丰富,药用的为人工合成品。在酸性溶液中很稳定,在碱性溶液中不稳定,易被氧化和受热破坏。

【体内过程】　口服给药后,在胃肠道主要由十二指肠吸收。肌内注射吸收迅速。吸收后分布于各组织,半衰期为 0.35 h。在肝代谢,经肾排泄。正常人每日可吸收维生素 B_1 5~15 mg。

【药理作用】　维生素 B_1 的生理活性型为焦磷酸硫胺素,作为 α-酮酸氧化脱氢酶系的辅酶,参与糖代谢中 α-酮酸的氧化脱羧反应,从而促进三羧酸循环,产生 ATP。维生素 B_1 还参与 ACh 的代谢,可抑制胆碱酯酶活性,减少 ACh 的水解;激活胆碱乙酰化酶,加速 ACh 的合成,从而维持胆碱能神经的正常传导。

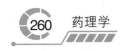

【临床应用】

1. 用于维生素 B_1 缺乏症的治疗和预防　如脚气病或韦尼克（Wernicke）脑病；胃肠道外营养或摄入不足引起的营养不良时维生素 B_1 的补充；维生素 B_1 需要量增加的情况：妊娠或哺乳期、长期酗酒、甲亢、烧伤、血透、长期慢性感染、发热、吸收不良综合征伴肝胆系统疾病、小肠疾病及胃切除后等。

2. 大量维生素 B_1 对遗传性酶缺陷病的症状改善　利氏病（Leigh 病）、支链氨基酸病、乳酸性酸中毒和间歇性小脑共济失调。

【不良反应】　大剂量应用时可出现头痛、乏力、食欲减退、烦躁、心律失常等。注射时偶见过敏反应，个别可发生过敏性休克，一般不采用静脉注射。

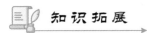 知识拓展

脚气病

脚气病常发生在以精白米为主食的地区，常由于对维生素 B_1 摄入不足、需要量增高和吸收利用障碍等引起。临床上以消化系统、神经系统及心血管系统的症状为主，其症状表现为多发性神经炎、食欲减退、恶心、呕吐，严重时可出现心力衰竭，称脚气性心脏病；还可出现水肿及浆液渗出，常见于足踝部其后发展至膝、大腿至全身，严重者可有心包、胸腔积液及腹水。

维生素 B_2

维生素 B_2 广泛存在于绿叶蔬菜、谷物、牛奶、鸡蛋、肉类等中。遇光、碱和加热均易分解，遇还原剂易变质而褪色。

【体内过程】　口服后主要在十二指肠吸收，饮酒可减少其吸收，吸收后分布到各种组织及乳汁，仅极少量贮于肝、脾、肾、心组织。半衰期为 $66 \sim 84$ min。肝内代谢，经肾排泄。

【药理作用】　作为黄素酶类的辅酶参与机体内氧化还原反应。维生素 B_2 转化为黄素单核苷酸和黄素腺嘌呤二核苷酸，均为组织呼吸的重要辅酶。维生素 B_2 参与体内生物氧化与能量代谢，与碳水化合物、蛋白质、核酸和脂肪的代谢有关，可提高机体对蛋白质的利用率，促进生长发育，维护皮肤和细胞膜的完整性，具有保护皮肤毛囊黏膜及皮脂腺的功能。

【临床应用】　主要用于防治维生素 B_2 缺乏症：口角炎、唇干裂、舌炎、阴囊炎、角膜血管化、结膜炎、脂溢性皮炎等；全胃肠道外营养及因摄入不足所致营养不良。

【不良反应】　大量服用时尿液呈黄色，与药物代谢有关，停药后消失。

维生素 B_6

维生素 B_6 包括吡哆醇、吡哆醛及吡哆胺，在体内以磷酸酯的形式存在，在酸液中稳定，遇光、碱或高温易被破坏。维生素 B_6 主要从食物中补充，通常肉类、全谷类产品（特别是小麦）、蔬菜和坚果类中含量较高，人体肠道内细菌可合成少量维生素 B_6。

【体内过程】　3 种化合物都易经胃肠道吸收。维生素 B_6 原形药几乎不与血浆蛋白结合，转化为活性产物磷酸吡哆醛与血浆蛋白结合完全。半衰期 $t_{1/2}$ 长达 $15 \sim 20$ d。肝内代谢，经肾排泄。

【药理作用】　维生素 B_6 的生理活性型为磷酸吡哆醛和磷酸吡哆胺，作为辅酶参与脱羧、氨基转

运、脱氢、合成、醛缩等氨基酸代谢过程。参与中枢性递质(5-羟色胺、γ-氨基丁酸、去甲肾上腺素、多巴胺等)的合成。维生素 B_6 与维生素 B_2 的关系十分密切,维生素 B_6 缺乏常伴有维生素 B_2 症状。

【临床应用】　主要用于防治维生素 B_6 缺乏症。也可辅助用于:防治因大量或长期服用异烟肼、肼屈嗪等引起的周围神经炎、失眠、不安;减轻抗癌药和放射治疗引起的恶心、呕吐或妊娠呕吐等;治疗婴儿惊厥、白细胞减少症,以及动脉粥样硬化的辅助治疗。

【不良反应】　较少引起急性毒性反应,长期较大剂量(>200 mg/d)应用可引起神经毒性反应。罕见发生过敏反应。

维生素 C

维生素 C 广泛存在于新鲜蔬菜、水果中,尤其是桃子、橘子、西红柿和鲜枣中含量最多,药用者为人工合成品。遇热、光、氧等被氧化而失去活性。酸性溶液中较稳定,碱性溶液中易氧化失效。推荐每日摄入量:青少年及成人 50~60 mg,孕妇 70 mg,乳母 90~95 mg,吸烟者 100 mg。

【体内过程】　口服后经被动扩散和主动转运从胃肠道吸收,主要在空肠。蛋白结合率低。少量贮藏于血浆和细胞,以腺体组织内的浓度为最高。在肝内代谢,极少数以原形物或代谢物经肾排泄,当血浆浓度高于 14 μg/mL 时,尿内排出量增多。$t_{1/2}$ 约为 16 d。

【药理作用】　维生素 C 具有强氧化性,参与体内氧化还原反应,参与胶原蛋白和组织细胞间质的合成,降低毛细血管通透性;可促进细胞免疫和体液免疫,促进抗体生成,增强免疫功能,增强巨噬细胞和白血病的吞噬能力等;可抑制组胺和致癌物(亚硝胺)生成;加速血液凝固,刺激造血功能;促进铁在肠内吸收等作用。

【临床应用】　临床主要防治坏血病,也可用于各种急慢性传染病及紫癜等辅助治疗;治疗慢性铁中毒时维生素 C 促进去铁胺对铁的螯合,使铁排出加速;治疗特发性高铁血红蛋白症;用于对维生素 C 需要量增加的情况。对维生素 C 需要量增加的情况有 3 种:①患者接受慢性血液透析、胃肠道疾病(长期腹泻、胃或回肠切除术后)、结核病、癌症、溃疡病、甲状腺功能亢进症、发热、感染、创伤、烧伤、手术等。②因严格控制或选择饮食,接受肠道外营养的患者;因营养不良而体重骤降者,以及妊娠期和哺乳期妇女。③应用巴比妥类、四环素类、水杨酸类等药物时。

【不良反应】　大量维生素 C 偶可引起尿酸盐、半胱氨酸盐或草酸盐结石。长期大剂量服用突然停药可引起维生素 C 缺乏综合征,故宜逐渐减量停药。

第二节　脂溶性维生素

脂溶性维生素易溶于大多数有机溶剂,不溶于水。在食物中常与脂类共存,脂类吸收不良时影响其吸收,甚至发生缺乏症。常用的有维生素 A、维生素 D、维生素 E、维生素 K 等。

维生素 A

维生素 A 在动物性食物中,如肝、蛋黄、乳汁中含量丰富,植物中如胡萝卜、番茄等含有丰富的维生素 A 原即胡萝卜素和类胡萝卜素,其进入体内可转化成维生素 A。

【体内过程】　口服易吸收。正常的情况下仅有不到 5% 的维生素 A 与脂蛋白结合,但当大量摄入维生素 A,肝内储存已达饱和时,其蛋白结合率可高达 65%。食物中脂肪、蛋白质、胆汁酸盐和

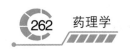

维生素 E 均能促进维生素 A 吸收。维生素 A 几乎全部在体内代谢分解,其代谢产物由尿及粪便排出。

【药理作用】　维生素 A 在体内参与视网膜内杆状细胞中视紫红质的合成,维持暗视觉。当维生素 A 缺乏时,视紫红质合成减少,暗适应视觉功能降低,导致夜盲症;参与维持上皮组织如皮肤、结膜、角膜的正常功能和结构的完整性;能够提高机体对蛋白质的利用率,促进体内组织蛋白的合成,加快细胞分裂速度,刺激新细胞的生长,从而促进儿童生长发育。此外,具有增强机体免疫力和抵抗力作用。

【临床应用】　维生素 A 主要用于防治夜盲症、眼干燥症、角膜软化、皮肤干燥等维生素 A 缺乏症;婴儿、孕妇及哺乳期妇女需要量增加,可给予适当补充;可用于恶性肿瘤,如上皮癌、食管癌的辅助治疗。

【不良反应】　治疗量一般无不良反应,长期大剂量应用可致维生素 A 过多症,甚至引起急性、慢性中毒,6 个月至 3 岁的婴儿发生率最高,表现为食欲减退、皮肤瘙痒、毛发干枯、脱发、骨痛等,停药后可自行消失。

维生素 D

维生素 D 为固醇类衍生物,常见的有维生素 D_2(骨化醇)和维生素 D_3(胆固化醇)。两者存在于部分天然食物中,鱼肝油、牛奶、肝、蛋黄中维生素 D_3 含量丰富。人体皮肤下储存有 7-脱氢胆固醇,受紫外线照射后可转变为维生素 D_3。维生素 D_2 与维生素 D_3 的作用和用途相同。

【体内过程】　口服或注射均易吸收,肠内吸收需有胆汁存在。维生素 D 在血浆中与 α-球蛋白结合才能转运到身体其他部位,储存于肝和脂肪中。维生素 D 及其代谢物主要从胆汁排泄,少量从尿排出。$t_{1/2}$ 为 19~48 h。

【药理作用】　维生素 D 无生理活性,在肝微粒体中经细胞色素单加氧酶系统作用,催化成 25-羟维生素 D_3,再经肾线粒体羟化酶催化形成 1,25-$(OH)_2D_3$ 才有活性,主要作用是维持血清钙、磷浓度的稳定:①促进小肠对钙、磷的吸收;②促进肾小管对钙、磷的重吸收;③促进钙、磷沉积于骨组织中,使骨组织钙化;④与甲状旁腺素协同作用,促进骨钙入血,保持钙磷平衡。

【临床应用】　防治维生素 D 缺乏症,如少儿佝偻病和成年人的软骨病、肠外营养患者、胰腺功能不全伴吸收不良综合征、肝胆疾病(肝功能损害、肝硬化、阻塞性黄疸)、小肠疾病(脂性腹泻、局限性肠炎、长期腹泻)、胃切除等;用于慢性低钙血症、低磷血症及伴有慢性肾功能不全的骨软化症、家族性低磷血症及甲状旁腺功能减退(术后、特发性或假性甲状旁腺功能减退)的治疗;用于治疗急、慢性及潜在手术后手足搐搦症及特发性手足搐搦症。

【不良反应】　长期大量服用可引起胃肠道反应、肝脾肿大、高钙血症、软骨组织钙化、肾损害、高血压等。高钙血症、高磷血症伴肾性佝偻病患者禁用。肾功能不全者慎用。

维生素 E

维生素 E 广泛存在于植物油和绿色蔬菜中,在麦胚油、玉米油和豆油中含量较高。

【体内过程】　50%~80%的维生素 E 在肠道吸收,储存于全身组织,尤其是脂肪中。其主要经胆汁分泌入肠,随粪便排出。

【药理作用】　维生素 E 可增强细胞膜、线粒体、微粒体和浆膜磷脂的抗氧化能力,维持生物膜的正常结构;提高组织对低氧的耐受性,使氧在体内的利用率增加;促进精子生成和活动、促进卵泡生成和发育、促进黄体孕酮分泌,增强生殖功能;增强免疫力;防治动脉粥样硬化;抑制血小板聚集而防止血栓形成等。

【临床应用】 用于习惯性流产、先兆流产、不育症、月经过多等的治疗。也可用于治疗进行性肌营养不良、肌无力、早产儿溶血性贫血,防止高脂血症、动脉粥样硬化等。

【不良反应】 较少见。长期大剂量应用可引起恶心、头痛、疲劳、眩晕、视物模糊、月经过多、闭经等。个别有皮肤皲裂、唇炎、口角炎、腹泻等。停药后上述反应可逐渐消失。

问题分析与能力提升

案例1:患者,男,8个月,哭闹不安4 h后出现拒乳、呕吐、呼吸急促、发绀、尿少。肺部闻及大量湿啰音、肝大、下肢踝部水肿。诊断为婴儿型脚气病。

案例2:患者,女,12岁。5 d前出现口角发红、发痒,接着形成糜烂、裂痕,张口疼痛易出血。诊断为口角炎。

案例3:患者,女,62岁,近1周内出现乏力、食欲减退,牙龈肿胀易出血,皮肤下有瘀点。检查血红蛋白、红细胞、血小板和出血时间均在正常范围。诊断为坏血病。

请分析:上述疾病与哪种维生素缺乏有关?

思考题

1. 维生素类药物的分类及共同特点是什么?
2. 比较水溶性维生素与脂溶性维生素的区别。

(仝 雷)

第三十四章 抗骨质疏松药

课件

骨质疏松症(osteoporosis,OP)是一种以骨量降低,骨组织微结构破坏为特征的综合征,患者骨脆性增加,易发生骨折。骨质疏松症可发生于不同性别和任何年龄,但多见于绝经后女性和老年男性。骨质疏松症可分为原发性骨质疏松症、继发性骨质疏松症和特发性骨质疏松症。原发性骨质疏松症分为Ⅰ型和Ⅱ型,Ⅰ型骨质疏松症(女性绝经后骨质疏松症)多发生于 50~70 岁女性;Ⅱ型骨质疏松症(老年骨质疏松症)多发于 70 岁以上人群,男、女发生率相近。继发性骨质疏松症多由内分泌系统疾病、骨骼系统疾病、药物原因等引起。特发性骨质疏松症主要发生在青少年,病因不明。目前防治骨质疏松症的药物主要有骨吸收抑制剂、骨形成促进药和骨矿化促进药。

第一节　骨吸收抑制剂

骨吸收抑制剂是目前治疗骨质疏松的主要药物,包括双膦酸盐类、降钙素、雌激素及其受体调节剂等。

一、双膦酸盐类

双膦酸盐类(diphosphonates)为内源性焦磷酸盐的稳定类似物,其结构特征为含有 P-C-P 基团,是目前临床上应用最为广泛的抗骨质疏松药。双膦酸盐类分为 3 代,第一代为依替膦酸钠,第二代有氯膦酸钠、帕米膦酸钠和替鲁膦酸钠,第三代有阿仑膦酸钠、利塞膦酸钠、伊本膦酸钠和唑来膦酸等。第三代产品与第一代和第二代的主要区别是不会抑制骨的矿化,且具有高效、长效、使用方便、适应证广泛等优点。多数国家的防治指南将阿仑膦酸钠和利塞膦酸钠作为绝经后骨质疏松症治疗的一线药物。

【体内过程】　双膦酸盐吸收易受到食物与离子的影响,如咖啡、橙汁可使阿仑膦酸钠吸收减少60%,食物可使其生物利用度减少 40%。大多数双膦酸盐能长期保存在骨组织中。氯膦酸和帕米膦酸的骨内 $t_{1/2}$ 分别为 120 d 和 300 d。阿仑膦酸排泄极为缓慢,用药后 24 h 内 99%以上的体内药物积聚于骨组织,其残留物的骨内半衰期可长达10年。口服双膦酸盐剂量的约66%直接由肾清除,其中95%以上经肾排泄。

【药理作用】 双膦酸盐为抗骨吸收药物,其作用机制主要为:①直接改变破骨细胞的形态学,从而抑制其功能;②与骨基质理化结合,直接干扰骨吸收;③直接抑制成骨细胞介导的细胞因子如白细胞介素-6(IL-6)、肿瘤坏死因子(TNF)的产生。双膦酸盐在骨再建表面,抑制破骨细胞对骨的吸收,对磷酸钙具有高亲和性,吸附在骨羟磷灰石结晶表面,阻止钙盐"溢出"。双膦酸盐对水解反应稳定,能长期滞留于骨内,间歇使用能诱发持续的骨质增长逆骨质疏松。

【临床应用】

1. 骨质疏松 双膦酸盐主要用于骨质疏松症的预防和治疗,对各种类型的骨丢失均有效,特别适用于合并有高骨代谢的骨质疏松,也可用于治疗糖皮质激素引起的骨质疏松症。阿伦磷酸盐为第一个被美国食品药品监督管理局(FDA)批准用来预防和治疗绝经后骨质疏松的双膦酸盐类药物,其也能增加男性骨质疏松患者的骨量,具有较好的安全性和耐受性。

2. 高钙血症 可用于由多发性骨髓瘤、乳腺癌、前列腺癌及肺癌等恶性肿瘤骨转移引起的骨代谢异常所致的高钙血症,并能减少骨病、骨痛和骨折的发生率。对于高钙血症并发的恶心、呕吐、多尿症、口渴及中枢神经症状也有一定的缓解作用。

【不良反应】 不良反应有消化道刺激症状,如恶心、反酸、腹胀、腹痛、腹泻、消化不良、食管溃疡、吞咽困难等,还可引起血钙降低、皮疹或红斑等,少数患者可发生腐蚀性食管炎。建议早晨空腹给药,用足量水送服,保持坐姿或立位,服后30 min内不宜进食和卧床,为避免消化道不良反应最好采用静脉方式给药。用药几年后可能引起骨骼、关节或肌肉疼痛、下颌骨坏死、枕骨炎等,应给予重视。禁用于食管排空延迟者、不能站立或坐直至少30 min者、低钙血症、骨软化症、严重肾损害及对本药过敏者。

二、降钙素

降钙素(calcitonin)是参与钙及骨质代谢的一种多肽类激素。目前临床常用的降钙素类制剂有鲑降钙素(salmon calcitonin)和鳗鱼降钙素类似物即依降钙素(elcatonin)。

【体内过程】 口服无效,可皮下、肌内、静脉或鼻腔给药。肌内或皮下注射后1 h血药浓度达峰值,$t_{1/2}$为70~90 min,绝对生物利用度约70%,鼻腔喷雾给药的生物利用度约为注射给药的50%。鲑降钙素及其代谢产物95%经肾排泄,2%以原形排泄。依降钙素肌内注射30 min后血药浓度达峰值,持续时间120 min,$t_{1/2}$为4.8 h。

【药理作用】 降钙素的主要作用是降低血钙和血磷。其主要作用于骨骼,抑制破骨细胞的活性,从而抑制骨盐溶解,减少骨的吸收和骨丢失,阻止钙由骨释出,由于骨骼对钙的摄取仍在进行,因而可降低血钙和增加骨量;还可作用于肾,抑制肾小管对钙、磷、钠的重吸收,从而增加尿钙、尿磷排泄。降钙素对骨质疏松引起的骨痛有明显的镇痛作用,能有效缓解骨质疏松症及其骨折引起的骨痛。

【临床应用】 降钙素主要用于高转换型骨质疏松,对于已经确诊的绝经后骨质疏松,禁用或不能使用常规雌激素与钙制剂联合治疗的早期和晚期绝经后骨质疏松症及老年性骨质疏松症,骨痛明显的患者也可使用本类药物,也用于各种高钙血症及其危象和变性骨炎。

【不良反应】 常见的不良反应有面部潮红、恶心、腹泻、尿频、咽喉不适、发热等,偶致全身过敏反应。对降钙素过敏者、孕妇及哺乳期妇女禁用。依降钙素不宜长期使用,肝功能异常者慎用。

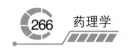

三、雌激素类

目前临床常用的雌激素类药物有雌二醇、炔雌醇、炔雌醚、戊酸雌二醇、尼尔雌醇等。雌激素有促进骨质致密作用,绝经后妇女由于体内雌激素减少,破骨细胞活性增加,骨丢失加速。雌激素通过抑制破骨性细胞相关因子(IL-1、IL-6 等)分泌而抑制骨吸收;直接作用于成骨细胞及雌激素受体,促进骨形成;促进钙的吸收及肾小管对钙的重吸收;抑制骨细胞对甲状旁腺激素的反应性;促进降钙素的分泌而发挥抗骨质疏松作用。对于妇女绝经后骨质疏松,一般认为雌激素替代疗法为首选治疗方法。雌激素能有效地预防绝经后的快速骨丢失,保持骨量,降低骨折发生率,缓解骨质疏松所造成的疼痛,改善患者围绝经期症状。雌激素替代疗法中由于雌激素有增加子宫内膜癌发生的风险,故常用雌激素合用孕激素用于有完整子宫的患者;雌激素合用雄激素用于不需要保护子宫内膜的患者;雌激素合用孕激素和雄激素也适用于有完整子宫的患者;对于已切除子宫者,可单用雌激素。

第二节　骨形成促进剂

一、甲状旁腺激素类似物

甲状旁腺激素(parathyroid hormone,PTH)是由甲状旁腺分泌的 84 个氨基酸多肽,其生理作用是调节骨代谢、肾小管钙和磷重吸收及小肠钙吸收。

甲状旁腺激素类似物(parathyroid hormone analogue,PTHa)是当前促骨形成的代表性药物。国内已上市的特立帕肽(teriparatide)是重组人甲状旁腺素氨基端 1-34 活性片段(recombinant human parathyroid hormone 1-34,rhPTH1-34),其免疫学和生物学特性与内源性 PTH 完全相同。间断使用小剂量 PTHa 能刺激成骨细胞活性,促进骨形成,增加骨密度,改善骨质量,降低椎体和非椎体骨折的发生风险。该药已被 CFDA 批准用于治疗有骨折高风险的绝经后骨质疏松症,国外还批准用于治疗男性骨质疏松症和糖皮质激素性骨质疏松症。常见的不良反应为恶心、肢体疼痛、头痛和眩晕。大剂量可引起骨吸收,导致骨质疏松性骨折发生率增加。大剂量、长时间使用特立帕肽可增加大鼠骨肉瘤的发生率。特立帕肽治疗时间不宜超过 24 个月,停药后应序贯使用抗骨吸收药物治疗,以维持或增加骨密度,持续降低骨折风险。禁用于并发畸形性骨炎、骨骼疾病放射治疗史、肿瘤骨转移及并发高钙血症者、肌酐清除率小于 35 mL/min 者、小于 18 岁的青少年及对本药过敏者。

二、氟化物

常用的氟化物有氟化钠和 Na_3PO_3F 等。氟可特异性地作用于骨原细胞,促进骨合成代谢;作用于骨质细胞和未分化的成骨细胞,促进胰岛素样生长因子、转录生长因子-β 等的合成,刺激成骨细胞的活性,刺激骨生长。另外氟还可稳定骨盐的晶体结构,抑制骨吸收。氟化物用于治疗各种类型的骨质疏松症,尤其适用于骨矿密度低于骨折阈值、中轴骨骨矿密度丢失明显的患者。氟化钠安全范围小,主要不良反应有胃肠道反应、外周疼痛综合征和应激性骨折。剂量稍大可能增加股骨颈骨折的危险性,对椎骨压缩性骨折也无保护作用。超剂量应用可引起踝关节红肿、跟骨或胫骨应激性损伤,一旦发生应停用4周,然后半量使用。长期应用应注意慢性氟中毒。肾功能减退者慎用,并根据血氟浓度调整剂量。

三、雄激素

雄激素可促进骨细胞增殖、分化,促进骨基质蛋白质合成,刺激骨形成,还可抑制破骨细胞前体细胞向破骨细胞的转化。雄激素的衍生物苯丙酸诺龙(nandrolone phenylpropionate)和司坦唑醇(stanozolol)为蛋白同化激素,通过同化作用促进骨形成,增加骨松质质量,促进机体蛋白质合成,减少钙磷排泄,增加骨小梁体积,促进骨矿化等,而雄性化作用较弱。用雄激素替代疗法防治男性原发性骨质疏松症尚需进一步全面的临床评估。

第三节　骨矿化促进剂

一、钙剂

钙是骨骼正常生长的物质基础。机体99%的钙存在于骨骼和牙齿。补充钙剂为骨质疏松治疗的基础措施。钙剂常与维生素D合用以增加小肠对钙的吸收。钙制剂主要分为矿物钙(如葡萄糖酸钙、碳酸钙等)、有机钙(如乳酸钙、枸橼酸钙等)、天然生物钙等。

【药理作用】
1. 参与骨骼形成　钙离子是人体各项生理活动不可缺少的元素,99%以上的钙与磷一起以羟基磷灰石形式构成骨盐,是骨骼正常生长和达到峰值骨量的物质基础。

2. 其他作用　参与凝血过程;参与神经递质的合成与释放;参与肌肉的收缩过程;钙-镁拮抗作用。

【临床应用】
1. 骨质疏松症　钙离子与维生素D为骨质疏松治疗的基础物质。Ⅰ型骨质疏松症(妇女绝经后骨质疏松)常采用激素替代疗法(HRT):钙制剂+维生素D+雌激素或雌激素受体调节剂。但是长期使用雌激素或导致子宫内膜癌发生率增加。联合使用孕激素可减少该不良反应。Ⅱ型骨质疏松症(老年性骨质疏松)较为公认的治疗方案为钙制剂+维生素D+骨吸收抑制剂(常用阿仑膦酸钠)的三联药物治疗。

2. 其他　其他钙离子可改善细胞膜的通透性,增加毛细血管的致密性,减少液体的渗出,可减轻某些过敏反应的症状;钙离子可与氟化物形成难溶性的氟化钙而用于氟化物的中毒解救;由于镁离子分子直径与钙离子相近,镁离子可与钙离子的结合部位发生结合,因此,钙离子与镁离子作用相互对抗,镁中毒时可采用钙剂解救;钙剂还可用于低钙血症的防治。

【不良反应】　静脉给药可引起全身发热感、皮肤发热、血管扩张;静脉给药速度过快可引起心律失常、血压下降,甚至出现心搏骤停。高钙血症及高尿钙症者、含有钙结石或肾结石者、肾功能不全者、呼吸性酸中毒衰竭者、应用强心苷或停药7 d内禁用。

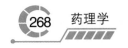

二、维生素 D

维生素 D 为类固醇衍生物,在体内可转化为多种活性代谢产物。活性形式维生素 D 常见有骨化三醇和阿法骨化醇。在维持正常骨钙化、钙平衡及肠道钙吸收等方面起着十分重要的作用。

【药理作用】 维生素 D_3 经肝、肾羟化后形成 $1,25-(OH)_2D_3$ 为最终活性物质,骨化三醇由维生素 D_3 转化而来,可恢复肠道对钙离子的正常吸收,调节骨矿化,刺激骨骼中成骨细胞活性。骨化三醇还可减轻骨质疏松症患者的骨与肌肉疼痛。阿法骨化醇作用类似于骨化三醇,可增加机体对钙的吸收,抑制骨吸收,促进胶原和骨基质蛋白合成,调节肌肉钙代谢。

【临床应用】

1. 骨质疏松症 骨质疏松患者常伴有小肠钙转运的减少,对于有肠钙吸收不良、骨化三醇合成障碍的骨质疏松症患者尤为适用。维生素 D 常与钙制剂合用,作为预防和治疗骨质疏松症的一线基础药物。

2. 其他 婴幼儿缺乏维生素 D 时体内钙、磷不能在骨组织内沉积,引起骨组织生长障碍,可引起佝偻病。成年人维生素 D 缺乏可引起骨软化症或成人佝偻病。维生素 D 为治疗佝偻病、骨质软化症的基础药物。

【不良反应】 维生素 D 的安全范围窄,连续大量使用可引起中毒,表现为衰弱、厌食、乏力、恶心、呕吐、体重下降、心律失常、肾脏损害、骨硬化等。

第四节 其他药物

一、锶盐

锶是人体必需的微量元素之一,参与人体多种生理功能和生化效应。锶的化学结构与钙和镁相似,少量存在于正常人体软组织、血液、骨骼和牙齿中。雷奈酸锶(strontium ranelate)是合成锶盐,CFDA 已批准作为治疗绝经后骨质疏松症药物。雷奈酸锶可同时作用于成骨细胞和破骨细胞,具有抑制骨吸收和促进骨形成的双重作用,能显著提高骨密度,改善骨微结构,降低发生椎体和非椎体骨折的风险。锶仅用于治疗绝经后骨质疏松症以降低椎体和髋部骨折的危险性。常见的不良反应有恶心、腹泻、头痛、湿疹等,一般在治疗初始发生,多为暂时性,一般可耐受;罕见的不良反应为药疹伴嗜酸性粒细胞增多和系统症状;也发现有致血栓的潜在风险。禁用于伴有缺血性心脏病、外周血管疾病和(或)脑血管疾病者或伴有未控制的高血压者,以及肌酐清除率<30 mL/min 的重度肾功能损害者。

二、维生素 K

四烯甲萘醌(menatetrenone)又称维生素 K_2,是 γ-羧化酶的辅酶,在 γ-羧基谷氨酸的形成过程中起着重要作用。γ-羧基谷氨酸是骨钙素发挥正常生理功能所必需的,可促进骨形成,并有一定抑制骨吸收的作用,能够轻度增加骨质疏松患者的骨量。国家食品药品监督管理总局(CFDA)批准的适应证为提高骨质疏松患者的骨量。其主要不良反应有胃部不适、腹痛、皮肤瘙痒、水肿等。服用华法林的患者禁用。

问题分析与能力提升

　　患者,女,63 岁,退休教师。因不慎摔倒致右尺骨骨折而行骨科处理。自述 5 年来间断腰背痛,曾服用止痛药效果不佳。绝经年龄为 52 岁。经检查,其腰椎 $L_1 \sim L_4$ 椎体和股骨颈骨密度降低,血清 PTH 升高,$25-(OH)_2D_3$ 降低,血钙轻度降低,雌二醇明显降低;腰椎 CT 显示 L_3、L_4 轻度退行性改变;甲状旁腺 B 超未见异常。临床诊断:绝经后骨质疏松症(Ⅰ型),低钙血症,继发性甲状旁腺功能亢进症。医嘱用药:阿法骨化醇 0.5 μg/d,碳酸钙 D_3 1 片/d,阿仑膦酸钠(后期追加)70 mg,每周服用 1 次。

请分析:

　　1. 对该患者的治疗可选用哪些抗骨质疏松药?

　　2. 阿仑膦酸钠抗骨质疏松作用的机制是什么?其适应证有哪些?

思考题

　　1. 简述抗骨质疏松药的分类及代表药。

　　2. 简述阿仑膦酸钠的治疗骨质疏松症的作用机制及适应证。

(李阳杰)

第三十五章　抗菌药概论

课件

▧▧▧ **学习目标** ▧▧▧

1. 掌握抗菌药的基本概念和主要作用机制;细菌耐药性的产生机制。
2. 熟悉抗菌药的合理应用原则。
3. 了解药物、机体和病原体三者之间的关系。

用于防治病原微生物、寄生虫或肿瘤细胞所致疾病的药物治疗统称为化学治疗,简称化疗。用于化学治疗的药物称为化学治疗药(chemotherapeutical drug),简称化疗药,主要包括抗病原微生物药、抗寄生虫药和抗恶性肿瘤药。理想的化疗药应具有药动学特性好、对病原体选择性高、对人体无毒或毒性很低、病原体对其不易产生耐药性、使用方便、价格低廉等特点。

应用化疗药治疗疾病时,应注意药物、病原体和人体三者之间的关系。化疗药通过抑制或杀灭病原体,去除致病的外因,控制疾病的发展、促进患者的康复,但是化疗药对病原体入侵造成的宿主功能失调几乎没有直接的调节作用,而且对宿主产生不良反应,还可能诱导病原体产生耐药性。因此,必须高度重视宿主、病原体和药物三者之间的相互关系,在充分发挥化疗药对病原体的选择性抑制或杀灭作用的同时,应尽量避免和减少抗菌药对患者的不良反应,尤其要注意保护患者的免疫功能,以协助药物迅速清除病原体,促进患者的康复,达到理想的效果;在治疗细菌感染性疾病的过程中,通过合理用药,防止或延缓病原体耐药性的产生,延长化疗药的临床使用寿命。

机体、药物与病原体三者的相互关系见图35-1。

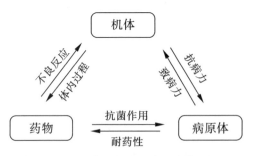

图35-1　机体、药物与病原体三者的相互关系

1. **抗菌药**　是指能抑制或杀灭细菌,用于防治细菌感染性疾病的药物,包括抗生素(青霉素、四环素等)和人工合成抗菌药(喹诺酮类、磺胺类等)。
2. **抗生素**　是某些微生物(细菌、真菌和放线菌)的代谢产物,能抑制或杀灭其他微生物,按照来源分为天然抗生素和人工半合成抗生素。

3. 抗菌谱　抗菌谱指药物的抗菌范围。根据抗菌谱可将抗菌药物分为广谱抗菌药和窄谱抗菌药。广谱抗菌药是指对革兰氏阳性菌、革兰氏阴性菌等多种病原微生物有抗菌作用的药物,有些药物对衣原体、支原体、立克次体、螺旋体及原虫等也有抑制作用,如四环素类、氯霉素等;窄谱抗菌药指仅作用于单一菌种或单一菌属的药物,如异烟肼、青霉素等。抗菌谱是临床选择抗菌药物的基础。抗菌药物的抗菌谱是临床选择用药的依据。

4. 抑菌药　抑菌药是指治疗浓度时仅能抑制病原菌的生长繁殖而无杀菌作用的药物,如红霉素类、磺胺药、四环素类抗生素等。

5. 杀菌药　杀菌药是指不仅能抑制病原微生物的生长繁殖,还具有杀灭作用的药物,如青霉素类、头孢菌素类、氨基糖苷类抗生素等。

6. 抗菌活性　抗菌活性是指抗菌药物抑制或杀灭病原菌的能力,在体外试验中,能够抑制培养基内细菌生长的最低浓度称最低抑菌浓度(minimum inhibitory concentration,MIC),能够杀灭培养基内细菌的最低浓度称最低杀菌浓度(minimum bactericidal concentration,MBC)。有些药物的 MIC 和 MBC 很接近,如氨基糖苷类抗生素;有些药物的 MBC 比 MIC 大,如青霉素类和头孢菌素类抗生素。

7. 抗菌后效应　抗菌后效应是指某些抗菌药与细菌短暂接触或撤药后其浓度低于 MIC 或消失,但细菌生长仍受到持续抑制的效应。抗菌后效应(post antibiotic effect,PAE)是评价抗菌药物药效学的重要参数和设计临床给药方案的参考依据。有些抗菌药物 PAE 较长,如喹诺酮类、氨基糖苷类对于 PAE 较长的药物,可适当延长给药间隔时间,减少给药次数。

8. 首次接触效应　首次接触效应(first expose effect,FEE)是指抗菌药物在初次接触细菌时有强大的抗菌效应,再次接触或连续与细菌接触,并不明显地增强或再次出现明显的抗菌效应,需要间隔相当时间(数小时)后才会再起作用。氨基糖苷类抗生素有明显的首次接触效应。

9. 化疗指数　化疗指数是评价化疗药物安全性和有效性的重要指标,常以化疗药物的半数致死量与治疗感染动物的半数有效量的比值(LD_{50}/ED_{50})来表示,也可用 5% 致死量与 95% 有效量的比值(LD_5/ED_{95})来表示。化疗指数越大,说明药物毒性越小,临床应用价值越高。但应注意,青霉素类药物化疗指数(chemotherapeutic index,CI)数值大,对人体几乎无毒,但可能发生过敏性休克这种严重的不良反应。

第一节　抗菌药的作用机制

抗菌药的作用机制主要是通过特异性干扰细菌的生化代谢过程,影响其结构和功能,使其失去生长繁殖的能力而达到抑制或杀灭细菌的作用。

(一)抑制细菌细胞壁的合成

细菌细胞膜的外层有厚而坚韧的细胞壁,除维持细菌细胞外形的完整和正常功能外,还可抵抗菌体内强大的渗透压,使其免受外周环境变化的影响,并能与机体相互作用。因此,细胞壁是抗菌药物的作用靶点。抑制细菌细胞壁合成的药物,可造成细胞壁缺损,引起菌体膨胀破裂死亡。细胞壁的主要成分为肽聚糖,又称黏肽。革兰氏阳性菌的细胞壁较厚(含有 15 ~ 50 层肽聚糖),革兰氏阴性菌细胞壁较薄(含有 1 ~ 2 层肽聚糖),且革兰氏阴性菌肽聚糖层的外侧有脂蛋白、脂质双层和脂多糖等组成的外膜。革兰氏阳性菌和革兰氏阴性菌细胞壁结构的不同,导致了这两类细菌对药

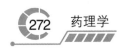

物的敏感性有很大差异。人和动物细胞没有细胞壁和肽聚糖,故抑制细菌细胞壁合成的药物对其几乎没有毒性。

青霉素类、头孢菌素类、万古霉素类、杆菌肽、磷霉素、环丝氨酸等药物可抑制细菌细胞壁合成的不同阶段而发挥抗菌作用。β-内酰胺类抗生素可作用于青霉素结合蛋白(penicillin-binding protein,PBP),抑制转肽作用,阻碍肽聚糖的交叉联结,导致细菌细胞壁缺损,屏障功能丧失,在渗透压的作用下水分渗入菌体内,使菌体膨胀、变形、破裂而死亡。

(二)增加细菌细胞膜的通透性

细菌细胞膜位于细胞壁内侧,是由类脂质双分子层和中间镶嵌蛋白质构成的一种半透膜,具有物质交换、渗透屏障及合成黏肽等功能。有些抗菌药物可通过某种方式增加细胞膜的通透性,使菌体内的蛋白质、氨基酸、核苷酸等外漏而导致细菌死亡。如多黏菌素类能选择性与细菌细胞膜中的磷脂结合,导致细胞膜的通透性增加;多烯类抗生素(如制霉菌素、两性霉素 B)能与真菌细胞膜中的麦角固醇结合,从而增加膜的通透性;咪唑类抗真菌药(咪康唑、酮康唑等)能抑制细胞膜麦角固醇的生物合成。

(三)抑制细菌蛋白质的合成

细菌蛋白质的合成是在胞质内通过核糖体循环完成的,其过程包括起始、肽链延伸及合成终止 3 个阶段。细菌为原核细胞,核糖体为 70S,由 30S 和 50S 亚基组成。常用抗菌药物中,有些抗菌药物能阻止细菌蛋白质合成的某个阶段而抑制蛋白质合成,如大环内酯类、林可霉素类、氨基糖苷类、四环素类、氯霉素类等。①起始阶段:氨基糖苷类抗生素可阻止 30S 亚基与 50S 亚基合成始动复合物。②肽链延伸阶段:四环素类抗生素能与核糖体 30S 亚基结合,阻止氨基酸 tRNA 进入 A 位,抑制肽链的形成;氯霉素、林可霉素及大环内酯类能与 50S 亚基结合,通过抑制肽酰基转移酶或移位酶而阻止肽链延长。③终止阶段:氨基糖苷类抗生素可阻止终止因子与 A 位结合,使合成的肽链不能从核糖体释放出来,导致核糖体循环受阻,合成异常或无功能的肽链,从而发挥杀菌作用。由于人体细胞的核糖体为 80S,由 40S 和 60S 亚基组成,因此,抗菌药物在临床常用剂量时可选择性地抑制细菌蛋白质合成而对人体没有明显影响。

(四)抑制细菌核酸代谢

核酸广泛分布于所有动植物细胞及微生物体内,常与蛋白质结合形成核蛋白。根据化学组成不同,核酸可分为核糖核酸(ribonucleic acid,RNA)和脱氧核糖核酸(deoxyribonucleic acid,DNA)。菌体内 DNA 和 RNA 的合成需要酶的参与,而许多抗菌药物通过影响酶的活性抑制核酸代谢来发挥抗菌作用。如喹诺酮类药物可抑制细菌 DNA 回旋酶或拓扑异构酶 IV,阻碍细菌 DNA 复制,从而产生杀菌作用。氟胞嘧啶在体内代谢为氟尿嘧啶后,可抑制腺苷酸合成酶活性,干扰真菌 DNA 合成。利福平能特异性地抑制细菌的 DNA 依赖性 RNA 多聚酶,阻碍 mRNA 合成而杀灭细菌。

(五)抑制细菌叶酸代谢

叶酸是细菌合成嘌呤、嘧啶的前体,对细胞的分裂生长及体内重要物质的合成有着重要作用,但细菌不能直接利用环境中的叶酸,必须自身合成四氢叶酸供自身生长繁殖所需。细菌以蝶啶和对氨基苯甲酸(PABA)为原料,在二氢蝶酸合酶的作用下合成二氢蝶酸,后者与谷氨酸生成二氢叶酸,再经二氢叶酸还原酶的作用还原为四氢叶酸。四氢叶酸作为一碳单位传递体的辅酶参与嘌呤、嘧啶核苷酸的合成。如磺胺类和甲氧苄啶可分别抑制二氢蝶酸合酶和二氢叶酸还原酶,干扰细菌叶酸代谢,抑制细菌生长繁殖。

第二节 细菌耐药性

一、细菌耐药性的种类

耐药性又称为抗药性,是指细菌与抗菌药物多次接触后,细菌对抗菌药物的敏感性下降乃至消失,从而使药物对耐药菌的疗效降低或无效。根据细菌耐药性的发生原因,可分为固有耐药性和获得耐药性。固有耐药性又称天然耐药性,是由细菌染色体基因所决定的,可代代相传,不会改变,与抗菌药物的使用无关,如链球菌对氨基糖苷类抗生素天然耐药、肠道革兰氏阴性杆菌对青霉素 G 天然耐药;获得耐药性是指细菌与抗菌药物接触后,细菌对药物的敏感性下降或消失,大多由质粒介导,但亦可由染色体介导,如金黄色葡萄球菌产生 β-内酰胺酶而对 β-内酰胺类抗生素耐药,这种耐药性可因不再接触抗生素而消失,也可由质粒将耐药基因转移给染色体传递给子代细菌,成为固有耐药性。获得耐药性可通过突变或垂直传递,更多见的是水平转移,即通过转导、转化和接合等方式转移给其他细菌。

目前细菌耐药性已成为现代社会严重的公共卫生问题。此外,现已发现很多细菌不仅只对一种抗菌药物产生耐药性,而是同时对多种抗菌药物产生多重耐药,称为多重耐药(multiple drug resistance,MDR),此种细菌称为超级细菌,如抗甲氧西林金黄色葡萄球菌(methicillin resistant staphylococcus aureus,MRSA)、耐万古霉素肠球菌(vancomycin resistant enterococcus,VRE)和肺炎克雷伯菌等。该类细菌引发感染性疾病时,几乎无敏感性药物可用于治疗。因此,在临床中必须严格掌握使用抗菌药物的适应证,合理使用抗菌药物,降低耐药性的发生率和危害程度。

二、细菌耐药性产生的机制

1. **产生灭活酶** 产生灭活酶是细菌产生耐药性的最重要、最常见的机制。细菌可产生一种或多种酶来降解或修饰抗菌药物,使药物结构发生改变而失去抗菌活性。常见的灭活酶主要有以下几种。①水解酶:如 β-内酰胺酶,能使 β-内酰胺类抗生素结构中的 β-内酰胺环水解裂开而失去抗菌活性。②合成酶:又称钝化酶,可催化某些基团与抗菌药物的羟基或氨基结合,使细菌药物失活,如细菌在接触氨基糖苷类药物后产生乙酰化酶、腺苷化酶及磷酸化酶,可将乙酰基、核苷酰基和磷酸基结合到氨基糖苷类药物分子上,使氨基糖苷类药物结构改变而失去抗菌活性。另外,某些细菌可产生乙酰转移酶灭活氯霉素,或产生酯酶灭活大环内酯类抗生素,金黄色葡萄球菌可产生核苷转移酶灭活林可霉素。

2. **抗菌药物作用靶位改变** 在抗菌药物使用过程中,细菌可改变抗菌药物的作用靶位结构使其不能识别、结合抗菌药物,导致耐药性的产生。抗菌药物作用靶位的改变主要有以下几种方式。①靶位结构改变,使抗菌药物与抗菌药物的亲和力降低或不能结合,从而产生耐药性。如由于细菌 RNA 聚合酶的 β 亚基结构发生改变,导致与利福平的结合能力下降,从而对利福平产生耐药。②合成新的靶蛋白,新的靶蛋白仍具有原靶蛋白的功能,但与抗菌药物的亲和力降低或不能结合,从而产生耐药性,如肺炎链球菌可通过生成新的变异型 PBP(如 PBP_{2X} 及 PBP_{2B})而对头孢菌素、青霉素及碳青霉烯类的亲和力降低。③靶蛋白的数量增加,即抗菌药物对药物靶蛋白出现高表达。在原使用剂量下,抗菌药物已全部结合,但细菌靶蛋白仍有存留,故可以维持细菌的正常形态与功能,从而对抗菌药物产生耐药性。如对甲氧苄啶耐药的大肠埃希菌,可产生大量的二氢叶酸还原酶,但其与甲氧苄啶亲和力低,使细菌仍可维持其正常生长繁殖。

3.降低细胞膜通透性　正常情况下,细菌可通过多种方式,如细菌细胞壁障碍或改变细胞膜通透性,均可阻止抗菌药进入菌体发挥作用而产生耐药性。如革兰氏阴性杆菌除产生钝化酶外,还可诱导细菌肽聚糖合成增多,使细胞壁增厚,阻止氨基糖苷类药进入菌体而产生耐药性。再如某些细菌多次接触四环素后,因菌体突变引起通道蛋白表达明显减少,甚至无表达,致使药物进入菌体减少而得以耐药。

4.主动排出系统功能增强　某些细菌可将进入菌体的药物排出体外,称为外排系统,因其需要消耗能量,又称主动排出系统。目前,明确存在主动排出系统的细菌主要有大肠埃希菌、金黄色葡萄球菌、铜绿假单胞菌和空肠弯曲杆菌等,其可将进入菌体内的抗菌药物(如四环素、大环内酯类、喹诺酮类、氯霉素等)泵出而导致耐药。但此耐药系统不具有特异性,也即耐药菌能将多种化学结构的抗菌药物逐出菌体外,使细菌耐药呈现多重耐药的特点。

5.改变代谢途径或产生拮抗物　有些细菌可通过改变其代谢途径而产生耐药性。例如,正常情况下,细菌多利用PABA及二氢蝶啶在二氢叶酸合成酶作用下合成自身所需的叶酸,再转化为四氢叶酸,作为一碳单位的载体,参与体内多种生化过程。但对磺胺类耐药的细菌,则可自行利用外源性叶酸,经叶酸还原酶作用直接获得二氢叶酸,从而使磺胺类无效。此外,细菌也可通过产生代谢拮抗物而产生耐药。例如,某些烧伤发生化脓性感染时,细菌可在化脓感染局部产生更多的PABA(耐药菌的PABA产生量是敏感菌的20倍),与磺胺类药形成竞争,从而导致该菌对磺胺类药产生耐药。

第三节　抗菌药的合理应用原则

在治疗感染性疾病的过程中,随着抗菌药的广泛使用,许多细菌感染性疾病得到了有效控制,明显改善了患者的生活质量。但是,抗菌药的不合理使用,尤其是滥用的现象普遍存在,给临床治疗带来了许多严重的问题,如药物的毒性反应、过敏反应、二重感染、细菌耐药性、多重耐药性等。因此,抗菌药物必须合理应用,既能使感染性疾病得到有效的治疗,又能减少不良反应,更降低耐药菌株的产生,延长抗菌药物的使用时间。

一、抗菌药合理应用的基本原则

1.严格掌握适应证　明确细菌感染是合理选择抗菌药的前提,因此,应根据患者的临床表现、实验室检查或影像学结果,尽早查明病因,确定病原菌类型,经诊断为细菌、真菌、支原体、衣原体、螺旋体、立克次体等病原微生物及部分原虫所致的感染方可应用抗菌药。缺乏感染证据、诊断不能成立者及病毒感染者,均无应用抗菌药物指征。

2.尽早确定病原菌　选择抗菌药品种时,原则上应根据病原菌种类及药敏试验结果而定。因此,对临床诊断为细菌性感染的患者,应在开始抗菌治疗前及时留取相应的合格标本进行病原学检测,尽早明确病原菌和药敏试验结果,并据此制定抗菌药物治疗方案。

对于临床诊断为细菌性感染的患者,在无法获取培养标本时或在未获知细菌培养及药敏试验结果之前,可根据患者的感染部位、基础疾病、发病情况、发病场所、既往抗菌药物用药史及其治疗反应等推测可能的病原菌,并结合当地细菌耐药性监测数据,先给予抗菌药物经验治疗。在获知病原学检测及药敏试验结果后,结合先前的治疗反应调整用药方案;对培养结果阴性的患者,应根据经验治疗的效果和患者情况采取进一步的诊疗措施。

3. 根据抗菌药物特点选药　各种抗菌药物的药效学和药动学特点不同,各有不同的临床适应证。应根据各种抗菌药物的药效学、药动学特点,结合患者的病情、感染部位、全身情况等,制定恰当合理的给药方案。

4. 制定合理的抗菌治疗方案　根据病原菌、感染部位、感染严重程度和患者的生理病理情况及抗菌药特点制定治疗方案,包括选择抗菌药品种及确定剂量、给药次数、给药途径和疗程等。

(1)品种选择:明确感染细菌是合理选药的前提。因此,面对感染性疾病患者时,应尽早查明病原菌,根据病原菌种类及药敏试验结果尽可能选择针对性强、窄谱、安全、价格适当的抗菌药物。若细菌学诊断不成立或为病毒性感染时,均不属于抗菌药使用范畴。若诊断不明确但又必须使用抗生素治疗时,则须采集血液、尿液、痰液等相关标本,进行细菌培养并做细菌药敏试验。若需要进行经验治疗,应根据可能的病原菌及当地耐药状况选药。

(2)给药剂量:一般按各种抗菌药物的治疗剂量范围给药。治疗重症感染(如血流感染、感染性心内膜炎等)和抗菌药不易达到的部位感染(如中枢神经系统感染等),抗菌药剂量宜较大(治疗剂量范围高限);治疗单纯性下尿路感染时,由于多数药物在尿中浓度远高于血药浓度,可应用较小剂量(治疗剂量范围低限)。

(3)给药次数:为保证药物在体内能最大限度地发挥药效,应针对时间依赖性抗菌药和浓度依赖性抗菌药,分别制定合理的给药次数。时间依赖性抗菌药是指抗菌药的杀菌作用主要取决于血药浓度高于最低抑菌浓度(MIC)的时间,即细菌的暴露时间,而峰值浓度并不很重要。时间依赖性主要包括所有的β-内酰胺类、大环内酯类(不含阿奇霉素)、磺胺甲𫫇唑(SMZ)、林可霉素、万古霉素、氟胞嘧啶类等。对时间依赖性抗菌药多次给药或持续静脉给药可能会取得更好的疗效。浓度依赖性抗菌药是指抗菌药的杀菌作用具有浓度依赖性。药物峰值浓度越高,浓度依赖性抗菌药对致病菌的杀伤力越强,杀伤速度越快。浓度依赖性抗菌药主要包括氨基糖苷类、喹诺酮类、甲硝唑等。日剂量单次给药可防止耐药菌株的产生、延长 PAE、降低毒性。

(4)给药途径:对于大多数轻、中度感染的患者,应选用口服吸收完全的抗菌药,不必采用静脉或肌内注射给药。仅在下列情况下可先予以注射给药:①不能口服或不能耐受口服给药的患者(如吞咽困难者);②患者存在明显可能影响口服药物吸收的情况(如呕吐、严重腹泻、胃肠道病变或肠道吸收障碍等);③所选药物有合适的抗菌谱,但无口服剂型;④需在感染部位迅速达到有效药物浓度的感染(如感染性心内膜炎、化脓性脑膜炎等);⑤感染严重、病情进展迅速,需紧急治疗者(如血流感染、重症肺炎等);⑥对口服治疗的依从性差的患者。肌内注射给药只适用于不能口服给药的轻、中度感染者,不适于重症感染者。接受注射给药的患者经初始注射治疗病情好转并能口服时,应及早转为口服给药。

抗菌药的局部应用宜尽量避免。皮肤黏膜局部应用抗菌药后,很少被吸收,在感染部位不能达到有效浓度,反易引起过敏反应或导致耐药菌产生,因此,治疗全身感染或脏器感染时应避免局部应用抗菌药。抗菌药的局部应用只限于少数情况:①全身给药后在感染部位难以达到有效浓度时,可合并局部给药作为辅助治疗,如治疗中枢神经系统感染时某些药物可同时鞘内给药、包裹性厚壁脓肿脓腔内注入抗菌药物及眼科感染的局部用药等。②某些皮肤表层及口腔、阴道等黏膜表面的感染可采用抗菌药局部应用或外用,但应避免将主要供全身应用的药物作局部用药。局部用药宜采用刺激性小、不易吸收、不易导致耐药性和不易致过敏反应的抗菌药。

(5)疗程:抗菌药疗程因感染不同而异,一般宜用至体温正常、症状消退后 72~96 h,有局部病灶者需用药至感染灶控制或完全消散。但败血症、感染性心内膜炎、化脓性脑膜炎、伤寒、布鲁氏菌病、骨髓炎、溶血性链球菌咽炎和扁桃体炎、深部真菌病、结核病等需较长的疗程方能彻底治愈,并防止复发。

二、特殊人群抗菌药应用基本原则

1. 老年患者　老年人生理性肾功能减退,主要经肾排泄的药物按一般常用量应用也可能导致药物积蓄中毒。因此,老年患者尤其是高龄患者接受主要自肾排出的药物时,可按轻度肾功能减退减量给药。青霉素类、头孢菌素类和其他 β-内酰胺类的大多数药物属此类情况。

老年患者宜选用毒性低并具杀菌作用的抗菌药,无用药禁忌者可首选青霉素类、头孢菌素类等 β-内酰胺类药。氨基糖苷类具有肾毒性、耳毒性,应尽可能避免应用。万古霉素、去甲万古霉素、替考拉宁等药物应在有明确应用指征时慎用,必要时进行血药浓度监测,并据此调整剂量,实行个体化用药,以达到安全、有效的目的。

2. 新生儿患者　新生儿一些重要器官功能尚未完善,对许多药物包括抗菌药物的耐受性较差,易发生严重不良反应。新生儿感染使用抗菌药物时需注意以下几点。①新生儿肝、肾均未发育成熟,肝药酶活性较低,肾清除功能较差,应避免应用毒性大的抗菌药,包括主要经肾排泄的氨基糖苷类、万古霉素、去甲万古霉素等,以及主要经肝代谢的氯霉素等。确有应用指征时,需进行血药浓度监测,据此调整给药方案,个体化给药。②避免应用可能发生严重不良反应的药物,如四环素类、喹诺酮类、磺胺类药和呋喃类等。③新生儿的肾功能尚不完善,主要经肾排出的青霉素类、头孢菌素类等 β-内酰胺类药物需减量应用,以防止药物在体内蓄积导致严重中枢神经系统毒性。④新生儿的组织器官日益成熟,抗菌药物在新生儿的药动学亦随日龄增长而变化,因此使用抗菌药时应按日龄调整给药方案。

3. 小儿患者　小儿患者在应用抗菌药时应注意:①氨基糖苷类有明显耳毒性、肾毒性,小儿患者应避免应用。临床有明确应用指征且又无其他毒性低的抗菌药物可供选用时,方可选用此类药物,并在治疗过程中严密观察不良反应。有条件者应监测血药浓度,根据结果个体化给药。②糖肽类有肾、耳毒性,小儿患者仅在有明确指征时方可选用,且在治疗过程中应严密观察不良反应,有条件者应进行血药浓度监测,个体化给药。③四环素类可导致牙齿黄染及牙釉质发育不良,8 岁以下小儿应禁用。④喹诺酮类对骨骼发育可能产生不良影响,18 岁以下的未成年人不宜使用。

4. 妊娠期和哺乳期患者　妊娠期妇女应用抗菌药物时需考虑对母体和胎儿两方面的影响。妊娠期禁用对胎儿有致畸或明显毒性的药物。避免应用对母体和胎儿均有毒性的药物,如氨基糖苷类、四环素类等。若有明确应用指征,经权衡利弊,用药对患者的收益大于可能的风险时,也可在严密观察下慎用。应用氨基糖苷类等抗菌药,有条件时应进行血药浓度监测。妊娠期感染可选用毒性低、对胎儿及母体均无明显影响、也无致畸作用的药物,如青霉素类、头孢菌素类等 β-内酰胺类抗生素。

少数药物乳汁中分泌量较多,如喹诺酮类、四环素类、大环内酯类、氯霉素、磺胺甲噁唑、甲氧苄啶、甲硝唑等。青霉素类、头孢菌素类等 β-内酰胺类和氨基糖苷类等在乳汁中含量低。哺乳期患者应避免应用对乳儿毒性较大的药物,如氨基糖苷类、喹诺酮类、四环素类、氯霉素、磺胺类等。哺乳期患者应用任何抗菌药物时均应暂停哺乳。

5.肝功能减退患者　肝功能减退时,抗菌药的选用及剂量调整需要考虑肝功能减退对药物体内过程的影响,以及肝功能减退时药物及其代谢物发生毒性反应的可能性。由于药物在肝代谢过程复杂,不少药物的体内代谢过程尚未完全阐明。根据现有资料,肝功能减退时抗菌药的应用有以下几种情况。①应避免使用主要经肝或有相当量经肝清除或代谢,并可导致毒性反应的药物,如氯霉素、利福平、红霉素酯化物等。②主要由肝清除且无明显毒性反应的药物,肝病时仍可正常应用,但需谨慎,必要时减量,治疗过程中需严密监测肝功能。红霉素等大环内酯类(不包括酯化物)、克林霉素、林可霉素等属于此类。③经肝、肾两种途径清除且毒性较小的药物,在严重肝病患者尤其肝、肾功能同时减退的患者应减量使用,如青霉素类、头孢菌素类等。④主要由肾排泄,如氨基糖苷类、糖肽类抗生素,肝功能减退时无须调整剂量。

6.肾功能减退患者　许多抗菌药主要经肾排泄,某些抗菌药具有肾毒性,肾功能减退的感染患者应用抗菌药物的原则如下。①尽量避免使用具有肾毒性的抗菌药物,确有应用指征时,严密监测肾功能;②根据感染的严重程度、病原菌种类及药敏试验结果等,选用无肾毒性或肾毒性低的抗菌药物;③使用主要经肾排泄的药物,须根据患者肾功能减退程度,以及抗菌药在人体内清除途径调整给药方案。

根据抗菌药体内过程特点及其肾毒性,肾功能减退时抗菌药物的选用有以下几种情况。①主要由肝胆系统排泄,或经肾和肝胆系统同时排出的抗菌药,如阿奇霉素、多西环素、克林霉素、头孢哌酮、头孢曲松等,可维持原治疗量或剂量略减。②主要经肾排泄、无肾毒性,或仅有轻度肾毒性的抗菌药物,应按照肾功能减退程度调整给药方案。③有肾毒性的抗菌药如氨基糖苷类、万古霉素类、多黏菌素类,应避免用于肾功能减退者,如确有使用该类药物的指征时,应监测血药浓度,据此调整给药方案,实行个体化给药,疗程中需严密监测患者肾功能。④接受肾替代治疗患者,应根据腹膜透析、血液透析和血液滤过对药物的清除情况调整给药方案。

三、抗菌药的联合应用

随着抗菌药的广泛应用,耐药菌株不断出现,抗菌效果明显减弱,故联合应用现象越来越多。其目的在于发挥协同作用,增强临床疗效,以减少不良反应,延缓耐药性的产生。但多数细菌感染原则上多用单一药物治疗,若出现不合理联合,则可能导致二重感染、耐药菌株增多等不良后果。

1.抗菌药联合应用的指征　单一药物可有效治疗的感染不需联合用药,仅在下列情况时可联合用药。①病因未明的严重感染:为及时有效地控制病情,多先联合用药,后经细菌明确诊断感染菌种再作调整。如对病因尚不清楚的脓毒血症,应联合应用抗葡萄球菌药物和抗革兰氏阴性菌的药物及时有效地控制病情,一旦有了细菌培养的药敏试验结果,根据药敏试验结果调整抗菌药物。②单一抗菌药物不能控制的严重感染:例如,肠穿孔所致腹膜炎,胸、腹部严重创伤感染,或心内膜炎、败血症、中性粒细胞减少症患者合并铜绿假单胞菌感染等,多数情况单一抗菌药不能有效控制,故联合使用,以扩大抗菌范围控制病情。③延缓耐药性的产生:需长疗程治疗时,但病原菌易产生耐药性的感染(如某些侵袭性真菌病),需要联合应用不同抗菌机制的药物才能控制感染。如抗结核病治疗时,常以异烟肼为基础药物,采用二联、三联,甚至四联用药,以防止耐药菌的出现。④降低毒副作用:联合用药可减少单个用药的使用剂量,降低药物的毒副作用。如氟胞嘧啶和两性霉素B联合治疗HIV阳性者的隐球菌性脑膜炎时,可减少两性霉素B的用量,从而减少其对肾的毒性。毒性较大的抗菌药,联合用药时剂量可适当减少,如两性霉素B与氟胞嘧啶合用治疗隐球菌性脑膜炎。

2.联合用药的结果　两种或两种以上抗菌药物联合应用时,可因相互作用引起药物发生药动

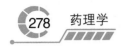

学、药效学方面的改变,最终导致出现协同、相加、无关和拮抗 4 种效果。

根据抗菌药作用性质可将抗菌药分为 4 类:第一类为细菌繁殖期杀菌剂,如青霉素类、头孢菌素类、万古霉素类抗生素等;第二类为细菌静止期杀菌剂,如氨基糖苷类抗生素、多黏菌素类抗生素等;第三类为快速抑菌剂,如四环素类、氯霉素类、林可霉素类和大环内酯类抗生素等;第四类为慢效抑菌剂,如磺胺类等。

抗菌药如果作用机制不同,联合用药一般表现为协同作用,如果作用机制相同,则多表现为拮抗作用。例如,第一类和第二类联合应用可获得增强作用,如青霉素破坏细菌细胞壁结构,有利于氨基糖苷类透过细胞膜进入细胞内发挥作用。第二类和第三类联合应用常有相加作用,因为他们的作用机制都是通过不同靶点干扰细菌蛋白质的合成。第三类和第四类联合应用一般可获得相加作用。第一类和第三类不能联合用药,否则可出现拮抗作用,如青霉素和四环素、大环内酯类合用,由于后者迅速抑制蛋白质合成,阻止细菌生长繁殖,而使细菌处于静止期,致使繁殖期杀菌药青霉素不能干扰细菌细胞壁的合成,进而减弱青霉素杀菌作用。第一类和第四类联用无大影响,一般不主张联用,如有联合指征,也可联合,如流行性脑膜脑炎,青霉素和磺胺嘧啶合用可提高疗效。

问题分析与能力提升

患者,男,34 岁。突发高热、畏寒、咽痛,检查可见咽部明显充血,扁桃体肿大、充血,有黄色点状物渗于表面,血培养为金黄色葡萄球菌感染。诊断为急性细菌性扁桃体炎,药敏试验显示对青霉素耐药。

请分析:金黄色葡萄球菌为什么会对青霉素耐药?本病例提示了什么?

思考题

1. 简述抗菌药的作用机制。
2. 简述细菌耐药性产生的机制。
3. 简述抗菌药治疗性应用的基本原则。
4. 试述抗菌药在临床应用中,如何才能尽量避免细菌耐药性的产生。

(李阳杰)

第三十六章　β-内酰胺类抗生素

课件

β-内酰胺类抗生素是指化学结构中含有 β-内酰胺环结构的一类抗生素，包括青霉素类、头孢菌素类及其他 β-内酰胺类。其中，青霉素类以 6-氨基青霉烷酸（6-aminopenicillanic acid，6-APA）为母核，而头孢菌素以 7-氨基头孢烷酸（7-aminocephalosporanic acid，7-ACA）为母核。本类药抗菌活性强、抗菌谱广、毒性低、疗效高，故临床应用较为广泛。

β-内酰胺类抗生素的抗菌作用机制主要是结合细菌菌体内的青霉素结合蛋白（PBP），抑制转肽酶的活性，从而抑制细菌细胞壁的合成，使菌体破损，大量水分不断内渗导致菌体膨胀、变形，同时借助细菌自溶酶的作用，细菌最终破裂、溶解而死亡。因 β-内酰胺类抗生素对已合成的细胞壁没有影响，故对繁殖期细菌的作用较静止期强。哺乳动物的细胞没有细胞壁，所以 β-内酰胺类抗生素对人和动物的毒性很小。

细菌对 β-内酰胺类抗生素较易产生耐药性，其耐药机制包括以下几种。①细菌产生 β-内酰胺水解酶：水解酶使 β-内酰胺环水解裂开而失去抗菌活性。②β-内酰胺酶可与某些 β-内酰胺类抗生素结合：干扰药物到达作用靶位而产生耐药，又称为"陷阱机制"或"牵制机制"。③靶点 PBP 结构改变、高表达或产生新的 PBP：可使其与 β-内酰胺类抗生素的结合量减少而失去抗菌作用。④细胞外膜通透性改变：革兰氏阴性菌的外膜对某些 β-内酰胺类抗生素不易透过，产生非特异性低水平耐药。敏感的革兰氏阴性菌的耐药可通过降低外膜孔道蛋白的亲和力、减少孔道蛋白的数量来实现。⑤自溶酶的减少：青霉素类抗生素对某些金黄色葡萄球菌有抑制作用，但杀菌作用差，可能是细菌缺少自溶酶的关系，这类细菌对青霉素类抗生素产生耐药时，对头孢菌素类也耐药。

第一节　青霉素类

青霉素类（penicillins）是由母核 6-APA 和侧链组成的一系列衍生物。母核由噻唑环（A 环）和 β-内酰胺环（B 环）骈合而成，为抗菌活性的重要部分；而侧链多与抗菌谱、耐酸、耐酶等药理特性有

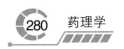

关。其具有杀菌力强、毒性低、价格低廉、使用方便等优点,是临床应用最早治疗感染疾病的首选药物。按其来源不同,可将其分为天然青霉素和半合成青霉素两类。

一、天然青霉素

青霉素 G

青霉素 G(penicillin G)是用于临床的第一个抗生素,1929 年 Fleming 报道了青霉素的发现,1940 年 Floreg 和 Chain 等将其制成干燥制品,并于 1941 年用于临床。本品由青霉菌培养液中提取获得,常用其钠盐或钾盐。在室温中,本品干燥粉末可保存数年仍有抗菌活性,但其水溶液极不稳定,易被酸、碱、醇、氧化剂、金属离子分解破坏,应避免配伍使用。其不耐热,室温下放置 24 h 则大部分降解失效,且可生成更多具有抗原性的降解产物,故青霉素 G 应现用现配。

【体内过程】 口服后易被胃酸或肠道细菌产生的 β-内酰胺水解酶破坏,吸收少而不规则,故不宜口服。肌内注射吸收迅速完全,约 0.5 h 达峰浓度,有效血药浓度可维持 4 ~ 6 h。青霉素的血浆蛋白结合率约为 60%,吸收后广泛分布于细胞外液,能广泛分布于肝、胆、肾、肠道、关节腔、浆膜腔、胎盘、淋巴液等全身各部位,但房水和脑脊液中含量较低。炎症时青霉素可进入脑脊液达到有效浓度。几乎全部以原形迅速经肾排泄,约 10% 经肾小球滤过,90% 经肾小管主动分泌,$t_{1/2}$ 为 0.5 ~ 1.0 h。因丙磺舒可与青霉素竞争肾小管主动分泌,故两药合用时能提高青霉素血药浓度,延长 $t_{1/2}$。

为延长青霉素 G 的作用时间,临床可肌内注射难溶性制剂,如普鲁卡因青霉素(procaine benzylpenicillin)和苄星青霉素(benzathine benzylpenicillin),二者在注射部位缓慢溶解吸收,前者 1 次注射 80 万 IU,可维持 24 h;后者 1 次注射 120 万 IU,可维持 15 d。因 2 种制剂血药浓度均较低,故仅适用于轻症患者或预防感染。

【抗菌作用】 青霉素 G 为繁殖期杀菌剂,抗菌作用强,对敏感菌有强大的杀伤作用,对宿主无明显毒性,主要通过抑制细菌转肽酶活性而发挥强大的抗菌作用。本品主要作用于:①大多数革兰氏阳性球菌,如溶血性链球菌、草绿色链球菌、肺炎球菌、金黄色葡萄球菌(产酶的金黄色葡萄球菌除外)和表皮葡萄球菌等;②革兰氏阳性杆菌,如白喉棒状杆菌、炭疽杆菌、产气荚膜杆菌、破伤风杆菌、乳酸杆菌、丙酸杆菌等;③革兰氏阴性球菌,如脑膜炎球菌、淋病奈瑟球菌等;④螺旋体及放线杆菌,如梅毒螺旋体、钩端螺旋体、回归热螺旋体、牛放线杆菌等。青霉素对大多数革兰氏阴性杆菌作用较弱,对肠球菌不敏感,对真菌、病毒、立克次体等均无效。

【临床应用】 本品主要用于治疗各种球菌、革兰氏阳性杆菌及螺旋体所致的疾病,并作为首选药。

1. 革兰氏阳性球菌感染 如溶血性链球菌引起的蜂窝织炎、猩红热、咽炎、扁桃体炎、心内膜炎等;肺炎球菌引起的大叶性肺炎、脓胸、支气管肺炎等;草绿色链球菌引起的心内膜炎;淋病奈瑟球菌所致的淋病;敏感金黄色葡萄球菌引起的疖、痈、败血症等。

2. 革兰氏阳性杆菌感染 如白喉、破伤风、气性坏疽和流产后产气荚膜杆菌所致败血症等,因青霉素 G 对细菌产生的外毒素无效,故须合用抗毒血清。

3. 革兰氏阴性球菌感染 如脑膜炎奈瑟菌所致流行性脑脊髓膜炎,常作首选药。

4. 螺旋体、放线杆菌感染 如放线菌病、钩端螺旋体病、梅毒及回归热等。

【不良反应】 青霉素毒性小,但应注意过敏性休克。

1. 过敏反应 是青霉素类最常见的不良反应,发生率为 1% ~ 10%,居各类药物之首。常见药疹、荨麻疹、药热、支气管哮喘、脉管炎和血清病样反应等,停药后可消失;最严重的是过敏性休克,可表现为心悸、胸闷、面色苍白、喉头水肿、出冷汗、脉搏细弱、血压下降、惊厥及昏迷等,进展迅速,如抢救不及时可导致死亡。发生过敏反应的原因是青霉素在溶液中降解为青霉噻唑蛋白、青霉烯酸或 6-APA 高蛋白聚合物,降解产物及青霉素本身可以作为变应原引起过敏反应。

因此,使用青霉素时,应采取以下防治措施。①详细询问用药过敏史,对青霉素过敏者禁用。②避免滥用和局部用药。③皮试:包括初次注射、用药间隔 3 d 以上或更换厂家、批号者,阳性患者禁用。④不在没有急救药物(如肾上腺素)和抢救设备的条件下使用。⑤避免空腹使用,注射液应新鲜配制,患者用药后至少观察 30 min。⑥做好急救准备,一旦发生过敏性休克,应立即皮下或肌内注射 0.1% 肾上腺素 0.5～1.0 mL。严重者应稀释后缓慢静脉注射或静脉滴注,必要时加入糖皮质激素和抗组胺药,可同时采用其他急救措施如吸氧、补液、给予升压药等。

2.赫氏反应　应用青霉素 G 治疗梅毒、钩端螺旋体病时,患者出现全身不适、寒战、发热、咽痛、肌痛、心率加快等症状,原有疾病症状加重,甚至危及生命,称为赫氏反应。一般发生于开始治疗后的 6～8 h,于 12～24 h 消失。可能是大量病原体被杀死后释放的物质或螺旋体抗原抗体结合形成的免疫复合物所造成。

3.青霉素脑病　静脉滴注大剂量青霉素,可引起肌肉痉挛、抽搐、昏迷等反应,偶可引起精神失常,成为青霉素脑病。用药时注意控制用量和滴速,如发现上述症状,应立即停药,并进行对症处理,同时可给予高渗葡萄糖和糖皮质激素以防治脑水肿。

4.其他　青霉素 G 肌内注射可产生局部疼痛,红肿或硬结;而鞘内注射或全身大剂量应用可引起脑膜刺激征;若大剂量静脉滴注青霉素钾盐或钠盐,可引起水、电解质紊乱,如高钾血症或高钠血症,甚至引起心脏功能抑制,故大剂量静脉注射应做好监测。

二、半合成青霉素

天然青霉素具有不耐酸、不耐酶、口服无效、易产生耐药性、抗菌谱窄及易引起过敏反应等缺点。为克服以上缺点,在青霉素母核 6-APA 基础上引入不同侧链,得到了一系列具有耐酸、耐酶、广谱等特点的半合成青霉素,常见的半合成青霉素可分为 5 类。

1.耐酸青霉素类　本类代表药为青霉素 V(penicillin V),耐酸不耐酶,口服有效,45 min 左右达高峰浓度,食物可减少其吸收,血浆蛋白结合率为 80%,能进入胎盘和乳汁中,约 30% 经肝代谢,20%～40% 的药物经肾排泄,$t_{1/2}$ 为 1～2 h。抗菌谱同青霉素 G,对大多数金黄色葡萄球菌同样无效,但抗菌活性不及青霉素 G。临床主要用于敏感菌所致的轻度感染、恢复期的巩固治疗及预防感染复发,不宜用于严重感染。

2.耐酶青霉素类　本类药物通过对青霉素的化学结构中侧链进行修饰,利用其空间位置障碍保护 β-内酰胺环避免被青霉素酶水解,共同特点是耐酶、耐酸。其主要以原形经肾排泄,因排泄较慢,故维持时间较长。抗菌谱同青霉素 G 相似,但抗菌活性仍不及青霉素 G。对产酶的金黄色葡萄球菌有效,故临床多用于耐青霉素的金黄色葡萄球菌感染。代表药有苯唑西林(oxacillin)、氯唑西林(cloxacillin)、双氯西林(dicloxacillin)与氟氯西林(flucloxacillin)等。其中以双氯西林和氟氯西林作用较强。本品不良反应较少,除与青霉素 G 有交叉过敏反应外,少数患者可出现嗳气、恶心、腹胀、腹痛、口干等胃肠道反应。

3.广谱青霉素类　本类药耐酸、可口服,疗效与青霉素 G 相当;对革兰氏阳性菌和革兰氏阴性菌都有杀菌作用,因不耐酶,故对耐药金黄色葡萄球菌感染仍无效。代表药有氨苄西林(ampicillin,氨苄青霉素)、阿莫西林(amoxicillin)、海他西林(hetacillin)、美坦西林(metampicillin)、酞

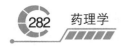

氨西林(talampicillin)等。

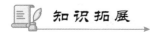

氨苄西林

氨苄西林(ampicillin,氨苄青霉素)可口服、肌内注射或静脉注射。口服时食物可影响其吸收,肌内注射后血药浓度和尿液浓度均高于口服1倍,体内分布广,尤以肝、肾及胆汁中浓度最高。主要以原形经肾排泄,$t_{1/2}$为1.0~1.5 h。对革兰氏阴性杆菌作用较强,包括伤寒、副伤寒沙门菌、百日咳鲍特菌、大肠埃希菌、痢疾志贺菌等;但对铜绿假单胞菌无效;对球菌、革兰氏阳性杆菌、螺旋体作用不及青霉素G,而对粪链球菌作用优于青霉素G。氨苄西林主要用于治疗敏感菌所致的泌尿系统、呼吸系统感染、伤寒、副伤寒、软组织感染等,严重病例应与氨基糖苷类抗生素联用。有轻微的胃肠道反应,过敏反应率较高,以皮疹最为常见,偶可发生过敏性休克,且与青霉素G有交叉过敏反应。

阿莫西林

阿莫西林(amoxicillin)口服吸收迅速完全,血药浓度约为口服相同剂量氨苄西林的2.5倍,$t_{1/2}$为1.0~1.3 h。抗菌谱、抗菌活性、耐药性与氨苄西林相似,但对肺炎球菌、肠球菌、沙门菌属、幽门螺杆菌的杀菌作用比氨苄西林强。除用于敏感菌所致感染外,还可用于慢性活动性胃炎和消化性溃疡的治疗。不良反应发生率为5%~6%,以恶心、呕吐、腹泻等消化道反应和皮疹为主;少数患者血清转氨酶升高,偶有嗜酸性粒细胞增多、白细胞降低和二重感染。与青霉素G有交叉过敏反应,对青霉素G过敏者禁用。

4. 抗铜绿假单胞菌广谱青霉素 该类药为广谱抗生素,对革兰氏阴性杆菌特别是对铜绿假单胞菌有较强作用,大部分不耐酸不耐酶,对产酶金黄色葡萄球菌无效。代表药物有羧苄西林(carbenicillin)、哌拉西林(piperacillin)、磺苄西林(sulbenicillin)、呋布西林(furbenicillin,)、替卡西林(ticarcillin)等。其中羧苄西林口服不吸收,只能注射给药,与血浆蛋白结合率为50%,其体内分布与青霉素G相似,约90%以原形由肾排泄,$t_{1/2}$为1 h左右。抗菌谱与氨苄西林相似,对革兰氏阴性杆菌,尤其是对铜绿假单胞菌有特效,且不受病灶脓液的影响;对革兰氏阳性菌作用与氨苄西林相似,但抗菌活性稍弱。常用于治疗烧伤继发铜绿假单胞菌感染时,常与庆大霉素联合应用发挥协同作用,但应注意分开使用。哌拉西林使用方便,肌内注射和静脉给药均可,对革兰氏阴性杆菌抗菌活性比氨苄西林和羧苄西林强;对革兰氏阳性菌作用与氨苄西林相似。不良反应较少,可出现皮疹、皮肤瘙痒等反应,胃肠道反应以腹泻为主。肾功能不全患者应用本品可导致出血。

5. 抗革兰氏阴性杆菌青霉素类 本类药为抑菌药,对革兰氏阴性杆菌作用强,而对铜绿假单胞菌无效,对革兰氏阳性菌作用弱。代表药有美西林(mecillinam)、替莫西林(temocillin)、匹美西林(pivmecillinam)。美西林和匹美西林仅对部分肠道革兰氏阴性杆菌有效,替莫西林对大部分革兰氏阴性杆菌有效。本类药物作用于PBP使细菌代谢受到抑制,但不导致菌体死亡,故为抑菌药。与其他作用于PBP的抗菌药物合用可提高疗效。临床主要用于治疗敏感菌所致的泌尿生殖系统、皮肤及软组织感染。不良反应发生率低,以胃肠道反应和过敏反应为主。

第二节　头孢菌素类

　　头孢菌素类(cephalosporins)是以从冠头孢菌培养液中获得的头孢菌素 C 为原料,经水解得到母核 7-ACA,通过对其母核侧链进行改造得到的一类半合成抗生素。虽与青霉素类存在共性,但其具有抗菌谱更广、杀菌力强、对 β-内酰胺酶稳定、疗效高及过敏反应少等优点,故临床应用广泛。根据头孢菌素类不同品种研制时间的先后和抗菌谱、抗菌强度、对 β-内酰胺酶的稳定性及肾毒性的不同可分为 5 代。

　　【体内过程】　多数头孢菌素不耐酸,需注射给药,但头孢拉定、头孢氨苄、头孢羟氨苄、头孢克洛、头孢呋辛酯、头孢泊肟酯等均耐酸,口服吸收良好。头孢菌素可广泛分布于全身各组织,可在胎盘、滑囊液、心包积液中达较高浓度。尤其是第 3、4 代头孢穿透力强,全身各部位(包括前列腺、眼房水、脑脊液和胆汁中等)均可达到有效浓度。除头孢哌酮、头孢曲松主要经胆汁排泄外,头孢菌素类一般经肾排泄,尿中浓度较高。多数药物 $t_{1/2}$ 较短(0.5~2.0 h),但头孢曲松 $t_{1/2}$ 可达 8 h。

　　【抗菌作用及临床应用】　头孢菌素类为杀菌药,抗菌机制与青霉素类相同,主要通过抑制细胞壁合成而发挥抗菌作用。细菌可因产生头孢菌素酶而产生耐药,与青霉素类有部分交叉耐药性。

　　1. **第 1 代头孢菌素**　20 世纪 60—70 年代初开发,抗菌谱与广谱青霉素相似,主要药物有头孢噻吩(cephalothin)、头孢唑林(cefazolin)、头孢氨苄(cephalexin)、头孢羟氨苄(cefadroxil)。特点为:①对产青霉素酶的金黄色葡萄球菌和其他敏感的革兰氏阳性菌作用强,对革兰氏阴性菌的作用不及第 2 代和第 3 代;②对金黄色葡萄球菌产生的 β-内酰胺水解酶较稳定,但对革兰氏阴性菌产生的 β-内酰胺水解酶稳定性不如第 2、3 代;③对肾具有一定的毒性,尤其在剂量过大,疗程长或与氨基糖苷类抗生素合用时尤为明显。本品主要用于治疗敏感菌所致呼吸道和尿路感染、皮肤及软组织感染。

　　2. **第 2 代头孢菌素**　20 世纪 70 年代中期开发,主要药物有头孢孟多(cefamandole)、头孢西丁(cefoxitin)、头孢克洛(cefaclor)、头孢呋辛(cefuroxime)、头孢呋辛酯(cefuroxime axetil)、头孢尼西(cefonicid)。特点为:①抗革兰氏阳性菌作用与第 1 代相似或稍弱,对革兰氏阴性菌作用比第 1 代明显增强,较第 3 代弱,对部分厌氧菌有效,对铜绿假单胞菌无效;②对多种 β-内酰胺水解酶都比较稳定;③对肾毒性较第 1 代小。本品主要用于治疗敏感菌所致肺炎、胆道感染、菌血症、尿路感染和其他组织器官感染等。头孢呋辛也用于脑膜炎奈瑟菌、肺炎链球菌所致的脑膜炎患者。

　　3. **第 3 代头孢菌素**　20 世纪 70 年代中期至 80 年代初开发,主要药物有头孢噻肟(cefotaxime)、头孢泊肟酯(cefpodoxime proxetil)、头孢唑肟(ceftizoxime)、头孢曲松(ceftriaxone)、头孢哌酮(cefoperazone)、头孢他啶(ceftazidime)。特点为:①对革兰氏阳性菌作用不如第 1、2 代强,对革兰氏阴性杆菌作用较强,对铜绿假单胞菌、厌氧菌有效;②对各种 β-内酰胺水解酶具有高度稳定性;③基本无肾毒性;④组织穿透力强。本品主要用于危及生命的败血症、脑膜炎、肺炎、骨髓炎及尿路严重感染的治疗,能有效控制严重的铜绿假单胞菌感染。头孢曲松、头孢哌酮也可作为治疗伤寒的首选药物。

　　4. **第 4 代头孢菌素**　20 世纪 90 年代中期后开发,主要药物有头孢吡肟(cefepime)、头孢唑兰(cefozopran)、头孢噻利(cefoselis)、头孢匹罗(cefpirome)。特点为:①抗菌谱更宽,对革兰氏阳性菌、革兰氏阴性菌、部分厌氧菌的作用比第 3 代更强;②对 β-内酰胺酶高度稳定;③无肾毒性。本品主

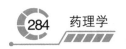

要用于治疗对第3代头孢菌素耐药的严重感染。该类药物按照"特殊使用"类别管理使用。

5. 第5代头孢菌素　主要药物有头孢吡普(ceftobiprole)、头孢洛林(ceftaroline)、头孢比罗(cephalosporins biro)。特点为:①抗菌谱主要针对抗甲氧西林金黄色葡萄球菌(MRSA)和多重耐药的肺炎链球菌;②对大部分 β-内酰胺酶稳定,但可被超广谱 β-内酰胺酶或产金属 β-内酰胺酶分解;③无肾毒性。主要用于 MRSA 或耐万古霉素金黄色葡萄球菌(VRSA)引起的感染,如社区获得性肺炎、糖尿病足感染在内的复杂性皮肤和皮肤软组织感染。

【不良反应】　头孢菌素类抗生素不良反应较少,主要有以下不良反应。

1. 过敏反应　多为皮疹、荨麻疹、药物热、哮喘、血清病样反应、血管神经性水肿等,偶见过敏性休克,但与青霉素类存在交叉过敏现象,对青霉素过敏的患者需做该药的过敏试验。

2. 肾毒性　第1代头孢菌素最为严重,依次减轻,3代头孢菌素基本无毒。故肾功能不全患者禁用第1、2代头孢菌素。

3. 胃肠道反应　口服给药有恶心、呕吐、食欲减退、腹泻等胃肠道反应。

4. 双硫仑样反应　有甲硫四唑侧链的头孢菌素如头孢孟多、头孢哌酮、拉氧头孢等有抑制乙醛脱氢酶的功能,服药期间饮酒可出现双硫仑样反应,导致呼吸困难、心动过速、腹部绞痛、恶心、呕吐等不良反应。

5. 其他　第3、4代头孢菌素偶见二重感染;头孢孟多、头孢哌酮可致低凝血酶原血症而引起出血,可用维生素 K 解救。静脉给药时可发生静脉炎。有报道称大剂量使用头孢菌素类,可发生头痛、头晕以及可逆性中毒性精神病等中枢神经系统反应。

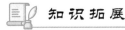

知识拓展

双硫仑样反应

双硫仑样反应又称戒酒硫样反应。双硫仑是一种治疗慢性乙醇中毒和乙醇中毒性精神病的药物,作为戒酒药物已在很多国家使用。

本药与乙醇联用时,可抑制肝乙醛脱氢酶,使乙醇在体内氧化为乙醛,因不能再继续分解氧化,造成乙醛蓄积。因此,用药后再饮酒,患者可出现恶心、呕吐、头痛、视力模糊、出汗等症状,严重者可出现呼吸困难、血压下降、心律失常、心力衰竭、休克,甚至死亡。

能引起双硫仑样反应的药物除双硫仑外,还有硝基咪唑类、硝基呋喃类、妥拉唑啉、磺酰脲类、双胍类,以及某些具有甲硫四氮唑侧链的头孢菌素(如头孢美唑、头孢孟多、头孢哌酮、头孢甲肟、头孢替安、拉氧头孢等)等,故应告诫患者用药期间禁酒和禁用含乙醇的药剂。

第三节　其他 β-内酰胺类

此类药物有 β-内酰胺结构,但既不是青霉素类,也非头孢菌素类,主要有碳青霉烯类、头霉素类、氧头孢烯类及单环 β-内酰胺类。

一、碳青霉烯类

碳青霉烯类(carbapenems)抗生素具有抗菌谱广、抗菌活性强、对β-内酰胺酶稳定等特点,代表药有亚胺培南(imipenem)、美罗培南(meropenem)、帕尼培南(panipenem)、法罗培南(faropenem)、比阿培南(biapenem)、厄他培南(etapenem)等。

△**亚胺培南(imipenem)**:口服不吸收,仅能注射给药,血浆蛋白结合率约为20%,体内分布广泛,可分布在细胞间液、肾、盆腔、前列腺、肺、胆汁、扁桃体等部位,部分可透过血脑屏障。由肾脏排出,$t_{1/2}$约为1 h。因在体内易被肾脱氢肽酶灭活,需合用肾脱氢肽酶抑制剂西司他丁才能发挥作用,临床常用其复方制剂泰能(tienam)。用于革兰氏阳性菌、革兰氏阴性菌和厌氧菌所致的呼吸道、泌尿生殖系统、皮肤软组织、腹腔等部位的感染,尤其是其他常用药物疗效不佳者。常见不良反应为恶心、呕吐、腹泻、药疹和静脉炎等,也可有一过性转氨酶升高;大剂量使用可致惊厥、意识障碍等中枢神经系统反应和肾损害等。粉针剂因含利多卡因,故禁用于严重休克和传导阻滞患者。

△**美罗培南(meropenem)**:抗菌谱比亚胺培南更广,抗菌活性亦高于亚胺培南,对肾脱氢肽酶稳定,因此,不需要与脱氢肽酶抑制药合用。临床应用及不良反应同亚胺培南。

二、头霉素类

头霉素类(cepharmycins)系由链霉菌产生的头霉素C经半合成改造侧链而制得。其抗菌谱、抗菌活性与头孢菌素类相似,对β-内酰胺酶的稳定性较头孢菌素强。临床常用其衍生物,代表药有头孢西丁(cefoxitin)、头孢美唑(cefmetazole)、头孢替坦(cefotetan)、头孢米诺(cefminox)等。

△**头孢西丁(cefoxitin)**:在组织中分布广泛,易透血脑屏障,脑脊液中含量高,主要以原形经肾排泄,$t_{1/2}$约为0.7 h。其抗菌谱类似与第2代头孢菌素,对革兰氏阳性菌和革兰氏阴性菌均有较强的杀菌作用,对厌氧菌敏感;因对β-内酰胺酶稳定性较高,故对耐青霉素类的金黄色葡萄球菌以及对头孢菌素的耐药菌可有较强活性。临床用于治疗由需氧菌和厌氧菌引起的盆腔、腹腔及妇科的混合感染。常见不良反应有皮疹、静脉炎、蛋白尿、嗜酸性粒细胞增多等。

三、氧头孢烯类

氧头孢烯类(oxacephalosporins)抗菌谱、抗菌活性与第3代头孢菌素相似。但本类药物对厌氧菌有较强作用,对多种β-内酰胺酶稳定。代表药有拉氧头孢(latamoxef)、氟氧头孢(flomoxef)。其中拉氧头孢最为典型,对β-内酰胺酶高度稳定,更易通过血脑屏障,在脑脊液、痰液中浓度高。血药浓度维持较久,$t_{1/2}$为2.3~2.8 h。临床多用于治疗尿路、呼吸道、妇科、胆道感染及脑膜炎、败血症等。不良反应以皮疹最为多见,偶见凝血酶原减少而引起出血,饮酒后可产生双硫仑样反应。而氟氧头孢无此反应。

四、单环β-内酰胺类

单环β-内酰胺类(monobactams)抗生素是由土壤中多种寄生细菌产生,经结构修饰后获得的一类药物,代表药物有氨曲南(aztreonam)和卡芦莫南(carumonan)。其中临床应用最早的单环β-内酰胺类抗生素是氨曲南(aztreonam),其对革兰氏阴性菌有强大的杀菌作用,如大肠埃希菌、肠杆菌属、克雷伯菌、变形杆菌、铜绿假单胞菌等;而对革兰氏阳性菌、厌氧菌作用较弱;对大多数β-内酰胺酶高度稳定;临床主要用于敏感的革兰氏阴性菌所致的呼吸道、肺部感染、尿路感染、软组织感染及

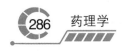

脑膜炎、败血症的治疗。不良反应少而轻,主要为皮疹、血清转氨酶升高、胃肠道不适等,与青霉素等无交叉过敏,可用于青霉素过敏患者,并作为氨基糖苷类的替代品。

第四节 β-内酰胺酶抑制药及其复方制剂

一、β-内酰胺酶抑制药

β-内酰胺酶抑制药是一类本身没有或只有很弱的抗菌作用,但能与β-内酰胺酶形成稳定的复合物,使β-内酰胺酶失活,故与β-内酰胺类抗生素合用可产生协同抗菌作用并扩大抗菌谱。目前临床常用的有克拉维酸(clavulanic acid)、舒巴坦(sulbactam)和他唑巴坦(tazobactam)。

△**克拉维酸**(clavulanic acid):是由链霉菌培养液中获得,抗菌谱广、毒性低。口服吸收好,且不受食物、牛奶和氢氧化铝等的影响,也可注射给药,体内分布广泛,不能透过血脑屏障,$t_{1/2}$为0.8～1.5 h。克拉维酸主要用于产β-内酰胺酶的金黄色葡萄球菌、表皮葡萄球菌、肠球菌及流感嗜血杆菌等所致的呼吸道、腹腔、盆腔、尿路的感染。不良反应较少。

△**舒巴坦**(sulbactam):为半合成β-内酰胺酶抑制药。口服吸收差,可肌内注射或静脉注射给药,体内分布广泛,不易透过血脑屏障,主要以原形从尿中排出,$t_{1/2}$为1 h。化学稳定性优于克拉维酸,抗菌作用略强于克拉维酸。临床主要用于产β-内酰胺酶的肠杆菌、厌氧菌及铜绿假单胞菌等所致的呼吸道、腹腔、盆腔及泌尿系统感染。

△**他唑巴坦**(tazobactam):为舒巴坦衍生物,抑酶作用明显强于克拉维酸和舒巴坦。临床主要用于腹腔、下呼吸道、尿路、皮肤软组织等感染。

二、β-内酰胺类抗生素的复方制剂

长期或不合理应用β-内酰胺类抗生素,会导致细菌产生耐药性,使其抗菌作用下降。为了恢复细菌对β-内酰胺类抗生素的敏感性,加强β-内酰胺类抗生素的疗效,根据已知的细菌耐药机制,有针对性地将不同作用的药物联合起来,克服其某些缺点,常与β-内酰胺酶抑制药组成复方制剂,以达到预期目的。临床常用β-内酰胺类抗生素的复方制剂见表36-1。

表36-1 β-内酰胺类抗生素的复方制剂

复方制剂	抗菌药	辅助药	给药途径
优立新	氨苄西林	舒巴坦	im,iv
奥格门汀	阿莫西林	克拉维酸	po
他唑星	哌拉西林	他唑巴坦	iv
替门汀	替卡西林	克拉维酸	im,iv
舒普深	头孢哌酮	舒巴坦	im,iv
新治菌	头孢噻肟	舒巴坦	im,iv

续表 36-1

复方制剂	抗菌药	辅助药	给药途径
泰能	亚胺培南	西司他丁	iv,im
克倍宁	帕尼培南	倍他米隆	im,iv
氯唑西林	氨苄西林	氯唑西林	po
凯力达	阿莫西林	双氯西林	po
新灭菌	阿莫西林	氟氯西林	po,im,iv

注:im. 肌内注射;iv. 静脉注射;po. 口服。

问题分析与能力提升

患者,男,35 岁,因发热、咳嗽、咳痰 3 d 就诊,诊断为上呼吸道感染。患者无青霉素过敏史。医生给予其青霉素钠治疗,静脉滴注青霉素 5 min 后,患者出现面色苍白,口唇发绀,全身湿冷,意识不清,脉搏细微。查体:呼吸困难不规则,BP 55/45 mmHg,心律不齐。诊断为过敏性休克。

请分析:

1. 该患者应使用哪种药物进行抢救?

2. 为防止青霉素所致过敏性休克,应注意哪些事项?

思考题

1. 简述青霉素的抗菌谱。

2. 简述青霉素 G 致过敏性休克的防治措施。

3. 比较第 1、2、3、4 代头孢菌素类抗生素的抗菌作用特点。

(李阳杰)

第三十七章　大环内酯类、林可霉素类及其他抗生素

学习目标

1. 掌握大环内酯类的抗菌作用、临床应用和不良反应。
2. 熟悉大环内酯类的抗菌作用机制、细菌耐药性及其产生机制。
3. 了解林可霉素类及万古霉素类的作用特点和用途。

第一节　大环内酯类

大环内酯类(macrolides)抗生素是一类具有 14～16 元大内酯环基本化学结构的抗生素。根据其来源,可将其分为天然品和半合成品两类。其中,天然品主要包括红霉素、螺旋霉素、乙酰螺旋霉素、麦迪霉素和麦白霉素等,而半合成品有克拉霉素、罗红霉素、阿奇霉素、泰利霉素、罗他霉素、米欧卡霉素和交沙霉素等。

1952 年发现的 14 元环红霉素,是第 1 代大环内酯类的典型代表药,可口服,体内分布广泛,疗效肯定,无严重不良反应,被广泛应用于革兰氏阳性菌、革兰氏阴性球菌、厌氧菌、军团菌等多种病原体引起的呼吸道、皮肤软组织感染及支原体属、衣原体属感染的首选药。此外,少数对 β-内酰胺类抗生素过敏的患者,常用其作为替代品。但由于其对酸不稳定、生物利用度低、抗菌谱较窄、易产生耐药性等缺陷,临床应用受到了限制。20 世纪 70 年代发现了 16 元环大环内酯类及第 2 代半合成大环内酯类抗生素,其中 16 元环大环内酯类代表药为螺旋霉素、麦迪霉素、交沙霉素、吉他霉素等,第 2 代半合成大环内酯类代表药有克拉霉素、罗红霉素、阿奇霉素等。与第 1 代相比,本类药物口服易吸收、生物利用度高、对酸较稳定、抗菌谱明显扩大、抗菌活性强、不良反应较少、$t_{1/2}$ 长、具有良好的抗菌后效应等优点,现已广泛用于呼吸道感染的治疗。但随着本类药的广泛使用,细菌耐药性也日益严重。而新近研制的第 3 代大环内酯类抗生素典型代表药有泰利霉素和喹红霉素等,其中泰利霉素可用于耐红霉素的肺炎链球菌感染患者,基本克服了与红霉素的交叉耐药问题。

大环内酯类药物在体内过程、抗菌谱、抗菌机制、不良反应等方面基本相同,共同特点如下。①口服不耐酸,不易透过血脑屏障,血药浓度偏低,但组织中分布较多,尤其是痰液、皮下组织,以及胆汁中浓度明显超过血药浓度;主要经胆汁排泄,存在肝肠循环;碱性环境下抗菌活性明显增强。②抗菌谱窄,主要作用于需氧革兰氏阳性菌和革兰氏阴性球菌、厌氧菌、军团菌、衣原体和支原体等。③通过抑制细菌蛋白质合成发挥抗菌作用。④细菌对本类药物之间可出现不完全交叉耐药。

⑤不良反应较轻微,主要为胃肠道反应,静脉注射易产生血栓性静脉炎。

大环内酯类抗生素之间存在不完全交叉耐药性,主要的耐药机制如下。①产生灭活酶:如酯酶、磷酸化酶、葡萄糖酶、核苷转移酶和乙酰转移酶等。②摄入减少:如革兰氏阴性细菌可增强其脂多糖外膜的屏障作用,导致大环内酯类抗生素进入到体内的量减少。③外排作用增强:如金黄色葡萄球菌可通过增强外排泵作用,使药物外排增加。由外排增加导致的细菌对大环内酯类的耐药性,一般对林可霉素类、链阳霉素 B 无交叉耐药。④靶位结构改变:RNA 甲基化酶可使细菌核糖体 50S 亚基的 23S rRNA 特定的核苷酸残基甲基化,导致细菌对大环内酯类抗生素耐药。

红霉素

红霉素(erythromycin)是从链霉菌培养液提取得到,是最早应用于临床的典型大环内酯类代表药,是一类具有 14 元大环内酯环的碱性抗生素,在酸性环境下易被破坏,碱性条件下其抗菌作用增强。曾广泛用于多种感染的治疗,但因其耐药性及胃肠道反应,目前应用已明显减少。为避免被胃酸破坏,常将其制备成肠溶片或酯类及酯化物的盐类。目前,常用制剂有红霉素肠溶片、依托红霉素(无味红霉素)、琥乙红霉素、硬脂酸红霉素、乳糖酸红霉素、红霉素眼膏,以及外用软膏等。其中依托红霉素对酸稳定,口服吸收较好,无味,可供儿童患者服用。

【体内过程】 口服吸收快,但食物可产生干扰。因易被胃酸破坏,故常用肠溶衣片或含肠溶衣颗粒的胶囊以及酯化物,也可静脉给药。吸收后广泛分布于各组织和体液中,在扁桃体、唾液、乳汁、胸腔积液、腹水、前列腺和精液等部位可达有效浓度,尤以胆汁中明显,其浓度可为血浆浓度的 30 倍,但较难透过血脑屏障,脑膜炎时脑脊液中浓度也仅为血药浓度的 10% 左右。大部分在肝代谢,经胆汁排出,胆汁中浓度可达血药浓度的数百倍,有明显的肝肠循环。仅 10% ~ 15% 以原形经肾排泄。$t_{1/2}$ 约为 1.5 h,抗菌浓度可维持 6 ~ 12 h。

【抗菌作用】 抗菌谱与青霉素 G 相似而略广。对革兰氏阳性菌有强大的抗菌活性,如葡萄球菌、肺炎链球菌、草绿色链球菌、溶血性链球菌、白喉棒状杆菌和破伤风梭菌等,但不及青霉素 G。对部分革兰氏阴性菌高度敏感,如淋病奈瑟球菌、流感嗜血杆菌、脑膜炎奈瑟菌、百日咳杆菌和空肠弯曲菌等。对军团菌、衣原体、肺炎支原体等有强效,对某些梅毒螺旋体、螺杆菌、立克次体等也有抑制作用,对大多数需氧革兰氏阴性杆菌、病毒以及真菌无效。细菌对红霉素容易产生耐药,故用药时间不宜超过 1 周。此种耐药不持久,停药数月可恢复其敏感性。与其他常用抗生素之间无交叉耐药,本类抗生素之间存在不完全交叉耐药。

【抗菌机制】 大环内酯类药物抗菌机制相同,主要通过与敏感菌核糖体的 50S 亚基可逆性结合,抑制肽酰基转移酶,阻止新合成的氨酰基-tRNA 分子从核糖体受体部位(A 位)移至肽酰基结合部位(P 位),妨碍肽链延长,从而抑制细菌蛋白质合成。红霉素在革兰氏阳性菌的蓄积浓度高于革兰氏阴性菌约 100 倍。因此,其对大多数革兰氏阳性菌的抗菌活性更强。本药属于快速抑菌剂,在高浓度时也能产生杀菌作用,但对人体蛋白质几乎无影响。

【临床应用】 临床主要用于耐青霉素的金黄色葡萄球菌感染及对青霉素过敏的患者。抗菌作用不及青霉素,且易产生耐药性,但停药数月后,其敏感性可恢复。红霉素是军团菌病、螺杆菌所致败血症或肠炎、肺炎支原体肺炎、沙眼衣原体所致的婴儿肺炎及结肠炎、白喉带菌者的首选药,也可用于其他革兰氏阳性菌如肺炎球菌、溶血性链球菌等引起的感染。还可替代青霉素用于治疗炭疽、气性坏疽、放线菌病、梅毒等。

【不良反应】 本药不良反应较少见。口服及静脉给药时会出现胃肠道反应,如恶心、呕吐、腹痛、腹泻、厌食等,饭后可减轻。静脉给药过快可导致血栓性静脉炎,故应稀释后缓慢静脉滴注。长

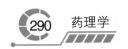

期大剂量使用时可引起肝损害,尤其是酯化物发生率最高,主要表现为肝功能异常,如胆汁淤积、转氨酶升高、白细胞升高等,一般停药数日可自行消失。长期过量应用(>4 g/d)可产生耳毒性,表现为耳鸣等,严重者可致永久性耳聋。静脉注射过快时可出现心脏毒性,为大环内酯类特殊的不良反应,主要表现为尖端扭转型室性心动过速、恶性心律失常、QT 间期延长等。偶见过敏反应,可出现皮疹、药热等,故对该药过敏者禁用。

阿奇霉素

阿奇霉素(azithromycin)为第 2 代半合成大环内酯类抗生素,是唯一具有 15 元环结构的化合物。

【体内过程】 口服吸收快,生物利用度仅为 37%。同服铝剂或镁剂可影响其吸收,故应在餐前 1 h 或餐后 2 h 服用;也可静脉给药。体内分布广泛,组织浓度较高,血浆蛋白结合率低,组织穿透力强,在组织器官、组织液及细胞包括巨噬细胞中的药物浓度远高于血药浓度,但不易透过血脑屏障。药物消除缓慢,大部分以原形经胆汁排泄,少数以原形由尿中排出。因其降解速度慢,故 $t_{1/2}$ 是本类抗生素中最长的,长达 68 h,每日仅需给药 1 次。

【抗菌作用】 属快速抑菌药,在高浓度时有杀菌作用,具有抗生素后效应和一定的免疫调节作用。本药抗菌谱与红霉素相仿但略广。对大多数革兰氏阳性菌作用较强,如流感嗜血杆菌、淋病奈瑟球菌、肺炎衣原体、肺炎支原体、嗜肺军团菌及厌氧菌等。对革兰氏阴性菌敏感性较高,如对流感嗜血杆菌、淋病奈瑟球菌等的抗菌作用是红霉素的 4~8 倍。此外,对多种非典型致病菌,如肺炎衣原体、肺炎支原体、嗜肺军团菌、梭状芽孢杆菌、梅毒螺旋体和弯曲菌属等敏感,抗菌作用强大。

阿奇霉素的抗菌作用机制与红霉素相同,主要通过与细菌核糖体 50S 亚单位结合,组织肽链延长,影响细菌蛋白质合成而达到抑菌作用。

【临床应用】 临床主要用于呼吸道感染,也可用于泌尿生殖系统感染、性传播疾病和皮肤软组织感染。常作为支原体、衣原体肺炎的首选药物之一。

【不良反应】 不良反应较轻微,主要有胃肠道反应,如恶心、呕吐、腹痛、腹泻等,发生率约为 9%;偶可出现过敏反应,如头痛、发热、皮疹、关节痛等;偶见肝功能异常,如谷丙转氨酶、胆红素及碱性磷酸酶等一过性升高。

△**克拉霉素**(clarithromycin):是半合成的 14 元环大环内酯类抗生素,口服吸收快而完全,不受食物影响,生物利用度为 55%,对胃酸极稳定,食物可延缓吸收,但不影响其峰值浓度。体内分布广泛,尤其在扁桃体、肺、鼻黏膜及皮肤等组织中浓度较高。在肝代谢,代谢物 14-羟克拉霉素也有抗菌活性。大部分代谢物由粪及尿液排出,$t_{1/2}$ 为 3.5~4.9 h。抗菌谱与红霉素及其他大环内酯类相似。对革兰氏阳性菌、军团菌、肺炎支原体及幽门螺杆菌的作用是大环内酯类中作用最强的。临床多用于敏感菌所致的呼吸道感染、泌尿系统感染、皮肤软组织感染及幽门螺杆菌引起的十二指肠溃疡。患者耐受性好。不良反应少,有轻度胃肠道反应,少数患者尚可出现肝功能异常等。

△**罗红霉素**(roxithromycin):是半合成的 14 元环大环内酯类抗生素,口服吸收好,对胃酸稳定,服用单剂量 150 mg,约 2 h 血药浓度可达峰值。饭后服药可影响其吸收。广泛分布于体液和组织中,如扁桃体、鼻窦、中耳和肺等,但母乳中含量甚低。$t_{1/2}$ 为 8.4~15.5 h。抗菌谱与红霉素相似,对肺炎链球菌、葡萄球菌和流感嗜血杆菌均有显著活性。临床多用于敏感菌所致的呼吸道、泌尿系统,以及皮肤软组织感染等。不良反应发生率较低,常见恶心、呕吐、腹泻、腹痛等。

△**乙酰螺旋霉素**(acetylspiramycin):为螺旋霉素的乙酰化衍生物。口服易吸收,吸收后脱乙酰基而释放出螺旋霉素,因其组织浓度较高,维持时间长,$t_{1/2}$ 约为 3.8 h。抗菌谱与红霉素相似,但其

抗菌活性较弱。临床主要用于防治革兰氏阳性菌引起的呼吸道和软组织感染。不良反应与红霉素相似而较轻。

△**麦迪霉素**(medecamycin)：是由链丝菌产生的一种多组分的大环内酯类抗生素，因我国产品含较多白霉素，故又称为麦白霉素(meleumycin)。其抗菌活性与红霉素相似但较弱，主要对革兰氏阳性菌、革兰氏阴性球菌及支原体等均有作用。临床常用于治疗敏感菌引起的呼吸道、胆道、肠道、皮肤和软组织等感染，且可作为红霉素的替代品。不良反应较红霉素轻。

第二节　林可霉素类

林可霉素类抗生素主要包括林可霉素(lincomycin)和克林霉素(clindamycin)。林可霉素是一种由链丝菌产生的林可酰胺类碱性抗生素，而克林霉素为林可霉素第 7 位羟基被氯离子取代后生成的半合成品，其常用制剂有盐酸盐、棕榈酸酯盐酸酯(供口服)以及磷酸酯(供注射用)。二者抗菌谱和抗菌机制相同，但克林霉素抗菌作用更强，口服吸收好且毒性小，抗菌作用更强，已替代林可霉素。

【**体内过程**】　克林霉素口服吸收迅速完全，生物利用度为 87%，受食物影响小，也可肌内注射或静脉滴注，$t_{1/2}$ 为 2.4～3.0 h。林可霉素口服吸收差，生物利用度仅 20%～35%，且易受食物影响，$t_{1/2}$ 为 4.0～5.4 h。两药均可广泛分布于全身组织和体液，尤其在骨组织浓度较高，可透过胎盘，也能进入乳汁中，但不易过血脑屏障。两药均经肝代谢，主要经胆汁和粪便排泄，少数以原形经肾排泄。

【**抗菌作用**】　抗菌谱与红霉素相似，但克林霉素的抗菌活性较林可霉素强。二者对革兰氏阳性菌具有较强的抗菌作用，对链球菌、敏感金黄色葡萄球菌和白喉棒状杆菌均敏感。对大多数厌氧菌有高效，如梭状芽孢杆菌属、双歧杆菌属类杆菌属，以及放线菌属；对多数革兰氏阴性菌作用弱或无效。作用机制与大环内酯类相同，可与细菌核糖体 50S 亚基结合，从而抑制蛋白质合成。因本类药与红霉素、氯霉素抗菌作用靶点相同，故不宜联用。两药存在完全交叉耐药性，与红霉素有部分交叉耐药。

【**临床应用**】　临床常用于敏感革兰氏阳性菌引起的呼吸道、软组织、骨关节、胆道等感染。对β-内酰胺类无效或对青霉素过敏者可有明显疗效，特别是金黄色葡萄球菌所致的急、慢性骨髓炎，克林霉素常用作首选。也可用于厌氧菌(包括脆弱拟杆菌、产气荚膜梭菌及放线菌等)引起的腹腔、盆腔感染。

【**不良反应**】　本类药可产生胃肠道反应，尤以口服多见，多表现为恶心、呕吐、腹泻等。此外，长期用药可引起伪膜性肠炎，严重者可致死，其与难辨梭状芽孢杆菌恶性繁殖并产生外毒素有关，口服万古霉素或甲硝唑通常可有效地控制此反应。偶见皮疹、一过性粒细胞减少、血小板减少、肝功能异常、血栓性静脉炎及神经肌肉阻滞等。

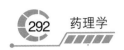

第三节 其他抗生素

万古霉素类属糖肽类抗生素,包括万古霉素(vancomycin)、去甲万古霉素(norvancomycin)和替考拉宁(teicopianin)。万古霉素是从链霉菌培养液中分离获得,而去甲万古霉素是我国从卡诺菌属培养液中分离获得的,均属于第1代糖肽类抗生素,其化学结构、抗菌谱等均相似,但比较二者抗菌作用去甲万古霉素略强。目前已有第2代糖肽类抗生素上市用于临床,如泰拉万星,主要用于治疗包括 MRSA 在内的金黄色葡萄球菌所致感染。

【体内过程】 口服不吸收,肌内注射可引起剧烈疼痛及组织坏死,故一般采用缓慢静脉滴注。广泛分布于全身,可进入各组织、体液,能透过胎盘屏障,但不易透过血脑屏障,也不易渗入房水,在脑膜有炎症时,脑脊液中的药物浓度可达有效水平。$t_{1/2}$ 约为 6 h,约 90% 经肾排泄,肾功能不良者 $t_{1/2}$ 明显延长,应调整剂量以防蓄积中毒。少量经胆汁排泄。

【抗菌作用】 本类药仅对革兰氏阳性球菌具有强大杀菌作用,如对金黄色葡萄球菌、表皮葡萄球菌(包括甲氧西林耐药菌)、链球菌及大多数肠球菌(需与氨基糖苷类合用)等高度敏感;而对厌氧菌和革兰氏阴性菌无效。抗菌机制为抑制肽聚糖合成时所需转糖酶、转肽酶及 D,D–羧肽酶等的活性,从而抑制细菌细胞壁合成而发挥杀菌作用,属于繁殖期杀菌药。

【临床应用】 临床用于严重的革兰氏阳性菌感染,特别是对其他药物耐药的或疗效较差的金黄色葡萄球菌、表皮葡萄球菌感染,以及对 β–内酰胺类抗生素过敏者的感染,如肺炎、脓胸、心内膜炎、败血症、骨髓炎、假膜性肠炎和软组织脓肿。

【不良反应】 万古霉素和去甲万古霉素毒性较大。

1.耳毒性 血药浓度超过 800 mg/L 且持续数天即可引起耳鸣、听力减退,甚至耳聋,及早停药可恢复正常,少数患者停药后仍有引起耳聋的危险。应避免同服有耳毒性的药物。

2.肾毒性 主要损伤肾小管,表现为蛋白尿、管型尿、少尿、血尿、氮质血症,甚至肾功能衰竭。用药期间需定期检查肾功能和尿常规,避免与有肾毒性的药物合用。

3.过敏反应 偶可引起过敏性皮疹和过敏性休克。快速静脉注射万古霉素时,出现极度皮肤潮红、红斑、荨麻疹、心动过速和低血压等特征性症状,称为"红人综合征"。去甲万古霉素则较少出现。

4.其他 口服可引起恶心、呕吐、金属异味感和眩晕,静脉注射时可出现注射部位疼痛及静脉炎等。

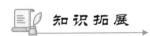 知识拓展

万古霉素与红人综合征

1952 年,美国有机化学家 Kornfield 博士在东方链霉菌的真菌中分离获得万古霉素被标记为 05865;鉴于当时耐药葡萄糖球菌问题日益严重,故 FDA 很快批准其进入了市场。而在 1958 年,在临床发现了第 1 例红人综合征,又称为类过敏反应。

万古霉素所致红人综合征的发生机制与该药作用于人体的嗜酸性粒细胞和肥大细胞,使其释

放大量组胺,引起组胺升高有关,可表现为皮肤黏膜呈红色,面部、颈部及躯干红斑性充血、瘙痒等。此综合征常发生于输液开始后 30 min 内或输液结束。

　　为预防并减少万古霉素致红人综合征的发生,应用万古霉素时需注意:①肾功能异常者慎用,因易致药物蓄积而诱发。②过敏体质者慎用,并宜结合 H_1 受体/H_2 受体阻滞剂以抑制组胺释放,以达到预防或降低风险的目的。③控制药液浓度(终浓度不超过 5 g/L)和滴速(时间不少于 1 h 或最大输注速度<10 mg/min)。④用药过程中密切观察,一旦发生应立即停药,同时对症治疗。

问题分析与能力提升

　　患者,女,17 岁,患有急性白血病 1 年余,为进一步治疗,于 2013 年 7 月 12 日入院,诊断为急性非淋巴细胞白血病和上呼吸道感染。查体:BP 123/84 mmHg,HR 78 次/min,R 13 次/min,T 36.9 ℃。无食物和药物过敏史。

　　于入院第 4 天出现发热,体温高达 39 ℃,伴咽痛,经诊治考虑为上呼吸道感染,给予亚胺培南-西司他丁钠(泰能)抗感染治疗。4 d 的治疗过程中,患者仍间断发热,故加用万古霉素抗感染治疗。但在输注过程中患者出现红人综合征,表现为双颊部潮红、头皮刺痛及前胸后背皮疹,立即停用万古霉素静脉滴注,并给予抗过敏对症治疗后,其不适症状缓解并逐渐消失。

请分析:

1. 对该患者,医生的用药过程是否合理? 为什么?
2. 为减少红人综合征的发生,使用万古霉素时应注意什么?

思考题

1. 大环内酯类抗生素的共同特点有哪些?
2. 林可霉素和万古霉素的抗菌作用及临床应用有何特点?

（刘艳菊）

第三十八章　氨基糖苷类及多黏菌素类抗生素

课件

━━━━━ 学习目标 ━━━━━

1. 掌握氨基糖苷类抗生素的体内过程、抗菌作用及机制、临床应用、不良反应。
2. 熟悉链霉素、庆大霉素、阿米卡星等常用药物的作用特点及临床应用。
3. 了解多黏菌素类抗生素的抗菌作用、临床应用及不良反应。

第一节　氨基糖苷类

氨基糖苷类(aminoglycosides)抗生素是由微生物产生或经半合成制取的一类抗生素,在其分子结构中都有一个氨基环醇环和一个或多个氨基糖分子,由苷键相连接。其化学结构、抗菌谱、抗菌机制、临床应用及不良反应均相似。临床常用其硫酸盐。

根据其来源,氨基糖苷类抗生素可分为两大类:一类为天然来源,由链霉素或小单孢菌产生,如链霉素、卡那霉素、妥布霉素、大观霉素、新霉素、庆大霉素、核糖霉素、小诺霉素、西索米星、阿司米星等。另一类为人工半合成抗生素,如阿米卡星、卡那霉素 B、奈替米星、依替米星、异帕米星、地贝卡星等。

一、氨基糖苷类抗生素的共性

【体内过程】　氨基糖苷类的极性和解离度均较大,口服很难吸收,可用于肠道感染,全身感染需注射给药。多采用肌内注射,吸收迅速而完全,达峰时间为 0.5 ~ 2.0 h。为避免血药浓度过高而导致不良反应,通常不主张静脉注射给药。本类药物除链霉素外,其他均与血浆蛋白很少结合,结合率大多<10%。穿透能力弱,不易进入细胞,组织中的药物浓度仅为血药浓度的 25%,主要在肾皮质、内耳内及外淋巴液中高浓度聚积,故其耳、肾毒性较易发生。其可透过胎盘屏障,并在胎儿血浆及羊水中蓄积,但不易透过血脑屏障,即使脑膜炎时,脑脊液中药物浓度仍难达有效治疗浓度。氨基糖苷类抗生素在体内不被代谢,主要以原形经肾排泄,尿药浓度较高,有利于治疗尿路感染。$t_{1/2}$ 为 2 ~ 3 h,肾功能不全者易蓄积中毒,应酌情降低剂量或增加服药间隔。碱化尿液可增强其抗菌效果。

【抗菌作用】　氨基糖苷类抗菌作用相似。对各种需氧革兰氏阴性(G^-)杆菌包括大肠埃希菌、铜绿假单胞菌、变形杆菌属、克雷伯菌属、肠杆菌属、志贺菌属和枸橼酸杆菌属具有强大抗菌活性;

对沙雷菌属、沙门菌属、产碱性菌属、不动杆菌属和嗜血杆菌属也有一定的抗菌作用;对淋病奈瑟球菌、脑膜炎奈瑟菌等 G⁻ 球菌作用较差;对多数革兰氏阳性(G⁺)菌作用差,但庆大霉素、阿米卡星等对产酶和不产酶的金黄色葡萄球菌及抗甲氧西林金黄色葡萄球菌敏感;对肠球菌和厌氧菌不敏感;链霉素、卡那霉素还对结核分枝杆菌有效。

氨基糖苷类抗生素是快速的静止期杀菌药。其杀菌作用特点是:①仅对需氧菌有效,对厌氧菌无效;②PAE 长,且持续时间与浓度呈正相关;③具有初次接触效应,即细菌首次接触氨基糖苷类时,能被迅速杀死;④其杀菌速率和杀菌持续时间与浓度呈正相关;⑤在碱性环境中抗菌活性增强。

【抗菌机制】　氨基糖苷类抗生素抗菌机制主要是通过抑制敏感菌蛋白质合成而发挥抗菌作用。其对蛋白质合成的 3 个阶段(起始阶段、肽链延伸阶段和终止阶段)都有影响。①起始阶段:抑制 70S 始动复合物的形成。②肽链延伸阶段:进入菌体细胞内与核蛋白体 30S 亚基上的靶蛋白结合,使 mRNA 的密码错译,导致异常的无功能蛋白质的合成。③终止阶段:阻碍终止因子进入核蛋白体,使已形成的肽链不能释放,并阻止核蛋白体 70S 核糖体解离,最终造成细菌体内核蛋白体的耗竭,核蛋白体循环受阻,细菌蛋白质合成受抑制。另外,氨基糖苷类还通过吸附作用与菌体胞质膜结合,使通透性增加,破坏细胞膜完整性,使药物更容易进入胞浆内,并可导致细菌细胞内必需营养物质外逸而死亡。

【耐药机制】　细菌对氨基糖苷类可产生不同程度的耐药性,其耐药性产生机制如下。①产生钝化酶:是产生耐药性最主要的机制。病原体可产生乙酰化酶、腺苷化酶和磷酸化酶等钝化酶,可分别将乙酰基、腺苷、磷酸连接到氨基糖苷类的氨基或羟基上,使药物不能与核糖体结合而失效。这3 类灭活酶可根据其作用部位不同分为若干亚型,不同类型的酶可以灭活不同的氨基糖苷类抗生素,有的可灭活多种药物,有的仅灭活少数药物。因此,本类药物之间有的存在交叉耐药现象。②降低细胞膜的通透性:细菌外膜膜孔蛋白表达或结构发生改变,胞膜通透性降低,阻止药物进入菌体内而使药物浓度下降。③靶位结构改变:通过基因突变使菌株核糖体靶位蛋白改变,影响进入细胞内的抗生素与核糖体的结合。细菌对各药之间存在部分或完全交叉耐药。

【临床应用】　氨基糖苷类主要用于敏感需氧 G⁻ 杆菌所致的全身感染,如呼吸道、泌尿道、皮肤软组织、胃肠道、烧伤、创伤及骨关节等感染。但对败血症、肺炎、脑膜炎等严重感染,单独应用时可能失败,需联合应用其他抗 G⁻ 杆菌的抗菌药物,如广谱半合成青霉素、第 3 代头孢菌素及喹诺酮类等。口服可用于治疗消化道感染、肠道术前准备或制成外用制剂用于局部感染。此外,链霉素、卡那霉素可作为结核治疗药物。

【不良反应】　氨基糖苷类抗生素的主要不良反应较多,且严重。

1.耳毒性　包括前庭神经和耳蜗听神经损伤。前庭神经功能损伤多见于链霉素和庆大霉素,表现为头晕、视力减退、眼球震颤、眩晕、恶心、呕吐和共济失调,其发生率依次为:新霉素>卡那霉素>链霉素>西索米星>阿米卡星≥庆大霉素≥妥布霉素>奈替米星>依替米星。耳蜗听神经功能损害多见于阿米卡星和卡那霉素,表现为耳鸣、听力减退和永久性耳聋,其发生率依次为:新霉素>卡那霉素>阿米卡星>西索米星>庆大霉素>妥布霉素>奈替米星>链霉素>依替米星。氨基糖苷类引起耳毒性的主要机制与其在内耳淋巴液中较高药物浓度有关,过高可损伤内耳柯蒂器内、外毛细胞的能量产生及利用,引起细胞膜上 Na⁺-K⁺-ATP 酶功能障碍,造成毛细胞损伤。本药物的耳毒性具有一定的家族易感倾向,为防止、减少耳毒发生,用药前应询问家族史,有家族史者应慎用,用药期间注意耳鸣、眩晕等早期症状,避免与其他有耳毒性的药物联用,如强效利尿药、万古霉素、镇吐药或顺铂等药物合用。孕妇用药可损害胎儿耳蜗功能,对儿童、老人和孕妇等慎用或禁用。

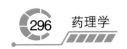

药源性耳毒性

药源性耳毒性是指由于用药不当引起的耳蜗毒性和前庭毒性反应,其中耳蜗毒性可引起听力损害,已成为发展中国家致耳聋的主要原因之一。我国每年约有 2 万名儿童因药物致聋。氨基糖苷类抗生素是引起耳毒性最多的一类药物,其发生率为 $0.7\% \sim 2.2\%$。其他耳毒性药物包括万古霉素类抗生素、红霉素、高效能利尿药等。

2.肾毒性 氨基糖苷类药物是诱发药源性肾功能衰竭最常见的因素。氨基糖苷类药物主要经肾排泄,因其对肾组织的亲和力极高,可大量蓄积于肾皮质,导致肾小管,尤其是近曲小管上皮细胞溶酶体破裂,线粒体损害,钙调节转运过程受阻,轻者引起肾小管肿胀,重则产生急性坏死。临床通常表现为蛋白尿、管型尿、血尿等,严重时可导致无尿、氮质血症和肾衰竭。本类药物的肾毒性取决于各药在肾皮质中的聚积量和对肾小管的损伤能力,其发生率依次为:新霉素>卡那霉素>庆大霉素>妥布霉素>阿米卡星>奈替米星>链霉素>依替米星。为了防止和减少肾毒性的发生,临床用药时应避免合用强效利尿药、顺铂、第 1 代头孢菌素类、万古霉素等有肾毒性的药物。定期检查肾功能,如尿量每 8 h 少于 240 mL,则应立即停药。有条件的地方应做血药浓度监测,根据患者的肾功能调整给药方案。

3.神经肌肉阻滞 大剂量静脉滴注或腹腔给药时可出现心肌抑制、血压下降、四肢软弱无力、呼吸困难,甚至呼吸停止。可能是由于药物与突触前膜的钙结合部位结合,抑制神经末梢 ACh 释放,造成神经肌肉接头处传递阻断而出现上述症状,抢救时应立即静脉注射新斯的明和钙剂。不同氨基糖苷类引起神经肌肉阻滞的严重程度顺序依次为:新霉素>链霉素>卡那霉素>奈替米星>阿米卡星>庆大霉素>妥布霉素>依替米星。临床应用时避免合用肌肉松弛药、全身麻醉药等。血钙过低、重症肌无力患者禁用或慎用该类药物。

4.过敏反应 氨基糖苷类可引起嗜酸性粒细胞增多、各种皮疹、发热等,也可致过敏性休克。其中链霉素过敏性休克发生率仅次于青霉素,且死亡率较高,故使用前应询问过敏史,也应做皮试,对链霉素过敏者禁用。用后应注意观察,一旦发生过敏反应应立即缓慢静脉注射 10% 葡糖酸钙 20 mL,同时注射肾上腺素进行抢救。

二、常用氨基糖苷类抗生素

链霉素

链霉素(streptomycin)是 1944 年从链霉菌培养液中分离获得,并第一个用于临床的氨基糖苷类抗生素,也是最早广泛使用的抗结核病药物,临床常用其硫酸盐。

【体内过程】 链霉素水溶液不稳定,口服吸收极少,肌内注射吸收快,30 ~ 45 min 达到血药浓度峰值。其主要分布于细胞外液,血浆蛋白结合率为 35%。不易透过血脑屏障,脑脊液、支气管分泌液中的含量很少;可通过胎盘进入胎儿组织,也可进入胆汁、胸腔积液、腹水、结核性脓肿和干酪样组织中。其主要经肾排泄,给药后 24 h 尿中排出 90%,约 1% 从胆汁排出,也有少量从乳汁、唾液和汗液中排出。

【抗菌作用】　链霉素对结核分枝杆菌有强大的抗菌作用,是治疗结核病的一线药。对许多 G⁻ 杆菌如大肠埃希菌、克雷伯菌属、变形杆菌属、肠杆菌属、沙门菌属、志贺菌属、布鲁氏菌属等也具有较强的抗菌作用,脑膜炎奈瑟菌和淋病奈瑟球菌对本品亦敏感。但对金黄色葡萄球菌属及其他 G⁺ 球菌抗菌活性差。细菌对链霉素易产生耐药,一旦产生后,常持久不变。链霉素与其他氨基糖苷类抗生素之间有单向交叉耐药性,即对链霉素耐药菌株对其他仍敏感;反之,对其他耐药者对链霉素均耐药。

【临床应用】　链霉素可首选用于治疗兔热病,对各种鼠疫均有良好的治疗作用,常与四环素合用。治疗结核时,常与其他抗菌药物联合使用。对需氧 G⁻ 杆菌的作用弱于本类中其他药物,已基本被庆大霉素替代,但仍可用于对庆大霉素耐药和对链霉素敏感菌感染。链霉素与青霉素或氨苄西林合用可治疗草绿色链球菌或肠球菌所致的心内膜炎。

【不良反应】　链霉素最常见的不良反应为耳毒性,主要影响前庭功能,发生率高,且多为永久性的,其次为神经肌肉麻痹,肾毒性比其他氨基糖苷类略轻。易引起过敏反应,以皮疹、药物热、血管神经性水肿较多见,也可引起过敏性休克,通常注射后 10 min 内出现,虽然发生率较青霉素低,但死亡率较青霉素高。对链霉素或其他氨基糖苷类过敏的患者禁用。

庆大霉素

庆大霉素(gentamicin)是从放线菌科小单胞菌的培养液中分离获得的一种多组分抗生素。其为目前临床最常用的氨基糖苷类抗生素。

【体内过程】　水溶液稳定,口服吸收很少,主要用作肌内注射或静脉滴注,吸收迅速而完全,达峰时间为 1 h,体内分布广泛,可分布于细胞外液,血浆蛋白结合率低,可透过胎盘屏障,但不易透过血脑屏障。24 h 内有 40%~65% 以原形由肾排除,$t_{1/2}$ 为 4 h,肾功能不全者可明显延长。

【抗菌作用】　其抗菌谱比链霉素广,对革兰氏阴性菌如肠道杆菌及铜绿假单胞菌有良好的抗菌活性,对耐药金黄色葡萄球菌也有效,是治疗各种 G⁻ 杆菌感染的主要抗菌药,尤其对沙雷菌属作用更强,为氨基糖苷类的首选药。对奈瑟菌和流感嗜血杆菌、布氏杆菌等也有抗菌作用;革兰氏阳性菌中金黄色葡萄球菌高度敏感,炭疽杆菌、白喉棒状杆菌、放线菌属大多数敏感,但对溶血性链球菌、草绿色链球菌和肺炎球菌作用较差。细菌对庆大霉素耐药性产生较慢且不稳定,多属暂时性,停药一段时间可恢复其敏感性。

【临床应用】　庆大霉素是目前治疗各种革兰氏阴性杆菌感染的主要抗菌药。其适应证如下。①革兰阴性杆菌感染:如败血症、肺炎、骨髓炎、腹腔感染、脑膜炎、胆道及烧伤感染。②铜绿假单胞菌感染:庆大霉素可与羧苄西林等广谱半合成青霉素或头孢菌素联合应用,以提高疗效。③心内膜炎:应针对不同的病原体与青霉素、羧苄西林、氯霉素、头孢菌素等联合应用以增强疗效。④肠道感染:口服用于菌痢、伤寒及婴儿致病性大肠埃希菌肠炎等肠道感染或做结肠手术前准备,结肠手术前与克林霉素、甲硝唑合用可降低结肠手术后的感染率。⑤还可局部用于皮肤、黏膜表面感染和眼、耳、鼻部感染。

【不良反应】　最严重的不良反应是耳毒性,尤其以前庭功能损伤较为明显,表现为听力下降、耳鸣、眩晕等。为防止和减少耳毒性,应定期监测血药浓度、听力和前庭功能情况。肾毒性也较为常见,通常为可逆性,停药可恢复。偶见过敏反应,甚至休克。由于庆大霉素耐药和不良反应较大,现选用阿米卡星或依替米星等代替。

阿米卡星

阿米卡星(amikacin)又称丁胺卡那霉素,是卡那霉素半合成衍生物。

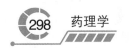

【体内过程】 口服不易吸收,肌内注射迅速吸收,45~90 min 血药浓度达峰值,血浆蛋白结合率低于 3.5%,主要分布于细胞外液,可在肾皮质和内耳淋巴液中蓄积,不易透过血脑屏障,可透过胎盘屏障。在给药后 24 h 内有 98% 的药物以原形经尿排出,$t_{1/2}$ 为 2.2 h,肾功能减退时可延长至 56~150 h。

【抗菌作用】 阿米卡星是抗菌谱最广的氨基糖苷类抗生素,对 G^- 杆菌和金黄色葡萄球菌均有较强的抗菌活性,但作用较庆大霉素弱。其突出优点对肠道 G^- 杆菌和铜绿假单胞菌所产生的多种氨基糖苷类灭活酶稳定,对一些氨基糖苷类耐药菌感染仍然有效,常作为首选药。本品与 β-内酰胺类联合可获协同作用。

【临床应用】 临床主要用于对卡那霉素或庆大霉素耐药的 G^- 杆菌所致的尿路、下呼吸道、腹腔、软组织、骨和关节、生殖系统等部位的感染,以及败血症等。

【不良反应】 不良反应主要表现为耳蜗功能损害,其发生率较庆大霉素高而前庭功能损害的发生率与庆大霉素、妥布霉素相似。其肾毒性低于庆大霉素,大多是可逆的。偶见药物热、视力模糊、嗜酸性粒细胞增多及肝功能异常。

卡那霉素

卡那霉素(kanamyin)是由链霉菌分离得到的抗生素,含有 A、B、C 3 种成分,卡那霉素 A 为主要成分,临床用其硫酸盐。

【体内过程】 口服吸收差,肌内注射 0.5~1.0 h 达峰值浓度,$t_{1/2}$ 为 2.5 h。血浆蛋白结合率很低,本品较易渗透进入胸腔积液、腹水,但在脑脊液仍较难达到有效浓度。用药后 24 h 内约 90% 的药物以原形自尿中排泄。

【抗菌作用】 卡那霉素主要对大肠埃希菌、克雷伯菌、变形杆菌、结核分枝杆菌和金黄色葡萄球菌等敏感,而铜绿假单胞菌、厌氧菌、立克次体、真菌及病毒等均对本品耐药。但因其不良反应较大,现在已逐渐被庆大霉素、妥布霉素取代。

【临床应用】 临床常用口服治疗敏感菌所致的肠道感染或肠道手术前准备,并有减少肠道细菌产生氨的作用,对肝硬化消化道出血患者的肝昏迷有一定的预防作用;也作为第二线抗结核病药与其他药物合用;另外,肌内注射可治疗肺炎、败血症,以及尿路感染,但多联用其他药物。

【不良反应】 常见的不良反应为耳蜗神经功能损害,首发症状多为高频听力,后逐渐减退发展甚至引起耳聋,但其所致听力减退多为双侧性的,停药后部分患者症状可能逐渐减轻。其亦可造成肾损害,其毒性介于新霉素和链霉素之间。

△妥布霉素(tobramycin):是从链霉菌培养液中分离获得,也可由卡那霉素 B 脱氧获得。口服难吸收,肌内注射吸收迅速,达峰时间为 0.5~1.0 h。能透过胎盘屏障,也可渗入胸腔、腹腔及滑膜腔中并达到有效血药浓度,给药后 24 h 内约有 93% 以原形由肾排出。$t_{1/2}$ 为 1.6 h。抗菌谱与庆大霉素近似,对肺炎杆菌、肠杆菌属、变形杆菌属的抑菌或杀菌作用均比庆大霉素强。对铜绿假单胞菌的作用是庆大霉素的 2~5 倍,且对耐庆大霉素菌株仍有效,临床中常用于治疗铜绿假单胞菌所致的各种感染。通常应与能抗铜绿假单胞菌的青霉素类或头孢菌素类药物合用。对其他 G^- 杆菌的抗菌活性不如庆大霉素,在 G^+ 菌中仅对葡萄球菌有效。不良反应较庆大霉素轻,可引起耳毒性、肾毒性,也可出现胃肠道反应及血清转氨酶升高等。

△大观霉素(spectinomycin):是由链霉菌所产生的一种氨基环醇类抗生素。口服难吸收,肌内注射吸收较完全,血浆蛋白结合率低。单次给药后,48 h 内约 100% 以原形随尿液排出,$t_{1/2}$ 为 1~3 h。其主要对淋病奈瑟球菌有高度抗菌活性,对青霉素 G 耐药的淋病奈瑟球菌仍具有较好的抗菌

活性,对多数革兰氏阳性菌及革兰氏阴性杆菌仅有较低的抗菌活性。临床主要用于淋病奈瑟球菌所致尿道炎、前列腺炎、宫颈炎和直肠感染。不良反应极少,可见局部疼痛、荨麻疹、眩晕、寒战、发热等。

△**依替米星(etimicin)**:为新的半合成水溶性氨基糖苷类抗生素。血浆蛋白结合率约为25%,消除半衰期约为1.5 h,给药后24 h内约80%以原形随尿排出。对大部分G⁺菌及G⁻菌有良好抗菌作用,尤其对大肠埃希菌、肺炎克雷伯菌、肠杆菌属、沙雷菌属、奇异变形杆菌、沙门菌属、流感嗜血杆菌及葡萄球菌属等有较高抗菌活性;对部分铜绿假单胞菌、不动杆菌属、产青霉素酶的葡萄球菌、低水平抗甲氧西林金黄色葡萄球菌(MRSA)等具一定抗菌活性。临床常用于敏感菌所致的呼吸道、泌尿生殖系统、皮肤和软组织等部位感染。不良反应较轻,发生耳毒性、肾毒性和神经肌肉阻滞的程度均较阿米卡星轻,是目前氨基糖苷类药物不良反应发生率最低的药物。

△**新霉素(neomycin)**:属于广谱抗生素。口服吸收少,故可用于肠道感染和肠道消毒,主要经肾脏排泄。对多种革兰氏阳性菌、革兰氏阴性菌及结核分枝杆菌均有较好的抗菌活性。临床用于治疗各种皮肤和黏膜感染,包括烧伤、创伤、溃疡及感染性皮肤病,也可用于肝性脑病前期以降低血氨。肌内注射及静脉注射均可产生明显的耳毒性、肾毒性,现已禁止全身使用。

第二节 多黏菌素类

多黏菌素类(polymyxins)是从多黏杆菌培养液中分离获得的一组多肽类抗生素,含有A、B、C、D、E、M等几种成分,临床常用的有多黏菌素B和多黏菌素E,两者具有相似的药理作用和临床应用。

【**体内过程**】 口服不易吸收,肌内注射吸收良好,肌注后2 h左右血药浓度达峰值,有效血药浓度可维持8~12 h,体内分布广泛,以肝、肾中浓度最高,并可长时间保持。不易扩散到胸腔、腹腔、关节腔中;较难透过血脑屏障,脑膜炎时浓度可增加,胆汁中浓度较低。体内代谢较慢,主要经肾排泄,尿排泄率可达60%,给药后12 h内仅有0.1%经尿排除,随后逐渐增加,故连续给药会导致药物在体内蓄积。$t_{1/2}$约为6 h,儿童较短,为1.6~2.7 h。

【**抗菌作用**】 多黏菌素类药物抗菌范围窄,系窄谱慢效杀菌药,对繁殖期和静止期细菌均有杀菌作用。此类抗生素仅对某些G⁻杆菌具有强大抗菌活性,如大肠埃希菌、肠杆菌属、肺炎克雷伯菌及铜绿假单胞菌呈高度敏感,志贺菌属、沙门菌属、流感嗜血杆菌、百日咳鲍特菌及除脆弱拟杆菌外的其他拟杆菌也较敏感。但对变形杆菌、脆弱拟杆菌、革兰氏阴性球菌、革兰氏阳性菌和真菌无抗菌作用。多黏菌素B的抗菌活性稍高于多黏菌素E。

【**抗菌机制**】 本类药物主要作用于细菌胞浆膜,多肽类抗生素具有表面活性,含有带正电荷的游离氨基,能与革兰氏阴性杆菌细胞膜磷脂中带负电荷的磷酸根结合,形成复合物,而亲脂链插入膜内脂肪链中,解聚细胞膜结构,使细菌细胞膜面积扩大,通透性增加,细胞内的磷酸盐、核苷酸、蛋白质等大量营养成分外漏,导致细菌营养物质缺乏而死亡。同时,本类药物进入细菌体内也影响核质和核糖体的功能。本类药物不易产生耐药性,故多黏菌素类药物疗效相对稳定。多黏菌素B与多黏菌素E之间存在交叉耐药,与其他抗生素之间无交叉耐药。

【**临床应用**】

1.**严重感染** 主要用于对其他抗生素耐药而难以控制,但对本药仍敏感的铜绿假单胞菌引起的严重感染（如败血症、腹膜炎、呼吸道感染、胆道感染），革兰氏阴性菌和耐药菌引起的严重感染（如脑膜炎、肾盂肾炎、菌痢、婴儿腹泻）有一定疗效。但现在已被疗效好、毒性低的其他抗生素取代。

2. 与其他药合用　与利福平、磺胺类和 TMP 合用具有协同抗菌作用，可以提高治疗多重耐药的革兰氏阴性杆菌导致的医院内感染的疗效。

3. 口服　用于肠道术前准备和消化道感染。

4. 局部用药　用于创面、五官、呼吸道、泌尿道及鞘内革兰氏阴性杆菌感染。

【不良反应】　本类药物在常用剂量下即可出现明显不良反应，总发生率可达25%。其主要表现在肾和神经系统两个方面，其中多黏菌素 B 较多黏菌素 E 更明显。

1. 肾毒性　为多黏菌素类药物最常见、严重的不良反应，多发生于用药后 4 d。其主要损伤肾小管上皮细胞，表现为血尿、蛋白尿、管型尿、氮质血症，严重时可发生急性肾小管坏死和肾功能衰竭。及时停药后可恢复，部分会维持 1～2 周。腹腔透析不能清除药物，血液透析可以清除部分药物。故应用本类药物时，须监测肾功能，必要时调整剂量。

2. 神经毒性　较为常见。轻者主要表现为头昏、周围神经炎和面部麻木，重者出现共济失调、昏迷、意识障碍、神经肌肉麻痹及呼吸抑制等症状。其发生率与剂量明显相关，一般停药后即可消失。多出现于手术后合用麻醉药、镇静药或神经肌肉阻滞药，以及患有低血钙、缺氧、肾病者。新斯的明抢救无效，只能采用人工呼吸进行抢救。

3. 过敏反应　主要表现为瘙痒、皮疹、药物热等，吸入给药可引起哮喘。

4. 其他　肌内注射可致局部疼痛，静脉给药可引起静脉炎。偶见粒细胞减少和肝毒性。

问题分析与能力提升

患者，男，30 岁，在工作中被严重烧伤。
请分析：
1. 该患者可能会出现哪种病原体感染？
2. 该患者应该选用哪种药物进行治疗？在使用上述药物过程中有哪些用药注意事项？

思考题

1. 试述氨基糖苷类抗生素的抗菌谱、抗菌机制和抗菌特点。
2. 试述氨基糖苷类抗生素的不良反应及注意事项。

（刘艳菊）

第三十九章　四环素类及氯霉素类抗生素

课件

　　四环素类(tetracycline)和氯霉素类(chloramphenicols)药物属广谱抗生素,对多种革兰氏阳性菌和革兰氏阴性菌均可产生快速抑菌作用,对支原体、衣原体、立克次氏体也有较强的抑制作用。四环素类抗生素的不良反应较多,以及对其耐药的菌株不断出现,现已少用;氯霉素类可引起严重的骨髓造血系统毒性,其临床应用受到极大的限制。

第一节　四环素类

　　四环素类抗生素的化学结构中具有菲烷的基本骨架,在酸性溶液中较稳定,在碱性溶液中易破坏,临床一般用其盐酸盐。四环素类抗生素可分为天然品和半合成品两类。天然品由链霉菌属发酵分离获得,包括四环素、土霉素、金霉素、地美环素;半合成品包括多西环素、米诺环素和美他环素。

一、四环素类抗生素的共性

【体内过程】

　　1. 吸收　口服主要在胃和小肠上段吸收。天然四环素吸收不完全,食物或其他药物中的金属离子(Ca^{2+}、Mg^{2+}、Fe^{2+} 或 Fe^{3+}、Al^{3+})可与形成螯合物减少吸收;碱性、H_2 受体阻滞剂能降低四环素的溶解度,减少其吸收;酸性药物如维生素 C 则促进四环素的吸收。应避免与铁制剂,含钙、镁和铝的食品或抗酸药同服。而其半合成品如多西环素、米诺环素,口服吸收完全,食物不影响其吸收。

　　2. 分布　体内分布广泛,主要集中在肝、肾、脾、皮肤、牙齿和骨骼等组织,均能透过胎盘屏障和血脑屏障,在羊水中的浓度可达到母体血药浓度的 20%,在乳汁中的浓度也较高。

　　3. 代谢和排泄　大多数四环素类药经胆汁分泌,部分药物存在明显肝肠循环,主要经肾排泄。米诺环素在肝代谢。

【抗菌作用】　四环素类药物为广谱抗生素,属于快速抑菌药,但在高浓度时也具有杀菌作用。

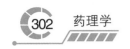

四环素对革兰氏阳性菌、革兰氏阴性菌、立克次体、支原体、衣原体、螺旋体等均有良好的抑菌作用,对铜绿假单胞菌、真菌、病毒无效。

四环素类药物抗菌活性强弱依次为替加环素>米诺环素>多西环素>美他环素>地美环素>四环素>土霉素。

【抗菌机制】　该类药的抗菌机制是抑制细菌蛋白质的合成,因其能与细菌核糖体30S亚基结合,阻止氨基酰-tRNA进入A位,妨碍肽链延伸而干扰蛋白质的合成。此外,四环素还可引起细胞膜通透性改变,使胞内的核苷酸和其他重要物质外漏,从而抑制DNA复制。哺乳动物细胞不存在主动转运四环素生物机制,同时其核糖体对药物的敏感性低,因此,该药物仅抑制细菌蛋白质的合成。

【耐药机制】　细菌对四环素类药物的耐药性日渐增多,且同类药之间存在明显交叉耐药现象,特别是金黄色葡萄球菌、大肠埃希菌、志贺菌属较为明显且严重。其耐药性产生的机制主要有以下几种。①核糖体保护蛋白:细菌核糖体保护蛋白质基因(*tetM*)等高表达,使细菌具备了抵抗四环素类药的能力。②外排泵蛋白:在革兰氏阳性菌和革兰氏阴性菌中,可由质粒或转座子编码产生泵出基因(如*tetA*等),介导药物外流,降低了细胞内药物浓度,从而产生耐药性。③灭活或钝化四环素的酶:细菌产生灭活酶,对四环素结构进行化学修饰,使其灭活。

【临床应用】　四环素类药抗菌谱广,可治疗多种感染性疾病,目前首选用于支原体、衣原体、立克次体、螺旋体所致的感染。

1. 立克次体感染　由立克次体感染引起的包括丛林斑疹伤寒、鼠型斑疹伤寒、洛杉矶斑疹热、恙虫病、立克次体痘等,四环素类疗效好,可用作首选;对柯克斯立克次体所致的非典型肺炎疗效显著。

2. 支原体感染　对肺炎支原体引起的非典型肺炎具有良好的疗效,可使非典型肺炎临床表现的持续时间缩短,临床常将多西环素作为首选药。

3. 衣原体感染　四环素类对肺炎衣原体引起的肺炎、支气管炎、鹦鹉热,沙眼衣原体引起的性病淋巴肉芽肿、非特异性尿道炎、子宫颈炎,以及沙眼等疗效明显,口服或局部应用均可,一般常用多西环素做首选。

4. 螺旋体感染　四环素是治疗博氏疏螺旋体引起的慢性游走性红斑和回归热螺旋体引起的回归热最有效的药物,疗程约10 d,且常首选多西环素。

5. 细菌性感染　四环素类药可首选治疗鼠疫、布鲁菌病、霍乱、肉芽肿鞘杆菌引起的腹股沟肉芽肿;也可联合其他药物,用于幽门螺杆菌引起的消化性溃疡。

【不良反应】

1. 胃肠道反应　口服后可刺激胃黏膜引起上腹部不适,如厌食、恶心、呕吐、腹痛、腹泻等。服用剂量越大,反应症状越严重,甚至可引起食管溃疡。餐后服用可减轻胃肠道症状,但影响其吸收。减少用量、小量多次服用或饭后服用可减轻胃肠刺激症状。

2. 二重感染　正常人机体内如口腔、肠道存在寄生菌。若长期使用广谱抗菌药物,大多数敏感菌被抑制,少数耐药菌则乘机大量繁殖,从而引起新的感染,称为二重感染或菌群交替症。四环素类引起二重感染通常包括以下两种情况。①真菌感染:以白念珠菌多见,表现为鹅口疮,一旦发生应立即停药,应用抗真菌药予以治疗。②伪膜性肠炎:一般多因难辨梭状芽孢杆菌过度生长所致,表现为严重腹泻、发热、休克等症状,一旦发现应立即停药,口服甲硝唑或万古霉素进行治疗。

3. 影响骨骼、牙齿生长　主要影响胎儿和婴幼儿,四环素类能与新形成的骨和牙齿中的钙离子结合,使牙釉质发育不全,棕色色素沉着而致牙齿变黄,骨骼发育受限。故孕妇、哺乳期妇女和8岁以下儿童禁用。

4.其他 四环素类药物还会引起肝损害、肾毒性、过敏反应等。

二、常用四环素类药

△**四环素**(tetracycline):属于天然品。口服吸收不完全,2~4 h 可达峰值浓度,血浆蛋白结合率低,可渗入胸腔和腹腔,易在骨骼和牙齿沉积,也可进入乳汁及胎儿循环,穿透能力强,但不易透过血脑屏障;能在肝内积聚,其胆汁浓度为血药浓度的 5~20 倍,部分药物可从胆汁排入肠腔,形成肝肠循环,主要自肾排泄。$t_{1/2}$ 为 6~9 h。四环素抗菌谱广,对革兰氏阳性菌的抗菌活性明显强于革兰氏阴性菌。其中,四环素对革兰氏阳性菌作用不如青霉素类和头孢菌素类,而对革兰氏阴性菌作用不如氨基糖苷类和氯霉素类。另外,四环素对结核分枝杆菌、铜绿假单胞菌、真菌、病毒、伤寒和副伤寒杆菌均无效。本药曾广泛用于临床治疗多种感染性疾病,但因耐药菌株日益增多和不良反应较多,现已不作为首选药。

△**多西环素**(doxycycline):口服吸收迅速而完全,2 h 血药浓度达峰值,基本不易受食物影响,生物利用度高达 90%~95%。血浆蛋白结合率高,吸收后快速分布于全身组织并易进入细胞内。口服和注射能达相同血药浓度。$t_{1/2}$ 为 12~22 h。对肠道菌群影响小,很少引起二重感染。肾功能不良时仍可使用。抗菌谱与四环素相同,但抗菌活性是四环素的 2~10 倍。临床多用于敏感菌所致的上呼吸道及胆道感染、扁桃体炎、淋巴结炎、蜂窝织炎及老年慢性支气管炎等;也用于斑疹伤寒、恙虫病及支原体肺炎等。另外,特别适用于肾外感染伴肾功能衰竭,以及胆道系统感染。也用于痤疮、前列腺炎和呼吸道感染。现已基本取代天然四环素作为首选药。其不良反应较四环素少见,主要为胃肠道反应,如恶心、呕吐、腹泻等,易致光敏反应。

△**米诺环素**(minocycline):属于半合成品。口服吸收良好,生物利用度几乎达 100%,2~3 h 血药浓度达峰值,不易受食物影响。组织穿透力强,分布广泛,容易透过血脑屏障,在甲状腺、前列腺、肺、肝、乳腺等组织可达有效浓度;尤其在泪液、唾液中远比四环素高,脑脊液中的浓度高于其他四环素类。米诺环素主要在肝代谢,$t_{1/2}$ 为 14~18 h,其尿中排出原形药物远低于其他四环素类。肝、肾功能不全患者应用本品无明显影响。抗菌谱与四环素相似,在四环素类中,其抗菌作用最强。对四环素或青霉素类耐药的 A 群链球菌、B 群链球菌、金黄色葡萄球菌和大肠埃希菌对米诺环素仍敏感。其主要用于治疗酒渣鼻、痤疮和沙眼衣原体所致的性传播疾病,以及上述耐药菌引起的感染。一般不作为首选药。米诺环素不良反应较多,临床应用限制。可引起前庭功能失调,表现为眩晕、恶心、呕吐和共济失调等,但停药可恢复。极易引起光敏反应,用药后应避免日晒。用药期间不宜从事高空作业、驾驶和机器操作。

第二节 氯霉素类

氯霉素类抗生素属于酰胺醇类抗菌药物,主要包括氯霉素和甲砜霉素。目前甲砜霉素在临床已少用。

氯霉素

氯霉素(chloramphenicol)是从委内瑞拉链丝菌培养液中提取制得,为第一个人工合成的抗菌药,具有生物活性的是左旋体,其在弱酸中和中性溶液中较稳定,遇碱易分解失效。

【体内过程】　口服吸收迅速而完全。0.5 h 可达有效血药浓度,2~3 h 血药浓度达峰值。血浆蛋白结合率为 50%~60%,体内分布广泛,生物利用度为 75%~90%,易透过血脑屏障,在脑脊液中可达有效治疗浓度,能透过胎盘屏障进入胎儿体内,也可分泌进入乳汁。90% 药物在肝内与葡糖醛酸结合失活由肾排出;而少数以原形药物从尿液排泄。结膜下注射后可进入房水。其 $t_{1/2}$ 较短,为 1.5~4.0 h,新生儿显著高于成人,2 周龄内为 24 h,而 2~4 周龄者约为 12 h。肝功能不全时 $t_{1/2}$ 可延长。

【抗菌作用】　氯霉素为快速抑菌剂,高浓度时呈现杀菌作用,对流感嗜血杆菌、脑膜炎奈瑟菌和淋病奈瑟球菌具有强大杀菌作用。其中对革兰氏阴性菌的抗菌活性略强于革兰氏阳性菌,对革兰氏阴性菌中的伤寒沙门菌、流感嗜血杆菌、副流感嗜血杆菌和百日咳杆菌的作用强于其他抗生素,对立克次体感染如斑疹伤寒也有效,对革兰氏阳性菌如葡萄球菌肺炎链球菌有一定的抗菌作用。对结核分枝杆菌、真菌、病毒、真菌和原虫无效。

【抗菌机制】　抗菌机制主要是因其能与细菌核糖体的 50S 亚基结合,阻止肽链的末端羧基与氨基酰 tRNA 的氨基发生反应,从而妨碍肽链的延伸,使蛋白质合成受阻。另外,因氯毒素的结合位点与大环内酯类、林可霉素类非常相近,故这些药物联合应用会相互竞争靶点,而产生拮抗作用。

【耐药机制】　敏感细菌主要是通过产生一种由质粒编码的氯霉素乙酰转移酶而获得对氯霉素耐药,此酶能使氯霉素转化成无抗菌活性的乙酰基代谢物。另一种耐药机制是细菌细胞膜通透性改变,药物不能进入细胞内耐药。另外亦可能是通过基因突变而逐步形成。

【临床应用】　由于临床使用时易致严重的血液系统毒性,故一般不作为首选药。

1. 敏感菌所致的严重感染　可用于敏感菌所致的各种严重感染,如流感嗜血杆菌、沙门菌属及其他革兰氏阴性杆菌所致的败血症、肺部感染等。另外,因氯霉素可在脑脊液中达较高浓度,故特别适合于对氨苄西林耐药或青霉素过敏的脑膜炎或脑脓肿患者。

2. 伤寒、副伤寒　口服可治疗伤寒、副伤寒,但因其毒性较大,现多首选喹诺酮类或第 3 代头孢菌素;非流行期伤寒杆菌对氯霉素较敏感,而流行期伤寒杆菌多已对氯霉素产生耐药,故适用于散发病例。

3. 厌气菌感染　氯霉素对脆弱拟杆菌等厌氧菌作用明显,故可用于治疗腹腔感染和盆腔等感染,现有众多作用相当而毒性较低的药物代替,故很少用氯霉素。

4. 立克次体感染　可用于治疗 Q 热、洛矶山斑疹热、地方性斑疹伤寒等立克次体感染。

5. 眼部感染　氯霉素易透过血眼屏障,全身或局部用药均能在角膜、虹膜及房水等部位达到有效治疗浓度,是治疗敏感菌引起的眼内、外感染、沙眼及结膜炎的有效治疗药物。

【不良反应】　因氯霉素存在严重血液系统毒性,故临床应用受限。

1. 抑制骨髓造血功能　为氯霉素最严重的毒性反应。一般分为 2 类。

(1)可逆性的骨髓抑制:可表现为贫血、白细胞减少、血小板减少,但其发生多与剂量和疗程有关,一般停药后 2~3 周可逐渐恢复。

(2)不可逆的再生障碍性贫血:一般发生在停药数月或数周后,机制尚不明确,多是不可逆的,其发生与剂量和疗程无直接关系。

2. 灰婴综合征　多见于新生儿、早产儿。应用大剂量氯霉素时,因其肝葡糖醛酸转移酶活性不足,使氯霉素解毒过程受限,肾排泄能力低下,导致氯霉素体内大量蓄积中毒。其主要表现为腹胀、呕吐、全身性发绀、微循环障碍、呼吸抑制,甚至休克,故称"灰婴综合征"。一旦发生,40% 的患者可在 2~3 d 死亡,类似情况亦可发生在肝、肾功能不全的成人。

3.其他　少数患者发生过敏反应(皮疹、药物热、血管神经性水肿)。还可见溶血性贫血(葡萄糖-6-磷酸脱氢酶缺陷者)、二重感染。

△**甲砜霉素**(thiamphenicol):是氯霉素苯环上的硝基被甲砜基取代所产生的抗生素,其抗菌谱与氯霉素相似。其主要用于伤寒、副伤寒,以及其他沙门菌感染,也可用于敏感菌所致的呼吸道、胆道及尿路感染。其主要从肾排泄,尿中抗菌活性浓度较氯霉素高,故肾功能不全时需减少剂量。另外,甲砜霉素可产生血液系统毒性,引起红细胞、白细胞及血小板减少,但均为可逆性改变,程度也比氯霉素轻,该药也可引起周围神经炎。

问题分析与能力提升

患者,女,38岁,肺部感染,咳嗽、咳痰。痰培养为肺炎克雷伯菌感染,对美罗培南耐药。

请分析:该患者可选用哪种抗菌药物进行治疗?在使用上述药物期间有哪些用药注意事项?

思考题

1.试述四环素类与氯霉素类抗生素的抗菌机制。

2.试述广谱抗生素引起二重感染的原因、表现及防治措施。

3.氯霉素对骨髓抑制的表现及可能的原因和防治措施是什么?

(张华锴)

第四十章　人工合成的抗菌药

━━━━━━ 学习目标 ━━━━━━

1. 掌握第3代喹诺酮类、磺胺类抗菌药的抗菌谱、抗菌机制、临床应用和不良反应。

2. 熟悉第1代和第2代喹诺酮类药物的特点和临床应用;磺胺甲噁唑和甲氧苄啶合用的优点。

3. 了解硝基呋喃类药物的抗菌特点。

第一节　喹诺酮类药

喹诺酮类(quinolones)是一类具有4-喹诺酮(或称吡酮酸)基本结构的人工合成抗菌药。自1962年合成首个喹诺酮类药物萘啶酸以来,此类药物的发展非常迅速,至今已有许多新品种用于临床。按照药物的化学结构、抗菌作用和体内过程等特点,此类药物可分为4代。

第1代以萘啶酸为表,1962年合成,抗菌谱窄且活性低,仅对大肠埃希菌等少数革兰氏阴性杆菌有作用,口服吸收差,且毒副作用较大,目前已淘汰。

第2代以吡哌酸为代表,1974年合成,抗菌谱有所扩大,抗菌作用有所增强,但仍是只对革兰氏阴性杆菌有作用,口服吸收量仍然较少,但可达到有效血药浓度,不良反应明显减少,主要用于急、慢性肠道和泌尿道感染。

第3代于20世纪70年代末陆续合成,以诺氟沙星为代表,还有环丙沙星、氧氟沙星、左氧氟沙星、依诺沙星、培氟沙星等。此类药物由于在母核的C6引入氟原子及侧链结构的改变,药物与DNA回旋酶的亲和力和抗菌活性显著提高,抗菌谱明显扩大,具有口服吸收好,血药浓度高,组织分布广,半衰期长等特点。临床已广泛用于泌尿道、胃肠道和呼吸道等全身感染。

第4代主要为20世纪90年代后期至今研制的新喹诺酮类药物,如莫西沙星、加替沙星、吉米沙星等。本类药物的抗菌谱更广泛,与前3代喹诺酮类药物比,其不仅对革兰氏阴性菌敏感,对革兰氏阳性菌的抗菌作用也进一步加强。

一、喹诺酮类药的共性

【体内过程】　大部分喹诺酮类药物的口服吸收效果好,吸收迅速而完全,但喹诺酮类可以与Ca^{2+}、Fe^{2+}、Mg^{2+}发生螯合反应,因此,不能与含有这些离子的食物和药物同服。多数喹诺酮类药物的血浆蛋白结合率低,很少超过40%(但莫西沙星可达50%左右),在组织和体液分布广泛。大部分药物主要通过肝和肾两种方式消除。

【抗菌作用】　喹诺酮类药物属于广谱杀菌药,对大多数革兰氏阳性菌和革兰氏阴性菌具有良好的抗菌活性,包括铜绿假单胞菌、伤寒杆菌及金黄色葡萄球菌。20世纪90年代后期研制的喹诺酮类如替沙星、莫西沙星等除保留了对革兰氏阴性菌的良好抗菌活性外,进一步增强了对革兰氏阳性菌、结核分枝杆菌、军团菌、支原体、衣原体的杀灭作用,也提高了对厌氧菌的抗菌活性。但对铜绿假单胞菌而言,仍是环丙沙星的杀灭作用最强。

【抗菌机制】

1. DNA回旋酶　DNA回旋酶是抗革兰氏阴性菌的主要作用靶点。喹诺酮类可抑制细菌DNA回旋酶,使细菌DNA无法维持正常的形态和功能,进而影响DNA的复制,使细菌不能分裂,最终死亡,属于杀菌药。哺乳动物真核细胞中不含DNA回旋酶,故喹诺酮类不良反应少。

2. 拓扑异构酶Ⅳ　拓扑异构酶Ⅳ是抗革兰氏阴性菌的主要作用靶点。近年发现喹诺酮类药物的作用靶位除细菌DNA回旋酶外,还可抑制拓扑异构酶Ⅳ,通过抑制拓扑异构酶Ⅳ而发挥干扰环链的子代DNA解环链作用,从而抑制细菌DNA复制而产生抗菌作用。

3. 其他　喹诺酮类的抗菌作用还存在其他机制,如诱导菌体DNA修复从而造成DNA错误复制,导致细菌死亡;高浓度喹诺酮类还可抑制细菌RNA及蛋白质合成。此外,抗菌后效应也被认为是喹诺酮类的抗菌作用机制之一。

【耐药性】　喹诺酮类药的耐药机制包括:①DNA回旋酶基因突变,降低DNA回旋酶对喹诺酮类的亲和力;②拓扑异构酶Ⅳ的变异;③细菌外排泵表达水平提高,减少喹诺酮类在菌体内的积蓄增强细菌的耐药性;④细菌细胞膜通透性下降,致使药物进入菌体内减少。

【临床应用】　喹诺酮类药物具有抗菌谱广、抗菌活性强、口服吸收良好,与其他类别的抗菌药物之间交叉耐药较少等特点。

1. 呼吸系统感染　万古霉素与左氧氟沙星或莫西沙星联合用药是治疗青霉素高度耐药肺炎链球菌感染的首选。治疗结核病和非典型结核分枝杆菌感染首选环丙沙星和左氧氟沙星;治疗由衣原体、支原体和军团菌所致的呼吸道感染选用左氧氟沙星、加替沙星和莫西沙星。

2. 泌尿生殖系统感染　环丙沙星、氧氟沙星与β-内酰胺类同为首选药,用于治疗单纯性淋病奈瑟球菌尿道炎或宫颈炎,但对非特异性尿道炎或宫颈炎疗效差。环丙沙星是铜绿假单胞菌性尿道炎的首选药。氟喹诺酮类对敏感菌所致的急、慢性前列腺炎,以及复杂性前列腺炎,均有较好效果。

3. 肠道感染　可用于治疗由大肠埃希菌、弯曲菌属、志贺菌属和沙门菌属细菌感染所致的腹泻、胃肠炎和细菌性痢疾。喹诺酮类也是治疗沙门菌所致的伤寒和副伤寒的首选药物。对空肠弯曲菌导致腹泻、胃肠炎则应首选大环内酯类,氟喹诺酮类为备选药。本药物对于旅行性腹泻也具有一定的疗效。还能与其他药物联用治疗发热性中性粒细胞减少症和腹腔内感染。

4. 其他　除诺氟沙星外的其他喹诺酮类均可用于骨骼系统感染、皮肤软组织感染(包括G⁻杆菌所致的五官科感染和伤口感染)、化脓性脑膜炎和由克雷伯菌属、肠杆菌属、沙雷菌属所致的败血症。

【不良反应】

1. 胃肠道反应　可见胃部不适、食欲减退、恶心、呕吐、腹痛、腹泻等症状,一般不严重,患者可耐受,停药后即消失。

2. 中枢神经系统毒性　喹诺酮类药物容易透过血脑屏障进入脑组织,从而引起头昏、头痛、失眠、眩晕及情绪不安等中枢神经系统的不良反应。往往女性出现眩晕和头痛不适症状的频率高于男性,且 45 岁以下的人群发生频率高。重症者出现复视、抽搐、神志改变、幻觉和幻视等。发生机制与药物抑制神经递质 γ-氨基丁酸(GABA)与受体结合而使中枢兴奋性增高,可导致痉挛和癫痫的发作。特别是当氟喹诺酮与茶碱或者非甾体抗炎药联合用药时常见。故有中枢神经系统疾病或疾病史的患者不适宜服用此类药物。发生率依次为:氟罗沙星>诺氟沙星>司帕沙星>环丙沙星>依诺沙星>氧氟沙星>培氟沙星>左氧氟沙星。

3. 变态反应　可出现血管神经性水肿、皮肤瘙痒、皮疹、白细胞减少等过敏症状,个别患者出现光敏反应,即光照部位出现瘙痒性红斑,以司帕沙星、洛美沙星、氟罗沙星最常见,服用期间应避免日照。

4. 心脏毒性　喹诺酮类药物可影响心脏节律,如 Q-T 间期延长、尖端扭转型室性心动过速、心室颤动等,一般罕见但后果严重。

5. 对肌肉及软骨的影响　部分患者会出现肌无力、关节疼痛及跟腱炎等。该药物会导致婴儿出现前囟膨胀、颅内压升高、软骨发育不良。

6. 肾毒性　大剂量可出现尿结晶,产生继发性肾损害,导致急性肾衰竭。

【禁忌证】　18 岁以下患者、孕妇及哺乳期妇女禁用。

 知识拓展

光敏反应

　　光敏反应是在无害的阳光照射剂量产生的异常皮肤损害反应,通常发生在裸露皮肤,但有时覆盖部位也可发生类似反应。大多数喹诺酮类药能产生光敏反应,其发生机制是在紫外线的激发下,药物氧化生成活性氧,激活皮肤的成纤维细胞中的蛋白激酶 C 和酪氨酸激酶,引起皮肤炎症。

二、常用喹诺酮类药

△诺氟沙星(norfloxacin):又名氟哌酸,是第 1 个用于临床的喹诺酮类药物。口服生物利用度仅 35% ～ 45%,分布广泛,易受食物影响,血浆蛋白结合率低。但其在粪便排出量最高可达给药量的 53%,在肾和前列腺中的药物浓度可分别高达血药浓度的 6.6 倍和 7.7 倍,吸收后约 30% 以原形经肾排泄。$t_{1/2}$ 为 3 ～ 4 h。抗菌谱广、抗菌作用强。对 G^- 菌如大肠埃希菌、志贺菌、肠杆菌科、弯曲菌、沙门菌和奈瑟菌极为有效。临床主要用于敏感菌所致胃肠道、泌尿道感染,也可外用于治疗皮肤和眼部的感染。

△环丙沙星(ciprofloxacin):抗菌谱与诺氟沙星相似。口服吸收较快,0.5 ～ 2.0 h 可达血药峰浓度,口服生物利用度约 70%,血浆蛋白结合率为 40%,广泛分布于许多组织或体液中,且在胆汁中有较高的浓度,脑部发生炎症(如脑膜炎)时可透过血脑屏障。对铜绿假单胞菌、肠球菌、肺炎球菌、葡萄球菌、链球菌、淋病奈瑟球菌及 G^- 杆菌的体外抗菌活性是目前临床应用的喹诺酮类药物中最高者,对多数厌氧菌不敏感。临床上主要用于呼吸道、消化道、泌尿道、生殖道、皮肤软组织、骨关节、腹腔、盆腔及眼、耳鼻喉等部位感染。其不良反应一般可耐受,因可诱发跟腱炎和跟腱断裂,老年人和运动员慎用,静脉滴注时,局部有血管刺激反应。

△氧氟沙星(ofloxacin):是高效广谱抗菌药。口服吸收迅速而完全,2 ～ 3 h 达到峰浓度,体内分布广泛,在前列腺、肺、骨、耳鼻喉及痰液中均能达到较高浓度,在胆汁中药物浓度为血药浓度的

7倍。可透过血脑屏障到达脑脊液,脑膜炎时脑脊液中药物浓度为血药浓度的50%~75%,胆汁中药物浓度更高,约为血药浓度的7倍。$t_{1/2}$约为7 h。对葡萄球菌、链球菌、淋病奈瑟球菌、大肠埃希菌、肺炎克雷伯菌、肠杆菌属、变形杆菌属、流感嗜血杆菌、不动杆菌属等具有较好的抗菌活性,对铜绿假单胞菌和沙眼衣原体也有一定的抗菌活性。临床上主要用于敏感菌所致的呼吸道感染、泌尿道感染、胆道感染、皮肤软组织感染及肠道感染等。对结核分枝杆菌也有一定的抗菌活性,对耐链霉素、异烟肼的结核分枝杆菌仍有效,也用作治疗结核病的二线药物。不良反应少见且较轻,主要是胃肠道反应,偶见神经系统症状和转氨酶升高。肾功能减退及老年患者应减量。

△左氧氟沙星(levofloxacin):是氧氟沙星的左旋体,其体外抗菌活性是氧氟沙星的2倍。口服吸收迅速,1~2 h达血药峰浓度。口服生物利用度高,接近100%。左氧氟沙星的水溶性是氧氟沙星的8倍,更易制成注射剂,85%的药物以原形由尿排出。$t_{1/2}$为5~7 h。对表皮葡萄球菌、链球菌、肠球菌、厌氧菌、支原体、衣原体的体外抗菌活性明显强于环丙沙星。左氧氟沙星除对临床常见的G^+和G^-致病菌表现极强的抗菌活性外,对支原体、衣原体及军团菌也有较强的杀菌作用。临床主要用于泌尿道感染及上呼吸道系统感染,最突出的特点是不良反应远低于氧氟沙星,主要为胃肠道反应,发生率比氧氟沙星更低。

△洛美沙星(lomefloxacin):口服吸收完全,生物利用度为90%~98%,尿中原形药物排出量大,70%以上的药物以原形由尿液排泄,$t_{1/2}$为7~8 h。对革兰氏阴性菌、表皮葡萄球菌、链球菌和肠球菌的活性与氧氟沙星相似;但对多数厌氧菌活性低于氧氟沙星。对衣原体、支原体、结核分枝杆菌等也有作用。临床主要用于治疗敏感菌引起的呼吸道、泌尿道、消化道、皮肤、软组织和骨组织感染。不良反应发生率低,主要表现为胃肠道反应、神经系统症状、变态反应等,但光敏反应在所有喹诺酮中洛美沙星最易发生,而且其发生率随用药时间延长而增加;可使裸鼠皮肤发生癌变。

△氟罗沙星(Fleroxacin):为三氟取代的喹诺酮类口服抗菌药。口服吸收完全,生物利用度接近100%。血和尿中原形药物浓度高而持久,半衰期长,具有广谱高效和长效的特点。对G^+和G^-菌、分歧杆菌、厌氧菌、支原体、衣原体均具有强大抗菌活性。在临床主要用于治疗敏感菌所致的呼吸系统、泌尿生殖系统、胃肠道及皮肤软组织感染。不良反应相对较为多见,诱发中枢神经系统毒性的频率高于其他喹诺酮类药物,也可诱发光敏反应,与布洛芬等合用可能诱发痉挛。

△司帕沙星(sparfloxacin):为长效喹诺酮类药物,口服吸收良好,肠肝循环明显。体内50%的药物随粪便排泄,25%经肝代谢失活,$t_{1/2}$为17.6 h。对G^+菌、厌氧菌、结核分枝杆菌、衣原体和支原体的抗菌活性显著优于环丙沙星,并优于氧氟沙星;对军团菌和G^-菌的抗菌活性与氧氟沙星相近。临床用于上述细菌所致的呼吸道、泌尿道和皮肤软组织感染,也可用于骨髓炎和关节炎等。主要不良反应为神经系统反应、过敏反应、胃肠道反应,偶见转氨酶升高。易产生光敏反应,用药期间及停药后3~5 d需严格避光(紫外线、日光及自然光),心脏毒性和中枢神经毒性也较为常见,临床应严格控制。

△莫西沙星(moxifloxacin):又名莫昔沙星,口服生物利用度约90%,体内分布较环丙沙星广,$t_{1/2}$为12~15 h,抗菌后效应达6 h。尿液中原形药物的排泄量约为20%。对粪肠球菌、幽门螺杆菌、结肠弯曲菌、肺炎支原体和衣原体、分枝杆菌属及嗜麦芽窄食单胞菌等均有良好作用,对肠杆菌科细菌、铜绿假单胞菌的作用分别为环丙沙星的1/2和1/3。但对MRSA、肺炎球菌(青霉素敏感和耐药)和各组链球菌等G^+菌的作用强于其他喹诺酮类,且较少引起耐药;对厌氧菌的作用也明显增强。临床上用于敏感菌所致的呼吸道感染,包括慢性支气管炎急性发作,轻度或中度的社区获得性肺炎,急性鼻窦炎等,以及皮肤和软组织感染。不良反应有消化道反应,表现为呕吐和腹泻,转氨酶升高,神经精神系统反应,心电图Q-T间期延长(心脏病患者慎用),以及光敏性皮炎(较司帕沙星轻)。

第二节　磺胺类药

磺胺类药(sulfonamides)是叶酸合成抑制剂,属广谱抗菌药物。但由于耐药菌株的出现,以及不良反应问题的日益突出,部分磺胺类药物的临床应用地位曾一度被抗生素和喹诺酮类取代,但磺胺类药物对流行性脑膜炎、鼠疫、卡氏肺孢子虫肺炎等疾病疗效显著,且性质稳定、价格低廉、使用方便,尤其是20世纪70年代磺胺类与甲氧苄啶协同作用的发现,大大降低了细菌耐药性,使磺胺类药在临床治疗某些感染性疾病时重新受到重用。

一、磺胺类药的共性

【体内过程】　口服易吸收,主要吸收部位在胃和小肠,但吸收速度不尽相同。磺胺类血浆蛋白结合率除磺胺嘧啶为20%～25%以外,其余大多在80%～90%。可广泛渗入全身组织及各种细胞外液,但不能进入细胞内液,能透过血脑屏障进入中枢神经系统和脑脊液,在脑脊液可达血药浓度的30%～80%,脑膜炎时可达血药浓度的80%～90%,可用于治疗流行性脑脊髓膜炎。其主要在肝代谢为无活性的乙酰化产物,也可与葡糖醛酸结合,结合后药物的溶解度增大。磺胺类抗菌药及其乙酰化物在碱性尿液中溶解度高,在酸性尿液中易结晶析出,可造成肾损害,乙酰化物的溶解度低于原形药物,更易结晶析出。

【抗菌作用】　本类药抗菌谱较广,对大多数革兰氏阳性球菌和革兰氏阴性菌均有较强的抑制作用。对A群链球菌、肺炎链球菌、脑膜炎奈瑟菌和诺卡菌属高度敏感,对淋病奈瑟球菌、鼠疫杆菌、流感嗜血杆菌较敏感;对葡萄球菌、大肠埃希菌、沙眼衣原体、放线菌等也有效;某些药对伤寒杆菌、铜绿假单胞菌及疟原虫有抑制作用。对病毒、支原体、立克次体、螺旋体无效。

【抗菌机制】　哺乳动物细胞可将食物中的叶酸还原成所需的四氢叶酸,但许多细菌在生长繁殖过程中则不能利用现成叶酸,必须以蝶啶、对氨基苯甲酸(PABA)为原料,在二氢蝶酸合成酶催化下生成二氢蝶酸并进一步与谷氨酸生成二氢叶酸。后者在二氢叶酸还原酶作用下转变成四氢叶酸。活化的四氢叶酸作为一碳基团载体的辅酶,参与细胞DNA前体物质嘌呤和嘧啶的合成。磺胺类药物与PABA的结构相似,可与PABA竞争二氢蝶酸合成酶,阻止细菌二氢叶酸的合成,从而发挥抗菌作用。磺胺类对已合成的叶酸无效,属于慢效抑菌药。人类能直接利用外源性叶酸,不受本类药物的影响。

【耐药机制】　对磺胺类敏感的细菌,无论在体内或者体外,反复接触磺胺类后,均可产生耐药。耐药性通常是不可逆的,其原因可能在于:①某些耐药菌株对磺胺类通透性降低;②细菌二氢蝶酸合成酶经突变或质粒转移导致对磺胺类亲和力降低,因而不能有效地与PABA竞争;③磺胺类对二氢蝶酸合成酶的抑制作用,被微生物通过选择或突变而增加的天然底物PABA所抵消。

【临床应用】

1.全身性感染　可选用口服易吸收的磺胺类,主要用于脑膜炎奈瑟菌、流感嗜血杆菌、葡萄球菌、大肠埃希菌等敏感菌的治疗。也可与磺胺增效剂甲氧苄啶合用治疗复杂性泌尿道感染、呼吸道感染、伤寒等。

2.肠道感染　可选用口服难吸收的磺胺类药物柳氮磺吡啶,口服或作为栓剂给药时不吸收,在微生物作用下分解为磺胺吡啶和 5-氨基水杨酸,对结缔组织有特殊的亲和力,发挥抗菌、抗炎和免疫抑制作用。本品适用于治疗慢性炎症性肠道疾病,如节段性回肠炎或溃疡性结肠炎。

3.局部应用 磺胺醋酰钠眼药水或眼膏可有效治疗细菌性结膜炎和沙眼;磺胺嘧啶银乳膏局部应用可预防和治疗小面积、轻度烧烫伤继发创面感染,可有效减轻烧伤脓血症。

【不良反应】

1.泌尿系统损害 磺胺类药物及其乙酰化物在中性或酸性条件下易沉淀而析出结晶,引起血尿或尿路阻塞,导致肾损害。适当增加饮水量和碱化尿液,能降低药物浓度和促进药物的离子化而预防结晶尿,同时避免长期应用。磺胺异噁唑和磺胺甲噁唑在尿液中水溶性高于磺胺嘧啶,不易产生结晶尿。

2.过敏反应 常见发热、皮疹、剥脱性皮炎、荨麻疹、血管神经性水肿等,严重者可死亡。

3.血细胞生成障碍 长期用药可抑制骨髓造血功能。可引起粒细胞减少、血小板减少及再生障碍性贫血等,缺乏葡萄糖-6-磷酸脱氢酶的患者可致溶血性贫血,新生儿和小儿较成人多见。

4.消化系统 口服后可出现恶心、呕吐、食欲减退,一般症状轻微,停药后可恢复。也可使游离的胆红素进入中枢神经系统而导致核黄疸。偶见肝功能减退,严重者可发生急性重症肝炎,肝功能损害者应避免使用。

5.神经系统反应 少数患者出现头晕、头痛、乏力等症状,一般较轻微,不必停药。用药期间应避免高空作业或驾驶。

6.其他 可引起甲状腺功能减退、低血糖、增加香豆素的抗凝作用。孕妇、哺乳期妇女应避免使用磺胺类药物。不足 2 个月的婴儿禁用该药。

【禁忌证】 孕妇、哺乳期妇女应避免使用磺胺类药物。不足 2 个月的婴儿禁用该药。

二、常用磺胺类药

△磺胺嘧啶(sulfadiazine,SD):属中效磺胺类药物,口服易吸收,但吸收较缓慢,血浆蛋白结合率为 45%,$t_{1/2}$ 约为 17 h,易透过血脑屏障,在脑膜有炎症时,脑脊液中的浓度最高可达血药浓度的80%,因青霉素不能根除脑膜炎奈瑟菌感染者的带菌状态,故为流行性脑脊髓膜炎的首选药物。对普通型流行性脑脊髓膜炎、脑膜炎、诺卡菌病也有很好的疗效。与乙胺嘧啶合用治疗弓形虫病。还可用于敏感菌引起的泌尿道感染和上呼吸道感染。使用时应增加饮水量,必要时同服等量碳酸氢钠碱化尿液,减少结晶尿对肾的损伤。与甲氧苄啶合用可增加抗菌效果。

△磺胺甲噁唑(sulfamethoxazole,SMZ):属于中效磺胺类,口服吸收和排泄均较慢,$t_{1/2}$ 为 10~12 h。虽然其脑脊液浓度虽低于磺胺嘧啶,但也用于治疗流行性脑脊髓膜炎;也适用于泌尿道感染,尤其是大肠埃希菌所致的单纯性尿道炎,较少引起肾损伤。该药和甲氧苄啶组成复方制剂复方新诺明,由于具有协同作用,增强了抗菌效果,是治疗诺卡菌感染的首选药物。

△柳氮磺吡啶(sulfasalazine,SASP):口服难吸收,生物利用度小于 20%,本身无抗菌活性,在肠道分解释放出有活性的磺胺吡啶和 5-氨基水杨酸,具有抗菌、抗炎和抑制免疫作用。适用于治疗节段性回肠炎、溃疡性结肠炎或肠道手术前预防感染。本品疗程长,因有少量吸收,长期服药可产生较多的不良反应,如胃肠道反应、皮疹、药物热、白细胞减少等。此外,柳氮磺吡啶还会影响精子活力,可能会导致不孕症。

△磺胺嘧啶银(sulfadiazine silver,SD-Ag):具有磺胺嘧啶的抗菌作用和银盐的收敛作用。SD-Ag 抗菌谱广,对多数 G⁺菌和 G⁻菌有良好的抗菌活性,抗菌作用不受脓液 PABA 的影响;对铜绿假单胞菌有效。临床用于预防和治疗 Ⅱ 度、Ⅲ 度烧伤或烫伤的创面感染,并可促进创面干燥、结痂及

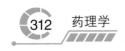

愈合。

　　△**复方新诺明**(co-trimoxazole):是甲氧苄啶和磺胺甲噁唑 1：5 的比例的复方制剂。二者的药代动力学参数相近,通常口服给药,均能全身分布,其抗菌作用比两药单独等量应用时强数十倍。复方新诺明的协同抗菌作用是由于它双重阻断四氢叶酸合成。其中磺胺甲噁唑可与 PABA 竞争性作用于细菌体的二氢蝶酸合成酶,阻止细菌二氢叶酸合成;而甲氧苄啶是二氢叶酸还原酶抑制剂,可选择性抑制细菌的二氢叶酸还原酶活性,使二氢叶酸不能被还原为四氢叶酸,从而抑制细菌的生长繁殖。两者配伍后,可使细菌的叶酸代谢受到双重阻断从而产生显著的协同抗菌效应,并使抑菌作用转为杀菌作用,减少耐药菌株的产生。复方新诺明具有比磺胺类更广的抗菌谱,对大多数革兰氏阳性菌和革兰氏阴性菌具有抗菌活性。临床主要用于泌尿道感染,治疗伤寒杆菌、鼠伤寒杆菌及其他沙门菌属所致感染,志贺菌属所致的肠道感染,流感嗜血杆菌、肺炎链球菌引起的慢性支气管炎急性发作,效果良好。对卡氏肺孢子虫感染和诺卡菌感染,复方新诺明为目前主要选用药物。不良反应主要表现为皮肤反应,老年人较严重,也可引起恶心、呕吐等胃肠道反应。

第三节　其他合成类抗菌药

　　其他合成类抗菌药包括甲硝唑、甲氧苄啶、呋喃妥因、替硝唑和奥硝唑。

　　△**甲硝唑**(metronidazole):又称灭滴灵,为硝基咪唑衍生物。口服吸收迅速而完全,血浆蛋白结合率为 10% ~20%。在体内分布广,可通过血脑屏障和胎盘屏障。其主要在肝中代谢,甲硝唑及其代谢产物大量由尿排出(60% ~80%),$t_{1/2}$ 为 8 h。其分子中硝基在细菌细胞内的无氧环境中被还原成活性产物,进而抑制病原体 DNA 的合成,发挥抗厌氧菌作用。甲硝唑是治疗阿米巴病的首选药物,也是治疗滴虫病、贾第鞭毛虫的特效药。但其对需氧菌或兼性需氧菌则无效。不良反应一般较轻微,最常见者为恶心和口腔金属味,偶见呕吐、腹泻、腹痛、头痛,少数患者可出现白细胞暂时性减少。但长期、大量口服有致癌作用,妊娠早期禁用。因甲硝唑干扰乙醛代谢,服药期间饮酒可出现急性乙醛中毒,故用药期间和停药 1 周内禁止饮酒及含乙醇的饮料。

　　△**甲氧苄啶**(trimethoprim,TMP):属于抑菌药。口服吸收迅速而完全,血药浓度达峰时间约为 2 h。可广泛分布于全身组织和体液,但在脑脊液和胆汁中浓度高,脑脊液有炎症时接近血药浓度。甲氧苄啶脱甲基化为其主要代谢途径,其中 80% ~90% 以原形药物排出,$t_{1/2}$ 为 8 ~10 h。抗菌谱与磺胺类药物相近,是细菌二氢叶酸还原酶抑制剂,阻碍四氢叶酸的合成,磺胺类药物则竞争二氢叶酸合成酶,妨碍二氢叶酸合成,两者合用可使细菌的叶酸代谢受到双重阻断,因而抗菌作用大幅提升。甲氧苄啶可单独用于急性泌尿道感染和细菌性前列腺炎,但单用易产生耐药,常与磺胺甲噁唑或磺胺嘧啶合用,用于呼吸道、泌尿道、胃肠道感染,也用于肺孢子虫感染、诺卡菌感染、伤寒杆菌和其他沙门氏菌属等感染。不良反应有恶心、呕吐、皮疹等,一般较轻且停药后可恢复。与哺乳动物二氢叶酸还原酶相比,细菌二氢叶酸还原酶对甲氧苄啶的亲和力要高 5 万 ~10 万倍,故对人体影响较小,但对某些敏感的患者可引起叶酸缺乏症,导致巨幼细胞贫血、白细胞减少及血小板减少等。

　　△**呋喃妥因**(nitrofurantoin):为人工合成的硝基呋喃类抗菌药。口服吸收迅速,但 $t_{1/2}$ 较短,约为 0.5 h,在体内被迅速代谢,不能用于全身性感染。约一半的药物以原形经肾排泄,棕色代谢产物使尿液变色。对大多数革兰氏阳性菌和革兰氏阴性菌具有杀灭作用,包括大肠埃希菌、肠球菌、肺炎克雷伯菌和葡萄球菌等。在酸性尿中其杀菌作用增强。其抗菌机制尚不完全清楚。临床主要用于

敏感菌所致的泌尿道感染(肾盂肾炎、尿道炎、前列腺炎等)。主要不良反应有恶心、呕吐、皮疹等。大量应用或肾功能不全者可出现肢体麻木、感觉异常等周围神经炎;久用可引起间质性肺炎和肺纤维化;先天性葡萄糖-6-磷酸脱氢酶缺乏者可发生溶血性贫血。

△**替硝唑**(tinidazole):是甲硝唑的衍生物,新一代硝基咪唑类抗厌氧菌药。口服吸收良好,生物利用度高,半衰期长,主要由尿排泄,少量随粪便排出,血浆蛋白结合率12%,能进入各种体液,并可通过血脑屏障。疗效优于甲硝唑,特别适用于经甲硝唑治疗效果不显著或因不良反应难以接受甲硝唑治疗的患者。临床适应证与甲硝唑相同,而不良反应较少。

△**奥硝唑**(ornidazole):第3代新型硝基咪唑类衍生物,具有良好的抗厌氧菌、抗阿米巴原虫、抗阴道毛滴虫和贾第鞭毛虫的作用。口服生物利用度达90%,体内分布广泛,主要在肝代谢,绝大部分以游离或结合代谢产物的形式经尿排泄。奥硝唑原药和中间代谢产物均有活性,作用于厌氧菌、阿米巴原虫、贾第鞭毛虫和阴道毛滴虫细胞的DNA,使其螺旋结构断裂或阻止其转录复制而导致致病菌死亡。临床应用、不良反应与甲硝唑类似,但不良反应较轻且较少。禁用于对硝基咪唑类药物过敏的患者,中枢神经系统有器质性病变的患者,如癫痫等。禁用于各种器官硬化症、造血功能低下、慢性酒精中毒患者。

问题分析与能力提升

患者,女,30岁,主诉为尿频、尿急、尿痛伴发热1d,到某医院就诊,诊断为泌尿系统感染。

请分析:

1. 该患者可选用何种抗菌药物?在使用上述过程中应注意哪些不良反应?

2. 在护理用药中,应注意哪些问题?

思考题

1. 试述磺胺类药对泌尿系统损害的原因、临床表现和预防措施。

2. 试述磺胺类药的分类及磺胺嘧啶和磺胺嘧啶银的特点。

3. 简述磺胺类药与TMP两者配伍用药的优点。

(张华锴)

第四十一章　抗真菌药和抗病毒药

课件

第一节　抗真菌药

真菌感染可分为浅部真菌感染和深部真菌感染两类。浅部真菌感染多由各种癣菌引起,主要侵犯皮肤、毛发、指(趾)甲和黏膜等部位,可引起体癣、头癣、手足癣、花斑癣等,发病率高。深部真菌感染常由白念珠菌和新型隐球菌等引起,可侵犯深部组织和内脏器官,病情严重,致死率高。

抗真菌药(antifungal agents)是指具有抑制真菌生长繁殖或直接杀灭真菌的药物。根据化学结构不同,可分为:①抗生素类抗真菌药,如两性霉素 B、制霉菌素、灰黄霉素等。②唑类抗真菌药,如酮康唑、氟康唑、伊曲康唑等。③丙烯胺类抗真菌药,如特比萘芬和嘧啶类抗真菌药如氟胞嘧啶等。

一、抗生素类抗真菌药

两性霉素 B

两性霉素 B(amphotericin B)又称庐山霉素(fungilin),自 20 世纪 50 年代以来已成为治疗各种严重真菌感染的首选药之一。

【体内过程】　两性霉素 B 口服和肌内注射均难以吸收,且局部刺激性大,临床上一般采用缓慢静脉滴注。血浆蛋白结合率为 90% ~ 95%,肝、脾药物浓度较高,肺、心次之。不易透过血脑屏障,脑膜炎时需鞘内注射。其主要在肝代谢,代谢产物及约 5% 的原形药缓慢从尿中排出,$t_{1/2}$ 约为 24 h,药物不易被透析所清除。

【药理作用】　两性霉素 B 为广谱抗真菌药,几乎对所有的真菌都有抗菌作用。包括白念珠菌、新型隐球菌、球孢子菌、曲霉菌、皮炎芽生菌、荚膜组织胞浆菌、孢子丝菌属等。其抗菌机制为选择性地与真菌细胞膜上的重要成分麦角固醇结合,使细胞膜的屏障作用受损,细胞膜通透性增加,引起真菌细胞内小分子物质(如氨基酸、甘氨酸等)和电解质外渗,导致真菌停止生长或死亡。

【临床应用】 两性霉素 B 为目前治疗深部真菌感染的首选药。静脉滴注主要用于各种真菌性肺炎、心内膜炎及尿路感染等;除静脉滴注外,还可小剂量鞘内注射治疗真菌性脑膜炎;口服仅用于肠道真菌感染;局部用于治疗皮肤、指甲及黏膜等表浅部真菌感染。

【不良反应】 两性霉素 B 不良反应较多且严重。一般多见于静脉滴注开始后 1～2 h。静脉滴注过快可出现心动过速、心室颤动或心搏骤停。鞘内注射可引起严重头痛、颈项强直、背部及下肢疼痛等,甚至瘫痪。此外,尚有肝、肾损害及血液系统毒性反应。用药期间应定期做血钾、血常规、尿常规、心电图、肝肾功能检查等。

灰黄霉素

灰黄霉素(griseofulvin)为非多烯类抗生素。

【体内过程】 口服易吸收,油脂食物和微粒颗粒制剂可促进其吸收。可分布于全身,尤以皮肤、脂肪、毛发、指甲等组织的药物含量较高。其主要在肝代谢灭活,用药后 5 d 约 50% 的药物从尿中排出,$t_{1/2}$ 为 14～24 h。

【药理作用】 灰黄霉素能抑制敏感真菌的有丝分裂。对各种浅部皮肤癣菌(包括小孢子癣菌、毛癣菌、表皮癣菌)均有抑制作用。对细菌和深部真菌无效。

【临床应用】 主要用于各种皮肤癣菌的治疗。对头癣、体股癣和手足癣等疗效较好,对指(趾)甲癣疗效较差。治疗皮肤癣菌感染一般需要用药数周至数月。本药毒性大,现多被伊曲康唑或特比萘芬所取代。

【不良反应】 不良反应较多,常见有头痛、恶心、呕吐、腹泻、皮疹、药热、嗜睡、眩晕、共济失调。偶见白细胞减少症、粒细胞减少症、男子乳房女性化等。动物实验表明本药有致畸作用,故孕妇禁用。应定期检查肝、肾功能和血常规。

△**制霉菌素**(nystatin):其抗真菌作用和机制与两性霉素 B 相似,对白念珠菌、新型隐球菌等真菌和阴道滴虫有抑制作用,对白念珠菌的抗菌作用较强,且不易产生耐药性。口服难吸收,对全身真菌感染无治疗作用,但可用于防治消化道念珠菌病。本药在临床上仅用于局部治疗皮肤、口腔等浅表部位的念珠菌感染和阴道滴虫病。大剂量口服可引起恶心、呕吐、腹泻等胃肠道反应。阴道用药可致白带增多。

二、人工合成类抗真菌药

酮康唑

酮康唑(ketoconazole)属咪唑类广谱抗真菌药,是第一个广谱口服抗真菌药。

【体内过程】 酮康唑口服生物利用度与胃酸有关,酸性环境或高脂肪饮食有助于其溶解吸收,故宜就餐时或餐后立即服用。血浆蛋白结合率为 80%,15% 与红细胞结合,约 1% 呈游离型。其在体内分布广泛,但不易透过血脑屏障。本品主要在肝代谢,大部分由胆汁排泄。一般剂量时 $t_{1/2}$ 为 6.5～9.0 h,随剂量增加 $t_{1/2}$ 延长。

【药理作用】 酮康唑对多种浅部和深部真菌均有抗菌作用,主要通过与敏感真菌细胞膜上麦角固醇结合,增加细胞膜通透性而抑制或杀灭真菌。

【临床应用】 酮康唑为广谱抗真菌药,临床用于多种浅部和深部真菌感染,如皮肤真菌感染、指甲癣、阴道白念珠菌病、胃肠霉菌感染等;白念珠菌、申克孢子丝菌、组织胞浆菌等引起的全身感染。上述临床应用均可被作用更强的伊曲康唑所替代。

【不良反应】 常见有恶心、呕吐、厌食等胃肠反应,偶见脱发、过敏性皮炎、月经紊乱、男性乳房增大、性欲减退和肝损害等。动物实验表明本药有致畸作用。

△**咪康唑**(miconazole):抗真菌谱广,口服生物利用度低,血浆蛋白结合率高达90%,不易通过血-脑脊液屏障,鞘内注射可达到治疗脑膜炎所需脑脊液药物浓度。$t_{1/2}$为20~24 h。临床上主要局部应用治疗皮肤、黏膜及指(趾)甲的真菌感染,疗效优于克霉唑和制霉菌素;口服用于轻度食管真菌感染;静脉给药用于治疗多种深部真菌感染;鞘内给药用于治疗真菌性脑膜炎。全身用药不良反应多,可引起恶心、呕吐、腹泻、头晕、皮疹、贫血、血小板减少等;静脉给药可引起寒战、发热、心律不齐、血栓性静脉炎等。

△**伊曲康唑**(itraconazole):为目前作用最强的唑类抗真菌药,抗真菌谱广。口服吸收良好,体内分布广泛,能聚集于皮肤、脂肪组织和指甲等部位,但在脑脊液中浓度低。抗菌作用与氟康唑相似,主要用于治疗系统性念珠菌病、曲霉菌病、隐球菌性脑膜炎、组织胞质菌病、芽生菌病、球孢子菌病和副球孢子菌病等深部真菌病,也可用于手足癣、体癣、股癣、甲癣、花斑癣、真菌性结膜炎、皮肤念珠菌病和口腔、阴道念珠菌感染等浅部真菌病。不良反应较轻,表现为胃肠道反应、头痛、头晕、皮肤瘙痒、药疹等。动物实验表明本药有致畸作用。

△**氟康唑**(fluconazole):为广谱、高效、低毒的新型三唑类抗真菌药,体内抗菌活性比酮康唑强5~20倍。口服易吸收且分布广,脑脊液中浓度较高,可达血药浓度的50%~90%。极少在肝脏代谢,尿中原形排泄可达给药量的80%以上,$t_{1/2}$为24~30 h,肾功能不良者$t_{1/2}$明显延长。对白念珠菌、新型隐球菌、荚膜组织胞浆菌及皮肤癣菌均有明显抗菌活性,在治疗艾滋病患者隐球菌性脑膜炎时常用作首选药。其主要用于皮肤癣菌、新型隐球菌引起的脑膜炎及口腔、消化道念珠菌病,还可治疗皮肤癣、甲癣。不良反应发生率低,常见恶心、呕吐、腹痛或腹泻等胃肠道反应,偶见脱发、皮疹。因氟康唑可能导致胎儿缺陷,禁用于哺乳期、妊娠期妇女和儿童。

△**卡泊芬净**(caspofungin):为棘白菌素类抗真菌药,是葡聚糖合成酶的抑制剂,其通过损害真菌细胞壁而产生杀菌作用。口服给药不易吸收,需静脉给药。在血浆中,约97%的药物与血蛋白结合,其血浆$t_{1/2}$为9~11 h。临床上用于治疗两性霉素B无效的曲霉病,也可用于治疗念珠菌败血症、念珠菌感染所致腹腔脓肿、腹膜炎和腹腔感染。患者对本药的耐受性良好,静脉输液可出现静脉炎,因此,应缓慢静脉滴注。此外,偶可引起胃肠道反应和面色潮红。

△**特比萘芬**(terbinafine):是丙烯胺类广谱抗真菌药,口服吸收良好。由于首过消除效应,其进入血液循环的量仅约为40%,主要分布于皮肤角质层,在皮肤、甲板和毛囊等组织可长时间维持较高浓度。本药在肝代谢,代谢物从肾排出。对各种浅表真菌如表皮癣菌属、小孢子菌属、毛癣菌属等有杀菌作用,对白念珠菌有抑制作用。体外抗皮肤真菌活性比伊曲康唑强10倍。临床主要用于治疗体癣、手癣、足癣、股癣及甲癣。本品具有作用快、疗效高、复发少、毒性低等特点。不良反应发生率低,主要为胃肠道反应,也可出现皮疹、荨麻疹等过敏反应。

△**氟胞嘧啶**(flucytosine):是人工合成的嘧啶类广谱抗真菌药。口服吸收迅速完全,吸收率可达80%。血浆蛋白结合率低,跨膜穿透力强,体内分布广泛,易透过血脑屏障,80%~90%药物以原形从尿中排出。临床上主要与两性霉素B合用治疗白念珠菌、新型隐球菌和芽生菌等敏感菌株所致的深部真菌感染,如肺部感染、尿路感染、败血症、心内膜炎等。不良反应较少,主要为恶心、呕吐、腹泻等胃肠道反应,偶可引起骨髓抑制,出现白细胞减少、血小板减少、贫血等;还可引起肝损伤、血清转氨酶升高、肾损伤等。动物实验表明本药有致畸作用,孕妇及哺乳期妇女不宜使用。

第二节 抗病毒药

病毒是体积最小、结构最简单的非细胞型病原微生物，包括 DNA 病毒和 RNA 病毒。其主要由核心基因组（DNA 或 RNA）及外面的蛋白质衣壳组成，以基因组为模板，通过转录和逆转录、翻译等复杂的生化过程，复制 DNA 或 RNA，合成蛋白质，组装产生新的病毒颗粒。理论上讲，阻止病毒增殖过程中任一环节的药物，均可起到防治病毒性感染疾病的作用。

一、广谱抗病毒药

利巴韦林

利巴韦林（ribavirin）又名病毒唑，为人工合成的广谱抗病毒药物。

【体内过程】 口服吸收迅速，生物利用度约为 45%，也可经气雾吸入，药物在呼吸道分泌液中的浓度高于血药浓度。药物可以透过胎盘，也可以进入乳汁，在肝代谢，主要经肾排泄。

【药理作用】 利巴韦林是鸟嘌呤类似物，对多种 RNA 和 DNA 病毒有抑制作用，包括流感病毒、副流感病毒、腺病毒、疱疹病毒、呼吸道合胞病毒、痘病毒、鼻病毒、肠病毒、甲型肝炎病毒、丙型肝炎病毒、流行性出血热病毒等。

【临床应用】 临床主要用于防治流行性感冒、疱疹、麻疹、甲型肝炎、流行性出血热、腺病毒肺炎等，对甲、乙型肝炎也有效。

【不良反应】 少数人可发生胃肠道反应、头痛、皮疹、白细胞减少等症状，停药后可恢复。动物实验表明本药有致畸作用，故孕妇禁用。

△**干扰素**（interferon，IFN）：机体细胞在病毒感染或受其他刺激后，体内产生的蛋白质类细胞因子，具有抗病毒、免疫调节和抗增生作用。干扰素在病毒感染的各个阶段都发挥一定的作用，能激活宿主细胞的某些酶，以降解病毒 mRNA，抑制蛋白质的合成、翻译和装配。临床主要用于急性病毒感染性疾病，如流行性感冒、病毒性心肌炎、流行性腮腺炎、乙型脑炎等；慢性病毒性感染，如慢性活动性肝炎、巨细胞病毒感染等。也可与利巴韦林联合使用治疗慢性乙型肝炎。不良反应少，全身用药可出现一过性发热、恶心、呕吐、倦怠、肢端麻木感，偶有骨髓抑制、肝功能障碍，停药后可恢复。

二、抗人类免疫缺陷病毒药

人类免疫缺陷病毒（human immunodeficiency virus，HIV）为 RNA 逆转录病毒，目前已发现的病毒主要有 HIV-1 和 HIV-2 两种。HIV 能选择性侵犯 $CD4^+$ T 细胞，一旦进入细胞，HIV 病毒利用反转录酶将 RNA 反转录为 DNA，然后在宿主细胞内病毒 DNA 被转录和翻译成大分子非功能多肽，在 HIV 蛋白酶的作用下进一步裂解成小的功能蛋白及结构蛋白，最终导致 $CD4^+$ 淋巴细胞减少，引起获得性免疫缺陷综合征（acquired immunodeficiency syndrome，AIDS）。目前已批准用于临床的抗 HIV 药物有核苷类逆转录酶抑制剂、非核苷类逆转录酶抑制剂和 HIV 病毒蛋白酶抑制剂三类。

齐多夫定

齐多夫定（zidovudine，ZDV）为脱氧胸苷衍生物，是第一个上市的抗 HIV 病毒的药物。

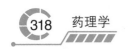

【体内过程】　齐多夫定口服吸收迅速,生物利用度为 52% ~75%,血浆蛋白结合率为 34% ~38%,体内分布广泛,可通过血脑屏障,主要在肝代谢,18% 原形药物经尿排出,血浆 $t_{1/2}$ 约为 1 h,部分肝代谢物有毒性,其血浆 $t_{1/2}$ 约为 2.7 h。

【药理作用】　齐多夫定对多种逆转录病毒有抑制作用。通过竞争性地抑制天然核苷与反转录酶的结合而抑制反转录酶,进而阻碍病毒的合成。齐多夫定对 HIV-1 和 HIV-2 均有抑制作用。单独用药易产生耐药性。常与拉米夫定(lamivudine)或去羟肌苷(didanosine)合用。

【临床应用】　齐多夫定为治疗 HIV 感染的首选药。可减轻或缓解 AIDS 相关症状,减缓疾病进展,延长患者生存期。临床上常与其他抗 HIV 药物合用,可增强疗效、防止或延缓耐药性的产生(鸡尾酒疗法)。

【不良反应】　主要为骨髓抑制,可出现白细胞或红细胞减少,多发生在连续用药 6 ~8 周或用量较大时。也可引起胃肠道反应、喉痛、肌痛、发热、肌无力、失眠、皮疹、震颤、心电图异常、肝功能异常、粒细胞减少、贫血和味觉改变等。用药期间应定期检查血常规和肝功能。

△去羟肌苷(danosine):也属于核苷反转录酶抑制剂,抗 HIV 活性较强。生物利用度 30% ~40%,食物可干扰其吸收,血浆蛋白结合率低于 5%。常用于不能耐受齐多夫定或齐多夫定治疗无效的艾滋病患者。与拉米夫定合用可产生协同效应。不良反应发生率高,常见于儿童,主要包括外周神经炎、胰腺炎、腹泻、肝炎、心肌炎和中枢神经反应。

△奈韦拉平(nevirapine):为非核苷类反转录酶抑制剂,可非竞争性地抑制 HIV 反转录酶,与 HIV 反转录酶的活性中心结合,阻断反转录酶活性,抑制 HIV 的复制。临床常与核苷类反转录酶抑制剂或蛋白酶抑制剂联合应用以治疗 HIV 感染。最常见的不良反应是皮肤损害、过敏反应、抑郁和肝脏毒性。

△利托那韦(ritonavir):为 HIV 蛋白酶抑制剂,通过抑制蛋白酶活性,使 HIV 在被感染的细胞中产生不成熟的蛋白颗粒,阻止 HIV 传播。临床常与其他抗 HIV 药物联合使用治疗艾滋病。主要不良反应为恶心、呕吐、腹泻、过敏反应、支气管痉挛、脂肪重新分布等。

三、抗流感病毒药

△金刚烷胺(amantadine):作用于病毒复制早期,通过防止 A 型流感病毒进入宿主细胞,干扰 A 型流感病毒 RNA 脱壳和病毒核酸到宿主胞质转移而发挥作用。能特异性抑制 A 型流感病毒、B 型流感病毒、风疹和其他病毒。临床上主要用于 A 型流感病毒感染的防治,对已发病者早期给药可改善其症状,缩短疗程。还用于帕金森病的防治。不良反应包括厌食、恶心及眩晕、嗜睡等症状,大剂量应用可出现失眠、烦躁、共济失调及惊厥等。

△奥司他韦(oseltamivir):又名达菲,其活性代谢产物(奥司他韦羧酸盐)能选择性抑制 A、B 型流感病毒的神经氨酸酶,阻止新形成的病毒颗粒从被感染细胞释放和传播。临床主要用于治疗甲、乙型流行性感冒。其主要不良反应有恶心、呕吐、腹泻、头晕、疲劳、鼻塞、咽痛和咳嗽等。

四、抗疱疹病毒药

阿昔洛韦

阿昔洛韦(aciclovir)为人工合成的嘌呤核苷类衍生物。

【体内过程】　口服吸收差,生物利用度为 15% ~30%。60% ~90% 以原形从尿液排出,$t_{1/2}$ 为

2~4 h。分布广泛,易透过血脑屏障。

【药理作用】　阿昔洛韦为鸟嘌呤核苷类似物,药物在疱疹病毒感染的细胞内磷酸化,竞争抑制病毒 DNA 聚合酶,抑制病毒 DNA 复制。对疱疹病毒感染细胞有高度选择性,疱疹病毒感染细胞内的药物浓度为正常细胞的40~100倍,对Ⅰ型和Ⅱ型单纯疱疹病毒作用最强,对水痘-带状疱疹病毒、EB 病毒的作用稍弱,对巨细胞病毒作用差,对乙型肝炎病毒也有抑制作用。

【临床应用】　临床上常作为单纯疱疹病毒感染的首选药。局部应用治疗疱疹性角膜炎、单纯疱疹和带状疱疹,口服和静脉可有效治疗单纯疱疹脑炎、生殖器疱疹、免疫缺陷患者单纯疱疹感染等。

【不良反应】　不良反应较少,常见为胃肠道反应、皮疹、嗜睡、发热、药疹等,静脉给药可引起静脉炎,严重不良反应为急性肾衰竭。小儿及哺乳期妇女慎用,孕妇禁用。

△阿糖腺苷(vidarabine,ara-A):为人工合成的嘌呤核苷类衍生物,是广谱高效的抗病毒药物,在病毒感染的细胞内磷酸化而抑制病毒 DNA 多聚酶。临床上主要用于治疗单纯疱疹病毒性脑炎、角膜炎、新生儿疱疹,也可用于免疫功能低下患者的带状疱疹和水痘感染。常见的不良反应有眩晕、恶心、呕吐、腹泻、腹痛,偶见骨髓抑制、白细胞和血小板减少等。有致畸作用,孕妇禁用。

△碘苷(idoxuridine):又名疱疹净。可竞争性地抑制胸苷酸合成酶,干扰 DNA 复制,为抗 DNA 病毒药。临床用于单纯疱疹病毒引起的急性疱疹性角膜炎,对浅层上皮角膜感染效果好,对更深层的基质感染无效。本品全身应用毒性大,仅限于局部用药。长期应用可出现角膜混浊。局部有瘙痒、疼痛、水肿。孕妇、肝功能不良及造血功能不良者禁用。

五、抗乙型肝炎病毒药

△拉米夫定(lamivudine):是胞嘧啶核苷的类似物。口服吸收快,生物利用度高,体内分布广泛,约70%的药物以原形由肾排泄,$t_{1/2}$为9 h。拉米夫定抗病毒作用和机制与齐多夫定相似,可迅速抑制肝炎病毒复制,使血氨基转移酶降低,长期应用可减轻或阻止进化为肝硬化和肝癌。临床主要与齐多夫定合用治疗 AIDS,也可用于治疗病毒活动性乙型肝炎患者、乙型肝炎后肝硬化失代偿期、防治肝移植术后乙型肝炎的复发。不良反应轻而少,大于推荐剂量可引起头痛、恶心、失眠、疲劳和胃肠道反应。

△阿德福韦(adefovir):为腺嘌呤核苷类似物,阿德福韦在细胞内被磷酸激酶转化为具有抗病毒活性的二磷酸盐,可与腺苷酸底物竞争掺入病毒 DNA 链,终止 DNA 链的延长,使病毒的复制受到抑制,阿德福韦与拉米夫定无交叉耐药性。

问题分析与能力提升

1. 患者,女,30岁,近几年发现双脚掌常出现水疱,夏天多发,瘙痒难忍,近几日手掌也出现类似水疱。经检查诊断为真菌感染。

2. 患者,男,40岁,近日口周有灼痒紧张感,随即出现红斑,在红斑或正常皮肤上出现簇集性小水疱群,疱液清澈透明。经检查诊断为单纯疱疹病毒感染。

请分析:以上两位患者可选用哪些药物治疗?为什么?

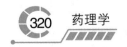

思考题

1. 简述常用抗病毒药物的主要临床应用。
2. 浅表真菌和深部真菌感染可分别选用哪些药物治疗？

（王世广）

第四十二章 抗结核药和抗麻风药

课件

学习目标

1. 掌握一线抗结核药异烟肼、利福平、乙胺丁醇及抗麻风病药氨苯砜的抗菌作用、作用机制、耐药性、临床应用及不良反应。
2. 熟悉抗结核病药的应用原则。
3. 了解链霉素、吡嗪酰胺的作用特点及临床应用。

第一节 抗结核药

结核病是由结核分枝杆菌引起的慢性传染病,可感染全身多种组织器官(肺、脑膜、肠、肾、骨等),其中以肺结核最常见,其次为结核性脑膜炎、肠结核、肾结核、骨结核。抗结核药是能抑制或杀灭结核分枝杆菌的药物,根据其临床疗效、不良反应和患者的耐受情况可将抗结核病药物分为两类。一线抗结核病药通常指疗效高、不良反应较少、患者较易耐受的药物,包括异烟肼、利福平、乙胺丁醇、吡嗪酰胺、链霉素等。二线抗结核病药指毒性较大、疗效较差,多用于对一线抗结核病药物产生耐药性或与一线抗结核病药配伍使用的药物,包括对氨基水杨酸、乙硫异烟胺、氧氟沙星、卡那霉素、阿米卡星、司帕沙星等。

 知识拓展

结核病现状与世界防治结核病日

据世界卫生组织(WHO)提供的数据显示,2014 年和 2015 年全球结核病年新增病例分别为960 万和 1 040 万,死亡病例分别为 150 万和 180 万。2012 年全球新增多重耐药结核患者高达45 万例,2016 年约有 60 万利福平耐药新发病例且 49 万为耐多药结核,其中 2016 年耐多药结核病中6.2%为广泛耐药结核。我国是全球 22 个结核病严重流行的国家之一,活动性肺结核患者超过400 万,同时耐多药肺结核病例数位居全球首位,每年因结核病致死的大约有 12 万。1995 年底,WHO 为了更进一步推动全球结核病预防控制的宣传活动,唤起公众与结核病作斗争的意识,与其他国际组织一起倡议,将每年 3 月 24 日作为世界防治结核病日。

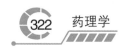

一、抗结核药的应用原则

结核病用药治疗时应遵循"早期用药、联合用药、适量用药、规律用药、全程督导"的5项原则。首先应明确患者属于"初治"还是"复治",并了解患者抗结核病的用药史,根据病情的严重程度、病灶部位、体外药敏试验等采用不同的标准治疗方案。

1. 早期用药　指患者一旦确诊为结核病后应立即给药治疗。早期结核病多为浸润性,病灶内血流量大,药物容易进入病灶,且病灶内结核分枝杆菌生长旺盛,对药物敏感。此外患者初期机体抵抗力强,病灶局部血液循环无明显障碍,有利于药物渗入病灶内,能促进炎症吸收,从而获得满意疗效。而晚期结核病常见纤维化、干酪化及厚壁空洞形成,病灶及周围血管血流量减少,药物不易接近结核分枝杆菌,不利于治疗。

2. 联合用药　单用一种药物时,结核分枝杆菌极易产生耐药性,加之长期大剂量使用易产生毒性反应。因此,为提高疗效、降低药物的毒性、缩短疗程、防止或延缓耐药性的产生,在结核病治疗中必须强调采用二联、三联,甚至是四联用药。一般以异烟肼为基础,加其他1~2个抗结核病药。对重症结核病如结核性脑膜炎、结核空洞、肾结核等开始就应采用4个或更多抗结核病药合用。

3. 适量用药　指用药剂量要适当。药量不足,组织内药物难以达到有效浓度,且亦诱发细菌产生耐药性使治疗失败;药物剂量过大则易产生严重不良反应而使治疗难以继续。

4. 规律用药　结核病是一种容易复发的疾病,过早地停药,会使已被控制的细菌再度繁殖或迁延,导致治疗失败。所以,结核病的治疗必须做到有规律长期用药,不能随意改变药物剂量或改变药物品种,否则难以成功。目前,结核病的治疗可分为短程疗法和长程疗法两种。短程疗法一般为6~9个月,是一种强化疗法。长程疗法一般为12~18个月,可根据病情联合用药或单用一种结核病药做彻底治疗,以巩固疗效,彻底治愈结核病。

5. 全程督导　WHO提出的全程督导治疗,是当今控制结核病的首要策略。即患者的病情、用药、复查等都应在医务人员的监督之下,不能随意改变药物剂量与品种。在全程化疗期间(一般为6个月)均有医务人员指导,确保得到规范治疗。

二、常用抗结核药

异烟肼

异烟肼(isoniazid,INH)又称雷米封,为异烟酸的衍生物。本药具有疗效好、毒副作用小、口服方便、价格低廉等优点。

【体内过程】　异烟肼口服或注射均易吸收,口服后1~2 h血药浓度达高峰。体内分布广泛,可分布于全身各组织器官,尤其是脑脊液、胸腔积液、腹水、关节腔、肾组织和淋巴结中药物浓度较高,且易透过血脑屏障,可透入到纤维化或干酪化的结核病灶中。异烟肼大部分在肝内代谢为乙酰化异烟肼和异烟酸,代谢产物及少量药物原形由肾排泄。人体对异烟肼乙酰化的速率有明显的种族性和个体差异,分快乙酰化型和慢乙酰化型。快乙酰化型 $t_{1/2}$ 为 70 min 左右,慢乙酰化型 $t_{1/2}$ 为 2~5 h。中国人大多为快乙酰化型,欧美人群则慢乙酰化型比例高。

【药理作用】　异烟肼对结核分枝杆菌抗菌作用强大、选择性高。对生长旺盛的结核分枝杆菌有强大的杀菌作用,对静止期的结核分枝杆菌有抑菌作用,对细胞内、外的结核分枝杆菌均有作用。其作用强度与渗入到病灶部位的浓度有关,低浓度时有抑菌作用,高浓度时有杀菌作用,其最低抑菌浓度为 0.025~0.050 mg/L,10 mg/L 具有杀菌作用。异烟肼的抗菌作用机制尚未完全明了,目前主要认为其是通过抑制结核分枝杆菌细胞壁特有的成分——分枝菌酸的合成而产生作用。

【临床应用】 异烟肼是目前治疗全身各部位、各类型结核病的首选药。单独用药可治疗早期轻症肺结核及预防用药。单独用药易产生耐药性,临床上常采用联合用药以增强疗效,缩短疗程,防止或延缓耐药性的产生。

【不良反应】 治疗量时不良反应少而轻。大剂量时或慢代谢型患者较易出现不良反应。

1. 神经系统毒性 可引起:①周围神经炎,表现为四肢麻木、肌肉震颤和步态不稳等;②中枢神经系统兴奋症状,表现为头痛、眩晕、兴奋、失眠、惊厥、共济失调、精神错乱等。异烟肼化学结构与维生素 B_6 相似,其神经毒性可能与其增加维生素 B_6 排泄和竞争性抑制维生素 B_6 参与的有关神经的物质代谢有关。嗜酒者、儿童、营养不良者更易出现神经毒性,用异烟肼时可同时预防性应用维生素 B_6,以防治异烟肼的神经毒性。

2. 肝毒性 一般剂量可有暂时性转氨酶升高,较大剂量或长期用药可致肝损害。

3. 其他 偶见皮疹、发热、粒细胞减少、嗜酸白细胞增加、血小板减少、口干、上消化道不适等。肝功能不良、癫痫、精神病患者及孕妇慎用。

利福平

利福平(rifampicin,RFP)又称甲哌利福霉素。是利福霉素的人工半合成品,为橘红色结晶粉末。

【体内过程】 利福平口服吸收迅速而完全,吸收率可达 90% 以上,个体差异大,食物可减少其吸收。其广泛分布于各种组织和体液,体内大部分组织和体液内均可达到有效抗菌浓度,能进入细胞、结核空洞、痰液及胎儿体内。利福平主要在肝代谢,代谢物去乙酰基利福平具有一定的抗菌活性,仅为利福平的 10%。利福平及其代谢物经胆汁排泄时可形成肝肠循环,延长药物作用时间。$t_{1/2}$ 为 1.5~5.0 h。原形药物及代谢产物呈橘红色,可使尿、粪、唾液、泪液、汗液和痰等染成橘红色或棕红色,应预先告知患者。

【药理作用】 利福平抗菌谱广且作用强大。对结核分枝杆菌、麻风分枝杆菌、革兰氏阳性球菌,尤其是耐药的金黄色葡萄球菌、革兰氏阴性球菌的抗菌作用较强;较高浓度对革兰氏阴性杆菌如大肠埃希菌、奇异变形杆菌、流感嗜血杆菌,某些病毒和沙眼衣原体也有抑制作用。利福平的抗菌作用机制为特异性地抑制细菌依赖 DNA 的 RNA 多聚酶,阻碍 mRNA 合成。

【临床应用】

1. 各种类型的结核病 利福平是目前治疗结核病的主要药物之一,常与其他抗结核病药物合用以增强疗效,防止耐药性的产生。

2. 麻风病 利福平是目前治疗麻风病最重要的药物之一。

3. 其他 耐药金黄色葡萄球菌及其他敏感菌所致的感染。如严重的胆道感染,滴眼液可用于沙眼、急性结膜炎和角膜炎。

【不良反应】 不良反应发生率<4%。

1. 胃肠道反应 主要有恶心、呕吐、腹痛、腹泻等,一般不严重。

2. 肝损害 长期大量应用可出现黄疸、转氨酶升高、肝大等,肝功能正常者较少;慢性肝病、酒精中毒或与异烟肼合用时较易出现肝损害,用药期间应定期检查肝功能。

3. 过敏反应 少数人可出现药疹、药物热。对本药过敏者禁用。

4. 神经系统反应 可见头痛、眩晕、嗜睡、乏力、视物模糊和运动失调等。

5. 致畸作用 动物实验表明利福平有致畸作用,妊娠 3 个月内妇女禁用。哺乳期患者用药期间

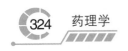

应停止哺乳。

6. 流感综合征　大剂量利福平使用期间可引起发热、寒战、头痛、肌肉酸痛等类似流感症状。应避免大剂量间隔用药。

△**乙胺丁醇**(ethambutol,EMB):是人工合成的一线抗结核病药。口服吸收快,吸收率约80%,经 2~4 h 血浆药物浓度即可达到高峰,并广泛分布于全身的组织和体液中,$t_{1/2}$ 为 2~4 h,约75%的药物以原形经肾排出。抗菌活性低于异烟肼、利福平和链霉素,对其他微生物几乎无作用。单用可缓慢产生耐药性且与其他抗结核病药无交叉耐药性。抗菌机制可能为与二价离子如 Mg^{2+} 结合,干扰细菌 RNA 合成。主要与异烟肼、利福平联用治疗各种类型的结核病,可增强疗效,延缓耐药性产生。不良反应发生率低于2%,治疗剂量较为安全,较严重的毒性反应为球后视神经炎,表现为视力模糊、视力减退、管状视野、红绿色盲等,大多数出现在连续大剂量使用 2~6 个月。一旦出现视力障碍或下降,应立即停药并给予维生素 B_6、烟酰胺等,一般可恢复;也可出现胃肠道反应如恶心、呕吐,过敏反应和肝脏损害,尤其是与异烟肼、利福平合用时更应注意。

△**吡嗪酰胺**(pyrazinamide,PZA):为人工合成的烟酰胺类似物。口服吸收迅速,广泛分布于全身各组织体液中,大部分在肝水解,少部分以原形由尿排出,$t_{1/2}$ 为 9~10 h。抗结核分枝杆菌作用弱于异烟肼、利福平和链霉素,与异烟肼和利福平合用有显著的协同作用。在酸性环境下对结核分枝杆菌有较强的抑制和杀灭作用。单独使用易产生耐药性,与其他抗结核病药无交叉耐药性。临床上常采用低剂量(每日 15~30 mg/kg)、短疗程的吡嗪酰胺进行三联或四联联合用药,治疗其他抗结核病药疗效不佳的患者。吡嗪酰胺长期、大量使用可发生严重的肝损害,表现为氨基转氨酶升高、黄疸和肝细胞坏死等。用药期间应定期检查肝功能,肝功能异常者慎用或禁用。本药抑制尿酸排泄,可诱发痛风。

△**链霉素**(streptomycin):为最早用于抗结核病的药物,疗效不及异烟肼和利福平。不易透过细胞膜,也不易渗入纤维化、干酪化及厚壁空洞病灶,故对细胞内和上述病灶内的结核分枝杆菌不易发挥抗菌作用;不易透过血脑屏障,故对结核性脑膜炎效果较差。链霉素单用易产生耐药性,且长期应用易产生严重的耳毒性,目前在抗结核病药物治疗中已逐渐被其他药物所取代。

△**对氨基水杨酸**(para-aminosalicylic acid,PAS):为二线抗结核病药。仅对细胞外的结核分枝杆菌有抑制作用,抗结核分枝杆菌作用弱于异烟肼、利福平和链霉素。其抗菌作用机制为竞争性抑制二氢叶酸合成酶,干扰结核分枝杆菌叶酸合成。临床上主要与异烟肼和链霉素联合使用,可增强疗效,延缓耐药性的产生。本药毒性低,但不良反应发生率可高达 10%~30%,常见有胃肠道反应,也可引起皮疹、发热、关节痛、白细胞减少症等,长期大剂量使用可出现肝、肾损害。

△**乙硫异烟胺**(ethionamide):为异烟酸的衍生物,仅对结核分枝杆菌有作用,其抗菌效力较异烟肼弱,但穿透力较强,可分布于全身各组织和体液中。易到达结核病灶内,对其他抗结核病药耐药的菌株仍有效。临床上主要与其他抗结核药联合,用于一线药物治疗无效者。不良反应以胃肠道反应较多见,也可致周围神经炎及肝损害,应定期检查肝功能。

△**喹诺酮类药**(quinolones):如氧氟沙星、环丙沙星、莫西沙星等,具有良好的抗结核分枝杆菌作用,杀菌作用强,不易产生耐药性,与其他抗结核病药之间无交叉耐药性。临床上主要与其他抗结核病药联合,用于治疗多种耐药的结核分枝杆菌感染。

△**利福定**(rifandin):是我国首先应用于临床的人工合成利福霉素的衍生物,抗菌作用强大,抗菌谱广。其抗结核分枝杆菌能力比利福平强 3 倍,对麻风分枝杆菌的抑制作用也优于利福平。利福定与异烟肼、乙胺丁醇等抗结核药物有协同作用,其抗菌作用机制、耐药机制与利福平相同,不良反应与利福平相似。一般情况下利福定与异烟肼、乙胺丁醇等合用,可延缓耐药性的产生。但通过临

床的观察发现,它的稳定性差,易改变晶形而失效,且复发率也较高,现已少用。

△**罗红霉素**(roxithromycin,RXM):为大环内酯类抗生素,罗红霉素是其中抗结核分枝杆菌作用最强的一个。其作用机制是能与细菌核糖体的50S亚基可逆性结合,抑制肽链的延长,阻碍细菌蛋白质的合成。临床上主要与异烟肼或利福平合用,有协同作用。

第二节　抗麻风药

麻风病是由分枝杆菌属的麻风分枝杆菌所引起的慢性传染性疾病,其病变主要损害皮肤、黏膜及周围神经,中晚期还可累及五官、外生殖器和内脏器官,严重者可造成肢体残疾或畸形,使患者失去劳动力。目前治疗麻风病的药物主要有氨苯砜、利福平、氯法齐明等。

氨苯砜

氨苯砜(dapsone,DDS)为砜类化合物。

【体内过程】　氨苯砜口服吸收快而完全,吸收率为93%,4~8 h血药浓度可达峰值,常规剂量时其血药浓度一般为10~15 μg/mL。体内分布广泛,以肝、肾、肌肉、皮肤等组织中药物浓度较高,病变皮肤部位的药物浓度比正常皮肤高数倍。氨苯砜主要在肝内乙酰化代谢,可形成肝肠循环,70%~80%的药物以代谢物形式从尿排出,$t_{1/2}$为20~30 h。

【药理作用】　氨苯砜对麻风分枝杆菌有较强的抑制作用,大剂量有杀菌作用,对其他微生物几乎无作用。其作用机制为竞争性抑制敏感菌的二氢叶酸合成酶,干扰叶酸的合成,进而阻止麻风分枝杆菌的复制,起到抑菌作用。

【临床应用】　氨苯砜为治疗麻风病的首选药物。一般用药3~6个月症状有所改善,鼻、口、咽喉和皮肤病变逐渐恢复,麻风分枝杆菌逐渐消失,细菌完全消失至少需连续用药1~3年,神经病变的恢复和瘤型麻风病患者的麻风分枝杆菌的消失需要持续治疗更长时间,甚至需服药5年以上。鉴于治疗麻风病的长期性,为防止耐药性的产生,氨苯砜常与利福平或氯法齐明合用。

【不良反应】　氨苯砜常见的不良反应是溶血,偶尔可出现溶血性贫血。口服可出现胃肠道反应、头痛、周围神经病变、发热、皮疹、血尿等。治疗早期或剂量增加速度过快可出现麻风病症状加重反应即"氨苯砜综合征",表现为发热、周身不适、剥脱性皮炎、黄疸伴肝坏死、淋巴结肿大、贫血等。严重贫血、G-6-PD缺乏、肝肾功能不良、过敏者及精神病患者禁用。

△**氯法齐明**(clofazimine):可抑制麻风分枝杆菌,与其他抗分枝杆菌药合用对结核分枝杆菌、溃疡分枝杆菌亦有效。抗菌机制尚不清楚,可能与其与敏感菌 DNA 结合有关。临床常与氨苯砜或利福平合用治疗各型麻风病。此外,氯法齐明具有抗炎作用,对治疗和预防Ⅱ型麻风反应结节性和多形性红斑均等均有效。本品主要不良反应为皮肤及角膜色素沉着,沉着部位呈红色。用药者的尿、痰和汗液可呈红色。本药排泄极慢,$t_{1/2}$约为70 d。

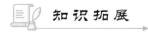 **知识拓展**

麻风病现状

麻风病主要流行于亚洲、非洲和南美洲,根据世界卫生组织所有区域的138个国家收到的正式

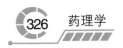

报告,2015年底全球麻风病登记流行率为176 176例(每万人0.18例病例)。2015年全球报告发生的新发病例数量为211 973例(每万人0.21例新发病例)。2015年中国发现麻风病例数720例(约每万人0.01例新发病例)。

据统计,全球有300万~400万人因麻风病导致残疾,我国因麻风病致畸人数约为12万人,其中有4万人丧失劳动力。

问题分析与能力提升

某患者因咳嗽、咳血1周入院,同时伴有食欲减退、低热、全身乏力及夜间盗汗症状。经诊断为肺结核。

请分析:

1. 对该患者可选用哪些药物治疗?

2. 该患者选用上述药物治疗期间有哪些注意事项?

思考题

1. 简述一线和二线抗结核病药分别有哪些。

2. 比较一线抗结核病药的异同点。

3. 试述抗结核病药的应用原则。

(王世广)

第四十三章　抗寄生虫药

课件

:::::: 学习目标 ::::::

1. 掌握氯喹、伯氨喹、乙胺嘧啶的药理作用、临床应用和主要不良反应；甲硝唑的药理作用、临床应用和主要不良反应；常用广谱抗肠蠕虫药的作用特点及临床应用。

2. 熟悉奎宁、青蒿素等抗疟药的作用特点及临床应用；吡喹酮、乙胺嗪的作用特点及临床应用。

3. 了解其他抗寄生虫药的作用特点及临床应用。

第一节　抗疟药

疟疾是流行于热带、亚热带地区,由雌性按蚊传播,进入人体的疟原虫引起的传染性疾病,临床表现以间歇性寒战、高热、出汗、脾大和贫血等为主要特征。寄生于人体内致病的疟原虫主要有恶性疟原虫、间日疟原虫、三日疟原虫和卵形疟原虫,分别引起恶性疟、间日疟、三日疟和卵形疟。在我国主要是间日疟和恶性疟,其他两种较少见。恶性疟病情较严重,甚至危及生命。抗疟药通过作用于疟原虫生活史的不同环节,发挥治疗或预防疟疾的作用。目前尚无一种能对疟原虫生活史的各个环节都有杀灭作用的抗疟药,因此,了解疟原虫的生活史,以及各种抗疟药的作用环节,才能根据不同目的正确选用药物。

一、疟原虫的生活史及疟疾的发病机制

疟原虫的生活史基本相同,可分为人体内的无性生殖阶段和雌性按蚊体内的有性生殖阶段。

(一)疟原虫在人体内的无性生殖阶段

1. 红细胞外期　受疟原虫感染的雌性按蚊叮咬人时,在其体内发育形成的子孢子随唾液进入人体,随即侵入肝细胞发育、繁殖,形成大量裂殖体。间日疟原虫子孢子有两种类型,即速发型与迟发型。速发型潜伏期短(12～20 d),侵入肝细胞即开始增殖;迟发型潜伏期长(≥6 个月),在肝细胞内经过一段休眠期后才开始繁殖,是间日疟复发的根源。恶性疟和三日疟原虫不存在迟发型子孢子,故不引起复发。作用于此期的药物有乙胺嘧啶、伯氨喹等,可作为病因性预防及根治药物。

2. 红细胞内期　红细胞外期形成的裂殖体分裂成数以万计的裂殖子,致肝细胞破坏而释出,部分被吞噬细胞吞噬消灭,部分侵入红细胞内发育成裂殖体、裂殖子,破坏红细胞并释放出大量裂殖

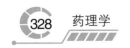

子及其代谢物,以及红细胞破坏产生的大量变性蛋白,刺激机体引起寒战、高热等症状,即疟疾发作。小部分裂殖子再侵入其他红细胞重新进行裂体增殖,可引起临床症状反复发作。恶性疟的发病周期为 36～48 h,间日疟为 48 h,三日疟为 72 h。作用于此期的药物有氯喹、奎宁、青蒿素等,可控制症状和预防性抑制症状发作。

(二)疟原虫在雌性按蚊体内的有性生殖阶段

红细胞内的疟原虫不断裂体增殖,经增殖 3～5 代后,部分裂殖体发育成雌、雄配子体。在按蚊刺吸患者的血液时,雌、雄配子体随血液进入蚊体内发育成子孢子,移行至唾液腺内,成为疟疾传播的根源。伯氨喹能杀灭各种疟原虫的配子体,乙胺嘧啶能抑制雌、雄配子体在蚊体内发育,两者均有控制疟疾传播和流行的作用。

二、常用抗疟药

(一)主要用于控制症状的抗疟药

氯喹

氯喹(chloroquine)是人工合成的 4-氨基喹啉类化合物。

【体内过程】　氯喹口服吸收快而完全,1～2 h 血药浓度达峰值,广泛分布于全身组织,在肝、脾、肾、肺等组织中的浓度常达血浆浓度的 200～700 倍,红细胞内的浓度为血浆浓度的 10～20 倍,而被疟原虫入侵的红细胞内的药物浓度又比正常红细胞内浓度高约 25 倍。在肝代谢,主要代谢物去乙基氯喹仍有抗疟作用,30% 代谢产物及 70% 原形药从尿中排出,酸化尿液可加速其排泄。因药物在组织内贮存,代谢和排泄都很缓慢,故作用持久,$t_{1/2}$ 持续时间长达 3～5 d。

【药理作用和临床应用】

1. 抗疟作用　氯喹对各种疟原虫的红细胞内期裂殖体均有较强的杀灭作用,能迅速有效地控制疟疾的临床发作,对恶性疟有根治作用,是控制疟疾症状的首选药物。其特点是起效快、疗效高、作用持久。多数病例在用药后 24～48 h 内症状消除,48～72 h 内血中疟原虫消失。氯喹抗疟作用机制复杂,与氯喹在疟原虫溶酶体内的高度浓集有关。

2. 抗肠外阿米巴病作用　能杀灭阿米巴滋养体,可用于阿米巴肝脓肿的治疗。详见本章第二节相关内容。

3. 免疫抑制作用　大剂量氯喹能抑制免疫反应,临床可用于类风湿关节炎、系统性红斑狼疮等自身免疫病的治疗。

【不良反应】　氯喹用于治疗疟疾时,不良反应较少且轻微,仅有轻度头晕、头痛、胃肠不适、耳鸣、烦躁、皮肤瘙痒和皮疹等,一般能良好耐受,停药后迅速消失。长期大剂量用药可引起视网膜病,以及阿-斯综合征,应定期进行眼科检查,以免发生严重的不良反应。有耳毒性及致畸作用,孕妇禁用。

奎宁

奎宁(quinine)是从金鸡纳树皮中提得的一种生物碱,是最早用于控制症状的抗疟药。曾是治疗疟疾的主要药物,现已不作为首选药。但是由于耐药性的问题日趋严重,奎宁又重新受到重视。

【体内过程】　口服吸收迅速完全,1～3 h 血药浓度达峰值,体内分布广泛,主要分布于肝、肾中,脑脊液中含量较低,红细胞内浓度较高。80% 的药物在肝中被氧化分解而失效,代谢物和少量原形药经肾排出,24 h 内几乎全部排泄,故连续给药无蓄积。

【药理作用和临床应用】　抗疟机制与氯喹相似。对各种疟原虫的红细胞内期裂殖体均有杀灭作用,能迅速控制临床症状。对间日疟和三日疟原虫的配子体有效,对红细胞外期疟原虫及恶性疟原虫的配子体无效。因其疗效较氯喹差且毒性大,对一般疟疾控制症状已不作为首选药。临床主要用于耐氯喹或耐多药的恶性疟。对脑型或其他重症疟疾,可用二盐酸奎宁稀释后缓慢静脉滴注治疗,有利于昏迷患者的抢救,病情好转后可改为口服给药。

【不良反应】

1. 金鸡纳反应　表现为恶心、呕吐、耳鸣、头痛、听力减退和视力减弱等,多因用药过量所致,一般停药后可恢复。剂量过大可损害视神经,引起复视或弱视。

2. 心血管系统反应　剂量过大或静脉给药过快可致严重心脏抑制、血压下降、呼吸浅慢和心律失常,并伴有高热、谵妄、昏迷等,因此,使用奎宁时静脉滴注速度要慢,并密切观察患者的心脏、血压、呼吸等变化。

3. 过敏反应　可引起皮疹、哮喘、血管神经性水肿等过敏反应。

4. 特异质反应　少数先天性葡萄糖-6-磷酸脱氢酶(G-6-PD)缺乏患者和恶性疟患者即使应用很小剂量也能引起急性溶血(黑尿热),表现为寒战、高热、黑尿(血红蛋白尿)、极度贫血和急性肾功能衰竭等,甚至死亡。

5. 其他　能刺激胰岛 β 细胞,引起高胰岛素血症和低血糖。因有兴奋子宫平滑肌的作用并可导致胎儿听力及神经系统损害,孕妇禁用,哺乳期及月经期妇女慎用。

青蒿素

青蒿素(artemisinin)是我国科学家首先从菊科植物黄花蒿(Artemisia annua L)和大头黄花蒿中提取的一种新型抗疟药,属倍半萜内酯过氧化物。将青蒿素进行结构改造,可得到蒿甲醚(artemether)和青蒿琥酯(artesunate),均可用于抗疟治疗。其活性代谢产物双氢青蒿素(dihydroartemisinin)也已作为抗疟药使用,且疗效好,复发率低。

【体内过程】　口服吸收迅速完全,0.5～1.0 h 血药浓度达峰值,广泛分布于各组织中,胆汁中浓度较高,其次是肝、肾、脾等。青蒿素脂溶性高,易透过血脑屏障进入脑组织,体内代谢快,有效血药浓度维持时间短。主要从肾及肠道排出。

【药理作用和临床应用】　青蒿素能快速杀灭各种疟原虫红细胞内期裂殖体,48 h 内疟原虫从血中消失。作用机制尚未完全阐明,可能是青蒿素被疟原虫体内的血红素或 Fe^{2+} 铁催化,产生自由基,破坏疟原虫表膜和线粒体结构,导致虫体死亡。因为青蒿素与氯喹只有低度交叉耐药性,可用于耐氯喹或对多种药物耐药的恶性疟。青蒿素可透过血脑屏障,对脑型恶性疟的救治有良效。青蒿素也可用于治疗系统性红斑狼疮和盘状红斑狼疮。青蒿素的最大缺点是复发率高达30%,与伯氨喹合用时可使复发率降至10% 左右,因而,青蒿素必须与伯氨喹合用根治间日疟。

【不良反应】　不良反应少,偶见恶心、呕吐、腹痛、腹泻及血清转氨酶轻度升高等。也可有一过性心脏传导阻滞、白细胞减少等。大剂量应用可见骨髓抑制和肝损害,并有胚胎毒性,故孕妇慎用。

△咯萘啶(malaridine):为我国研制的一种抗疟药。口服吸收慢,生物利用度约为40%,$t_{1/2}$ 为2～3 d。本药能杀灭红细胞内期裂殖体,特别是对耐氯喹的疟原虫仍有较强作用。临床上主要用于治疗耐氯喹的恶性疟疾及脑型疟疾,治疗剂量时不良反应轻微,偶有胃部不适、食欲减退、恶心、头痛、头晕、心悸、皮疹和精神兴奋。

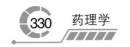

（二）主要用于控制复发与传播的抗疟药

伯氨喹

伯氨喹（primaquine）是人工合成的8-氨基喹啉类衍生物。

【体内过程】 伯氨喹口服吸收快而完全，1～2 h血药浓度达高峰，主要分布于肝，其次为肺、脑和心脏等组织。体内代谢迅速，主要由肾排泄，$t_{1/2}$为3～6 h。因血中有效浓度维持时间不长，必须每日连续用药。

【药理作用与临床应用】 伯氨喹为疟原虫红细胞外期裂殖体杀灭药，对间日疟红细胞外期迟发型子孢子有较强的杀灭作用，对各种疟原虫的配子体也有杀灭作用，是控制复发和阻止疟疾传播的首选药。

【不良反应】 毒性比其他抗疟药大，治疗量可引起头晕、恶心、呕吐、发绀、腹痛等，停药后可消失。少数特异质者在小剂量时也可发生急性溶血性贫血和高铁血红蛋白血症，与患者体内红细胞缺乏葡萄糖-6-磷酸脱氢酶有关。服药期间应避免驾车和高空作业。

（三）主要用于病因性预防的抗疟药

乙胺嘧啶

乙胺嘧啶（pyrimethamine）是病因性预防疟疾的首选药。

【体内过程】 口服吸收慢而完全，4～6 h血药浓度达到高峰，主要分布于肾、肺、肝、脾等。代谢物由肾缓慢排出，少量随乳汁排出。$t_{1/2}$为4～6 d。

【药理作用与临床应用】 乙胺嘧啶为二氢叶酸还原酶抑制剂，对疟原虫酶的亲和力远大于对人体酶的亲和力，可阻止二氢叶酸转变为四氢叶酸，阻碍核酸的合成。对恶性疟和间日疟某些虫株的红细胞外期原发型子孢子有杀灭作用。对疟原虫红细胞内期裂殖体的核分裂亦有抑制作用，但不能阻止成熟阶段原虫分裂，故临床起效缓慢，需在用药后第二个增殖期才见效，临床上主要用于疟疾的病因性预防。乙胺嘧啶虽不能直接杀灭配子体，但含药血液随配子体被按蚊吸入后，能阻止疟原虫在蚊体内的孢子增殖，起控制传播的作用。

【不良反应】 治疗剂量毒性小，不良反应发生率低。长期大量服用可能干扰人体叶酸代谢，可引起巨幼细胞贫血、粒细胞减少，及时停药或用甲酰四氢叶酸钙治疗可恢复。过量可致急性中毒，表现为食欲减退、恶心、呕吐、腹痛、发热、黄疸、发绀、共济失调、震颤和癫痫样症状等。本品有致畸和胚胎毒作用，故孕妇禁用。

第二节 抗阿米巴药

阿米巴病是由溶组织内阿米巴原虫感染引起。溶组织内阿米巴原虫有包囊和滋养体两个发育时期。包囊为传播因子，在饮食污染进入人体小肠后，在肠腔内脱囊并迅速分裂为小滋养体寄生于肠道，部分小滋养体转移至结肠形成新的包囊，随粪便排出体外，成为阿米巴病的传染源。滋养体为致病因子，浸入肠壁，破坏肠黏膜和黏膜下组织，可引起急、慢性阿米巴痢疾，可致腹痛、腹泻、便血等。同时大滋养体可随血液侵入肠外组织如肝、脑、肺等组织，大量繁殖产生阿米巴炎症或脓肿,称为肠外阿米巴病,如阿米巴肝、肺和脑脓肿。

目前应用的抗阿米巴药主要是杀灭滋养体,根据药物作用部位,将抗阿米巴药分为3种。①抗肠内、肠外阿米巴药,如甲硝唑;②抗肠内阿米巴药,如二氯尼特;③抗肠外阿米巴药,如氯喹。

一、抗肠内、肠外阿米巴药

甲硝唑

甲硝唑(metronidazole)又名灭滴灵,为人工合成的5-硝基咪唑类化合物。同类药物还有替硝唑、尼莫唑和奥硝唑,药理作用与甲硝唑相似。

【体内过程】　甲硝唑口服吸收迅速而完全,生物利用度约95%,1～3 h血药浓度达峰值。体内分布广,可渗入全身组织和体液,也可通过血脑屏障和胎盘屏障。其主要在肝代谢,代谢物及原形药主要由肾排泄。亦可经乳汁排泄。$t_{1/2}$为8～12 h。

【药理作用和临床应用】

1.抗阿米巴作用　对肠内、肠外阿米巴滋养体均有强大杀灭作用,是治疗急性阿米巴痢疾和肠外阿米巴病的首选药。

2.抗厌氧菌作用　对革兰氏阳性或革兰氏阴性厌氧杆菌和球菌都有较好的抗菌作用。其主要用于治疗厌氧菌感染引起的腹腔、盆腔、口腔骨和骨关节感染,以及由此引起的败血症等。也可与其他抗菌药合用防治妇科手术、胃肠外科手术时厌氧菌感染。

3.抗滴虫作用　对阴道滴虫有强大的杀灭作用,是治疗阴道滴虫病的首选药。口服后可分布于阴道分泌物、精液和尿液中,对反复发作的患者应夫妻同时服药,以求根治。

4.抗贾第鞭毛虫作用　是目前治疗贾第鞭毛虫病最有效的药物,治愈率可达90%。

【不良反应】　常见不良反应有恶心、呕吐、腹痛、腹泻、舌炎、口腔有金属味等,停药后可消失。少数人可发生荨麻疹、潮红、白细胞轻度减少等,停药后可自行恢复。极少数患者可出现神经系统反应,表现为头痛、头晕、肢体麻木、感觉异常、共济失调及惊厥等,一旦出现,应立即停药。

△替硝唑(tinidazole):口服吸收良好,比甲硝唑作用维持时间长,不良反应少而轻。替硝唑也可用于治疗肠内、外阿米巴病。

二、抗肠内阿米巴药

△二氯尼特(diloxanide):为二氯乙酰胺类衍生物,是目前最有效的杀阿米巴包囊药。口服吸收迅速,1 h血药浓度达峰值,体内分布广泛。对于无症状或仅有轻微症状的排包囊者有良好疗效,对慢性阿米巴痢疾也有效,对肠外阿米巴病无效。对急性阿米巴痢疾疗效差,用甲硝唑控制症状后再用本品可肃清肠腔内包囊,防止复发。不良反应轻,偶有恶心、呕吐、腹泻、瘙痒、皮疹等。肝功能不全者应酌情减量。大剂量时可导致流产,但未见致畸作用,孕妇禁用。

△卤化喹啉类药物:包括喹碘方(chiniofon)、双碘喹啉(diiodohydroxyquinoline)和氯碘羟喹(clioquinol)等。

本类药物口服吸收少,在肠内浓度高,能直接杀灭肠腔内阿米巴滋养体。作用机制可能通过抑制阿米巴体内酶活性及抑制肠内共生菌,阻碍阿米巴滋养体的生长繁殖,从而消灭肠腔内包囊。临床主要用于治疗轻症、慢性阿米巴痢疾及无症状排包囊者,或与甲硝唑合用治疗急性阿米巴痢疾。常见不良反应为恶心、呕吐、腹泻及甲状腺轻度肿大,个别患者可出现碘过敏反应,大剂量可引起肝

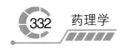

功能减退及严重视觉障碍等。碘过敏者、甲状腺肿大及严重肝、肾功能不全者禁用。

三、抗肠外阿米巴药

△依米丁(emetine)：是从吐根碱中提取出的生物碱，去氢依米丁(dehydroemetine)为其衍生物，抗阿米巴作用更强，毒性略低。两种药物对溶组织内阿米巴滋养体有直接杀灭作用，用于治疗急性阿米巴痢疾和阿米巴肝脓肿，能迅速控制临床症状。对肠腔内阿米巴滋养体无效，不适用于症状轻微的慢性阿米巴痢疾及无症状的阿米巴包囊携带者。因毒性大，对心肌有较强的抑制作用，一般只在阿米巴病病情严重，且甲硝唑治疗无效时使用。

△氯喹：为抗疟原虫药(见本章第一节相关内容)，也有杀灭肠外阿米巴滋养体的作用。对肠内阿米巴病无效。临床上仅用于甲硝唑治疗无效或禁忌的阿米巴肝炎或肝脓肿，应与肠内抗阿米巴病药合用，以防复发。

第三节　抗滴虫药、抗血吸虫药和抗丝虫药

一、抗滴虫药

滴虫病主要是由阴道毛滴虫所致滴虫性阴道炎，也可寄生于男性泌尿生殖道内，多数通过性接触传播。抗滴虫药主要用于治疗阴道毛滴虫感染引起的阴道炎、尿道炎和前列腺炎。为保证疗效，应夫妻同时治疗。常用药有甲硝唑、乙酰胂胺、曲古霉素等。

△甲硝唑：是目前治疗阴道滴虫病最有效的药物，口服和局部应用疗效均佳，主要用于男女泌尿生殖道毛滴虫感染的治疗。

△乙酰胂胺(acetarsol)：为五价胂剂，其复方制剂称滴维净。在耐甲硝唑耐药株感染时，可改用乙酰胂胺局部治疗。将其片剂置于阴道穹窿部有直接杀滴虫作用。此药有轻度局部刺激作用，阴道分泌物增多，可考虑改用乙酰胂胺局部给药。阴道毛滴虫可通过性接触或公共浴厕间接传播，为保证疗效，应夫妇同时治疗。

△曲古霉素(trichomycin)：抗真菌作用与制霉菌素相似。对阴道滴虫病合并阴道念珠菌感染疗效较好，与甲硝唑合用可提高疗效，防止复发。

二、抗血吸虫药

血吸虫病是一种严重危害人类健康的蠕虫病，由寄生于人体内的血吸虫引起。人体内寄生的血吸虫有日本血吸虫、曼氏血吸虫、埃及血吸虫等，在我国流行的血吸虫病是由日本血吸虫引起的。疫区主要分布在长江流域及其以南的12个省、市、自治区，新中国成立后血吸虫病在国内已得到有效控制。

△酒石酸锑钾：是最早用于治疗血吸虫病的特效药，但因必须静脉注射，对心脏、肝毒性大，现已少用。目前在临床上主要使用广谱抗血吸虫药吡喹酮，该药具有疗效高、疗程短、毒性低、可口服的等优点，现已完全取代了酒石酸锑钾在临床上的应用。

吡喹酮

吡喹酮(praziquantel)为人工合成的吡嗪异喹啉衍生物。

【体内过程】　吡喹酮口服吸收迅速而完全,1~2 h 血药浓度达峰值,首过消除明显,生物利用度低。门静脉中药物浓度为血药浓度的 10 倍左右。分布于多种组织,以肝、肾、脂肪等组织中含量高,可通过血脑屏障。其主要在肝内代谢,经肾排泄,$t_{1/2}$ 为 2~3 h。

【药理作用和临床应用】　吡喹酮为广谱抗血吸虫和抗绦虫药,对多种血吸虫如日本血吸虫、埃及血吸虫、曼氏血吸虫均有杀灭作用,对成虫作用强,对幼虫作用弱。对其他血吸虫如姜片虫、华支睾吸虫、肺吸虫及肝吸虫也有杀灭作用。对各种绦虫感染及其幼虫引起的囊虫病、包虫病也有良好的疗效。作用机制主要是提高虫体肌肉活动,引起虫体痉挛性麻痹,从而失去吸附能力,导致虫体脱离宿主组织,而遭破坏死亡。吡喹酮是目前治疗日本血吸虫病的唯一选用药物,也是治疗各种绦虫病的首选药,治愈率达 90% 以上。

【不良反应】　不良反应少而短暂。口服后可出现腹部不适、腹痛、腹泻、恶心、头昏、头痛、嗜睡等,服药期间应避免驾车和高空作业。偶有发热、瘙痒、荨麻疹、关节痛、肌痛等,与虫体被杀死后释放异体蛋白有关。少数出现心电图改变。严重心脏病、肾病、肝病患者及精神病史者慎用。

三、抗丝虫药

丝虫病是丝状线虫寄生于人体淋巴系统所引起的一种流行性寄生虫病。寄生于人体的丝虫有 8 种,我国流行的丝虫病为班氏丝虫和马来丝虫,蚊子为传播媒介,幼虫在中间宿主蚊体发育,成虫在人体发育成熟。丝虫寄生于淋巴系统,早期主要表现为淋巴管炎和淋巴结炎,晚期出现淋巴管阻塞症状。

乙胺嗪

乙胺嗪(diethylcarbamazine)为哌嗪衍生物,其枸橼酸盐称海群生。是目前治疗丝虫病的首选药。

【体内过程】　口服吸收迅速,1~2 h 达到血药高峰,广泛分布于人体各组织和体液,大部分在体内氧化失活,原形药及代谢产物主要经肾排泄,酸化尿液能促进其排泄,碱化尿液则减慢其排泄,$t_{1/2}$ 约为 8 h。

【药理作用和临床应用】　乙胺嗪能杀灭体内的班氏丝虫和马来丝虫,但需依赖宿主防御机制参与。乙胺嗪分子中的哌嗪部分可使微丝蚴的肌细胞膜超极化,导致虫体麻痹而脱离寄生部位;也可破坏微丝蚴表膜的完整性,致抗原暴露,使其易遭宿主防御系统的破坏。临床上主要用于治疗丝虫病,对马来丝虫的疗效优于班氏丝虫,对微丝蚴的作用胜于成虫。

【不良反应】　不良反应轻微,常见厌食、恶心、呕吐、头痛、无力等,通常在几天内消退。但因丝虫成虫和蚴虫死亡释出大量异体蛋白引起的过敏反应则较明显,表现为肌肉关节酸痛、皮疹、畏寒、发热、哮喘、淋巴结肿大、血管神经性水肿、心率加快及胃肠功能紊乱等,可用地塞米松缓解症状。

第四节　抗肠蠕虫药

肠道内寄生的蠕虫主要有线虫、绦虫和吸虫 3 类。在我国,肠蠕虫病以肠道线虫(如蛔虫、蛲虫、钩虫、鞭虫)感染最为普遍。抗肠蠕虫病药是驱除或杀灭肠道蠕虫的药物。

甲苯达唑

甲苯达唑(mebendazole)为苯丙咪唑类衍生物。具有广谱、高效、低毒的特点。

【体内过程】　口服吸收少,首过消除明显,生物利用度为 22% 。血浆蛋白结合率约为 95% ,大部分在肝内代谢为极性强的羟基及氨基代谢物,通过胆汁由粪便排出,未吸收部分以原形随粪便排出。

【药理作用与临床应用】　甲苯达唑不仅能杀灭各种线虫和绦虫的成虫,对蛔虫、蛲虫、鞭虫、钩虫的虫卵和幼虫也有杀灭和抑制作用,其疗效常在 90% 以上,尤其适用于上述蠕虫的混合感染。其作用机制是与蠕早细胞内微管结合,抑制微管聚焦,抑制虫体对葡萄糖的摄取,使虫体糖原消耗完毕,ATP 生成减少,虫体生长发育受到抑制,导致虫体死亡。临床主要用于蛔虫、蛲虫、鞭虫、钩虫、绦虫、鞭毛虫及粪类圆线虫的单独或混合治疗。

【不良反应】　无明显不良反应。少数患者用药后可出现短暂的腹痛和腹泻。大剂量时偶见转氨酶升高、变态反应、脱发、粒细胞减少等。本品有致畸和胚胎毒作用,故孕妇和 2 岁以下儿童禁用。

△阿苯达唑(albendazole):也属苯丙咪唑类衍生物,是高效、低毒的广谱驱肠虫药。阿苯达唑作用机制与甲苯达唑相似。临床主要用于驱蛔虫、蛲虫、绦虫、鞭虫、钩虫、粪圆线虫等的单独感染及混合感染,也可治疗各种类型的包虫病、囊虫病。不良反应较少,偶有腹痛、腹泻、恶心、头痛、头晕、口干、乏力、皮疹等。少数患者可出现血清转氨酶升高,停药后可恢复正常。对本品过敏、孕妇、2 岁以下儿童、癫痫及肝、肾功能不全者禁用。

△哌嗪(piperazine):又名驱蛔灵,是常用的驱蛔虫药,临床常用制剂为枸橼酸哌嗪。其机制与其引起虫体弛缓性麻痹有关。主要用于驱除肠道蛔虫,治疗蛔虫所致的不完全性肠梗阻和早期胆道蛔虫。对蛲虫病也有一定的疗效,但用药时间较长,目前已少用。不良反应轻,大剂量时可出现恶心、呕吐、腹泻、上腹部不适、荨麻疹,甚至可见神经系统症状如嗜睡、眩晕、眼球震颤、共济失调等。肝、肾、神经系统疾病或有癫痫史者禁用。

△噻嘧啶(pyrantel):为广谱抗肠蠕虫药,对蛔虫、钩虫、蛲虫和毛圆线虫感染均有较好疗效,但对鞭虫感染无效。其作用机制为抑制虫体胆碱酯酶,使 ACh 堆积导致虫体痉挛性麻痹,脱落而排出体外。临床主要用于治疗蛔虫、钩虫、蛲虫单独或混合感染。不良反应轻而短暂,偶有腹部不适、恶心、呕吐、腹痛和腹泻等胃肠道反应。也可见头晕、头痛、胸闷、皮疹和氨基转氨酶升高等。急性肝炎、肾炎、严重心脏病患者禁用,孕妇与 2 岁以下儿童禁用。

△左旋咪唑(levamisole):是咪唑类衍生物四咪唑的左旋异构体,对蛔虫、蛲虫、钩虫均有明显驱虫作用。其驱虫作用机制为抑制虫体琥珀酸脱氢酶活性,减少能量生成,使虫体麻痹,失去附着能力而排出体外。临床主要用于治疗蛔虫、钩虫、蛲虫感染,以及用于类风湿关节炎、系统性红斑狼疮等。不良反应较轻而且短暂,治疗剂量可见恶心、呕吐、腹痛等胃肠反应。大剂量或多次给药,偶尔出现粒细胞减少、肝功能减退等。妊娠早期、肝肾功能不良者禁用。

△**氯硝柳胺**（niclosamide）：又名灭绦灵，为水杨酰胺类衍生物，对多种绦虫成虫有杀灭作用，对牛肉绦虫、猪肉绦虫、阔节裂头绦虫和短膜壳绦虫感染均有效，对牛肉绦虫病的疗效较好。其抗虫机制为抑制虫体细胞内线粒体氧化磷酸化过程，使能量物质 ATP 生成减少，妨碍虫体生长发育。临床主要用于牛肉绦虫、猪肉绦虫、短膜壳绦虫感染。服用本药后，应用硫酸镁导泻可将死亡节片迅速排出。本药不良反应少，偶见胃肠不适、恶心、腹痛、头晕、胸闷、发热、乏力、皮肤瘙痒等。

问题分析与能力提升

患者，男，30 岁，长期生活在西藏拉萨地区，平时喜欢生食牛羊肉，喝生水。近两个月以来，经常发热、乏力、消瘦，黄疸进行性加重，右上腹有明显压痛，肝肋下 2 指可触及，腹部 B 超见肝区中部有一 3.0 cm×4.0 cm×2.5 cm 的囊性水肿，可见液平，诊断为肝脓肿。粪便检查可见阿米巴包囊。

请分析：

1. 对该患者可选用哪些药物治疗？

2. 该患者选用上述药物治疗期间有哪些注意事项？

思考题

1. 简述抗疟药的分类及代表药。

2. 简述氯喹、伯氨喹、乙胺嘧啶的药理作用、临床应用和主要不良反应。

3. 简述甲硝唑的药理作用和临床应用。

（王世广）

第四十四章　抗恶性肿瘤药

课件

恶性肿瘤又称为癌症,是一种严重威胁人类健康的常见病、多发病。目前对恶性肿瘤的治疗方法主要以外科手术、化学治疗和放射治疗为主。以细胞毒作用为主的抗肿瘤药在化学治疗(简称化疗)中仍然起主导作用,但由于其对肿瘤细胞缺乏足够的选择性,在损伤肿瘤细胞的同时,对正常细胞也会造成不同程度的损伤。此外,化疗中肿瘤细胞对药物产生的耐药性,在一定程度上限制了化疗药物的临床应用。

近年来,随着分子生物学、细胞动力学、免疫学等研究的进展,抗肿瘤药也由传统的细胞毒类药向针对机制的多环节作用发展,如肿瘤细胞诱导分化剂、肿瘤细胞凋亡诱导剂、肿瘤耐药性逆转剂、单克隆抗体、抗肿瘤侵袭及转移药,以及肿瘤的免疫治疗、基因治疗等。新的治疗手段和有效药物在临床的使用,不但开辟了肿瘤治疗的新途径,也显著提高了抗恶性肿瘤药的疗效,降低了药物的毒性和肿瘤耐药性,延长了患者的生存周期和改善了患者的生活质量。

第一节　抗恶性肿瘤药的药理学基础、不良反应和临床应用原则

一、肿瘤细胞增殖动力学

正常组织细胞是以细胞分裂方式进行增殖的。细胞从一次分裂结束到下次分裂完成,这段时间称为细胞增殖周期。根据肿瘤细胞增殖特点,可将肿瘤细胞分为增殖细胞群和非增殖细胞群两类。

(一)增殖细胞群

增殖细胞群是指处于不断按指数分裂增殖的细胞,生长代谢活跃。这部分细胞在肿瘤全部细胞群的比例称为生长比率(growth fraction,GF)。增长迅速的肿瘤 GF 值较大,接近 1,对化疗药物敏感,药物疗效也好,如急性白血病、霍奇金病;增长慢的肿瘤,GF 值较小,对化疗药物敏感性低,疗效较差,如慢性白血病和多数实体瘤。同一种肿瘤早期的 GF 值较大,药物的疗效也较好。

按细胞内 DNA 含量变化,将增殖细胞群中细胞生长繁殖周期分为 4 个时期:G_1 期(DNA 合成前

期)、S 期(DNA 合成期)、G₂期(DNA 合成后期)和 M 期(有丝分裂期)。

(二)非增殖细胞群

非增殖细胞群包括静止期细胞(G₀细胞)、无增殖力细胞和死亡细胞。静止期细胞具有增殖能力但暂时不分裂。当内外因素如化疗药物使肿瘤细胞大量死亡时,G₀期细胞可进入增殖周期,成为肿瘤复发的根源。

二、抗恶性肿瘤药的分类

(一)根据细胞增殖周期分类

根据药物对各周期或时相肿瘤细胞的敏感性不同,将抗肿瘤药物分为 2 类。

1. 细胞周期非特异性药物 细胞周期非特异性药物(cell cycle nonspecific agents,CCNSA)能抑制或杀灭细胞增殖周期中各时相细胞,甚至包括 G₀期细胞的药物。此类药物可分为两类,一类对增殖期及 G₀期细胞均有杀伤作用,如氮芥、丝裂霉素等;另一类对增殖期细胞有杀伤作用,但对 G₀期细胞作用弱或几乎无作用,如环磷酰胺、塞替派、白消安,以及激素类药。

2. 细胞周期特异性药物 细胞周期特异性药物(cell cycle specific agents,CCSA)仅对增殖周期的某一时相有较强作用,但对 G₀期细胞不敏感的药物。如作用于 S 期,能影响 DNA 合成的氨甲蝶呤、5-氟尿嘧啶、6-巯基嘌呤等抗代谢药;作用于 M 期,抑制有丝分裂的长春碱类等药物。这类药物对肿瘤细胞的杀伤作用较弱,达到一定作用后,再增加剂量其作用也不增加,药物对肿瘤细胞的杀伤作用具有时间依赖性,需要一定时间才能发挥效果。

(二)根据抗肿瘤药的生物化学机制分类

抗肿瘤药物的作用机制可通过干扰或抑制核酸和蛋白质的结构和功能而发挥抗肿瘤作用。

1. 影响核酸生物合成的药物 本类药物分别在不同环节抑制核酸及蛋白质的合成,抑制细胞的分裂和增殖。包括:①二氢叶酸还原酶抑制剂,如氨甲蝶呤等;②胸苷酸合成酶抑制剂,如氟尿嘧啶等;③嘌呤核苷酸互变抑制剂,如 6-巯基嘌呤等;④核苷酸还原酶抑制剂,如羟基脲等;⑤DNA 多聚酶抑制剂,如阿糖胞苷等。

2. 影响 DNA 结构与功能的药物 药物可抑制拓扑异构酶活性或破坏 DNA 结构,影响 DNA 的结构和功能,包括:①烷化剂,如氮芥、环磷酰胺等;②铂类配合物,如顺铂和卡铂等;③抗生素类,如丝裂霉素和博来霉素等;④拓扑异构酶抑制剂,喜树碱类、鬼臼毒素衍生物类等。

3. 干扰转录过程和阻止 RNA 合成的药物 药物可嵌入 DNA 碱基对之间,干扰转录过程并阻止 mRNA 的合成,如放线菌素 D、柔红霉素、多柔比星等。

4. 影响蛋白质合成与功能的药物 药物作用于蛋白质合成的不同环节,干扰微管蛋白聚合与解聚之间的平衡、影响核糖体功能或氨基酸供给,从而干扰蛋白质合成与功能,抑制肿瘤细胞增殖,包括:①微管蛋白活性抑制剂,如长春碱类和紫杉醇类等;②干扰核糖体功能的药物,如三尖杉生物碱类等;③影响氨基酸供给的药物,如 L-门冬酰胺酸酶。

5. 影响激素平衡的药物 药物通过调控体内激素平衡,从而抑制某些激素依赖性肿瘤的生长,包括:①糖皮质激素类;②雌激素及抗雌激素类;③雄激素及抗雄激素类;④孕激素类。

6. 分子靶向药物 分子靶向药物主要针对恶性肿瘤发生发展中的关键靶点进行治疗,具有疗效好,毒性反应轻,耐受性较好等特点,包括:①单克隆抗体,如利妥昔单抗、曲妥珠单抗和贝伐珠单抗等;②小分子化合物,如伊马替尼、索拉非尼等。

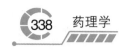

（三）根据抗肿瘤药的化学结构与来源分类

1. 烷化剂　如氮芥、环磷酰胺、塞替派、白消安和亚硝脲类等。
2. 抗代谢药　如氨甲蝶呤、5-氟尿嘧啶、6-巯基嘌呤、羟基脲、阿糖胞苷等。
3. 抗肿瘤抗生素　如多柔比星、丝裂霉素、柔红霉素、博来霉素、放线菌素 D 等。
4. 抗肿瘤植物药　如长春碱类、三尖杉酯碱类、喜树碱类、紫杉醇类等。
5. 抗肿瘤激素类药　如肾上腺皮质激素、雌激素、雄激素、孕激素等。
6. 其他抗肿瘤药　如顺铂、卡铂、L-门冬酰胺酶等。

三、肿瘤细胞耐药性

在化疗过程中，肿瘤细胞对化疗药物产生的不敏感现象称为耐药性。肿瘤细胞对抗肿瘤药物产生耐药性是肿瘤治疗的一大难点。根据耐药性的产生来源可分为天然耐药性和获得性耐药性。天然耐药性是肿瘤细胞固有的，一开始对抗肿瘤药物不敏感，如处于 G_0 期细胞对多种抗肿瘤药物不敏感。获得性耐药性是肿瘤细胞在化疗过程中产生的耐药性，表现最突出、最常见的为多药耐药性（multidrugresistance，MDR）。多药耐药性是肿瘤细胞对一种抗肿瘤药物产生耐药性的同时，对其他多种结构不同且作用机制各异的抗肿瘤药物也产生了耐药性。多药耐药性的产生常见于天然来源的抗肿瘤药的治疗过程中如长春碱类、鬼臼碱及衍生物类、紫杉醇类，以及抗肿瘤抗生素蒽环类、丝裂霉素类及放线菌素类。耐药性产生机制很多，目前研究较多的是多药耐药基因（mdr-1）及其编码的 P-糖蛋白。P-糖蛋白是一种 ATP 介导的外排药物的跨膜糖蛋白，抑制 P-糖蛋白功能的维拉帕米、环孢素等可以有效抑制肿瘤多药耐药性，提高细胞对药物的敏感性。

四、抗肿瘤药的不良反应

抗恶性肿瘤药对肿瘤细胞和正常细胞的选择性低，药物在对杀伤肿瘤细胞的同时，对正常细胞也有一定程度的损伤作用。毒性作用是限制药物应用剂量的重要原因，也影响着患者的生活质量。抗肿瘤药的毒性反应可分为近期毒性和远期毒性。

（一）近期毒性

1. 共有的毒性反应

（1）胃肠道反应：多数抗肿瘤药物均可引起不同程度的恶心、呕吐、食欲减退等，严重者引起胃肠黏膜广泛溃疡，可致腹痛、腹泻、消化道出血等。应给予高蛋白、高热量的饮食，避免进食过硬、过热及刺激性食物。甲氧氯普胺或氯丙嗪，特别是 5-HT$_3$ 受体拮抗剂（昂丹司琼）可改善此反应。

（2）骨髓抑制：骨髓抑制是抗恶性肿瘤药最严重也是最常见的不良反应，除博来霉素、门冬酰胺酶、激素类无骨髓毒性，大多数抗恶性肿瘤药均有此毒性，表现为白细胞、血小板及红细胞减少，甚至发生再生障碍性贫血。服用药物期间应定期检查血常规，如白细胞计数低于 $2 \times 10^9/L$，血小板计数低于 $80 \times 10^9/L$，应立即停药或更换无骨髓抑制的药物。

（3）脱发：大多数抗恶性肿瘤药都损伤毛囊上皮细胞，常于给药后 1~2 周出现脱发，1~2 个月后最明显，停药后毛发可再生。

2. 特殊毒性反应

（1）心脏毒性：以多柔比星最常见，可引起心肌退行性病变和心肌间质水肿。三尖杉酯碱可致心率加快、心肌缺血性损害。

（2）呼吸系统毒性：博来霉素、环磷酰胺可引起肺纤维化，表现为干咳、呼吸困难，严重时可致死。

（3）肝、肾、膀胱毒性：氨甲蝶呤、6-巯基嘌呤等可致肝大、黄疸、肝功能异常。环磷酰胺等可引起膀胱炎；L-门冬酰胺酶、顺铂等可损害近曲小管和远曲小管，引起肾小管坏死，出现血尿、蛋白尿等。

（4）神经系统毒性：长春碱、紫杉醇和顺铂可引起周围神经炎、腱反射迟钝等。L-门冬酰胺酶可致大脑功能异常，出现谵妄、精神错乱等。

（5）其他：多肽类和蛋白质类抗肿瘤药静脉注射易引起过敏。刺激性强的药物（如丝裂霉素、多柔比星）可引起注射部位血栓性静脉炎，外漏可致局部组织坏死。

（二）远期毒性

1.不育或致畸　多数抗恶性肿瘤药特别是烷化剂，长期应用可影响生殖细胞的产生和内分泌功能，导致男性患者睾丸生殖细胞减少、不育，引起女性患者卵巢功能障碍、闭经、流产、畸形。致畸作用与遗传基因突变有关。

2.第二原发性恶性肿瘤　抗肿瘤药特别是烷化剂具有致突变作用，以及不同程度的免疫抑制作用。接受化疗并长期生存的患者中，部分可诱发第二原发恶性肿瘤。

 知识拓展

抗肿瘤靶向药的应用和发展

抗肿瘤靶向药是专门针对特定分子靶点研制的、具有靶点特异性的药物。它克服了传统治疗肿瘤药物常有的非特异性杀伤、耐药性、疗效平台化效应、毒副作用明显，并对某些肿瘤治疗困难等缺点。此类药物对肿瘤细胞的基因突变或基因表达异常有关的特定靶点（或通路）进行攻击，从而抑制肿瘤细胞增殖，诱导肿瘤细胞凋亡，阻断肿瘤细胞侵袭，从而阻遏了肿瘤的生长与转移。

五、抗肿瘤药临床应用的药理学原则

抗肿瘤药能否发挥疗效，需要考虑肿瘤、宿主及药物三方面因素的影响。应用抗肿瘤药应当根据患者的机体状况、肿瘤的病理类型及侵犯范围、药物的作用机制、毒性反应和细胞增殖动力学等情况，合理地、有计划地制定用药方案，以提高疗效、降低毒性、延缓耐药性的发生。临床化疗时一般主张2～3种药物联合应用，其一般应用原则如下。

（一）根据细胞增殖动力学规律

1.招募作用　采用细胞周期非特异性药物和细胞周期特异性药物的序贯方法，招募更多 G_0 期细胞进入增殖周期，以增加肿瘤细胞对药物的敏感性，从而杀死更多的细胞。

2.同步化作用　先用细胞周期特异性药物，将肿瘤细胞阻滞于某一时相，待药物作用消失后，细胞同步进入下一时相，再用作用于后一时相的药物杀灭之。如羟基脲使细胞阻滞于 G_1 期，再用 G_1/S 期药物杀灭之。

（二）从药物作用机制考虑

根据肿瘤的发病机制，联用多个作用于不同病理环节的药物，可提高抗肿瘤疗效。如联合应用甲氨蝶呤与6-巯基嘌呤，可阻断同一代谢物合成的不同阶段；如联合应用阿糖胞苷与6-巯基嘌

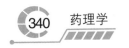

呤,可阻断产生某一代谢物的几条不同途径。

(三)从药物毒性考虑

根据抗肿瘤药物的毒性反应,选择毒性较低、疗效较好的药物,以降低药物毒性反应,减少毒性重叠。

1. 减少毒性的重叠　大多数抗肿瘤药物具有抑制骨髓等不良反应,而泼尼松、博来霉素和长春新碱等无明显骨髓抑制作用,可与其他药物合用以减少骨髓毒性的发生。

2. 降低药物的毒性　如用巯乙磺酸钠可预防环磷酰胺引起的出血性膀胱炎;用亚叶酸钙可减轻甲氨蝶呤对骨髓的毒性。

(四)从药物的抗瘤谱考虑

胃肠道癌宜用5-氟尿嘧啶、环磷酰胺、羟基脲等;鳞癌宜用博来霉素、甲氨蝶呤、环磷酰胺、多柔比星等;骨肉瘤以多柔比星和大剂量甲氨蝶呤加亚叶酸钙救援剂等;脑瘤首选亚硝脲类,也可用羟基脲。

(五)从药物用药剂量考虑

抗恶性肿瘤药一般采用大剂量间歇给药,既可发挥药物抗肿瘤的最大疗效,又有利于机体造血功能及免疫功能的恢复,减轻抗恶性肿瘤药的毒性反应,提高机体的抗恶性肿瘤能力及减少耐药性的产生。

第二节　常用抗恶性肿瘤药

一、影响核酸生物合成的药物

影响核酸合成的药物又称抗代谢药,其化学结构与细胞增殖所需的的原料如叶酸、嘌呤、嘧啶等相似,可通过特异性的拮抗作用,干扰核酸尤其是 DNA 的生物合成,属于周期特异性药物,主要作用于 S 期。

△甲氨蝶呤(methotrexate):口服吸收与剂量有关,存在饱和现象,高剂量吸收不完全,$t_{1/2}$ 为 2 ～ 3 h,血浆蛋白结合率约为 50% ,主要以原形经肾从尿中排泄。甲氨蝶呤化学结构与叶酸相似,可竞争性抑制二氢叶酸还原酶,阻止二氢叶酸还原成四氢叶酸,从而使 5,10-甲酰四氢叶酸产生不足,抑制脱氧核苷酸合成,继而影响 S 期 DNA 的合成,最终减少 DNA、RNA 和蛋白质的生物合成,致使细胞死亡。临床上主要用于儿童急性白血病和绒毛膜上皮癌的治疗,也可用于恶性葡萄胎、卵巢癌、头颈部及消化道肿瘤等的治疗。鞘内注射可用于中枢神经系统白血病的预防和缓解症状。小剂量应用可治疗一些非癌性疾病如银屑病、类风湿关节炎等。常见口腔及消化道黏膜损伤,表现为口腔炎、胃炎、腹泻、便血等。骨髓抑制作用明显,表现为白细胞、血小板减少,严重者全血细胞减少。长期应用可致肝、肾损害。为减轻甲氨蝶呤的骨髓毒性,在应用大剂量甲氨蝶呤一段时间后,应使用亚叶酸钙作为救援剂,以保护骨髓的正常细胞。妊娠早期使用可致畸胎、死胎。

△5-氟尿嘧啶(5-fluorouracil,5-FU):是尿嘧啶 5 位上的氢被氟取代的衍生物,口服吸收不规则,个体差异大,需静脉给药。吸收后分布于全身体液,肝和肿瘤组织中浓度较高,主要在肝代

谢,变为 CO_2 和尿素,分别由呼气和尿排出, $t_{1/2}$ 为 $10 \sim 20$ min。5-氟尿嘧啶在体内细胞内转变为5-氟尿嘧啶脱氧核苷酸(5F-dUMP),才能抑制脱氧胸苷酸合成酶,使脱氧胸苷酸缺乏,从而影响 DNA 的合成。此外,5-氟尿嘧啶可以伪代谢物掺入 RNA 分子中,影响 RNA 及蛋白质的合成及功能,最终使细胞死亡。5-氟尿嘧啶对消化道肿瘤(食管癌、胃癌、结肠癌、胰腺癌及肝癌)和乳腺癌疗效较好,也可治疗宫颈癌、卵巢癌、膀胱癌、绒毛膜上皮癌和头颈部肿瘤。临床上将本药与其他抗肿瘤药物联合应用,是肿瘤联合化疗常用药物之一。常见不良反应有恶心、呕吐、腹泻、厌食、胃肠道及口腔黏膜溃疡、脱发、骨髓抑制等。长期全身给药可见"手足综合症",表现为手掌和足底部红斑和脱屑。

△6-巯嘌呤(6-mercaptopurine,6-MP):属于嘌呤核苷酸互变抑制药,是腺嘌呤6-位氨基被巯基取代的衍生物。在体内先经过酶的催化变为硫代肌苷酸后,阻止肌苷酸转变为腺苷酸和鸟苷酸,干扰嘌呤代谢,阻碍 DNA 合成。对 S 期细胞作用最为显著,对 G_1 期有延缓作用。临床主要用于治疗急性淋巴细胞白血病,因起效慢,一般只做维持治疗。大剂量对绒毛膜上皮癌也有较好的疗效。常见骨髓抑制和胃肠道反应,可有白细胞及血小板减少,恶心、呕吐、食欲减退等。少数患者可出现黄疸和肝功能损害。偶见高尿酸血症。

△阿糖胞苷(cytarabine,Ara-c):为 DNA 多聚酶抑制剂,能显著抑制 DNA 的生物合成,也可干扰 DNA 的复制和 RNA 的功能,有抗肿瘤、免疫抑制作用。与常用抗恶性肿瘤药无交叉耐药性。临床上用于治疗成人急性粒细胞白血病或单核细胞白血病,对恶性淋巴瘤也有一定的疗效,但需要与柔红霉素等其他抗肿瘤药联合应用。鞘内注射用于治疗脑膜白血病及淋巴瘤,常与甲氨蝶呤交替使用。本药主要不良反应为胃肠道反应和骨髓抑制,可出现巨幼细胞贫血、发热、呕吐、腹痛、胃肠道出血等。少数患者可有肝功能异常、高尿酸血症。鞘内注射偶见蛛网膜炎或神经系统毒性。

△羟基脲(hydroxycarbamide,HU):为核苷酸还原酶抑制剂,通过抑制核苷酸还原酶,阻止胞苷酸转化为脱氧胞苷酸,从而抑制 DNA 的合成。对 S 期细胞有选择性杀伤作用。临床主要用于治疗慢性粒细胞白血病、真性红细胞增多症、原发性血小板增多症等骨髓增殖性疾病,也可暂时缓解黑色素瘤等。主要不良反应为骨髓抑制,用药 10 d 后出现骨髓抑制,白细胞、血小板、血红蛋白减少,停药 $1 \sim 2$ 周后可恢复。胃肠道反应表现为恶心、呕吐、胃肠功能紊乱等。少见皮疹、脱发、高尿酸血症。偶见头痛、头晕、幻觉、惊厥等。有致畸作用,孕妇禁用。

二、影响 DNA 结构与功能的药物

本类药物通过破坏 DNA 结构或抑制拓扑异构酶而影响 DNA 的结构和功能。

(一)烷化剂

烷化剂是一类化学性质高度活泼的化合物,具有烷化功能基团,能与细胞的中的 DNA、RNA 或蛋白质中亲核基团(氨基、羟基和磷酸基)起烷化作用,形成交叉联结或引起脱嘌呤,使 DNA 链断裂,在 DNA 下一次复制时,可出现碱基配对错码,造成 DNA 结构和功能的损害,属于细胞周期非特异性药物。

△氮芥(chlormethine,nitrogen mustard,HN_2):是最早用于恶性肿瘤治疗的药物,也是第一个用于临床的氮芥类药物。G_1 期和 M 期细胞对氮芥作用最敏感,可延迟细胞由 G_1 期进入 S 期。目前临床上主要用于霍奇金病、非霍奇金淋巴瘤等。由于氮芥具有高效、速效的特点,尤其适用于纵隔压迫症状明显的恶性淋巴瘤患者。常见不良反应为恶心、呕吐、骨髓抑制等。骨髓抑制可引起显著的白细胞及血小板减少,严重者可使全血细胞较少。对局部组织的刺激性较强,多次注射可引起血管

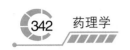

硬化及血栓性静脉炎。其他不良反应如脱发、耳鸣、眩晕、黄疸、月经不调、男性不育等。

△环磷酰胺(cyclophosphamide):环磷酰胺为周期非特异性药物,体外无效。体内经肝微粒体细胞色素 P450 氧化,裂环生成中间产物醛磷酰胺,在细胞内进一步分解出具有强大烷化作用的磷酰胺氮芥,使 DNA 烷化并形成交叉联结,影响 DNA 功能。抗瘤谱广,是目前广泛应用的烷化剂。对恶性淋巴瘤疗效显著,对多发性骨髓瘤、儿童神经母细胞瘤、急性淋巴细胞白血病疗效良好;对肺癌、乳腺癌、卵巢癌和睾丸肿瘤等均有一定疗效。本药也可作为免疫抑制剂用于肾病综合征、系统性红斑狼疮等自身免疫病,以及用于器官移植排斥反应。不良反应主要引起脱发、骨髓抑制、恶心、呕吐等。大剂量环磷酰胺可引起出血性膀胱炎,表现为尿频、尿急、血尿、蛋白尿等,用药期间应多饮水或给予美司钠可减轻或预防。

△白消安(busulfan):又名马利兰,在体内解离后起烷化作用。口服吸收良好,体内分布广泛,经肝代谢后,由肾排除。$t_{1/2}$ 为 2~3 h。小剂量可明显抑制粒细胞生成,较大剂量也可抑制红细胞及血小板。对慢性粒细胞白血病疗效显著,对慢性粒细胞白血病急性病变无效。其主要不良反应有胃肠道反应和骨髓抑制,久用可致闭经或睾丸萎缩。

△噻替派(thiotepa):是乙烯亚胺类烷化剂的代表。脂溶性高,吸收好,抗瘤谱较广,主要用于乳腺癌、肝癌、卵巢癌、黑色素瘤和膀胱癌等。局部刺激性小,常用作静脉或动脉内注射,以及腔内注射及动脉内给药与胸(腹)腔内给药。其主要不良反应为骨髓抑制,可引起白细胞和血小板减少。

(二)破坏 DNA 的铂类配合物

△顺铂(cisplatin,DDP):为第 1 代铂类配合物。口服无效,需静脉注射给药。血浆蛋白结合率约 90%,18~24 h 后肾内浓度最高。药物以原形经肾缓慢排泄,24 h 排泄量达 25%,给药后 5 d,仅有 43% 的药物排出体外。顺铂进入体内后,先将所含氯解离,然后与 DNA 链上的碱基形成交叉联结,从而破坏 DNA 的结构与功能。属周期非特异性药物,能杀灭细胞周期中各期细胞。抗瘤谱广,对多种实体瘤有较好的疗效,如头颈部鳞状细胞癌、卵巢癌、膀胱癌、睾丸癌、乳腺癌、宫颈癌、前列腺癌、淋巴肉瘤及肺癌有较好的疗效。本品为当前联合化疗中最常用的药物之一,与多种药物有协同作用。其不良反应主要包括胃肠道反应、骨髓抑制、耳毒性等。多次大剂量或短期内重复用药,可出现不可逆的肾功能障碍,严重者可发生肾小管坏死,导致无尿和尿毒症。

△卡铂(carboplatin,CBP):为第 2 代铂类配合物,作用机制与顺铂相似,但活性不如顺铂。主要用于治疗小细胞肺癌、睾丸癌、膀胱癌、头颈部癌和顽固性卵巢癌等。不良反应主要是骨髓抑制,少有胃肠道反应、肾毒性和耳毒性。

(三)破坏 DNA 的抗生素类

△丝裂霉素(mitomycin C,MMC):又名自力霉素,常采用静脉给药。分布广泛,肌肉、心、肺、肾中浓度较高。不易透过血脑屏障。肝内代谢,主要经肾排泄。具有烷化作用,能与 DNA 双链中的碱基产生交叉联结,干扰 DNA 的模板作用,抑制 DNA 复制;可引起 DNA 单链断裂。对各期细胞均有杀伤作用,属周期非特异性药物。抗瘤谱广,用于肠癌、膀胱癌、胃癌、肺癌、乳腺癌、慢性粒细胞白血病、恶性淋巴瘤等。不良反应主要为明显而持久的骨髓抑制,其次为消化道反应,偶有心、肝、肾的毒性及间质性肺炎发生。动物实验表明有致畸作用,禁用于妊娠期妇女。

△博来霉素(bleomycin,BLM):又名争光霉素,属于直接破坏 DNA 的抗生素。口服吸收差,须注射给药。可与铜离子或铁离子络合,使氧分子转化为氧自由基,从而使 DNA 单链断裂,阻止 DNA 复制,干扰细胞分裂繁殖。本品属细胞周期非特异性药物,但对 G 期细胞作用较强。本品主要用于治疗头颈部、口腔、食管、阴茎、外阴、宫颈等部位的鳞状上皮癌,也用于淋巴瘤的联合治疗。用药后

可有发热、脱发等。肺毒性最为严重,可引起间质性肺炎或肺纤维化,应立即停药并给予糖皮质激素治疗。用药期间应定期做肺 X 射线及肺功能检查。

(四)拓扑异构酶抑制剂

△喜树碱(camptothecin,CPT):是从我国特有的珙桐科乔木喜树的果实和根皮提取出的生物碱。静脉注射后大部分与血浆蛋白结合,半衰期长,一次给药血浆中药物可存在 6 d 以上,主要以原形经肾排泄。能特异性与拓扑异构酶 I 结合,形成药物-酶-DNA 复合物,使 DNA 双链合成中断,产生细胞毒性作用。其主要用于治疗胃癌、结肠癌、膀胱癌、肝癌、绒毛膜上皮癌、头颈部癌、急性及慢性淋巴细胞白血病等。主要不良反应为泌尿系统刺激症状(尿急、尿频和血尿)、胃肠道反应、骨髓抑制、脱发等。

△依托泊苷(etoposide):又名鬼臼乙叉苷,口服生物利用度为 54%,血浆蛋白结合率为 74% ~ 90%,约 40% 药物以原形经肾排泄,血浆 $t_{1/2}$ 为 5 ~ 7 h。通过抑制 DNA 拓扑异构酶 II 活性,干扰 DNA 的结构与功能。常与其他药物联合用于治疗小细胞肺癌和睾丸肿瘤。常与顺铂或博来霉素联合用于治疗晚期睾丸肿瘤;对小细胞肺癌有效率达 40%,与环磷酰胺、多柔比星和长春新碱联用有效率可达 80%。对食管癌、神经母细胞瘤、肾母细胞瘤、淋巴细胞白血病也有一定的疗效。不良反应有骨髓抑制、消化道反应、过敏反应等。

三、干扰转录过程和阻止 RNA 合成的药物

△放线菌素 D(dactinomycin D):又名更生霉素,为多肽类抗恶性肿瘤抗生素。静脉注射给药,迅速分布于组织中,肝、肾、脾及颌下腺中药物浓度较高,不易通过血脑屏障。$t_{1/2}$ 为 36 h。放线菌素 D 能抑制 RNA 多聚酶的功能,阻止 RNA 特别是 mRNA 的合成,妨碍蛋白质合成而抑制肿瘤细胞生长。放线菌素 D 属细胞周期非特异性药物,抗瘤谱较窄,临床主要用于恶性葡萄胎、绒毛膜上皮癌、霍奇金病和恶性淋巴瘤、肾母细胞瘤、骨骼肌肉瘤及神经母细胞瘤等的治疗,对骨肉瘤、软组织肉瘤和其他肉瘤也有缓解作用。常见不良反应有恶心、呕吐、口腔炎和胃炎等,骨髓抑制较明显,偶见脱发和严重的皮肤毒性。妊娠期使用可致畸胎。

△多柔比星(doxorubicin,ADM):又名阿霉素。口服无效,需静脉注射。主要分布于肝、心、肾、脾及肺组织中,血浆蛋白结合率为 75%,不易通过血脑屏障。约 50% 由胆汁排出,少量由尿液排出。多柔比星作用机制与放线菌素 D 类似,直接嵌入 DNA 碱基对之间,与 DNA 紧密结合,影响 DNA 复制及 RNA 的合成。多柔比星属细胞周期非特异性药物,抗瘤谱广,疗效高,临床主要用于对常见抗恶性肿瘤药耐药的急性淋巴细胞白血病或粒细胞白血病、恶性淋巴肉瘤、乳腺癌、卵巢癌、小细胞肺癌、胃癌、肝癌、膀胱癌等。最严重的不良反应为心脏毒性。早期可出现各种心律失常,严重时可致心肌损害或心力衰竭。右丙亚胺作为化学保护剂可降低心脏毒性而不影响抗肿瘤疗效。骨髓抑制反应表现为白细胞和血小板减少,但恢复较快。其他可有脱发、口腔炎、皮疹等。

△柔红霉素(daunorubicin,DNR):仅用作静脉注射,能广泛分布于各组织,在骨髓、肠道、血细胞内分布较多,其次为心、肝、肾,不能进入脑脊液中。$t_{1/2}$ 为 30 ~ 55 h。抗恶性肿瘤作用和机制与多柔比星相同。临床主要用于对常用抗肿瘤药耐药的急性淋巴细胞白血病或粒细胞白血病,对儿童疗效好,缓解率高但维持时间短。其主要不良反应为骨髓抑制、消化道反应和心脏毒性。

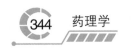

四、抑制蛋白质合成与功能的药物

(一)微管蛋白活性抑制药

△**长春碱**(vinblastine)**及长春新碱**(vincristine):是从夹竹桃科植物长春花中提取的两种抗癌生物碱,属细胞周期特异性药物。其作用机制为与微管蛋白结合,抑制微管聚合和纺锤丝的形成,使细胞有丝分裂终止。还可干扰蛋白质合成和 RNA 多聚酶,对 G_1 期细胞也有作用。长春碱主要用于急性白血病、恶性淋巴瘤、绒毛膜上皮癌。对乳腺癌、头颈部肿瘤、肾母细胞瘤等也有效。长春新碱对儿童急性淋巴细胞白血病疗效好,起效快,常与泼尼松龙合用作为诱导缓解药。不良反应主要为引起骨髓抑制,表现为白细胞、血小板减少等。胃肠道反应表现为恶心、呕吐、腹泻、腹痛、便秘等,也可有脱发、头晕、失眠等。

△**紫杉醇**(paclitaxel,PTX):是从植物紫杉和红豆杉树皮中提取的有效成分。其可特异性地结合到微管蛋白上,促进微管聚合,同时抑制微管解聚,影响纺锤体功能,抑制肿瘤细胞的有丝分裂,使细胞停止于 G_2/M 期,属周期特异性药物。对乳腺癌和卵巢癌疗效独特,对非小细胞肺癌、头颈部癌、恶性淋巴瘤、食管癌、恶性黑色素瘤等也有一定疗效。其主要不良反应有脱发、骨髓抑制、神经毒性、心脏毒性和变态反应。

(二)干扰核糖体功能的药物

△**三尖杉酯碱**(harringtonine)**和高三尖杉酯碱**(homoharringtonine):是从三尖杉属植物的枝、叶和树皮中提取的生物碱。其可抑制蛋白质合成的开始阶段,使核糖体分离,释放出新生肽链,抑制有丝分裂。本药属细胞周期非特异性药物,对 S 期细胞作用明显。其对急性粒细胞白血病疗效较好,也用于急性单核细胞白血病、恶性淋巴瘤等的治疗。其不良反应有骨髓抑制及胃肠道反应,偶有心率加快、心肌缺血等心脏毒性。

(三)影响氨基酸供应的药物

△**L-门冬酰胺酶**(L-asparaginase,L-ASP):通过选择性抑制某些肿瘤细胞生长所必需的氨基酸生成和供给而发挥作用。某些肿瘤细胞如淋巴细胞白血病细胞等自身不能合成生长必需的门冬酰胺,必须从细胞外摄取。而正常细胞能自身合成门冬酰胺,故影响较少。其主要用于治疗淋巴系统的恶性肿瘤,尤其是急性淋巴细胞白血病和 T 细胞性淋巴瘤。其主要不良反应有消化道反应和过敏反应,表现为荨麻疹、低血压、喉痉挛、心搏骤停等。

五、影响激素平衡的药物

某些肿瘤如乳腺癌、前列腺癌、甲状腺癌、宫颈癌、卵巢癌和睾丸肿瘤与相应的激素失调有关。因此,应用某些激素或其拮抗药可改变平衡失调状态,以抑制肿瘤生长。

△**糖皮质激素**:常用抗恶性肿瘤的药有泼尼松、泼尼松龙、地塞米松等。糖皮质激素能溶解淋巴细胞,抑制淋巴细胞有丝分裂。对急性淋巴细胞白血病及恶性淋巴瘤有较好的疗效,对自身免疫性贫血及慢性淋巴细胞白血病也有效。作用快,但不持久,且易产生耐药性。常与其他抗恶性肿瘤药合用治疗霍奇金病及非霍奇金淋巴瘤。因具有免疫抑制作用而使原来肿瘤存在扩散的可能,故需慎重应用。

△**雌激素类**:临床常用的是己烯雌酚(diethylstilbestrol),其不仅直接对抗雄激素,尚可反馈性抑制下丘脑、垂体释放促间质细胞激素,从而减少雄激素的分泌。临床上主要用于前列腺癌和绝经

5 年以上乳腺癌的治疗。应注意绝经前的乳腺癌患者禁用。

△**雄激素类**：常用于恶性肿瘤治疗的有丙酸睾丸酮（testosterone）、二甲基睾丸酮（methyltestosterone）和氟羟甲酮（fluoxymesterone）。本类药物不仅可直接对抗雌激素，也可抑制垂体前叶分泌促卵激素，减少雌激素的分泌；还可对抗雌激素对肿瘤的促进作用。其主要用于晚期乳腺癌，尤其是骨转移者疗效较佳。

△**他莫昔芬**（tamoxifen，TAM）：人工合成的抗雌激素药物，是雌激素受体的部分激动剂，在体内雌激素水平较高时表现为抗雌激素作用。临床主要用于治疗乳腺癌、化疗无效的晚期卵巢癌和晚期子宫内膜癌。耐受性良好，主要有生殖系统反应如月经失调、闭经、外阴瘙痒等。胃肠道反应轻微，如食欲减退、恶心、呕吐等。

六、分子靶向药物

分子靶向药物主要针对恶性肿瘤发生和发展中的关键靶点进行治疗，具有疗效好，毒性反应轻，耐受性较好等特点，分为两种。①单克隆抗体，如利妥昔单抗、曲妥珠单抗和贝伐珠单抗等；②小分子化合物，如伊马替尼、索拉非尼等。

△**利妥昔单抗**（rituximab，rituxan）：是针对 B 细胞分化抗原（CD20）的人鼠嵌合型单克隆抗体。可与 B 淋巴细胞上 CD20 结合，引发 B 细胞溶解的免疫反应。本药主要用于非霍奇金淋巴瘤，还可用于慢性淋巴细胞白血病、多发性骨髓瘤、特发性血小板减少性紫癜及其他治疗无效的中重度风湿性关节炎。不良反应主要为与输液相关的发热、畏寒和寒战等反应。

△**曲妥珠单抗**（trastuzumab）：为重组人单克隆抗体，选择性结合表皮生长因子受体 HER-2 的细胞外区域，阻断 HER-2 介导的 PI3K 和 MAPK 信号通路，抑制 HER-2 过度表达的肿瘤细胞增殖。临床单用或与紫杉类联合治疗 HER-2 高表达的转移性乳腺癌。其主要不良反应为头痛、腹泻、恶心和寒战等。

△**贝伐珠单抗**（bevacizumab）：为重组人源化单克隆抗体，可选择性与人血管内皮生长因子（vascularendothelialgrowthfactor，VEGF）结合，阻碍 VEGF 与其位于肿瘤血管内皮细胞上的受体，抑制肿瘤血管生成，从而抑制肿瘤生长。临床用于转移性结直肠癌的治疗。不良反应主要为高血压、心肌梗死、脑梗死、蛋白尿、胃肠穿孔，以及阻碍伤口愈合等。

△**伊马替尼**（imatinib）：是全球第一个获得批准的肿瘤发生相关信号转导治疗药物，为蛋白酪氨酸激酶 Bcr-Abl 抑制剂。通过与 Abl 酪氨酸激酶 ATP 位点结合，抑制激酶活性，阻止 Bcr-Abl 阳性细胞的增殖并诱导其凋亡。此外还可抑制血小板衍化生长因子（platelet-derived growth factors，PDGF）受体、干细胞因子、c-Kit 受体的酪氨酸激酶，从而抑制由 PDGF 和 SCF 介导的细胞活动。本药主要用来治疗慢性粒细胞性白血病急变期、加速期或 α-干扰素治疗失败后的慢性期患者及不能手术切除或发生转移的恶性胃肠道间质肿瘤。常见不良反应为恶心、呕吐、水肿、体液潴留、头痛及肌肉骨骼疼痛等，偶见骨髓抑制。

问题分析与能力提升

患者，男，50 岁。近 1 个月来常感腹胀、腹痛，排便次数增加，并伴有腹泻及便秘症状，粪便中偶带血丝，无明显发热、乏力、消瘦等症状，经纤维结肠镜检查，诊断为结肠癌。

请分析：

1. 该患者应采取以何种方法为主的综合治疗？

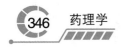

2. 在行结肠癌手术后,可选用哪种抗肿瘤药物进行化学治疗?

思考题

1. 试述抗恶性肿瘤药的分类及其代表药物。
2. 如何从细胞增殖动力学考虑使用抗肿瘤药?
3. 抗恶性肿瘤药物常见的不良反应有哪些?
4. 试述抗恶性肿瘤药的应用原则。

(王世广)

第四十五章　影响免疫功能的药物

课件

━━━━━ 学习目标 ━━━━━

1. 掌握常用免疫抑制药的分类及其代表药的药理作用、临床应用和主要不良反应。
2. 熟悉免疫调节药的药理作用及临床应用。
3. 了解免疫抑制药和免疫调节药的作用特点及作用机制。

免疫系统是机体自我保护的防御系统,由各种免疫器官(如胸腺、脾、淋巴结、骨髓、扁桃体等)、免疫细胞(如淋巴细胞、粒细胞、肥大细胞、单核吞噬细胞等)和免疫分子(如抗体、补体、细胞因子等)组成。机体的免疫系统在生理状态下能识别抗原物质,产生相应的免疫应答以维持机体内环境的稳定。机体的免疫应答包括天然免疫应答(又称非特异性免疫应答)和获得性免疫应答(特异性免疫应答)两种类型。免疫系统对抗原的适当应答是机体执行免疫防御、自我稳定和免疫监视功能所不可缺少的。免疫系统对抗原的不适当应答,即过高或过低的应答,或对自身组织抗原的应答,均会导致免疫性疾病。

影响免疫功能的药物有两类:抑制过强免疫反应用于治疗器官移植的排斥反应和自身免疫病的免疫抑制药;增强机体特异性免疫功能用于治疗感染或癌症所致免疫功能低下的免疫调节药。

第一节　免疫抑制药

免疫抑制药是一类能够抑制免疫细胞增殖、降低机体免疫功能的药物。临床上主要用于器官移植的排斥反应和自身免疫病如风湿性关节炎、系统性红斑狼疮、炎性肠炎和 1 型糖尿病等的治疗。

环孢素

环孢素(cyclosporin)又称环孢素 A(cyclosporin A,CsA),是从真菌代谢产物中提取出的一种由 11 个氨基酸组成的中性环多肽,现已能人工合成。

【体内过程】　本药可口服或静脉给药。口服吸收缓慢且不完全,生物利用度仅为 20% ~ 50%。口服后 3 ~ 4 h 血浆药物浓度达峰值。其主要在肝代谢,随胆汁、粪便排泄,具有明显的肝肠循环,体内过程有明显的个体差异,$t_{1/2}$ 为 14 ~ 17 h。

【药理作用】　环孢素能进入淋巴细胞和环孢素结合蛋白形成复合体,抑制钙调磷酸酶,阻止细胞将 T 细胞激活核因子的去磷酸化,妨碍了信息核转导,从而抑制 T 细胞活化及细胞因子的基因表

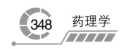

达,环孢素还可增加 T 细胞内转运生长因子的表达。

【临床应用】 环孢素可降低器官移植后的急性排斥反应及感染发生率,增加存活率,是多种器官移植后的抗排斥反应的首选药,临床上主要用于肾、肝、胰、心、肺、皮肤、角膜及骨髓移植,以防止排斥反应;也可用于治疗其他药物无效的难治性自身免疫病如类风湿关节炎、系统性红斑狼疮、肾病综合征、银屑病、皮肌炎等。

【不良反应】 不良反应发生率较高,但多为可逆性。不良反应的严重程度、持续时间均与用药剂量、用药时间、血药浓度呈正相关。最常见的不良反应为肾毒性,发生率70%。其次可见肝损害、畏食、嗜睡、多毛、高钾血症、震颤、齿龈增生等。继发感染也较为常见,多为病毒感染。

他克莫司

他克莫司(tacrolimus)是从链霉菌属分离提取出的 23 元大环内酯类抗生素,为一种强效免疫抑制剂。

【体内过程】 本药可口服或静脉给药。口服吸收迅速但不完全,生物利用度为25%,胃肠道食物影响吸收,血药浓度达峰值 $1 \sim 2$ h,有效浓度持续达 12 h。其主要在肝代谢,随粪便排泄,$t_{1/2}$ 为 $5 \sim 8$ h。

【药理作用】 他克莫司作用机制与环孢素相似,但抑制 T 细胞活性的能力比环孢素强 $10 \sim 100$ 倍。

【临床应用】

1. **器官移植** 用于肝移植病例疗效显著,可降低急性排斥反应的发生率和再移植率。对肾移植及骨髓移植等均取得较好的临床疗效。

2. **自身免疫病** 对多种自身免疫性疾病有一定疗效,如类风湿关节炎、肾病综合征、胰岛素依赖型糖尿病、系统性红斑狼疮、皮肌炎、哮喘等。

【不良反应】 不良反应与环孢素相似,主要是肾毒性和神经毒性。尚有胃肠道反应、代谢异常、血小板增多、高脂血症等。

常用的糖皮质激素类主要有氢化可的松、泼尼松、泼尼松龙、地塞米松等,作用广泛而复杂,且随剂量不同而异。他克莫司主要抑制巨噬细胞对抗原的吞噬和处理;也阻碍淋巴细胞 DNA 合成和有丝分裂,破坏淋巴细胞,使外周淋巴细胞数明显减少,并损伤浆细胞,从而抑制细胞免疫和体液免疫反应,缓解过敏反应对人体的损害。临床主要用于自身免疫病、过敏性疾病、器官移植及肿瘤治疗等。不良反应主要有生长发育迟缓、骨质疏松、易于感染、伤口愈合迟缓、高血糖、高血压、白内障等。

知识拓展

移植排斥反应的类型

1. **超急性排斥反应** 一般发生在移植后数分钟或数小时内,多见于肾移植。超急性排斥反应一旦发生,无有效方法治疗,只能切除移植物。

2. **急性排斥反应** 是临床最常见的类型,多发生在移植术后 1 周内,大部分发生在术后 6 个月内,但部分患者多年以后亦可发生急性排斥反应。表现为发热、移植部位胀痛和移植器官功能减退等,一旦诊断明确,应尽早治疗。大多数急性排斥反应可通过增加免疫抑制剂的用量而得到缓解。

3.慢性排斥反应　一般在患者器官移植术后数月至数年发生,表现为进行性移植器官的功能减退直至衰竭,其确切机制尚不清楚。慢性排斥反应现有的免疫抑制剂治疗一般无效。

吗替麦考酚酯

吗替麦考酚酯(mycophenolate mofetil)是霉酚酸(mycophenolate acid,MPA)的2-乙基酯类衍生物,具有独特的免疫抑制作用和较高的安全性。

【体内过程】　口服吸收速度快,生物利用度较高,血浆蛋白结合率高达98%,血浆药物浓度达峰时间在1 h左右,有明显的肝肠循环,$t_{1/2}$为16~17 h。

【药理作用】　吗替麦考酚酯在体内迅速水解为MPA,可以选择性、可逆性地抑制次黄嘌呤单核苷酸脱氢酶(inosine 5′-monophosphate dehydrogenase,IMPDH),阻断嘌呤的合成,减少鸟嘌呤的生成,因而能选择性抑制T、B淋巴细胞的增殖和功能,从而有效地发挥免疫抑制作用。

【临床应用】　主要用于肾、心移植,能显著减少移植排斥反应的发生;对银屑病和类风湿关节炎有较好疗效;对系统性红斑狼疮血管炎、重症IgA肾病也有一定的疗效。

【不良反应】　与环孢素和硫唑嘌呤相比,其最大的优点是无明显的肝肾毒性。常见胃肠道反应通过调整剂量即可减轻;贫血和白细胞减少,多为轻度,大部分病例在停药1周后可得到缓解;可能诱发感染和肿瘤。动物实验证明其有致畸作用,且可分泌到乳汁中,故妊娠与哺乳期妇女禁用。

抗代谢药

抗代谢药有硫唑嘌呤(azathioprine)、甲氨蝶呤、6-巯基嘌呤(mercaptopurine,6-MP)等,其中硫唑嘌呤最为常用。临床主要用于肾移植时排斥反应,多与糖皮质激素类药物合用,或加用抗淋巴细胞球蛋白,疗效较好。也可用于治疗类风湿关节炎、系统性红斑狼疮、自身免疫性溶血性贫血、特发性血小板减少性紫癜、慢性活动性肝炎、溃疡性结肠炎、重症肌无力、硬皮病等自身免疫病。最主要不良反应为骨髓抑制、胃肠道反应、口腔与食管溃疡、皮疹、肝损害等。

烷化剂类

常用药物有环磷酰胺(cyclophosphamid)、白消安、噻替派等。环磷酰胺免疫抑制作用强而持久,抗炎作用较弱。常用于防止器官移植所产生的排斥反应与移植物抗宿主反应,还用于糖皮质激素不能长期缓解的多种自身免疫病。其不良反应主要有骨髓抑制、胃肠道反应、出血性膀胱炎及脱发等。偶见肝功能障碍,肝功能不良者慎用。

抗淋巴细胞球蛋白

抗淋巴细胞球蛋白(antilymphocyte globulin,ALG)采用人淋巴细胞或胸腺细胞、胸导管淋巴细胞或培养的淋巴母细胞免疫动物(马、羊、兔等)获得抗淋巴细胞血清,再经提取、纯化得到的生物制品。ALG选择性地与T淋巴细胞结合,在血清补体参与下,使外周血淋巴细胞裂解,对T细胞、B细胞均有破坏作用,但对T细胞的作用较强;或封闭淋巴细胞表面受体,使受体失去识别抗原能力。能有效抑制各种抗原引起的初次应答,对再次免疫应答作用较弱。临床主要用于治疗器官移植时的抗免疫排斥反应,特别是肾移植的患者,与硫唑嘌呤或糖皮质激素等合用可以有效地预防肾移植排斥反应。也用于治疗肾小球肾炎、重症肌无力、类风湿关节炎和系统性红斑狼疮等自身免疫病。不良反应主要有红肿、寒战、发热、低血压、血小板减少、关节疾病和血栓性静脉炎等。静脉注射还

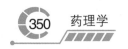

可引起血清病及过敏性休克,还可引起血尿、蛋白尿,停药消失。注射前需做皮肤过敏试验,发生变态反应或过敏体质者禁用,有急性感染者慎用。

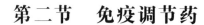

中药及其有效成分

某些中药也具有不同程度的免疫抑制作用,我国研究开发的雷公藤多苷(tripterygium glucoside)是效果较为肯定的免疫抑制剂。其能抑制细胞免疫及体液免疫,能诱导活化的淋巴细胞凋亡,抑制淋巴细胞的增殖,抑制 IL-2 的生成,对巨噬细胞、NK 细胞有不同程度的影响,并具有较强的抗炎作用。临床上单独或与激素及其他免疫抑制剂联合应用于肾小球肾炎、类风湿关节炎、紫癜性及狼疮性肾炎、红斑狼疮、亚急性及慢性重症肝炎、慢性活动性肝炎;亦可用于过敏性皮肤脉管炎、皮炎、湿疹、银屑病、麻风反应、白塞综合征、复发性口疮、强直性脊柱炎等。不良反应较多,停药后多可恢复。约 20% 患者出现胃肠道反应,约 6% 患者出现白细胞减少。偶见血小板减少、皮肤黏膜反应。亦有月经紊乱,或精子活力降低、数量减少等。

第二节　免疫调节药

免疫调节药是一类能够直接补充机体免疫活性物质或增强机体免疫(特异性免疫、非特异性免疫)应答的药物。临床主要用于免疫功能低下的疾病,如免疫缺陷性疾病、慢性感染性疾病、肿瘤的辅助治疗等。

△左旋咪唑(levamisole,LMS):是噻唑类化合物的衍生物,具有广谱驱肠蠕虫作用,也是口服有效的免疫调节药。其可以增加机体中抗体的生成,尤其对于免疫功能低下的患者效果明显。本药主要用于免疫功能低下者,可恢复免疫功能,与抗癌药合用治疗肿瘤,可巩固疗效、减少复发和转移、延长缓解期。左旋咪唑还具有双向免疫调节作用,可改善多种自身免疫病如类风湿关节炎、系统性红斑狼疮等免疫功能异常症状。不良反应发生率低(<5%),主要有恶心、呕吐、腹痛等,少见有发热、头痛、乏力等,偶见肝功能异常、白细胞及血小板减少等。

△干扰素(interferon,IFN):是由免疫系统产生的细胞因子,主要有 IFN-α、IFN-β、IFN-γ。具有抗病毒、抗肿瘤和免疫调节作用。IFN-α 和 IFN-β 的抗病毒作用强于 IFN-γ。IFN-γ 具有免疫调节作用,能活化巨噬细胞,表达组织相容性抗原,介导局部炎症反应。临床上可用于乙型肝炎、带状疱疹、水痘、病毒性角膜炎、尖锐湿疣、重度流感等病毒感染性疾病。对成骨肉瘤疗效较好,对多发性骨髓瘤、乳腺癌、肝癌、黑色素瘤、白血病等具有一定的辅助疗效,可以改善患者的血象和全身症状。但对肺癌、胃肠道癌和某些淋巴瘤疗效较差。不良反应主要有发热、流感样症状和神经系统症状如嗜睡、精神紊乱等。大剂量可致可逆性血细胞减少,以白细胞和血小板较少为主。偶见过敏反应、肝肾功能障碍及注射部位疼痛、红肿等。

△白细胞介素-2(interleukin-2,IL-2):系辅助性 T 细胞(Th)产生的细胞因子。现已能应用基因工程生产,称人重组白细胞介素-2。IL-2 与反应细胞的 IL-2 受体结合后,可诱导 Th、Tc 细胞增殖;激活 B 细胞产生抗体,活化巨噬细胞;增强 NK 细胞和淋巴因子活化的杀伤(LAK)细胞的活性,诱导干扰素的产生。白细胞介素-2 主要用于治疗黑色素瘤、肾细胞癌、淋巴瘤等,可控制肿瘤发展,减少肿瘤体积及延长生存时间,还适用于其他免疫缺陷病和自身免疫病等。其不良反应主要有发热、寒战;胃肠道反应如恶心、呕吐、腹泻、食欲减退等;皮肤弥漫性红斑,可伴有灼热或瘙痒。此

外,尚有心肺反应、肾脏反应、血液系统反应及神经系统症状等。

△**卡介苗**(bacillus Calmette-Guerin vaccine,BCG) :是牛型结核分枝杆菌的减毒活菌苗,为非特异性免疫增强剂。卡介苗具有免疫佐剂作用,即增强与其合用的各种抗原的免疫原性,加速诱导免疫应答,提高细胞和体液的免疫水平。临床主要用于多种肿瘤的免疫治疗,如黑色素瘤、膀胱癌、肺癌、乳腺癌等,尤其是膀胱内注射 BCG 治疗浅表性膀胱癌有肯定的疗效,但不良反应较多。急性白血病、恶性淋巴瘤根治性手术或化疗后辅助治疗有一定的疗效。BCG 还可用于麻风病、艾滋病、支气管炎、严重的口疮等的预防和治疗研究。不良反应有注射局部可见红斑、硬结和溃疡,亦可出现寒战、高热、全身不适等。剂量大可降低免疫功能,甚至促进肿瘤的生长。反复瘤内注射可发生过敏性休克,甚至死亡。

 知识拓展

卡介苗的发现

发现卡介苗的功臣是法国细菌学家卡默德和介兰。两位科学家在工作之余,来到巴黎郊外一家农场,看到农场里的玉米长得很矮,以为是缺肥料,便建议农场主多施肥料,而农场主笑了笑说:"不是的,先生们,这种玉米种子已经是十几代了,有些退化了。"

农场主的话使介兰和卡默德深受启发,他们由玉米的退化联想到:如果把毒性强烈的结核分枝杆菌,一代一代地定向培养下去的话,它的毒性是否也会退化呢? 再用这种退化了毒性的结核分枝杆菌,注射到人体中去,那不就可以既不伤害人体,又能使人产生免疫能力了吗?

两位科学家花了 13 年的时间,培养 230 代结核分枝杆菌并进行实验,终于驯服了结核分枝杆菌,使之成为人工疫苗。为了纪念发明者,将这一预防结核病的疫苗定义为"卡介苗"。卡介苗的发现,为人类带来了福音,接种了它,一般不会患结核病。

△**胸腺素**(thymosin) :是由胸腺分泌的一类促细胞分裂的含 28 个氨基酸残基的具有激素样活性的活性多肽,现已成功采用基因工程生物合成。可诱导 T 细胞分化成熟,调节成熟 T 细胞的多种功能,从而调节胸腺依赖性免疫应答反应。尚有直接的抗病毒和抗肿瘤作用。广泛用于治疗胸腺发育不全、艾滋病等胸腺依赖性免疫缺陷病,也可以用于治疗肿瘤及病毒感染。常见的不良反应为发热,少数患者会出现过敏反应。

△**异丙肌苷**(isoprinosine) :是一种免疫调节药物,由肌苷与乙酰基苯甲酸和二甲胺基异丙醇酯以 1∶3∶3 组成的复合药物。其主要增强细胞免疫功能。异丙肌苷可以促进 T 细胞的分化成熟,并增强其功能;增强单核巨噬细胞和 NK 细胞的活性,促进白介素和干扰素的产生;对 B 细胞无直接作用,但可促进胸腺依赖性抗原引起的抗体产生。此外,本药物也可以发挥抗病毒的作用。临床用于治疗急性病毒性脑炎和带状疱疹等病毒性感染,也可用于某些自身免疫病、肿瘤的辅助治疗等。不良反应较少,安全范围较大。

问题分析与能力提升

患者,男,67 岁,患有尿毒症,采取肾移植手术,但手术后出现皮疹、腹泻、胆红素升高等排斥反应,为防止此种情况的发生,可预防性应用免疫调节药。

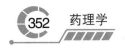

请分析:该患者应该首选何药治疗？在用药过程中有哪些注意事项？

思考题

1. 影响免疫功能的药物有哪几类？分别适用于哪些疾病的治疗？
2. 比较环孢素和环磷酰胺的药理作用特点和临床应用。
3. 简述免疫抑制药和免疫调节药的主要临床用途。

（王世广）

第四十六章　消毒防腐药

学习目标

1. 掌握常用消毒防腐药的药理作用和临床应用。
2. 熟悉影响消毒防腐药作用效果的因素。
3. 熟悉消毒防腐药的作用机制和选择应用。

第一节　消毒防腐药的作用机制与影响因素

消毒防腐药包括消毒药和防腐药。消毒药是指能迅速清除或杀灭病原微生物的药物;防腐药是指能够抑制病原微生物生长繁殖及其活性的药物。实际上,二者之间并没有严格的区分,其功能与药物的浓度有关,消毒药低浓度时可发挥抑菌作用,而防腐药在高浓度时则可以发挥消毒作用。因此,常将两者统称为消毒防腐药。消毒防腐药对病原微生物和人体组织细胞无明显选择作用,在抗病原微生物浓度时也可损害人体细胞,因此不能口服,只能将一些刺激性较弱的药外用,而作用强烈对组织有剧烈作用的消毒药,主要用于器械、用具、环境及排泄物的消毒。

(一)作用机制

消毒防腐药的作用机制通常有如下 3 种:①使病原微生物的蛋白质变性或沉淀,抑制菌体的生长致其死亡;②改变菌体胞质膜通透性,使菌体细胞溶解或破裂;③抑制菌体生长所需酶的活性,干扰其繁殖代谢。

(二)影响因素

影响消毒防腐药作用效果的因素主要如下。

1. 消毒防腐药自身的因素　①药物本身理化性质;②药物浓度,一般随浓度增加,作用效果提高;③作用时间,一般作用时间越长,效果越强,但其对机体组织的刺激性等副作用也加大;④配方,溶媒不同可以影响药物的抗菌效能和对组织的刺激性。

2. 应用环境的因素　①有机物:消毒防腐药使用时遇到的有机物如血清、脓液、痰液等可减弱一些药物的作用。②pH:应用环境 pH 的变化可改变消毒剂的溶解度、解离程度。③温度和湿度,消毒速度一般随温度的升高而加快;湿度对许多气体消毒剂的作用有显著影响。④污染微生物的种类和数量。

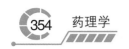
知识拓展

气体灭菌法

　　本法系指用化学消毒剂形成的气体杀灭微生物的方法。常用的化学消毒剂有环氧乙烷、气态过氧化氢、甲醛、臭氧(O_3)等,本法适用于在气体中稳定的物品灭菌。采用气体灭菌法时,应注意灭菌气体的可燃可爆性、致畸性和残留毒性。本法中常用的气体是环氧乙烷,一般以80%～90%的惰性气体混合使用,在充有灭菌气体的高压腔室内进行。该法可用于医疗器械、塑料制品等不能采用高温灭菌的物品灭菌。含氯的物品及能吸附环氧乙烷的物品,则不宜使用本法灭菌。

第二节　常用消毒防腐药

一、醇类

　　本类药物可使菌体蛋白质变性或沉淀从而产生抑菌或杀菌作用,对芽孢、病毒无效。

　　△乙醇(alcohol,酒精):为无色透明、易燃、易挥发的液体,是一种性质稳定、效果可靠的消毒药,也是临床应用最广泛的一种皮肤消毒药。75%的乙醇杀菌作用最强,主要用于器械的浸泡、消毒;40%～60%的乙醇擦拭皮肤可促进局部血液循环,防止长期卧床患者产生压疮;25%～50%的乙醇擦浴用于高热患者的物理退热。此外,还可用于小面积烫伤的湿敷浸泡。但不宜用于伤口和破损的皮肤面。乙醇对组织的刺激性大,不能用于皮肤和黏膜伤口内消毒,否则不但可引起剧痛,还能造成菌体蛋白质凝固,使创面下层组织达不到消毒,导致细菌繁殖,创面恶化。

二、醛类

　　本类药物与蛋白质中的氨基结合,使蛋白质变性沉淀而杀菌,杀菌作用强大,较酚类强,对细菌、芽孢、真菌、病毒有效,但刺激性强,有特臭,具有一定的毒性。

　　△甲醛(formaldehyde):为挥发性广谱杀菌药,40%的甲醛水溶液又称福尔马林(formalin)。10%福尔马林溶液用于保存尸体、固定标本、保存疫苗等;2%福尔马林溶液用于器械消毒;每立方米空间取甲醛1～2 mL,加等量水,加热蒸发可用于房屋消毒;此外,牙科还可用甲醛配成干髓剂,填入髓洞,使牙髓失活。甲醛挥发性强,可强烈刺激黏膜,引起流泪、呛咳等,应注意防护。

　　△戊二醛(glutaraldehyde):是一种高效消毒剂,具有广谱、强效、速效、低毒等特点。本品碱性水溶液 pH 为 7.5～8.5 时,杀菌作用最强,可保存 14 d。其杀灭细菌繁殖体、芽孢、真菌、病毒的作用较甲醛强 2～8 倍。2%的戊二醛水溶液,用于消毒不宜加热处理的内窥镜等器械,应浸泡 10 h;10%的溶液用于寻常疣、甲癣和多汗症。戊二醛气体可用于密闭空间内表面的熏蒸消毒。

三、酚类

　　本类药物可使菌体蛋白质变性、凝固,也可增加细胞膜的通透性,使细胞内的物质外漏而杀菌。

一般浓度对细菌和真菌有效,对芽孢和病毒无效。

△**苯酚**(phenol,石炭酸):具有特殊的臭味。低浓度的苯酚可以麻痹机体的神经末梢,达到止痒效果。高浓度时会对机体组织造成损伤。3%～5%的苯酚水溶液用于器械消毒及排泄物的处理,2%的软膏剂用于皮肤的杀菌和止痒,1%～2%的苯酚甘油用于治疗中耳炎。大于5%的溶液有强腐蚀性。不宜用于破损皮肤、伤口及婴幼儿。

△**甲酚皂溶液**(saponated cresol solution,来苏尔):为含甲酚50%的肥皂溶液。甲酚皂抗菌作用强,杀菌力强于苯酚,腐蚀性及毒性较低,是最常用的环境、器械消毒剂。1%～2%的浓度用于皮肤及手的消毒;1%～5%的浓度用于浸泡、喷洒污染物表面;5%～10%的浓度用于排泄物的处理及厕所消毒。

四、酸类

酸类包括无机酸和有机酸,它们均具有不同程度的杀菌作用,主要活性部分是氢离子。常用的有硼酸、过氧乙酸、乳酸等,对真菌有较强的杀灭效果。

△**硼酸**(boilc acid):为弱防腐药,对细菌和真菌有弱的抑制作用。3%～4%可用于皮肤、鼻腔、口腔、阴道、膀胱及角膜伤口的冲洗清洁。3%硼酸乙醇溶液或硼酸甘油滴耳液,治疗外耳真菌病。5%～10%软膏治疗脓疱疹、小腿慢性溃疡和压疮溃疡。

△**过氧乙酸**(peracetic acid):是一种强氧化剂,遇有机物放出新生态氧而起氧化作用,可迅速杀灭各种微生物,包括病毒、细菌、真菌及芽孢,属杀菌能力较强的高效消毒剂。临床用于空气、环境消毒和预防性消毒。过氧乙酸具有强腐蚀性,可灼伤人体。其稀释液易分解,临用现配,储存中有分解,应注意有效期。

五、卤素类

卤素和易释放卤素的化合物对细菌原浆蛋白有高度亲和力,可使菌体蛋白卤化,具有强大的杀菌力,对细菌、芽孢、真菌都有效。

△**碘伏**(povidone-iodine,PVP-I):为单质碘与聚乙烯吡咯烷酮的结合物。碘伏的抗菌作用广泛,可以有效地杀灭细菌、真菌、芽孢等。其特点是杀菌力强,刺激性小,毒性低。碘伏用于烧伤、刀伤、擦伤等外伤的消毒,效果良好。一般医用碘伏的浓度是1%,直接擦涂皮肤可以消毒,阴道炎在冲洗治疗时使用0.5%的碘伏。

△**含氯石灰**(chlorinated line,漂白粉):为氯酸钙、次氯酸钙、氢氧化钙的混合物。漂白粉溶于水后分解为次氯酸,使菌体蛋白质迅速变性,产生快而强的杀菌作用,对细菌、病毒、真菌及芽孢有效。临床主要用于饮水、餐具和排泄物的消毒。50 kg水加本品1 g,30 min后即可饮用;1%～3%溶液用于喷洒或洗刷厕所和浴室等;干粉用于排泄物消毒。因受潮容易分解失效,宜新鲜配制。

△**聚维酮碘**(povidone lodine):是属碘伏类消毒剂。有助于溶液对物体的润湿和穿透,可加强碘的杀菌作用,其杀菌作用随溶液中所含游离碘的增多而加强。对细菌、芽孢、真菌、衣原体、支原体、病毒均有效。临床用于皮肤、黏膜的创口消毒,也用于化脓性皮炎、皮肤真菌感染、小面积轻度烧烫伤,口腔炎、口腔溃疡等疾病。

六、氧化剂

本类药物遇有机物释放新生态氧而氧化微生物原浆蛋白的活性基团,从而发挥杀菌和除臭

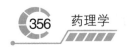

作用。

△高锰酸钾(potassium permanganate):氧化剂,可形成氢氧化钾、氧化锰、二氧化锰等放出氧,具有杀菌和抑菌作用。低浓度的高锰酸钾有收敛作用,高浓度的高锰酸钾有腐蚀作用。急性皮肤病或急性湿疹伴继发感染,用0.025%溶液进行湿敷;冲洗溃疡或脓肿用0.1%溶液;用于吗啡、阿片、马钱子碱或有机毒物等中毒时的洗胃液用0.01%～0.02%溶液;用于蛇咬伤用0.1%溶液;水果等食物消毒用0.1%溶液。

△过氧化氢(hydrogen peroxide):强氧化剂,遇到有机物可释放出新生态氧而杀菌,对细菌、真菌、病毒、芽孢等都有效。3%溶液冲洗或者湿敷厌氧菌感染以及破伤风、气性坏疽的创面;稀释至1%的浓度用于扁桃体炎、口腔炎、白喉等的含漱。0.1%～0.2%溶液用于手消毒,0.3%～0.5%溶液用于器械消毒,0.04%溶液熏蒸或喷雾用于空间、餐具、地面、交通工具、玩具及垃圾的消毒。

七、表面活性剂

本类药物能吸附于细菌细胞的表面,引起细胞壁损伤,灭活细胞内氧化酶等酶活性,发挥杀菌消毒作用。

△苯扎溴铵(benzalkoniumbromide,新洁尔灭):为阳离子表面活性剂。本品吸附于菌体表面改变胞浆膜通透性,使菌体内容物外渗而发挥杀菌作用,其阳离子与蛋白质阴离子结合,使菌体蛋白变性而产生抑菌作用。0.01%～0.05%的溶液用于创面及黏膜消毒;0.05%～0.10%的溶液用于手术前手消毒;0.1%的溶液用加亚硝酸钠用于金属器械消毒。

△氯己定(chlorhexidine,洗必泰):为表面活性剂,是广谱杀菌消毒药。对革兰氏阳性菌、革兰氏阴性菌、绿脓杆菌、真菌有效,对变形杆菌、芽孢、病毒无效。0.02%溶液用于手术前手消毒;0.5%乙醇溶液用于手术野及皮肤消毒;0.05%溶液用于创面消毒;消毒金属器械时应加0.5%亚硝酸钠防锈。

八、染料类

本类药物中的阳离子或阴离子能与细菌蛋白质的羧基或氨基结合而产生抑菌作用。

△甲紫(methylrosanilinium chloride):为碱性阳离子染料。其阳离子结构能与菌体蛋白质的羧基结合,从而抑制细菌生长繁殖,对革兰氏阳性菌、皮肤真菌有较强的杀灭作用,对铜绿假单胞菌也有效,刺激性小且有收敛作用,1%～2%溶液可用于皮肤、黏膜及创伤感染;0.1%～1.0%水溶液用于烧伤烫伤。

△汞溴红(mercurochrome):为重金属化合物,干扰菌体蛋白质的巯基合成,从而影响细菌代谢而杀菌,穿透力差,抗菌力弱,无刺激性,2%溶液可用于皮肤、黏膜等小创口消毒。禁止与碘酊合用,以免产生碘化汞腐蚀皮肤。

九、重金属类化合物

重金属离子能与蛋白质的巯基结合,干扰巯基酶活性,较高浓度与蛋白质羧基结合,形成金属蛋白盐,使蛋白质沉淀,起杀菌作用。

△硝酸银(silver nitrate):在水溶液中极易解离出银离子,使菌体蛋白质凝固而产生杀菌作用。稀溶液对黏膜、皮肤有收敛作用,浓溶液有腐蚀作用。0.5%溶液用于严重烧伤,防止铜绿假单胞菌、变性杆菌及其他革兰氏阴性菌的感染;1%溶液用于预防新生儿脓眼病、结膜炎,滴眼后用灭菌

生理盐水冲洗。

问题分析与能力提升

患者,女,35 岁,产后会阴伤口长有肉芽,用中药坐浴效果不好,又做摘除手术,口服阿莫西林,并用 0.02% 高锰酸钾溶液坐浴,水温 41～43 ℃,持续 20 min,结束后用无菌纱布蘸干。高锰酸钾冲洗一周,伤口愈合,但出现外阴红肿。

请分析:

1. 引起该患者外阴红肿的原因是什么?

2. 应用高锰酸钾溶液时应注意什么?

思考题

1. 简述乙醇的药理作用和临床应用。

2. 聚维酮碘在临床应用中应注意哪些问题?

3. 对芽孢和病毒消毒灭菌应怎样选用消毒防腐药?

(王世广)

实验一　不同给药途径对药物作用的影响

一、小白鼠实验法

【实验目的】

观察不同给药途径给予相同剂量硫酸镁时,对药物作用的影响。

【实验原理】

不同的给药途径,除了影响药物作用的快慢、强弱及维持时间的长短以外,有时还可改变药物作用的性质,从而产生不同的药理作用。静脉注射时药物直接进入血液循环,没有吸收过程,药理效应产生快,药效强;口服给药主要经小肠吸收,且存在首过消除,所以药理效应产生慢,药效弱。

硫酸镁经不同给药途径给药会产生不同的药理作用。经消化道给药,硫酸镁不易被消化道吸收,在肠道内形成高渗透压,使肠腔容积增加,从而刺激肠道,引起肠推进性蠕动,产生导泻作用。硫酸镁经静脉途径给药,干扰 ACh 的释放,阻断神经肌肉接头的传递,导致骨骼肌松弛。

本实验通过观察硫酸镁不同给药途径产生的不同效应,了解不同给药途径对药物作用的影响。

【实验对象】

小白鼠(体重 18～22 g,雌雄不限)。

【实验材料】

玻璃钟罩、注射器(1 mL)、小白鼠灌胃针头、硫酸镁溶液(10%)、氯化钙溶液(2.5%)。

【实验步骤】

1. 取体重相近的健康小白鼠 2 只,称重并编号(甲、乙),分别置于玻璃钟罩内,观察其正常情况(活动情况、呼吸频率及幅度、大便、肌张力等)。

2. 甲鼠以 10% 硫酸镁溶液 0.5 mg 经口灌胃,乙鼠以 10% 硫酸镁溶液 0.5 mg 腹腔注射。

3. 给药后,将两鼠重新放回玻璃钟罩内,密切观察 2 只小白鼠的反应有何不同。当小白鼠出现肌肉松弛、呼吸抑制时,立即注射氯化钙溶液 0.2 mL。观察并比较两种不同给药途径的药物反应。将实验结果填入附表 1 中,并分析实验结果。

附表 1　硫酸镁不同给药途径对药物作用的影响

编号	药物	剂量	给药途径	给药前		给药后		氯化钙解救结果
				肌张力	呼吸	肌张力	呼吸	
甲			经口灌胃					
乙			腹腔注射					

【注意事项】

1. 经口灌胃给药时,应熟练掌握灌胃方法,注意观察动物反应,切勿将药物灌入气管内,以免造成动物窒息死亡。

2. 注射硫酸镁的速度要缓慢。

3. 硫酸镁和氯化钙溶液必须提前准备好,以备及时抢救。

二、家兔实验法

【实验目的】

观察异戊巴比妥钠不同给药途径所引起的药物效应量的差异。

【实验原理】

大多数药物需随血液循环到达作用部位才能产生作用。药物自给药部位进入血液循环的过程称为吸收。药物吸收的速度及吸收的程度直接影响药物作用的快慢、强弱及维持时间的长短。不同的给药途径,药物吸收的速度及吸收的程度不同。

异戊巴比妥钠是镇静催眠药,有中枢抑制作用,随着剂量的逐渐加大,依次产生镇静、催眠、抗惊厥、麻醉的作用,甚至导致死亡。中等剂量即可轻度抑制呼吸中枢,大剂量则明显抑制呼吸中枢。通过观察异戊巴比妥钠同一剂量不同给药途经产生药物效应的量的差异,认识不同给药途径对药物作用的影响。

【实验对象】

家兔(体重1.5~2.5 kg)。

【实验材料】

台秤、注射器、兔固定器、乙醇、棉球、干棉球、异戊巴比妥钠溶液(3%)。

【实验步骤】

1. 取体重相近的健康家兔2只,称重后编号(甲、乙),观察两家兔正常活动、呼吸情况及翻正反射。

2. 甲兔耳缘静脉注射3%异戊巴比妥钠溶液1 mL/kg,乙兔肌内注射3%异戊巴比妥钠溶液1 mL/kg。

3. 记录给药时间,密切观察给药后两兔翻正反射消失的时间及呼吸抑制程度有何不同。记录并比较两兔出现的反应,分析给药途径不同时药物的作用有何不同,将实验结果填入附表2中。

附表2　异戊巴比妥钠不同给药途径对药物作用的影响

编号	体重	药物及用量	给药途径	翻正反射消失时间	呼吸抑制程度
甲			静脉注射		
乙			肌内注射		

【注意事项】

1. 本实验也可用0.5%地西泮溶液1 mL/kg,分别静脉注射和肌内注射。

2. 翻正反射:正常动物可保持站立姿势,如将动物推倒或翻转,它会迅速翻正,恢复直立姿势。

【思考题】

1. 由于给药途径不同,药物的作用会有什么不同?

2. 给药途径不同时,药物的作用为什么有的会出现质的差异,有的会出现量的不同?

(丁书明)

实验二　不同剂量对药物作用的影响

【实验目的】

观察不同剂量的安钠咖对药物作用的影响。

【实验原理】

药物剂量的大小决定血药浓度的高低,血药浓度又决定药理效应。因此,药物剂量决定药理效应的强弱。在一定范围内增加或减少药物剂量,药理效应也随之增强或减弱。药物剂量与其效应之间的关系称为量效关系。研究药物的量效关系,可为药理学研究提供参考,同时也为临床合理用药进行指导。

咖啡因为中枢兴奋药,小剂量兴奋大脑皮质,可使精神振奋、疲劳感消失,较大剂量对延髓呼吸中枢和心血管中枢产生直接兴奋作用,使得呼吸加快、血压升高。中毒剂量时,可产生惊厥甚至死亡。通过给予不同剂量的安钠咖,认识药物的剂量和效应之间的关系。

【实验对象】

小白鼠(体重18~22 g,雌雄不限)。

【实验材料】

玻璃钟罩、注射器(1 mL)、鼠笼、天平、安钠咖溶液(0.2%)、安钠咖溶液(2%)。

【实验步骤】

1.取体重相近的健康小白鼠2只,称重、编号(甲、乙),分别置于玻璃钟罩内,观察两鼠正常的活动情况。

2.甲鼠腹腔注射0.2%安钠咖溶液0.2 mL/10 g;乙鼠腹腔注射2%安钠咖溶液0.2 mL/10 g。

3.记录给药时间,给药后将两鼠重新放回玻璃钟罩内,密切观察两鼠的反应,包括活动有无增加、呼吸变化、震颤、竖尾、惊厥,甚至死亡等现象。记录两鼠出现药物反应的严重程度和发生时间,并分析比较两鼠有何不同。

4.将实验结果填入附表3中。

附表3　不同剂量的安钠咖对药物作用的影响

编号	体重	药物及剂量	反应发生时间	给药前			给药后		
				活动	呼吸	惊厥	活动	呼吸	惊厥
甲									
乙									

【注意事项】

1.注意记录并比较各鼠所出现反应的严重程度和发生快慢。

2.两组所选小白鼠应性别相同、体重接近。

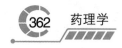

【思考题】

1. 药物剂量对药物作用的速度、强度有何影响？

2. 药物的剂量和作用的关系对于进行药理学实验和临床用药有何重要意义？

（丁书明）

实验三　药物的相互作用

【实验目的】
1. 观察药物间的协同作用和拮抗作用,以了解联合用药时药物作用的相互影响。
2. 练习小白鼠的捉拿和腹腔注射法。

【实验原理】
临床用药时常会采用两种或两种以上药物同时或先后应用称为联合用药或配伍用药。联合用药可使药物之间相互影响,从而改变药物的体内过程及机体对药物的反应性,使药物的效应发生改变。药物联合使用时其药理作用增强称为协同作用,其药理作用减弱称为拮抗作用。

联合用药的目的是发挥协同作用以提高疗效,延缓或减少耐药性的发生,扩大药物作用范围,减少不良反应的发生。

一、药物的协同作用

【实验对象】
小白鼠(体重 18~22 g,雌雄不限)。

【实验材料】
大烧杯、托盘天平、注射器(1 mL)、干棉球、生理盐水、氯丙嗪溶液(0.03%)、麻醉乙醚溶液。

【实验步骤】
1. 取小白鼠 2 只,称其体重并编号(甲、乙),观察正常活动后,分别放入倒置的大烧杯内。
2. 甲鼠腹腔注射 0.03% 氯丙嗪溶液 0.1 mL/10 g;乙鼠腹腔注射生理盐水 0.1 mL/10 g 作对照。
3. 30 min 后,将各浸有 1 mL 麻醉乙醚的棉球分别放入烧杯内,并记录时间。观察并比较两鼠出现麻醉状态的时间,待麻醉后立即将鼠取出,观察两鼠恢复的情况并填入附表 4 中。

附表4　氯丙嗪与乙醚的协同作用

编号	体重	药物及剂量	给乙醚后的反应	恢复情况
甲				
乙				

注:此实验也可用 0.5% 苯巴比妥钠溶液(0.1 mL/10 g)代替氯丙嗪溶液。

二、药物的拮抗作用

【实验对象】
小白鼠(体重 18~22 g,雌雄不限)。

【实验材料】
大烧杯、托盘天平、注射器(1 mL)、干棉球、生理盐水、安钠咖溶液(2.5%)、麻醉乙醚溶液、异戊

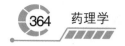

巴比妥钠溶液(2.5%)。

【实验步骤】

1. 取小白鼠 1 只,称其体重,观察正常活动后,腹腔注射 2.5% 安钠咖溶液 0.2 mL/10 g。

2. 当小白鼠出现惊厥时,立即放入置有麻醉乙醚棉球的倒置大烧杯内,使之吸入乙醚。

3. 待小白鼠惊厥停止后,再腹腔注射 2.5% 异戊巴比妥钠溶液 0.1 mL/20 g(因麻醉乙醚抗惊厥作用快而时间短,异戊巴比妥钠抗惊厥作用出现慢而维持时间较长,合用以免小白鼠因麻醉乙醚作用消失后再发生惊厥)。观察结果,记录小白鼠依次给药后的表现并填入附表 5 中。

附表 5　乙醚和异戊巴比妥钠与安钠咖溶液的对抗作用

给药次序	药物	用药后小鼠的反应
第一次		
第二次		
第三次		

【注意事项】

1. 用注射器抽 1.5 mL 乙醚做成棉球,放入烧杯后,应用一干棉球将烧杯嘴通气处塞住。

2. 待小白鼠翻正反射消失后,马上将其取出,观察并记录恢复时间。取出时,应将烧杯微微开启,使小白鼠能够取出为宜,尽量减少对另一只小白鼠实验结果的影响。

【思考题】

1. 什么是协同作用? 协同作用有哪些临床意义?

2. 什么是拮抗作用? 拮抗作用有哪些临床意义?

(丁书明)

实验四 pH 对药物吸收的影响

【实验目的】

观察不同的 pH 对药物吸收的影响。

【实验原理】

药物自给药部位进入血液循环的过程称为吸收。自血管给药后,药物进入机体后,必须通过跨膜转运才能进入血液循环吸收。绝大多数药物属于弱酸性或弱碱性的有机化合物,在体液中,均不同程度地解离,以解离型和非解离型两种形式同时存在。通常非解离型的药物分子疏水而亲脂,容易从细胞膜的高浓度侧向低浓度侧扩散实现跨膜转运;解离型药物分子极性高,因离子障现象的存在,一般较难跨过细胞膜脂质层。

士的宁属于中枢兴奋药,对脊髓有选择性兴奋作用,可提高骨骼肌的紧张度,引起强直性、反射性及泛化性惊厥,对大脑皮质亦有一定的兴奋作用。本实验通过观察大鼠给药后出现药物效应的强弱来判断士的宁在机体被吸收的程度。

【实验对象】

大白鼠(体重 200 ~ 400 g)。

【实验材料】

大鼠灌胃器、鼠笼、天平、棉手套、碳酸氢钠溶液(0.15 mol/L)、盐酸溶液(0.2 mol/L)、士的宁溶液(2%)。

【实验步骤】

1. 取体重相近的大白鼠两只,分别称重,并标记为甲和乙。

2. 甲鼠用灌胃器经口灌入 0.15 mol/L 的碳酸氢钠溶液和 2% 士的宁溶液的等量混合液(碱士的宁 pH = 8.0)30 mL/kg;乙鼠用灌胃器经口灌入 0.2 mol/L 盐酸溶液和 2% 士的宁溶液的等量混合液(酸士的宁 pH = 1.0)30 mL/kg。

3. 给药后立即密切观察两鼠并记录甲、乙鼠用药后出现的症状,惊厥和(或)死亡发生的时间。将实验结果记录在附表 6 中。

附表 6 不同的 pH 对药物吸收的影响

编号	体重	药物及剂量	给药后的反应	反应发生时间
甲				
乙				

【注意事项】

1. 灌胃时,大鼠的头部和颈部应保持在一条直线水平,沿大鼠口角插入灌胃管,并随时观察大鼠的状态,注意勿将灌胃管插入气管,以免引起窒息。

2. 充分保证药物一次性全部灌入胃内。

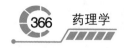

【思考题】

1. 体液 pH 对药物的跨膜转运有什么影响?

2. 体液 pH 对药物跨膜转运的影响有何临床意义?

(丁书明)

实验五　传出神经系统药物对瞳孔的影响

【实验目的】
1. 观察不同药物对瞳孔对光反射的影响。
2. 观察毛果芸香碱、毒扁豆碱、苯肾上腺素及阿托品对瞳孔的作用并分析各类药物的作用原理。

【实验原理】
瞳孔的大小可随光线的强弱而改变,弱光下瞳孔散大,强光下瞳孔缩小称为瞳孔对光反射。

传出神经药物是一类通过直接作用于各类受体影响神经递质的合成、释放和分解等过程产生作用的药物。它们可分别通过作用于瞳孔括约肌和瞳孔开大肌上的不同受体影响瞳孔大小。毛果芸香碱激动瞳孔括约肌上的 M 受体使瞳孔括约肌向瞳孔的中心方向收缩所以瞳孔缩小。毒扁豆碱可逆性地抑制胆碱酯酶的作用使其失去水解乙酰胆碱的作用造成乙酰胆碱积聚从而产生拟胆碱作用。苯肾上腺素能激动瞳孔开大肌上的 α_1 受体使瞳孔扩大。阿托品能阻断瞳孔括约肌的 M 受体使括约肌松弛而受去甲肾上腺素能神经支配的瞳孔开大肌仍保持原有张力故瞳孔扩大。

【实验对象】
家兔(体重 2.0～2.5 kg,雌雄不限)。

【实验材料】
兔固定箱、手电筒、测瞳尺、滴管、剪刀、1% 硫酸阿托品溶液、1% 硝酸毛果芸香碱溶液、0.5% 水杨酸毒扁豆碱溶液、1% 盐酸苯肾上腺素溶液。

【实验步骤】
1. 取无眼疾家兔两只(编号为甲、乙)于适度的光照下用量瞳尺测量两侧瞳孔大小(mm)。另外用手电筒灯光观察对光反射即突然从侧面照射兔眼,如瞳孔随光照而缩小则为对光反射阳性,否则为阴性。
2. 家兔结膜内囊滴药的方法:先用左手拇指、示指将下眼睑拉成杯形同时用中指压住鼻泪管然后滴入药液。按附表 7 进行滴入药液后,轻轻揉动眼睑使药液与角膜充分接触并在眼眶中存留 1 min 然后放手任其自溢。

附表 7　药物给药剂量

编号	左眼	右眼
甲	1% 硫酸阿托品溶液	1% 硝酸毛果芸香碱溶液
乙	1% 盐酸苯肾上腺素溶液	0.5% 水杨酸毒扁豆碱溶液

3. 滴药后 10 min 在同样的光照下再测甲、乙两兔左眼和右眼的瞳孔大小和对光反射。如滴硝酸毛果芸香碱溶液及水杨酸毒扁豆碱溶液的瞳孔已缩小,在这两眼的结膜囊内再滴入硫酸阿托品溶液 2 滴 10 min 后检查瞳孔大小和对光反射又有何变化,将实验结果填入附表 8。

附表8　传出神经系统药物对瞳孔的作用

编号	眼睛	药物	瞳孔		对光反射	
			用药前	用药后	用药前	用药后
甲	左	盐酸阿托品				
	右	硝酸毛果芸香碱				
	右	再滴盐酸阿托品				
乙	左	盐酸苯肾上腺素				
	右	水杨酸毒扁豆碱				
	右	再滴盐酸阿托品				

【注意事项】

1. 为避免睫毛刺激引起眨眼,实验前可将睫毛剪掉。

2. 测量瞳孔时不能接触或刺激角膜,光照强度及角度要前后一致,否则将影响测瞳结果。

3. 观察对光反射只能用散射灯光。

【思考题】

1. 试从实验结果分析阿托品和盐酸苯肾上腺素散瞳作用的不同。

2. 本次实验结果能否证明毛果芸香碱和毒扁豆碱缩瞳机制的不同?为什么?

（丁书明）

实验六　有机磷酸酯类药物中毒与解救

【实验目的】

1. 掌握有机磷酸酯类药物中毒机制及解救的作用机制。

2. 学习有机磷酸酯类药物中毒解救药物的使用。

3. 观察有机磷酸酯类药物中毒的症状。

【实验原理】

有机磷酸酯类主要作为农业杀虫剂,如敌百虫、乐果、马拉硫磷、敌敌畏、内吸磷和对硫磷等。有机磷酸酯类药物进入人体后,其亲电子性的磷原子与 AChE 酯解部位丝氨酸羟基上具有亲核性的氧原子以共价键结合,形成难以水解的磷酰化 AChE,使 AChE 失去水解 ACh 的能力,造成 ACh 在体内大量积聚,引起一系列中毒症状。若不及时抢救,AChE 可在几分钟或几小时内"老化"。"老化"过程可能是磷酸化 AChE 的磷酰化基团上的一个烷氧基断裂,生成更为稳定的单烷氧基磷酰化 AChE。此时,即使应用 AChE 复活药也难以使酶活性恢复,必须等待新生的 AChE 形成,才可水解 ACh。此过程可能需要几周时间。

解救有机磷酸酯类农药中毒的药物有两类:一类是 M 胆碱受体阻断药阿托品,阿托品能迅速阻断乙酰胆碱对 M 胆碱受体的激动作用,解除有机磷酸酯类中毒的 M 样症状;一类是胆碱酯酶复活药碘解磷定和氯解磷定,胆碱酯酶复活药能复活机体内失活的 AChE,使其发挥作用消除体内蓄积过量的 ACh,同时碘解磷定和氯解磷定还可以直接与体内游离的有机磷酸酯类结合,消除体内的有机磷酸酯类农药。本实验通过观察有机磷农药中毒的症状及血胆碱酯酶活性(ChE)的抑制情况,通过比较阿托品、解磷定的解救作用,掌握两药的作用原理。

【实验对象】

健康家兔(体重 1.5 ~ 2.5 kg)。

【实验材料】

烧杯(10 mL)、普通天平、兔笼、滤纸、三角尺、注射器(0.5 mL、5 mL、10 mL)、阿托品溶液(0.1%)、敌百虫溶液(5.0%)、解磷定溶液(2.5%)。

【实验步骤】

1. 取家兔 2 只,称重并标记为甲和乙。

2. 观察并记录活动情况、呼吸(频率、有无呼吸困难、呼吸道有无分泌物)、瞳孔大小、唾液分泌、大小便、肌张力及有无震颤等。

3. 将两兔分别固定于箱内,以白炽灯泡烤热其耳郭,使其血管充血扩张。用刀片切割耳缘静脉(切口不要过大、过深),让血液自然滴出,滴入预先置有少量草酸钾结晶的试管内,立即轻轻摇匀,供测定血液胆碱酯酶活力之用。取血后切口用干棉球按压止血。

4. 两兔分别经另一侧耳缘静脉注入 5% 敌百虫溶液 2 mL/kg。注毕立即记录时间并密切观察步骤 2 中所述各项指标的变化,加以记录(如 20 min 尚未出现中毒症状,可追补 1/3 剂量)。中毒症状明显后,再按上法取血,供胆碱酯酶活力测定。

5. 甲兔耳缘静脉注射 0.1% 硫酸阿托品溶液 1 mL/kg,乙兔耳缘静脉注射 2.5% 解磷定溶液 2 mL/kg,然后每隔 5 min 再检查上述各项指标 1 次,观察比较两兔中毒症状消除的情况并填入附

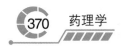

表 9 中。

附表 9　有机磷酸酯类药物中毒及解救后各项指标的变化

编号	药物	体重	呼吸	心率	瞳孔	大小便	唾液分泌	肌震颤	血 AChE 活性
甲	用药前								
	用敌百虫后								
	用阿托品后								
乙	用药前								
	用敌百虫后								
	用解磷定后								

【注意事项】

1. 有机磷农药静脉注射时中毒症状发生快,抢救必须及时,如经 15 min 尚未出现中毒症状,可追加 1/3 量。敌百虫亦可改用腹腔注射给药。

2. 敌百虫可经口、皮肤或呼吸道进入体内,手接触后应立即用自来水冲洗,切勿用肥皂,因为敌百虫在碱性环境可转变为毒性更强的敌敌畏。

3. 实验室应保持良好的通风,实验后应妥善处理接触过敌百虫的器具。

【思考题】

1. 简述有机磷酸酯类中毒的机制与临床表现。

2. 简述阿托品与解磷定救治有机磷酸酯类中毒的作用机制。

(丁书明)

实验七　烟碱的毒性作用

【实验目的】

观察香烟烟雾过滤液对小白鼠的毒性反应。

【实验原理】

吸烟明显损害心血管、呼吸道和消化道,严重危害人们健康。吸烟者肺癌发病率高,死于肺癌的吸烟者为不吸烟者的 11 倍。每日吸烟超过 25 支者比不吸烟者肺癌发病率高 50 倍。烟碱属去极化型神经节激动剂,其毒性很大。其急性致死量成人约 60 mg,而一支烟约含半个致死量的烟碱(20 ~ 30 mg)。

小剂量烟碱兴奋 N 胆碱受体和中枢神经系统,出现骨骼肌收缩加强和呼吸兴奋等现象。大剂量烟碱兴奋 N_1、N_2 受体,中枢呈双相作用即短暂兴奋后转入抑制,同时出现血压下降、呼吸困难,导致呼吸肌麻痹而死亡。

【实验对象】

小白鼠(体重 18 ~ 22 g,雌雄不限)。

【实验材料】

天平、吸烟器、洗耳球、注射器(1 mL、5 mL)、香烟、生理盐水。

【实验步骤】

1. 在吸烟器中加 3 mL 生理盐水,将香烟插入吸烟器开口中,点燃香烟,用洗耳球缓慢吸取,使烟雾通过生理盐水(3 mL 生理盐水中吸 2 支烟)。

2. 取 2 只小白鼠,分别称重并标记为甲和乙,甲鼠腹腔注射烟液 0.3 mL/10 g,乙鼠腹腔注射生理盐水 0.3 mL/10 g。

3. 观察两鼠有何反应。

【注意事项】

用洗耳球吸烟时,先将洗耳球捏扁,再插入吸烟器开口中,缓慢吸取烟雾,以免液体倒流,浸湿香烟。

【思考题】

请阐明烟碱中毒的表现及中毒原理。

(丁书明)

实验八　药物对离体子宫平滑肌的作用

【实验目的】

1. 掌握动物离体子宫平滑肌的实验方法。

2. 观察垂体后叶激素、异丙肾上腺素和普萘洛尔对离体子宫平滑肌运动的影响。

【实验原理】

非妊娠大鼠子宫上几乎只有 β 受体,是研究 β 受体激动剂、拮抗剂的常用标本。β 受体激动剂对子宫表现为松弛作用,β 受体阻断剂可拮抗其作用。

【实验对象】

大白鼠(体重 200 ~ 400 g)。

【实验材料】

BL-420F 生物机能实验系统、超级恒温水浴、平滑肌实验装置、铁支架、双凹夹、螺旋夹、弹簧夹、万能夹、烧杯、氧气、针头、培养皿、缝线、缝针、手术剪、眼科剪、镊子、注射器(1 mL)、垂体后叶激素(5 μg/mL)、硫酸异丙肾上腺素(0.005%)、盐酸普萘洛尔(0.01%)、苯甲酸雌二醇(0.1%)、乐氏液。

【实验步骤】

1. 仪器调试:打开 BL-420F 生物机能实验系统,连接换能装置,调节生物信号,将水浴温度调整在(38.0±0.5) ℃,向浴漕中加入乐氏液。

2. 实验前准备:实验前 24 ~ 48 h 取成熟的雌性未孕大白鼠 1 只,肌内注射 0.1% 苯甲酸雌二醇 0.7 mL,使动物处在动情前期或动情期,提高其子宫的敏感性。

3. 标本制作:取一只大白鼠,将其处死,迅速剪开其腹腔,找出子宫,轻轻剥离附着于子宫壁上的结缔组织和脂肪组织。将其一侧子宫角剪下(约 2 cm),两端结扎,取出悬挂于平滑肌浴皿内,一端固定于平滑肌浴皿下部的钩上,另一端通过肌力换能器连接于 BL-420F 生物机能实验系统。给子宫加 1 g 负荷,恒温(38.0±0.5) ℃,充氧,备用。

4. 连接仪器:连接描述仪器,记录正常曲线,然后将药物按顺序滴入平滑肌浴皿内,观察子宫对药物的反应,每次用药后待药效明显时即更换乐氏液并冲洗 3 次,待收缩曲线恢复正常时再加下一药物。

5. 观察

(1)记录正常曲线。

(2)加入 5 μg/mL 垂体后叶激素 0.01 mL,待作用明显时换药。

(3)加入 0.005% 硫酸异丙肾上腺素 0.2 mL,待作用明显时加入 0.01% 盐酸普萘洛尔 0.2 mL,观察用药后子宫收缩的变化,冲洗。

(4)加入 0.01% 盐酸普萘洛尔 0.2 mL,待作用明显时加入 0.005% 硫酸异丙肾上腺素 0.2 mL,观察用药后子宫收缩的变化。

【注意事项】

1. 操作过程注意避免过度牵拉以免损伤子宫组织,操作时间越短越好。

2. 需更换的乐氏液每次要注意恒量,而且要注意浴槽的温度。

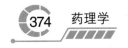

3.换液后,必须待曲线平稳后才能加入下一种药物。

4.水浴温度偏低(30~32 ℃),标本能保持较长时间,偏高(37~39 ℃),标本敏感性高,但保持时间短。

【思考题】

根据所绘曲线,比较垂体后叶激素、异丙肾上腺素和普萘洛尔对子宫的作用特点,并说明他们在临床上的应用。

(丁书明)

实验九　水合氯醛的全身麻醉作用

【实验目的】

观察水合氯醛的全身麻醉作用及主要体征变化。

【实验原理】

水合氯醛能抑制网状结构各级神经元之间的传导,并抑制网状结构上行激活系统,从而产生中枢抑制作用。

【实验对象】

家兔(体重 1.5~2.5 kg)。

【实验材料】

兔固定器、体温计、注射器、酒精棉、婴儿秤、人用导尿管、洗耳球、直尺、镊子、兔开口器、烧杯、液体石蜡、剪毛剪、手术剪、听诊器、秒表、水合氯醛注射液(10%)、水合氯醛淀粉浆溶液(10%),需要新鲜配制。

【实验步骤】

1. 取健康家兔两只,称其体重并标记为甲和乙。观察其正常生理指征(呼吸、脉搏、瞳孔、肌肉紧张度、角膜反射、痛觉、体温等)并记录。

2. 以不同途径分别给予 10% 水合氯醛注射液和 10% 水合氯醛淀粉浆溶液。甲兔用胃管向胃内灌入 10% 水合氯醛淀粉浆溶液。剂量为 3~4 mL/kg。记录进入麻醉的时间和开始苏醒的时间。乙兔由耳静脉缓慢注入 10% 水合氯醛注射液。剂量为 1.2~1.5 mL/kg。记录进入麻醉的时间。将结果记录下附表 10 中。

附表 10　正常生理指征和给药后的结果

编号	项目	呼吸	脉搏	瞳孔	肌肉紧张度	角膜反射	痛觉	体温/℃	麻醉时间
甲	正常								
	灌服								
乙	正常								
	静脉注射								

【注意事项】

1. 进行胃内给药时,应注意固定好兔开口器,防家兔咬破导尿管。

2. 导尿管插入后,一定要检验导管是否插入胃内,可用以下两种方法进行检验。①将导尿管的另一头插入装有水的烧杯中,观察是否有气泡冒出。若有,则应考虑可能插入肺中,应拔出重插。②可闻从导尿管中溢出的气味,是否有酸味来判断是否插入胃中。

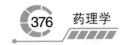

【思考题】

全身麻醉应观察哪些体征？体征是如何变化的？分析不同给药途径，家兔进入麻醉期的表现，比较两种给药法的作用强度。

（王彦阁）

实验十　地西泮的抗惊厥作用

【实验目的】

1. 观察地西泮的抗惊厥作用。

2. 学习动物惊厥模型的制作方法。

【实验原理】

地西泮为镇静催眠药,随着剂量的增加,其可依次起到抗焦虑、镇静、催眠、抗惊厥、抗癫痫、中枢性肌松等作用。本实验以中毒量尼可刹米制作惊厥模型,地西泮对抗解救。

【实验对象】

小白鼠(体重 18 ~ 22 g,雌雄不限)。

【实验材料】

鼠笼、天平、注射器(1 mL)、尼可刹米注射液(2.5%)、地西泮溶液(0.5%)、生理盐水、苦味酸溶液。

【实验步骤】

1. 取小白鼠 4 只分为 2 组(每组 2 只),称重后以苦味酸标记为甲和乙。

2. 甲组为给药组小鼠,腹腔注射地西泮溶液 0.5 mg/10 g(按 0.1 mL/10 g 给药),乙组小白鼠腹腔注射生理盐水 0.1 mL/10 g 作为对照。

3. 记录时间,10 min 后两组小白鼠均皮下注射尼可刹米 5.0 ~ 7.5 mg/10 g(按 0.2 ~ 0.3 mg/10 g 给药),观察其有无兴奋、惊厥和死亡发生并填入附表 11 中。

附表 11　地西泮的抗惊厥作用

组别	体重	药物及剂量	2.5% 尼可刹米	结果
甲				
乙				

【注意事项】

1. 实验前小白鼠宜给足食物和水,否则易由于低血糖致惊厥影响实验结果。

2. 实验室应保持安静,小白鼠受到惊吓会影响结果的准确性。

【思考题】

1. 地西泮的主要用途有哪些?

2. 目前的抗惊厥药有哪些?各类药物在临床上的应用有哪些区别?

(王彦阁)

实验十一　药物对体温调节的影响

【实验目的】

1. 观察氯丙嗪对家兔体温的调节作用。

2. 掌握家兔体温的测量方法。

【实验原理】

机体的体温调节中枢位于下丘脑,通过对产热和散热两个过程的精细调节,使体温维持于相对恒定的水平,如使正常人体体温维持在 37 ℃左右。

氯丙嗪是吩噻嗪类抗精神失常药,能阻断下丘脑体温调节中枢的多巴胺受体,可对体温调节中枢产生很强的抑制作用,干扰下丘脑对体温的调控功能,使体温随周围环境温度变化而变化,环境温度愈低其降温作用愈显著。若同时配合物理降温,可使体温降至正常体温以下。

【实验对象】

家兔(体重 2.0～2.5 kg,雌雄不限)。

【实验材料】

兔固定器、冰袋(2 个)、棉签、液体石蜡、台秤、体温计、注射器(2 mL)、生理盐水、氯丙嗪溶液(2.5%)。

【实验步骤】

1. 选取体温正常(家兔直肠体温在 38.6～39.5 ℃)的健康家兔 4 只,称重并编号为甲、乙、丙、丁。

2. 测量正常情况下家兔的体温,将温度计甩至 35 ℃以下,用棉签蘸少许液体石蜡擦拭体温计末端,在家兔安静时将家兔臀部抬高,左手提起家兔尾巴,右手将体温计轻轻插入肛门,深度约 5 cm。3 min 后将体温计取出,读取并记录体温度数。

3. 甲兔、丙兔腹腔注射生理盐水 0.2 mL/kg,给药后置于室温环境下;乙兔、丁兔腹腔注射 2.5%氯丙嗪溶液 0.3 mL/kg。给药后甲兔、乙兔置于室温;丙兔、丁兔立即置冰袋于家兔腹股沟处。

4. 分别于给药后 10 min、20 min、30 min、40 min,各测量每只家兔体温一次并记录结果,比较各家兔体温的差异。将实验结果填入附表 12 中。

附表 12　氯丙嗪对家兔体温调节的影响

编号	正常体温	药物及剂量	环境温度	给药后体温				给药前后体温差
				10 min	20 min	30 min	40 min	
甲			室温					
乙			室温					
丙			敷冰袋					
丁			敷冰袋					

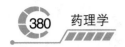

【注意事项】

1.整个实验过程中要保持室温一致。

2.体温计每次使用之前必须甩到35 ℃以下,并涂液体石蜡进行润滑。

3.每次测肛温时,体温计插入的深度和测量时间保持一致。

【思考题】

1.氯丙嗪影响体温的机制是什么?

2.氯丙嗪对体温的作用特点在临床上有何应用?

(王彦阁)

实验十二　急性肝功能不全对药物作用的影响

【实验目的】

1. 了解肝功能损伤模型的方法。

2. 观察肝功能状态对戊巴比妥钠作用的影响。

【实验原理】

肝是药物代谢的主要器官,外界进入体内的各种异物(药物、毒物等)均可在肝经过生物转化,再经肾或胆汁等途径排出体外。当肝功能损伤时,药物的生物转化减慢,易发生药物蓄积中毒。

四氯化碳是一种对肝细胞有严重毒性作用的化学物质,四氯化碳中毒的动物常作为中毒性肝炎的动物模型。本实验通过四氯化碳导致肝损伤模型的复制,观察肝功能损伤对戊巴比妥钠催眠作用的影响。

【实验对象】

小白鼠。

【实验材料】

小动物电子秤或天平、小鼠笼、手术镊、手术剪、注射器(1 mL)、烧杯(1 000 mL)、戊巴比妥钠溶液(0.3%)、四氯化碳溶液(10%)、生理盐水。

【实验步骤】

1. 肝损伤模型建立:取体重相近的健康小白鼠4只,分为甲、乙两组,每组各2只。甲组于实验前24 min用四氯化碳溶液皮下注射0.2 g/10 g,造成肝脏损害;乙组小白鼠用等容量生理盐水皮下注射。

2. 实验时分别将甲组小白鼠和乙组小白鼠称重标记,均腹腔注射0.3%戊巴比妥钠0.2 mL/10 g,放入烧杯内,观察小白鼠的反应。

3. 观察项目

(1)记录各组小白鼠翻正反射消失时间和恢复时间,并计算入睡时间和睡眠时间,填入附表13。

(2)实验结束时将小白鼠拉断颈椎处死,剖腹观察两组小白鼠肝脏颜色有何不同,填入附表13。

附表13　小白鼠肝功能损伤对戊巴比妥钠催眠作用的影响

组别	体重	药量	入睡时间	睡眠时间	肝脏外观
甲					
乙					

【注意事项】

1. 如室温低于20 ℃时,应给麻醉小白鼠保暖,否则动物会因体温过低、代谢减慢而不易苏醒。

2. 本实验采用四氯化碳皮下注射,剂量要准确,量少达不到破坏肝脏的效果,量大易造成小白

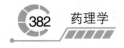

鼠死亡。

3. 四氯化碳中毒小白鼠肝脏较大,充血,或呈灰黄色,触之滑腻,其肝小叶比正常肝脏的肝小叶清楚。

4. 观察小白鼠翻正反射时一定要保持安静,并以小白鼠第一次恢复体位的时间作为小白鼠的醒转时间。

【思考题】

1. 该实验说明肝损伤与药物作用有何关系?

2. 为什么肝功能损伤小鼠用戊巴比妥钠后作用时间延长? 其在临床用药上有何意义?

3. 是否经肝代谢的药物作用时间都会延长?

（王彦阁）

实验十三 镇痛药的镇痛作用(扭体法)

【实验目的】

1. 了解筛选镇痛药物的方法及操作注意事项。

2. 观察哌替啶和罗通定的镇痛作用。

【实验原理】

哌替啶为人工合成镇痛药,其主要作用是激动阿片受体,激活脑内"抗痛系统",阻断痛觉传导,产生中枢镇痛作用。其作用产生快,对各种剧痛有较好的镇痛作用。

罗通定为罂粟科草本植物延胡索的提取物。其镇痛作用与脑内阿片受体无关,但能阻断脑干网状结构上行激活系统,该药对慢性持续性钝痛效果较好。

小鼠腹腔受化学药物刺激产生疼痛,表现为扭体反应,以此作为疼痛指标,观察药物的镇痛作用。

【实验对象】

小白鼠(体重18~22 g,雌雄不限)。

【实验材料】

电子秤、注射器(1 mL)、盐酸哌替啶溶液(0.2%)、硫酸罗通定溶液(0.2%)、醋酸溶液(0.6%)、氯化钠溶液(0.9%)。

【实验步骤】

1. 取小白鼠12只,称重标记,随机分为3组,每组4只,观察每组动物正常活动情况。

2. 甲组小白鼠腹腔注射0.2%盐酸哌替啶溶液0.1 mL/10 g,乙组小白鼠腹腔注射0.2%硫酸罗通定溶液0.1 mL/10 g,丙组小白鼠腹腔注射0.9%氯化钠溶液0.1 mL/10 g。

3. 给药30 min后,3组小鼠分别腹腔注射0.6%醋酸溶液。观察15 min内各组出现扭体反应(伸展后肢、腹部收缩内凹、躯体扭曲、臀部抬高)动物数。

4. 汇总各组实验结果,填入附表14中并计算药物镇痛百分率。

附表14 哌替啶和罗通定镇痛作用

组别	数量	药物及剂量	扭体反应鼠数量	无扭体反应鼠数量	镇痛百分率/%
甲	4	0.2%盐酸哌替啶			
乙	4	0.2%罗通定			
丙	4	0.9%氯化钠			

【注意事项】

1. 实验室温度低于10 ℃则不易出现扭体反应。

2. 醋酸应临时配置,以免挥发浓度不准。

3. 因动物导致扭体反应次数个体差异较大,因此,实验时动物数量越多结果越可靠。

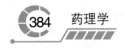

【思考题】
哌替啶和罗通定的镇痛作用各有什么特点,镇痛的机制有何不同?

（王彦阁）

实验十四　镇痛药的镇痛作用(热板法)

【实验目的】

1. 了解热板法筛选镇痛药物的方法及操作注意事项。

2. 比较各类镇痛药的作用特点。

【实验原理】

药物镇痛作用筛选的致痛方法有物理(光、热、机械)和化学方法,扭体法和热板法为常用的药物镇痛作用的筛选实验。热板法常作为药物具有中枢镇痛作用的实验方法,主要用于筛选麻醉性镇痛药,并不适用于筛选解热镇痛药,且热板法装置简便、对小白鼠损伤小、实验动物可反复利用。

小白鼠的足部受热板刺激产生疼痛,表现为舔后足反应,以此作为疼痛指标,观察药物的镇痛作用。

【实验对象】

雌性小白鼠(体重 18 ~ 22 g)。

【实验材料】

电子秤、恒温水浴箱、热板槽、注射器(1 mL)、秒表、盐酸哌替啶溶液(0.2%)、氯化钠溶液(0.9%)。

【实验步骤】

1. 给恒温水浴箱内加热水,使水面接触热板。调节水温至 55 ℃。

2. 测定正常痛阈,将小白鼠放入恒温水浴箱的热板上,密切观察小白鼠的反应,以舔后足为痛觉指标,用秒表记录痛阈时间值(从小鼠放入热板盒到出现舔后足)。每只小白鼠测痛阈 2 次(间隔 3 min,取其平均值为正常痛阈。

3. 取痛阈值 10 ~ 30 s 的小白鼠 2 只,称重并标记为甲和乙。甲鼠腹腔注射 0.2% 盐酸哌替啶溶液 0.1 mL/10 g,乙鼠腹腔注射 0.9% 氯化钠溶液 0.1 mL/10 g。

4. 给药后 15 min 各测痛阈 2 次,取其平均值,填入表 15 中。统计全部结果,计算痛阈百分率。

痛阈提高百分率=(给药后痛反应时间均值−给药前痛反应时间均值)/给药前痛反应时间均值×100% 。

附表 15　哌替啶镇痛作用

编号	正常痛阈/s	药物	痛阈值/s			痛阈提高百分率/%
			15 min	30 min	45 min	
甲						
乙						

【注意事项】

1. 本实验应选用雌鼠,因雄性小白鼠遇热时因囊松弛下垂,与热板解除后影响实验结果。

2. 室温应控制在 13 ~ 18 ℃,此温度小白鼠对痛刺激的反应较稳定。

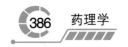

3.小白鼠反应时间超过60 s者应立即取出,以免烫伤足部,影响以后测试结果。

【思考题】

哌替啶在临床中主要用于哪些疼痛?

（王彦阁）

实验十五　奎尼丁对电刺激诱发心律失常的保护作用

【实验目的】

1. 学习电刺激诱发心律失常模型的实验方法。

2. 观察奎尼丁抗心律失常的作用。

【实验原理】

正常情况下,心脏协调而规律性地收缩、舒张,完成泵血功能。心律失常时心脏的节律和频率出现异常,心脏泵血功能发生障碍,影响全身的供血。心律失常发生的主要机制包括冲动形成异常、冲动传导异常及触发活动。抗心律失常药通过抑制触发活动,改变传导速度和动作电位时程等作用,抑制心律失常的发生。

奎尼丁是广谱抗心律失常药,用于心房颤动、心房扑动、室性和室上性心动过速的预防和复发,也可用于治疗频发室上性和室性期前收缩。对心房颤动、心房扑动,奎尼丁可用于转律后复发。

【实验对象】

家兔(体重 1.5 ~ 2.5 kg)。

【实验材料】

BL-420F 生物机能实验系统、兔手术台、刺激电极、呼吸机、常用动物手术器械、注射器、动物用心电图导联线、乌拉坦溶液(20%)、奎尼丁溶液(0.5%)。

【实验步骤】

1. 取健康家兔 1 只,称重,用 20% 乌拉坦溶液以 5 mL/kg 行耳缘静脉注射麻醉后,侧围固定于手术台上。

2. 将针状电极刺入家兔四肢皮下,连接 BL-420F 生物机能实验系统,调整心电图波形的大小及位置,记录家兔正常心电图。

3. 在家兔颈部正中切开皮肤,分离气管,插入气管套管,连接呼吸机进行人工呼吸(呼吸频率50 次/min)。

4. 从兔左侧第 4、第 5 肋间打开胸腔,沿膈神经侧约 0.5 cm 处剪开心包,做心包床,用 2 只小型不锈钢蛙心夹改制的电极分别夹在心尖(正极)和靠近左心室房室沟处的心外膜上(负极)。两电极之间距离约为 1 cm,给予串刺激(频率 50 Hz,波宽 0.3 ms,恒压输出),每隔 3 min 刺激一次。逐次增加刺激强度,每次增幅为 2 V,直到引起明显的心律失常为宜。记录此时的心电图。

5. 心律失常显著出现后停止电刺激,待心脏恢复正常节律后,经耳缘静脉缓慢注射 0.5% 奎尼丁 0.2 mL/kg。用药后 3 ~ 5 min,以同样的电刺激强度和频率再刺激家兔 30 s,描记心脏收缩曲线,观察此时是否仍能出现心律失常,并与注射奎尼丁前出现的心律失常进行比较。

【注意事项】

1. 描记心电图时应避免周围电磁干扰。

2. 电极针头不能插入肌肉组织,以免因实验过程中肌电干扰而影响心电图波形。

3. 暴露的心脏应经常滴加任氏液湿润。

4. 电极放在心室肌上不要靠得太紧,以免影响心脏的跳动。

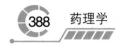

【思考题】

奎尼丁抗心律失常的作用机制是什么？

（王彦阁）

实验十六　呋塞米的利尿作用

【实验目的】

1. 观察呋塞米对家兔的利尿作用。

2. 掌握药物利尿的实验方法。

【实验原理】

呋塞米是高效利尿药,通过抑制髓袢升支粗段对氯化钠的重吸收产生利尿作用;快速静脉注射呋塞米,可通过渗透压作用使尿量增加。

【实验对象】

雄性家兔(体重 2～3 kg)。

【实验材料】

兔固定板(或手术台)、兔开口器、导尿管(10 号)、小量筒(20 mL)、注射器(5 mL)、针头(5 号)、婴儿秤、胶布、呋塞米注射液(1%)、生理盐水、液体石蜡。

【实验步骤】

1. 取家兔 3 只,称重标记(甲、乙、丙),分别按每千克体重 50 mL 灌胃蒸馏水。

2. 30 min 后,将兔仰卧固定于手术台上。

3. 取 10 号导尿管用液体石蜡润滑后由尿道口缓缓插入膀胱 8～12 cm,见有尿液滴出即可,并将导尿管用胶布固定于兔体,以防滑脱。压迫兔的下腹部,排空膀胱,并在导尿管的另一端接一量筒收集尿液,记录 15 min 内兔的正常尿量。

4. 以每千克体重 5 mL 分别给 3 只家兔耳静脉注射生理盐水、1% 呋塞米。

5. 用量筒收集并记录 3 只兔每 15 min 内的尿量。连续观察 1 h,比较 3 只兔在不同时间段内尿量的变化和总尿量,并将结果记录在下附表 16 中。

附表 16　药物对家兔排尿量的影响

兔号	正常尿量	用药后尿量			
		0～15 min	15～30 min	30～45 min	45～60 min
甲					
乙					
丙					

【注意事项】

1. 雄兔或性未成熟的雌兔比较容易插尿管,且在实验前 24 h 应供给充足的饮水量和青饲料喂养。

2. 各个兔的体重、灌水及给药时间尽可能一致,给药前尽量排空各兔膀胱。

3. 插入导尿管时动作要轻缓,以免损伤尿道口。

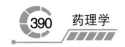

【思考题】
根据实验结果分析各药物对家兔的利尿作用并思考其临床应用。

（王彦阁）

实验十七　普萘洛尔的抗心律失常作用

【实验目的】

观察肾上腺素引起的心律失常和普萘洛尔的抗心律失常作用。

【实验原理】

大剂量肾上腺素可激动心肌、传导系统和窦房结的 β₁ 受体,提高其兴奋性,过度时可致心律失常。普萘洛尔主要通过阻断 β 受体发挥抗心律失常作用。

【实验对象】

健康家兔(体重 1.5~2.5 kg)。

【实验材料】

兔板、PowerLab 系统、注射器(1 mL)、消毒盒、棉签、肾上腺素(0.05%)、普萘洛尔溶液(0.1%)、阿托品(0.1%)、戊巴比妥钠(3%)。

【实验步骤】

1. 取家兔一只称重,从耳缘静脉注射 3% 戊巴比妥钠 1 mL/kg,麻醉后将兔仰卧固定于兔板上,于四肢皮下插入针形电极,并与 PowerLab 系统相联(右前肢—红色,左前肢—黄色,左后肢—绿色,右后肢—黑色)。监测其心电图变化,记录Ⅱ导联心电图,以后按下述方法给药。

2. 快速静脉注射 0.05% 肾上腺素 0.1 mL/kg(0.05 mg/kg),观察心率及心律变化(是否出现室性早搏或室性心动过速),描记给药后第 0.5 分钟、1 分钟、2 分钟、3 分钟的心电图。

3. 缓慢静脉注射 0.1% 普萘洛尔 0.25 mL/kg(2.5 mg/kg),描记给药后第 0.5 分钟、1 分钟、2 分钟、3 分钟的心电图。

4. 重复步骤 2。

5. 如出现窦性心动过缓,即静脉注射 0.1% 阿托品 0.5 mL/kg(0.5 mg/kg)记录第 1 分钟、2 分钟的心电图后,再静脉注射 0.05% 肾上腺素 0.1 mL/kg(0.05 mg/kg),观察并记录其心电图变化。

【注意事项】

在插入电极时,不要将电极插入肌肉,或损伤神经血管。

【思考题】

肾上腺素、普萘洛尔、阿托品对心脏有何作用? 它们的作用机制是什么?

(丁　林)

实验十八　糖皮质激素的抗炎作用观察

一、耳郭肿胀法

【实验目的】

1. 学习小白鼠耳郭肿胀致炎模型的制备。

2. 观察地塞米松对二甲苯所致小白鼠耳郭急性炎症模型的抗炎作用。

【实验原理】

二甲苯为无色澄清致炎物质,将其涂抹于小白鼠耳郭后,由于其的刺激作用,可导致局部细胞损伤,促使组胺、缓激肽等致炎物质释放。小白鼠耳郭局部毛细血管充血,通透性增加,渗出增多,发生水肿,表现出红、肿、热、痛等症状,从而导致小白鼠耳郭增厚。根据两耳厚度不同,可以判断药物的抗炎作用。二甲苯的致炎作用又快又强,小白鼠耳郭肿胀法简便易行,适用于抗炎药物常规筛选。地塞米松具有快速、强大而非特异性的抗炎作用,可增加血管张力,降低毛细血管通透性,明显缓解炎症的红、肿、痛、热等症状。

【实验对象】

雄性小白鼠。

【实验材料】

手术剪刀、注射器(1 mL,3 支)、小动物电子秤(或天平)、鼠笼、打孔器、滴管、二甲苯溶液、地塞米松溶液(0.5%)、生理盐水。

【实验步骤】

1. 取雄性小白鼠2只,称重后标记(甲、乙),用0.08~0.10 mL 二甲苯涂擦小白鼠左耳前后两面皮肤。

2. 30 min 后,甲鼠腹腔注射0.5%地塞米松0.1 mL/10 g,乙鼠腹腔注射生理盐水0.1 mL/10 g。

3. 2 h 后将小白鼠脱颈椎处死,在每鼠左右两耳相同部位分别用打孔器取一耳片,用天平称重,并做记录。每鼠的左耳片重量减去右耳片重量即为肿胀程度。

4. 观察项目:对甲鼠与乙鼠耳片的肿胀程度进行统计分析,计入下附表17。

附表 17　地塞米松对小鼠耳郭炎症肿胀的影响

编号	药物	左耳重量	右耳重量	差值
甲	地塞米松			
乙	生理盐水			

【注意事项】

1. 甲鼠和乙鼠二甲苯滴加的量和被涂抹的面积应一致。

2. 打孔器应锋利。

3. 二甲苯溶液的涂抹剂量要准确,否则影响实验结果。

【思考题】

1. 二甲苯的致炎机制是什么?

2. 地塞米松有哪些临床应用?

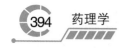

二、大鼠足趾肿胀法

【实验目的】

1. 学习大鼠足趾法致炎模型的制备。

2. 观察地塞米松对蛋清所致大鼠足趾肿胀炎症模型的抗炎作用。

【实验原理】

蛋清为异种蛋白,注入大鼠足趾内,可引起局部急性炎症,使局部组织肿胀。根据两侧足趾厚度不同,可以判断药物的抗炎作用。蛋清致炎法简便易行,适用于抗炎模型的制备。地塞米松的抗炎作用强大,对各种炎症均有效。在炎症早期,地塞米松能增高血管的紧张性,减轻充血,降低毛细血管的通透性,同时抑制白细胞浸润和吞噬,使渗出和水肿减少,从而缓解红、肿、热、痛等炎性症状。在炎症后期,地塞米松通过抑制毛细血管和成纤维细胞的增生,延缓肉芽组织的生成,从而减轻瘢痕和粘连等炎症后遗症。

【实验对象】

雄性大白鼠。

【实验材料】

手术剪刀、注射器(1 mL,3 支)、小动物电子秤(或天平)、鼠笼、大鼠足趾容积测量仪、新鲜蛋清、地塞米松溶液(0.5%)、生理盐水。

【实验步骤】

1. 取大白鼠 4 只,每组 2 只,称重,标记。一只大白鼠腹腔注射地塞米松溶液 0.1 mL/10 g,另一只大白鼠腹腔注射等容量的生理盐水。

2. 将 2 只大白鼠右踝关节的突起点处用圆珠笔画圈作为测量标志,依次将这两只大白鼠右后足放入大鼠足趾容积测量仪内,测量其后足的正常体积。

3. 各鼠腹腔注射药物 30 min 后,从右后足掌心向掌踝关节方向进针,皮下注射新鲜蛋清 0.1 mL。

4. 注射蛋清后 30 min、60 min、90 min,分别用大白鼠足趾容积测量仪测量右后足的容积。各鼠注射致炎剂以后的体积减去正常的体积,即为各个时间的右后足肿胀度。

5. 汇总各组对照鼠与给药鼠的实验数据并进行统计分析,计入附表 18。

附表 18 地塞米松对大鼠足趾炎症肿胀的影响

组别	药物	正常体积/mL	足趾肿胀度/mL		
			30 min	60 min	90 min
给药组	地塞米松				
对照组	生理盐水				

【注意事项】

1. 4 只大白鼠性别体重接近。

2. 蛋清注射部位要一致,注射剂量要准确。

3. 每次大白鼠足趾容积测量仪测量大鼠足跖部位要统一。

【思考题】

1. 根据实验结果分析地塞米松的抗炎机制。

2. 蛋清的致炎机制是什么?

(丁 林)

实验十九　胰岛素的降糖作用观察

【实验目的】

1.胰岛素降低血糖的作用。

2.学习血糖测定的方法。

【实验原理】

胰岛素能促进糖原的合成,加速葡萄糖的氧化和酵解,并抑制糖原的分解和糖异生,既能增加糖的去路,又可减少糖的来源,从而发挥其降血糖的作用。

血液中所含的葡萄糖称为血糖。血样中的葡萄糖在酸性介质中加热脱水反应生成5-羟甲基-2-呋喃甲醛,此分子中的醛基与邻甲苯胺缩合成蓝绿色的醛亚胺,而血清中的蛋白质溶解于冰醋酸和硼酸中,不发生混浊。所以,通过分光光度计在波长为630 nm处进行比色,通过与同样方法处理的葡萄糖标准液进行比较,可以定量测定样品中的血糖含量。

【实验对象】

小白鼠(体重18～22 g,雌雄不限)。

【实验材料】

小动物电子秤(或天平)、鼠笼、注射器、试管、微量移液器、分光光度计、恒温水浴、恒温器、胰岛素注射器、葡萄糖标准应用液(1 mg/mL)、三氯乙酸溶液(30%)、饱和硼酸溶液、邻甲苯胺试剂。

【实验步骤】

1.取进食8 h的小白鼠1只,称重。

2.眼眶后静脉丛取血40 μL,备测定空腹血糖浓度。

3.给小白鼠皮下注射0.3 U/mL胰岛素0.1 mL/10 g(0.03 U/10 g)。给药后15 min和30 min分别取血40 μL(15 min时可取另一眶后静脉血,30 min时可断头取血),以备测定血糖浓度。

4.按以下方法测定血糖浓度(附表19)。

附表19　血糖测定方法

项目	空白管/mL	标准管/mL	测定管		
			空腹	15 min	30 min
饱和硼酸溶液	0.2	0.2	0.2	0.2	0.2
葡萄糖标准液		0.04			
全血			0.04	0.04	0.04
蒸馏水	0.04				
30% 三氯乙酸溶液	0.1	0.1	0.1	0.1	0.1
测定管混合后放置2 min,4 000 r/min离心,取上清液,标准管取混合液操作					
吸取上清液	0.2	0.2	0.2	0.2	0.2
邻甲苯胺试剂	3.0	3.0	3.0	3.0	3.0

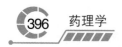

5.沸水水浴中煮沸 8 min,取出冷水冷却,在 630 nm 波长下,用空白管调零,分别测定各管的吸光度值。根据计算公式:血糖(mg/L)= 测定管吸光度/标准管吸光度×1 000,计算每升全血所含葡萄糖的毫克数。

正常血糖范围:700 ~ 1 000 mg/L。

6.观察项目

(1)详细记录小白鼠的血糖值数据,分析血糖改变的机制。

(2)记录实验组和对照组小白鼠注射胰岛素后的反应及其发生时间。

【注意事项】

1.注射胰岛素的动物应注意保温。

2.动物在实验前必须饥饿 8 h。

3.腹腔注射一般选取小白鼠左下腹,以免针头刺破右侧的肝。

【思考题】

1.胰岛素调节血糖的机制是什么?

2.机体中参与血糖调节的激素有哪些?

(丁　林)

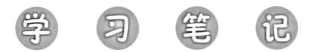

实验二十 枸橼酸钠的抗凝作用

【实验目的】

观察枸橼酸钠对体外动物血液的作用,从而掌握枸橼酸钠的应用。

【实验原理】

枸橼酸钠的枸橼酸根离子,能与血浆中 Ca^{2+} 结合,形成一种不易解离的可溶性合物,从而降低血中的 Ca^{2+} 浓度,使血凝过程受阻,发挥抗凝作用。

【实验对象】

健康家兔(体重 $1.5 \sim 2.5$ kg)。

【实验材料】

试管、注射器、酒精棉球、恒温水浴锅、秒表、吸管(1 mL)、洗耳球、采血针、烧杯、生理盐水、枸橼酸钠溶液(4%)。

【实验步骤】

1. 取小试管 2 支并编号为 1、2。

2. 一只加 4% 枸橼酸钠溶液 0.5 mL,另一只加等量的生理盐水作为对照。

3. 从兔耳静脉抽取血液,分别给两支试管各加 $1 \sim 2$ mL,充分振摇后记录时间,以后每隔 30 s 倾斜试管一次。观察两试管的血液凝固情况,并将结果记录在附表 20 中。

附表 20 不同浓度枸橼酸钠对血液的作用结果

试管编号	药物及量	血液及量	血液凝固时间
1			
2			

【注意事项】

1. 小试管的管径大小应均匀,清洁干燥。

2. 心脏穿刺取血动作要快,以免血液在注射器内凝固。

3. 兔血加入小试管后,须立即用小玻棒搅拌均匀,搅拌时应避免产生气泡。

4. 由动物取血到试管置入恒温水浴的间隔时间不得超过 3 min。

【思考题】

分析各管出现结果的原因。简述枸橼酸钠为何只用在体外抗凝而不用在体内抗凝?

（丁 林）

实验二十一 硫酸镁和液体石蜡对蟾蜍肠袢的作用

【实验目的】

1. 观察硫酸镁和液体石蜡对肠道的作用。

2. 分析硫酸镁和液体石蜡导泻的作用机制。

【实验原理】

硫酸镁为渗透性泻药,也称容积性泻药。大量口服后其 SO_4^{2-}、Mg^{2+} 在肠道难被吸收,使肠内渗透压升高抑制水分的吸收,增加肠腔容积,扩张肠道,刺激肠蠕动,产生导泻作用。硫酸镁在临床主要用于外科手术前或结肠镜检查前排空肠内物;辅助排除一些肠道寄生虫或肠内毒物。

液体石蜡为润滑性泻药,通过局部润滑并软化粪便发挥作用。

【实验对象】

蟾蜍。

【实验材料】

手术剪、眼科镊、止血钳、蛙板、棉花、烧杯、注射器,乌拉坦溶液(20%)、硫酸镁溶液(20%)、液体石蜡、生理盐水。

【实验步骤】

1. 取蟾蜍一只,自腹部淋巴囊注射20%乌拉坦溶液 4 mL,待动物麻醉后沿腹中线剪开腹腔,暴露出一段小肠,勿损伤肠系膜血管。

2. 用丝线将暴露出的小肠结扎成 3 段,每段长约 2 cm,互不相通。

3. 分别向 3 段肠腔中注入硫酸镁、液体石蜡和生理盐水各 0.2 mL,把小肠放回腹腔中,并用止血钳关闭腹腔,盖上湿纱布。

4. 观察项目:1 h 后打开腹腔,观察各肠段膨胀程度,然后再用注射器分别抽取各肠段内的液体,剪开肠壁,观察肠黏膜充血程度,填入附表21。

附表21 硫酸镁和液体石蜡对蟾蜍肠袢的作用

药物	肠段膨胀程度	肠腔液体容量	肠黏膜充血程度
硫酸镁			
液体石蜡			
生理盐水			

【注意事项】

1. 在切开暴露蟾蜍小肠的过程中勿损伤肠系膜血管。

2. 在实验过程中注意对蟾蜍保温,以免影响实验结果。

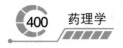

【思考题】

1. 硫酸镁导泄的机制是什么？

2. 硫酸镁有哪些临床应用？

3. 液体石蜡有哪些临床应用？

（丁 林）

实验二十二 硫酸镁急性中毒及钙剂的解救作用

【实验目的】

1. 观察硫酸镁急性中毒时的表现及钙剂的解救效果。

2. 练习家兔耳缘静脉注射法。

【实验原理】

硫酸镁给药途径不同可产生不同的作用,口服有导泻、利胆的作用,静脉注射有降压、抗惊厥的作用,中毒时可致骨骼肌松弛、呼吸困难、血压下降等,钙离子有拮抗镁离子的作用,故可用钙剂抢救。

【实验对象】

家兔(体重1.5~2.5 kg)。

【实验材料】

磅秤、干棉球、注射器(5 mL、10 mL)、酒精棉球、硫酸镁溶液(10%)、氯化钙溶液(5%)。

【实验步骤】

1. 取家兔1只,称重,观察其正常活动及肌张力。

2. 由兔耳静脉缓慢注射10%硫酸镁溶液2 mL/kg,观察所出现的症状。

3. 当家兔行走困难,低头卧倒时,立即由兔耳静脉缓慢注射5%氯化钙溶液4~8 mL,直至四肢立起为止,抢救后如再次出现麻痹,应再次给予钙剂。

4. 把实验结果记录在附表22中。

附表22 正常生理指征和给药后结果

体重	正常及肌张力	用硫酸镁后症状及肌张力	用氯化钙后活动情况及肌张力

注:此实验也可以用25%硫酸镁溶液1 mL/kg由腿部肌内注射。

【注意事项】

注意静脉推注钙剂一定要缓慢,否则会引起心搏骤停(抢救后可能再次出现麻痹,应再次给予钙剂)。

【思考题】

1. 硫酸镁中毒为什么要用钙剂来解救?

2. 钙剂能够解除硫酸镁的哪些中毒症状?

(丁 林)

实验二十三 链霉素的毒性反应及药物的解救作用(家兔法)

【实验目的】
1. 观察链霉素引起的急性中毒症状。
2. 观察氯化钙对链霉素急性中毒的对抗作用。

【实验原理】
链霉素为氨基糖苷类抗生素,其急性中毒反应为神经肌肉阻滞,出现四肢无力甚至呼吸抑制。本实验通过以注射过量的链霉素使家兔产生急性毒性,观察氯化钙对抗链霉素中毒家兔的保护作用。

【实验对象】
家兔(体重1.5~2.5 kg)。

【实验材料】
磅秤、注射器(10 mL)、酒精棉球、硫酸链霉素溶液(25%)、氯化钙溶液(5%)、氯化钠溶液(0.9%)。

【实验步骤】
1. 取家兔2只,编号为甲、乙并称重。观察和记录其正常体态、呼吸、肌张力等情况。
2. 两兔分别耳静脉注射25%硫酸链霉素溶液1.6 mL/kg,观察并记录家兔反应。
3. 待中毒症状明显后(四肢无力、呼吸困难等),从甲兔耳缘静脉缓慢注射5%氯化钙溶液1.6 mL/kg,从乙兔耳缘静脉缓慢注射生理盐水1.6 mL/kg,观察记录给药后家兔的反应并填入附表23中。

附表23 链霉素的毒性反应及氯化钙的对抗作用

编号	体重	药物及剂量	给药后反应
甲			
乙			

【注意事项】
1. 注射氯化钙时应缓慢注射,以免引起高钙惊厥。
2. 中毒过深才抢救动物可能会死亡,所以应仔细观察,中毒症状明显后及时救治。
3. 观察并及时记录家兔给药前后出现的呼吸、肌张力、翻正反射情况。

【思考题】
1. 链霉素引起神经肌肉阻滞作用的机制是什么?
2. 如何防治链霉素的毒性反应?
3. 链霉素中毒应该选择哪些药物抢救?机制是什么?

(丁 林)

实验二十四　链霉素的毒性反应及药物的解救作用（小白鼠法）

【实验目的】

1. 观察链霉素引起的急性中毒症状。

2. 观察氯化钙对链霉素急性中毒的对抗作用。

【实验原理】

链霉素为氨基糖苷类抗生素,其急性中毒反应为神经肌肉阻滞,出现四肢无力,甚至呼吸抑制。本实验通过以注射过量的链霉素使小鼠产生急性毒性,观察氯化钙对抗链霉素中毒小鼠的保护作用。

【实验对象】

小白鼠(体重 18 ~ 22 g,雌雄不限)。

【实验材料】

天平、注射器(1 mL)、大烧杯、7.5% 硫酸链霉素溶液、5% 氯化钙溶液、0.9% 氯化钠溶液。

【实验步骤】

1. 取小白鼠 2 只,编号为甲、乙并称重,观察和记录其正常体态、呼吸、肌张力等情况。

2. 两鼠分别腹腔注射 7.5% 硫酸链霉素溶液 0.1 mL/10 g,观察并记录小白鼠反应。

3. 待中毒症状明显后(四肢无力、呼吸困难等),甲鼠腹腔注射 5% 氯化钙溶液 0.1 mL/kg,乙鼠腹腔注射 0.9% 氯化钠溶液 0.1 mL/kg,观察记录给药后小白鼠的反应。填入附表 24 中。

附表 24　链霉素的毒性反应及氯化钙的对抗作用

编号	体重	药物及剂量	给药后反应
甲			
乙			

【注意事项】

1. 注射氯化钙时应缓慢注射,以免引起高钙惊厥。

2. 小白鼠腹腔注射大剂量链霉素后,一般在给药后 10 min 出现中毒反应,并逐渐加重,出现明显中毒症状应立即抢救,防止小白鼠中毒死亡。

3. 观察并及时记录小白鼠给药前后出现的呼吸、肌张力、翻正反射情况。

【思考题】

1. 链霉素引起神经肌肉阻滞作用的机制是什么?

2. 如何防治链霉素的毒性反应?

3. 链霉素中毒应该选择哪些药物抢救? 机制是什么?

(丁　林)

实验二十五　药物的体外抗菌试验

【实验目的】

1. 通过本实验学习测定抗生素抑菌试验的试管法。

2. 掌握各类抗生素抗菌作用等方面的不同,初步了解抗菌药物的药理作用。

【实验原理】

观察抗菌药物的抗菌活性,有体外和体内试验两种方法。一般先进行体外试验,如发现药物有抑菌或杀菌作用,再进一步做体内试验观察。体外试验主要用以筛选抗菌药物或测试细菌对药物的敏感性。试验主要在盛有培养基的玻璃皿中进行,培养基可分为液体、半固体及固体3种。国内常用于筛选抗菌药物的细菌和临床分离鉴定的有金黄色葡萄球菌、肠杆菌科细菌株及铜绿假单胞菌等,而链球菌、肺炎链球菌较少应用。

抗菌药物能够抑制培养基内细菌生长的最小浓度称最低抑菌浓度(MIC),而能杀灭细菌的最小浓度称最低杀菌浓度(MBC)。判定细菌对各种药物的敏感性或耐药性,临床上称为药敏试验。

试管法(即稀释法)是根据含有不同抗生素的培养基,依次分装在一系列的容器里,并且于各个容器内加入对该抗生素有高度敏感性的试验菌,在一定的温度内经过一定时间的培养,观察其MIC。

【实验对象】

金黄色葡萄球菌209-P标准株。

【实验材料】

灭菌小试管、试管架、吸管(0.5 mL、2 mL)、灭菌小棉签、小镊子、原形滤纸(直径6 nm),培养皿、肉汤琼脂平板、灭菌牛肉膏肉汤、青霉素、链霉素、四环素、氯霉素、红霉素、碘酊。

【实验步骤】

1. 取灭菌小试管10支,按1~10编号,排列于试管架上。无菌操作,10支试管分别加入牛肉膏汤0.5 mL。用吸管吸取40 U/mL的青霉素药液0.5 mL放入第1管,并反复吸匀。从第1管吸出0.5 mL放入第2管,吸匀后吸出0.5 mL放入第3管,依此法逐管进行稀释至第9管,第10管不加药液作为对照管。

2. 各试管加入0.5 mL新鲜配制的稀释浓度为表11-3中的金黄色葡萄球菌209-P菌液,放入孵箱内于37 ℃孵育24 h后取出,观察细菌生长情况并将结果记录于附表25中。细菌不生长的最小浓度为青霉素对金黄色葡萄球菌的MIC。

附表25　试管法结果记录

管号	1	2	3	4	5	6	7	8	9	10
稀释倍数	1	1/2	1/4	1/8	1/16	1/32	1/64	1/128	1/256	0
稀释浓度	10	5	2.5	1.25	0.625	0.313	0.16	0.08	0.04	
有无混浊										

【注意事项】

1.实验中所用试管、吸管、棉签、镊子、纸片等均应无菌,并按照生物实验常规进行操作。

2.测量抑菌圈要仔细准确并做好记录。

【思考题】

1.怎样判断最后的结果是抑菌还是杀菌?

2.比较青霉素、链霉素、四环素、氯霉素、红霉素在体外抑菌的强弱。

3.体外筛选具有抗菌作用的药物能否直接用于临床?为什么?

（丁　林）

参考文献

[1]李俊.临床药理学[M].6版.北京:人民卫生出版社,2018.

[2]董志.药理学[M].4版.北京:人民卫生出版社,2017.

[3]王鹏,周利玲.药理学[M].北京:人民卫生出版社,2015.

[4]廖端芳,周玖瑶.药理学[M].3版,北京:人民卫生出版社,2016.

[5]张莉蓉,王鹏.护理药理学[M].郑州:郑州大学出版社,2017.

[6]王鹏,王世广.药理学[M].郑州:郑州大学出版社,2020.

[7]王建刚,张平平.药理学[M].2版.北京:人民卫生出版社,2021.

[8]王世广.护理药理学[M].太原:山西科学技术出版社,2015.

[9]周利玲,杨美玲.医学机能学实验教程[M].北京:人民卫生出版社,2017.

[10]刘玉娥,王菊英,赵西梅.药理学实验教程[M].天津:天津科学技术出版社,2017.

[11]周玖瑶,曾南.药理学实验[M].2版.北京:中国医药科技出版社,2018.

[12]辛勤,王传功.药理学实验教程[M].2版.北京:人民卫生出版社,2021.

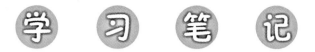